实用血液净化技术及护理

第2版

主　编　翟　丽

主　审　李文歌

副主编　张　聪　何雯雯

编　者　（按姓氏笔画排序）

刘学军　杨　非　杨　湃　何雯雯　张　聪　范　萌

赵景新　贺来英　高莉倩　翟　丽

科学出版社

北　京

内 容 简 介

本书在第1版的基础上进行了更新，共15章，以国家《血液净化标准操作规程》为蓝本，结合临床护理实践，详细阐述了肾病基础知识，血液透析原理，血液净化技术的治疗原则、方法、护理及应急处理。同时，也介绍了血液净化的常用药物与检验、血管通路的操作技术及护理、患者体液平衡的管理、患者营养管理、患者运动及康复指导、血液净化室的环境及资料管理等。

本书可供肾科及血液净化室医务人员参考学习，亦适合肾病血液透析患者及家属阅读。

图书在版编目（CIP）数据

实用血液净化技术及护理 / 翟丽主编 . —2 版 . —北京：科学出版社，2018.5
ISBN 978-7-03-057357-5

Ⅰ . ①实…　Ⅱ . ①翟…　Ⅲ . ①血液透析 - 诊疗 ②血液透析 - 护理
Ⅳ . ① R459.5 ② R473

中国版本图书馆 CIP 数据核字（2018）第 087836 号

责任编辑：郭　颖　马　莉 / 责任校对：赵桂芬
责任印制：李　彤 / 封面设计：龙　岩

科 学 出 版 社 出版
北京东黄城根北街16号
邮政编码：100717
http://www.sciencep.com
北京盛通商印快线网络科技有限公司 印刷
科学出版社发行　各地新华书店经销
*
2012年9月第　一　版　人民军医出版社出版
2018年5月第　二　版　开本：787×1092　1/16
2023年1月第五次印刷　印张：22 1/4
字数：490 000

定价：89.00 元

（如有印装质量问题，我社负责调换）

第2版前言

透析疗法的不断进步和完善促进血液净化技术飞快发展，使其成为一种重要的临床治疗手段。其广泛应用于肾衰竭患者的治疗，不仅提高了患者的生存质量，并且为患者接受肾移植创造了更好的条件；同时，其在危重症抢救中的应用，为多脏器衰竭患者提供了抢救时机，挽救了众多患者的生命。血液净化技术逐渐向多学科的边缘发展，特别是应用连续动静脉血液滤过等肾替代疗法抢救多脏器衰竭，以及应用血浆分离成分吸附等血液净化技术抢救肝衰竭，引起越来越多学科的高度重视，成为各学科间联合治疗的重要手段。

在飞速发展的血液净化技术面前，血液净化护理的专业性更加突出，专科护理技术亟待提高，护理理论亟待完善。积极适应透析医学发展的需要，更加科学地运用先进的护理理论来指导护理工作实践，积累经验，提高护士素质和透析护理技术水平势在必行。拓宽透析护士知识面，使其牢固掌握理论知识并灵活运用于实际工作，同时，将在实践中取得的经验教训，加以总结、提高以完善其护理理论是本书的目的。努力做好护理实际工作和提高护理水平，致力于护理事业的发展，是笔者毕生的追求。为适应透析护理需求，第2版书从护理应用方面增加并改进了部分内容，希望把多年从事血液透析工作的实践经验与大家分享，为护理事业的发展尽自己的微薄之力。相信随着血液净化事业的发展和护理工作者的共同努力，血液净化护理工作一定会更加完善、规范，一定会拥有更加辉煌的明天。

本书分为15章，以应用为目的，以国家《血液净化标准操作规程》为蓝本，以护理实践为主线，从透析护理理论、概念、职责、范畴、工作方法等方面进行了详细阐述。为了给工作提供方便，把与血液净化相关的基础知识进行了整理。为了提高透析护理与技术水平，特邀请主任医师张聪、副主任技师刘学军共同撰写，以拓宽知识面，希望对护理同仁有所启发，对医师和技师了解临床护理工作有所帮助。在本书的编写过程中得到中日友好医院肾内科李文歌主任、前营养部杨勤兵主任的大力协助与指导，对曾经给予过帮助的肾内科张凌副主任、再版时给予大力支持的北京易康医疗投资管理有限公司龙冲董事长及全体编者一并表示衷心感谢！欢迎读者对本书存在的不足之处批评指正。

中日友好医院
翟　丽
2018年4月

目 录

第1章 肾结构及功能与肾替代疗法

第一节 人体肾结构

肾是人体在新陈代谢的过程中，维护机体内环境相对稳定，保证生命活动正常进行的最重要的器官。人体将代谢产物、过剩物质及对机体有害无用的物质通过血液循环运输至肾等器官排出体外。因此肾的分泌排泄功能是机体清除身体内代谢废物的一条重要的排泄途径。

一、肾位置与形态

肾是实质性器官。

1. 位置　位于腹膜后脊柱两侧第11胸椎至第2腰椎间，左右各一，右侧肾略低于左侧肾，是腹膜外器官。

2. 形状　形似蚕豆，上端宽而薄，下端窄而厚，呈红褐色（图1-1）。

3. 大小　约长10cm，宽5cm，厚4cm。

4. 质量　134 ~ 148g（女性略小于同龄男性）。

5. 肾门　肾内缘中间凹部是肾血管、淋巴管、神经、输尿管出入的部位。

6. 肾蒂　出入肾门的结构总称，排列由前向后依次为肾静脉、肾动脉、输尿管；从上向下为肾动脉、肾静脉、输尿管。

7. 肾被膜　分3层：纤维膜、脂肪囊、筋膜。

8. 肾窦　为肾门内较大的腔。

二、肾内部结构

肾的内部结构冠状切面观见图1-2。

1. 肾实质　由肾皮质、肾髓质构成。

2. 肾皮质　由肾小体构成，占肾实质1/3。

3. 肾髓质　由肾小管构成，占肾实质2/3。

4. 肾锥体　由放射状的组织结构向内集合组成，为15 ~ 20个。2 ~ 3

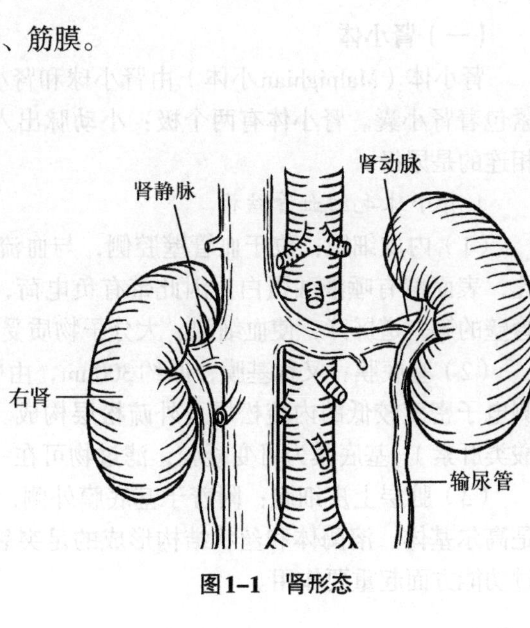

图1-1　肾形态

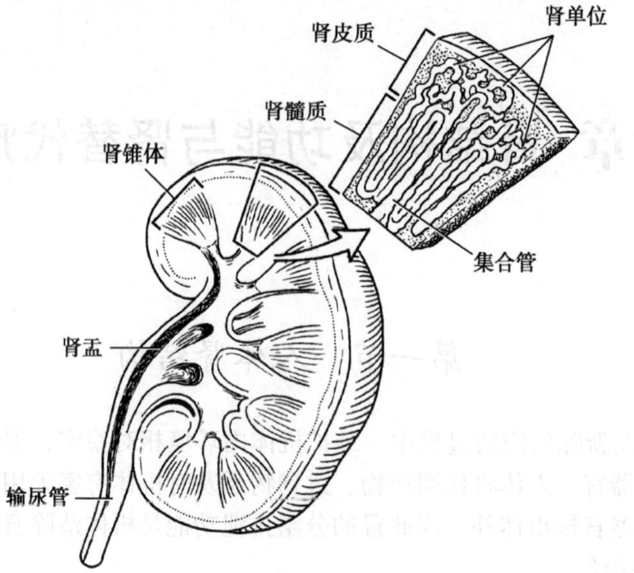

图1-2 肾结构

个肾锥体组成一个肾乳头，乳头顶端的小孔是尿液进入肾小盏的通道。

5.肾盂 肾窦内有7 ~ 8个肾小盏，2 ~ 3个肾小盏合成肾大盏，2 ~ 3个肾大盏形成肾盂，肾乳头排出的尿液经过肾小盏，进入肾盂。肾盂出肾门后形成下行输尿管，开口于膀胱。

三、肾微细结构

一个肾有100万个左右肾单位，肾单位是组成肾最基本的功能结构，由肾小体和肾小管构成。肾单位分为两种：皮质肾单位占80% ~ 90%，近髓肾单位占10% ~ 20%(图1–3)。

(一)肾小体

肾小体（Malpighian小体）由肾小球和肾小囊组成，肾小球由毛细血管组成，外面紧包着肾小囊。肾小体有两个极：小动脉出入肾小体的区域为血管极，对侧与肾小管相连的是尿极。

1.肾小球毛细血管结构

(1)内皮细胞：位于血管壁腔侧，与血流接触，细胞体布满直径70 ~ 100nm的小孔，表面覆有唾液酸蛋白，因此带有负电荷，称电荷屏障。内皮细胞是肾小球毛细血管壁的第一道屏障，使血细胞、大分子物质受到阻拦而不能被滤出。

(2)基底膜：又称基膜，厚约300nm，由中间致密层（细纤维和无定型基质）和两侧电子密度较低的内疏松层及外疏松层构成。其成分为胶质、糖蛋白、蛋白聚糖（硫酸类肝素）。基底膜为可变凝胶，滤过物可在一定压力下变形通过。

(3)脏层上皮细胞：附着于基底膜外侧，呈多足突状，足突间空隙约40nm，主要是高尔基体、溶酶体和丝状结构形成的足突裂孔膜，在肾小球毛细血管壁的选择性滤过功能方面起重要作用。

以上3层结构组成的滤过膜称为机械屏障，仅允许相对分子质量为69 000以下物质自由通过及一定分子直径的物质通过。小分子物质如血尿素氮、肌酐、钾离子、钠离子、氯离子等（相对分子质量5000以下）可自由通过；肌球蛋白（相对分子质量17 000）部分通过；白蛋白（相对分子质量为69 000）几乎不能通过。分子半径＜1.8nm的物质（如中性葡聚糖）可自由通过；分子半径＞4.2nm的物质不能被滤过。

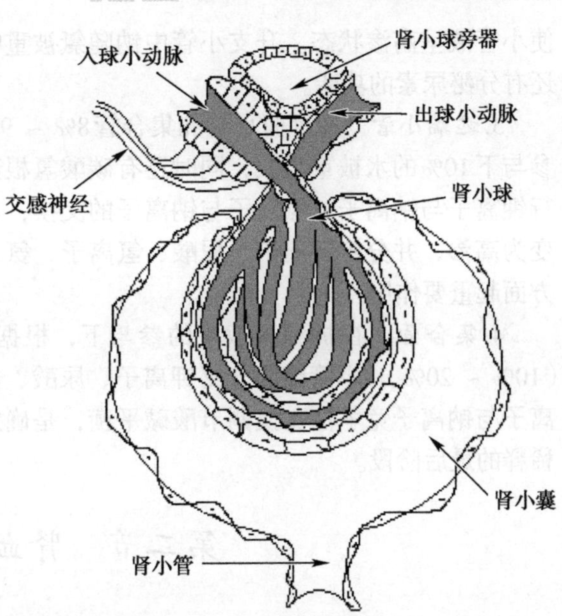

图1–3　肾单位组成

以上内容说明滤过膜对分子的大小有选择性。同时，由于滤过膜带有电荷，对带有正电荷的物质滤过率强，对带负电荷的白蛋白滤过较差。

两侧肾的滤过总面积约1.5m^2，每日被滤出的液量为180L，称为原尿。

2. *肾小囊（Bowman 囊）* 是包裹肾小球的双层球状囊：脏层为肾小球的脏层上皮细胞，囊腔；壁层由肾小囊基底膜、壁层上皮细胞组成。其作用是收容肾小球滤过液注入肾小管中，由肾小囊进入肾小管的液体通常称为小管液。

3. *肾小球旁器*　远端肾小管与肾小体血管极相接部有由球旁细胞、致密斑、球外系膜细胞、极周细胞组成的特殊结构，称肾小球旁器，是分泌肾素、感受和调节肾素的基础结构。其作用是当远端肾小管内原尿尿量减少，钠离子浓度降低时，远端肾小管直径变小，致密斑与血管的接触面积减少，导致肾素分泌增多。相反，原尿量增加，钠离子浓度升高时，接触面积增大，肾素分泌减少。

（二）肾小管

肾小管是肾单位的另一个重要组成部分和功能结构。肾小管的上皮细胞具有强大的吸收功能，可以回收99%的肾小球滤出液，对保持体液的恒定起着重要作用，同时具有分泌排泄功能。

肾小管分为近曲小管、髓袢、远端小管、集合管，各段的重吸收、分泌与排泄功能有所不同。

1. *近曲小管*　原尿中绝大部分物质在近曲小管被重吸收，如葡萄糖、氨基酸、蛋白质、磷酸盐、硫酸盐、肌酸、尿酸，85%的碳酸氢离子，70%左右的钾、钠离子，50%左右的尿素及大部分的钙、镁、氯离子被重吸收；水的60% ~ 70%在无须抗利尿激素的情况下随溶质被重吸收。此段的小管液为等渗液，同时分泌出氢离子及少量的肌酐、对氨基马尿酸。

2. *髓袢*　重吸收的钾、钠离子为20%左右，水为10%。降支小管中水分的重吸收，使小管液呈高渗状态。升支小管中钠随氯被重吸收，使小管液从高渗变为低渗。此段还有分泌尿素的功能。

3.远端小管　在远曲小管和集合管8% ~ 9%的氢离子被重吸收，在抗利尿激素的参与下10%的水被重吸收，同时还有碳酸氢根离子及少量钙、镁离子被吸收。此段进行钾离子与钠离子、氢离子与钠离子的交换，使小管液从低渗转变为等渗，由等渗转变为高渗，并分泌钾离子、尿酸、氢离子、氨，在调节酸碱平衡维持机体内环境稳定方面起重要作用。

4.集合管　在抗利尿激素的参与下，根据体内水分多少进行水及尿素的重吸收（10% ~ 20%）。小管细胞分泌钾离子、尿酸、氢离子及氨，通过钾离子与钠离子、氢离子与钠离子竞争性交换调节酸碱平衡，是确定尿量、成分、酸碱度及使尿液浓缩或稀释的最后阶段。

第二节　肾血液循环

一、肾血液循环途径及分布

正常人在安静时肾血液流量为1200ml/min，是心排血量的20% ~ 25%。肾的血液分布：8%在肾组织维持营养代谢需要，92%在肾小球提供原尿生成。

1.肾的血液循环途径　见图1–4。

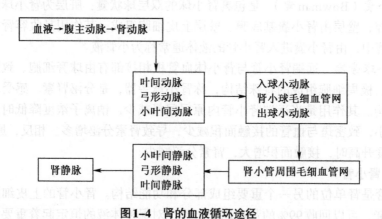

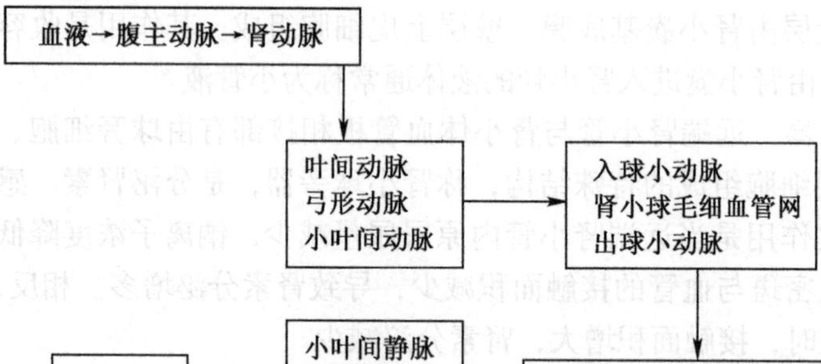

图1–4　肾的血液循环途径

2.肾血液循环特点

（1）肾小球内血压高：由于肾动脉短，血流阻力消耗少，肾小球介于入球小动脉与出球小动脉之间，出球小动脉口径小于入球小动脉口径，所以导致肾小球毛细血管内血压高。这种压力约为主动脉平均压的40%，是使血浆中水分及溶质由肾小球滤入肾小囊的动力。

（2）出球小动脉分支在肾小管周围形成第2次毛细血管网：血液在流经入球小动脉和出球小动脉的过程中消耗能量，血压逐渐降低。同时血浆经肾小球毛细血管网滤出大量水分而蛋白质不能被滤过，使得血浆胶体渗透压增高，形成了肾小管的重吸收作用。

二、肾血流量的调节

肾血液流量保持相对恒定对肾小球正常滤过功能极为重要。当肾血液灌注压波动在10.7 ~ 26.7kPa（80 ~ 200mmHg）时，全肾血流量及肾毛细血管内压力便能维持相对稳定，使肾小球有效滤过率保持正常。

使肾血流量维持相对恒定的调节因素有血管自身的调节和神经体液的调节。

1. 自身调节　是肾血管本身的活动对血流量进行的调节，最早依据的是肌源学说。此外，还有血管活性因子学说、代谢学说、组织压力学说等。血管平滑肌存在着压力感受器，当肾血流量增加时，对入球小动脉牵张刺激增强，动脉平滑肌紧张性增高，使小动脉口径收缩，流入阻力增加，致使入球血液流量下降。当入球血液流量减少，灌流压降低时，产生相反变化，肾血管通过感受血液流动对管壁产生的压力来调节管径、控制血液流量，达到维持肾血流量相对稳定的目的。

2. 神经体液调节　是机体在整体血液循环状态下，通过神经和体液对入肾血流量及肾内血液分布所产生的不同调节作用。通过改变肾血流量及肾血液分布从而影响肾小球滤过率，影响尿液稀释、浓缩和生成。

肾神经调节主要受自主神经支配，神经末梢可伸入动脉血管壁的肌层，主要支配各级肾动脉血管。交感神经兴奋时，肾血流量减少。由于交感神经的分布在肾髓质少于皮质，当血压降低、交感神经兴奋时，肾皮质血流量减少，髓质血流量增多，改变了肾内血流分配，促进肾小管对水、钠的重吸收，出现少尿或无尿症状。对肾血管交感神经的调节，主要是缩血管的肾上腺素效应作用。

体液调节主要是儿茶酚胺，如肾上腺素、去甲肾上腺素、异丙基肾上腺素、多巴胺和乙酰胆碱、抗利尿激素等生物活性物质发挥的作用，从而改变了肾血流量和血液分布，影响了肾小球滤过率和肾小管的吸收功能。

第三节　肾　功　能

肾的主要功能有肾小球滤过功能，肾小管和集合管的重吸收功能和分泌排泄功能。肾通过清除机体内多余水分、物质和代谢废物，调节体液的平衡、电解质的平衡、体内酸碱平衡，达到维持机体内环境的相对稳定。同时肾有分泌功能，分泌的生物活性物质对调节血压的相对稳定，促进红细胞的生长和成熟，保持体内钙磷代谢的平衡和稳定有着十分重要的作用。因此，肾在维持机体新陈代谢的生命活动过程中起着非常重要的作用。

一、肾小球滤过功能

血液在流经肾小球时，血浆中一些物质通过滤过膜被滤入肾小囊形成原尿的过程称为肾小球滤过功能。有许多因素能够影响肾小球的膜滤过，如滤过压力、膜的通透性和物质的清除率等。

（一）肾小球膜滤过相关系数

1.*有效滤过压* 肾小球每日滤过180L血浆，滤过动力称为有效滤过压。血液流经肾小球时对血管壁产生的压力为6.0kPa（45mmHg），是使液体滤出的力量。血浆胶体渗透压为2.7kPa（20mmHg），肾小囊内压为1.3kPa（10mmHg），均是阻止液体滤出到肾小囊的力量。因此，有效滤过压=6.0–（2.7+1.3）=2.0kPa（15mmHg）。

2.*超滤率* 两肾生成的原尿量亦称超滤液量，在单位时间内生成的超滤液量称为超滤率。正常人安静时为125ml/min，即24h约滤出180L原尿。由于肾小管的重吸收作用，终尿量只有该量的1%，即1.8L。

3.*滤过分数* 肾小球滤过率与每分肾血浆流量之比称为滤过分数。由于正常人安静时肾血浆流量是660ml/min，因而125÷660×100%=19%。说明在肾血浆中约有1/5通过肾小球滤入肾小囊，有4/5进入了出球小动脉，根据滤过分数说明滤出量的大小。

4.*滤过膜* 血浆滤过的结构称为滤过膜。滤过膜由肾小球毛细血管有孔内皮细胞、基底膜、肾小囊上皮细胞裂孔组成。

滤过膜只允许相对分子质量69 000以下的物质通过，如水、葡萄糖、氯化钠、无机盐、尿素、尿酸、肌酐及小分子蛋白质等。

5.*血浆清除率* 在单位时间内能够清除多少毫升血浆中所含的某些物质，这个血浆毫升数就是该物质的血浆清除率：

$$C=U\times V\div P$$

公式中，C：血浆清除率（ml/min），U：尿中物质浓度（mg/100ml），V：测得尿量（ml/min），P：血浆中物质浓度（mg/100ml）。

（二）影响有效滤过的因素

1.*肾血液流量改变* 机体有效循环血量的改变，使肾小球灌流量减少或增多，致使肾血浆流量发生改变，影响肾小球滤过率。

如肾血浆量增多，肾小球毛细血管内胶体渗透压上升速度减慢，滤过作用的毛细血管段延长，肾小球滤过率增加，尿量增多。当机体剧烈运动或出现严重病理状态如休克时，交感神经兴奋，肾上腺素、去甲肾上腺素分泌增加，使血管收缩，肾血流量减少，滤过率降低，出现尿量减少。

2.*有效滤过压的改变*

（1）血管内压在10.46～23.94kPa时，滤过率保持不变。如动脉血压下降至10.46kPa以下，肾小球毛细血管压降低，有效滤过压降低造成超滤率降低；动脉血压降低至6.65kPa以下时，肾小球滤过率降至0。

（2）血浆胶体渗透压的改变，腹泻、脱水时血渗透压增高使肾小球有效滤过压降低、尿量减少。大量输入等渗液时，血渗透压降低使有效滤过压升高、尿量增多。

（3）肾小囊内压力改变，尿路梗阻时囊内压增高使有效滤过压降低等。

3.*滤过膜的通透性和面积的改变* 炎症、缺氧等病理改变情况下，唾液蛋白减少，对负离子排斥力降低，白蛋白被滤出；疾病损伤严重还会漏出红细胞出现血尿。急性肾炎等情况下血管腔狭窄阻塞，膜通透性降低，会发生少尿和无尿。

二、肾小管和集合管的重吸收功能及分泌排泄功能

血浆中所有能够通过滤过膜的物质均被滤入肾小囊中。正常人每天由肾小球滤过到肾小囊的原尿为180L，但实际上排出的终尿每日只有1.5 ~ 2.0L，由此可见，99%的原尿在肾小管中被重吸收回血液中。

原尿与终尿不仅在数量上有明显的差异，而且成分也有显著的差别（表1–1）。

表1–1　原尿与终尿主要成分比较

成分	原尿（g/L）	终尿（g/L）
水	980	960
蛋白质	无或微量	0
葡萄糖	1	0
Na^+	3.3	3.5
K^+	0.2	1.5
Cl^-	3.7	6.0
PO_4^{3-}	0.03	1.2
尿素	0.3	20
尿酸	0.02	0.5
肌酐	0.01	1.5
氨	0.001	0.4

（一）重吸收功能的特点与方式

被重吸收的物质种类多、数量大，并且选择对机体有用的物质重吸收。在肾小管重吸收过程中，近端小管的重吸收始终占肾小球滤过率的65% ~ 70%，不受神经体液因素的调节，肾小球滤过量多，重吸收的量就多，这种现象称为球–管平衡现象，大部分物质是在近端小管被重吸收的。

1. 重吸收物质

（1）全部重吸收物质：葡萄糖、氨基酸等。

（2）大部分重吸收物质：Na^+、Cl^-、H_2O等。

（3）少量重吸收物质：尿素。

（4）完全不吸收物质：肌酐、肌酸等代谢废物。

由于肾小管吸收能力有一定限度，当血糖浓度超过肾糖阈时，肾小管上的钠–葡萄糖转运载体达到饱和，多余的葡萄糖就不能被吸收，终尿中就会出现糖。

2. 重吸收方式　有顺着浓度梯度、渗透压差和电位差，通过扩散、渗透、电荷吸引作用，使小管液中的水和溶质被重吸收回管周组织液中，并且不需消耗能量的被动重吸收过程；有肾小管上皮细胞逆着浓度梯度、渗透压差、电位差，依靠细胞膜上的泵蛋白，消耗能量做功，将小管内的溶质转运到管周组织液间的主动重吸收过程。

例如，Na^+主动重吸收使小管内的电位降低，小管内电位差使Cl^-通过扩散被动重吸收。伴随Na^+、Cl^-的重吸收，使管周组织液间渗透压升高，又使小管液中H_2O顺着渗透压差扩散而被动重吸收。

（二）被重吸收的物质及被分泌和排泄的物质

1.被重吸收的物质

（1）Na^+：24h从肾小球滤出500g以上，在原尿流经肾小管时99%以上被肾小管重吸收，随终尿排出的只有3 ~ 5g。

（2）Cl^-：24h从肾小球滤出600g以上，大部分伴随Na^+的重吸收而被动吸收入血，随终尿排出的只有5g左右。在髓袢升支粗段由Na^+、K^+、Cl^-的载体逆浓度差主动转运被重吸收。

（3）K^+：24h从肾小球被滤出约35g，大部分K^+在近端小管逆电位差、浓度差被主动重吸收，终尿排出的K^+是远曲小管和集合管分泌的，随尿排出的K^+只有2 ~ 4g。

（4）水：70%在近端小管随溶质的吸收而被吸收，不受抗利尿激素的影响，与肾小球滤出量成正比，并且与体内是否缺水无关。29%在髓袢、远曲小管、集合管被重吸收，受抗利尿激素影响，吸收的量随着体内水的多少而发生变化。

（5）葡萄糖：逆浓度差与Na^+耦联，在Na^+–葡萄糖转运载体的主动转运下全部重吸收。当Na^+–葡萄糖转运载体达到饱和，即超过肾糖阈，以及钠泵受抑制时，葡萄糖将不被重吸收而随尿排出。

（6）蛋白质：少量被滤出的小分子蛋白质被近端小管上皮细胞吞饮重吸收。

（7）氨基酸：在近端小管与钠耦联被主动转运重吸收。

（8）HCO_3^-：在近端小管大部分被重吸收，当与H^+结合达到饱和时，多余的HCO_3^-随尿排出。

2.被分泌与排泄的物质

（1）概念：①分泌，肾小管和集合管的上皮细胞将它生成的某种物质分泌到小管液中的过程；②排泄，肾小管和集合管的上皮细胞将血液中某些物质转移到小管液中的过程。

（2）被分泌与排泄的物质

1）H^+：是小管上皮细胞的代谢产物，H^+向管腔内分泌由载体蛋白进行H^+–Na^+逆向转运交换进行。分泌1个H^+可从小管液中回收1个Na^+和1个HCO_3^-，Na^+与HCO_3^-组成$NaHCO_3$，补充血浆中碱含量，这就是肾小管、集合管排酸保碱维持体内酸碱平衡的重要作用。同时，在肾小管和集合管也存在K^+–Na^+交换，并且K^+–Na^+交换与H^+–Na^+交换间存在竞争性抑制。

2）K^+：远曲小管和集合管分泌K^+是由于Na^+的主动重吸收造成管腔内负电位使带正电荷的K^+顺电位差分泌入管腔的一种被动过程。K^+–Na^+交换与H^+–Na^+交换存在竞争，酸中毒时小管细胞内碳酸酐酶活性增强，H^+生成增多，H^+–Na^+交换加强，K^+–Na^+交换减弱使血钾增高。相反血钾增高可造成H^+–Na^+交换减弱，使H^+在体内蓄积产生酸中毒。

3）NH_3：是小管上皮细胞中谷氨酰胺、氨基酸在谷氨酰胺酶和转氨酶的作用下脱氨而产生的脂溶性NH_3，通过单纯扩散自由跨细胞膜向pH低的方向移动。小管液中H^+

浓度高，偏酸，因此易于 NH_3扩散到管内。在管内 NH_3与 H^+结合形成 NH_4^+，再与 Cl^-结合形成胺盐随尿排出。NH_3与 H^+的相互作用，促进了 Na^+与 HCO_3^-的重吸收，起到排酸保碱的作用。

4）肌酐、对氨基马尿酸被肾小球滤过后由肾小管排泄。

（三）体液对泌尿功能的调节

肾泌尿功能的调节是指对肾小球滤过、肾小管和集合管的重吸收及分泌排泄过程的调节。神经调节是通过改变肾血流量调节肾小球滤过率；体液调节是改变肾小管与集合管的重吸收、分泌和排泄。

1.*抗利尿激素（ADH）* 下丘脑的视上核及室旁核神经元合成和分泌 ADH。作用是增加远曲小管、集合管的上皮细胞膜对水的通透性，促进水分的重吸收，并减少肾髓质血流量，使尿液浓缩，尿量减少。血浆晶体渗透压及循环血量的改变均影响 ADH 释放。

（1）血浆晶体渗透压的改变影响 ADH 的释放

大量丢失水分时→血浆晶体渗透压↑→渗透压感受器↑→ADH 合成、释放↑→尿液浓缩→尿量↓→机体血液容量↑→使血浆晶体渗透压↓。

大量饮水时→血浆晶体渗透压↓→渗透压感受器↓→ADH 释放↓→尿量↑→机体血液容量↓→使血浆晶体渗透压↑。

（2）循环血量的改变影响 ADH 释放

循环血量↓→容量感受器刺激↓→迷走神经冲动↓→ADH 释放↑→尿量↓→维持正常血容量。

循环血量↑→容量感受器刺激↑→迷走神经冲动↑→下丘脑抑制→ADH 合成↓→尿量↑→维持正常血容量。

2.*醛固酮（aldosterone）* 肾上腺皮质球状带分泌的醛固酮，主要作用是促进远曲小管、集合管的管腔膜对 Na^+通透性的增强，促进钠泵的活动。通过 H^+-Na^+交换及 K^+-Na^+交换，起到保钠、保水、排钾作用。

醛固酮的分泌受肾素-血管紧张素-醛固酮系统及血钾、钠浓度的调节。血容量降低可刺激肾素分泌，肾素可水解血管紧张素原生成血管紧张素，后者使血管收缩。在血管紧张素逐步降解的过程中，血管紧张素 Ⅱ 刺激肾上腺皮质球状带合成分泌醛固酮；并且肾上腺皮质球状带对血钾升高和血钠降低刺激均敏感，当血钾浓度升高0.5～1.0mmol/L时就能刺激合成分泌醛固酮排钾保钠，使血中钾钠浓度维持正常。

3.*甲状旁腺激素（PTH）* 由甲状旁腺产生的 PTH，对肾的作用有抑制近曲小管对磷酸盐、钠、钾、碳酸根、氨基酸的重吸收；促进远曲小管、集合管对钙的重吸收，主要是排磷保钙；还有对骨释放钙和间接促进肠道对钙的主动吸收等作用。PTH 的合成与分泌受血钙、血磷浓度及活性维生素 D 等因素的调节，并受降钙素（calcitonin，CT）、血镁浓度及雌激素、多巴胺等因素的影响。

4.*心房钠尿肽（atrial natriuretic peptide，ANP）* 亦称心钠素，是心房特化肌细胞产生并释放的肽类激素。对肾的作用有抑制醛固酮、抗利尿激素的分泌，使远曲小管、集合管管腔膜上皮细胞钠通道关闭，抑制对钠、水的重吸收，并抑制近曲小管对磷酸盐的重吸收，以及使入球小动脉舒张，增加肾小球滤过率，具有排钠排水作用；有抑制近球细胞分泌肾素和抵抗血管紧张素的收缩血管作用，使血压降低。当血容量过多，心房壁受牵拉时，可刺激心房肌细胞释放ANP。

三、肾分泌功能

肾能产生的生物活性物质有1,25-二羟胆骨化醇、肾素、前列腺素和红细胞生成素。它们对骨质代谢、血压维持及造血功能发挥调节作用。

1.1,25-二羟胆骨化醇 [1,25-（OH）$_2D_3$] 是维生素D_3经过肝和肾的代谢而形成的一种调节钙代谢的激素类物质。其生成过程如图1-5。

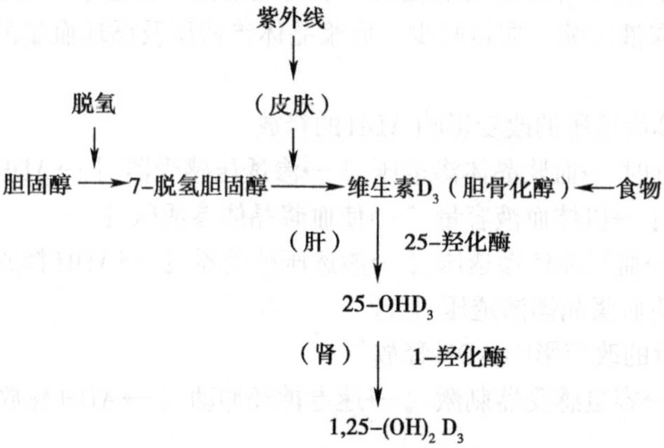

图1-5 1,25-（OH）$_2D_3$生成过程

肝细胞的线粒体内含有25-羟化酶，可使维生素D_3在25位上的H^+羟化，生成25-羟胆骨化醇（25-OHD$_3$）与血中的α_2-球蛋白以结合形成储存于血液中，是中间代谢产物，活力不强，具有促进肠钙吸收及骨钙动员的作用。

肾小管上皮细胞的线粒体内存在1-羟化酶，能使25-OHD$_3$在1位上的H^+羟化从而生成1,25-（OH）$_2D_3$。1,25-（OH）$_2D_3$可显著调节钙、磷代谢的活性，在维持血的钙、磷平衡中起到非常重要的作用。它能促进小肠黏膜细胞对钙、磷的吸收和转运；同时也促进肾小管对钙、磷的重吸收，使血钙、血磷增加；在骨骼中刺激成骨细胞，促进骨盐的沉着，有助于新骨钙化，同时使骨钙从骨髓中游离出来促使骨质新陈代谢。由于1,25-(OH)$_2D_3$在肾合成后被分泌入血液循环，作用于骨骼、小肠、肾小管等靶器官，是刺激小肠吸收钙和骨钙动员的最强最迅速的类固醇物质，因此有学者将1,25-（OH）$_2D_3$归入激素类物质。在人体中，肾是形成1,25-（OH）$_2D_3$的唯一器官。

1,25-（OH）$_2D_3$的生成受血清钙、磷浓度、甲状旁腺素和降钙素的调节，因此，在慢性肾功能不全时，肾生成1,25-（OH）$_2D_3$减少，可造成机体缺钙及继发甲状旁腺功能亢进，引起骨的营养不良和钙磷代谢紊乱，导致严重后果。

2.肾素 是由肾皮质中肾小球旁器颗粒细胞合成、储存和分泌的水解蛋白酶，能够水解血浆中的血管紧张素原α-球蛋白，其相对分子质量为40 000。被释放后进入入球小动脉的血管壁内促进血管收缩。

肾素分泌的调节因素是血容量，血容量减少，对入球小动脉的牵张感受器的刺激减弱，使肾小球旁器分泌肾素增加。肾素主要作用是催化血管紧张素原（图1-6）。

肾素催化　　转化酶水解　　氨基肽酶水解

血管紧张素原 ⟶ 血管紧张素Ⅰ ⟶ 血管紧张素Ⅱ（肝生成）⟶ 血管紧张素Ⅲ（被血管紧张素酶分解灭活）

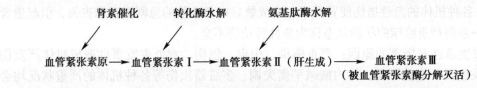

图1-6　血管紧张素生成

血管紧张素：为血管生物活性物质，对于肾主要作用于出球小动脉使其收缩，使肾血浆流量（RPF）、肾小球滤过率（GFR）降低；血管紧张素Ⅰ（ANG）：血中浓度高，活性低，刺激肾上腺髓质释放肾上腺素，对血管作用弱；血管紧张素Ⅱ：生物活性高，为最有效加压物质，可刺激肾上腺分泌肾上腺素和醛固酮；血管紧张素Ⅲ：生物活性高，收缩血管作用是血管紧张素Ⅱ的 1/5，并刺激肾上腺分泌醛固酮

肾素、血管紧张素、醛固酮构成了血压和体液调节的生理系统，进行全身性的血压调节和局部性肾血流量调节。其调节过程：血容量↓→肾入球小动脉区刺激↓→颗粒细胞分泌肾素↑→血管紧张素↑→小动脉收缩→醛固酮分泌→水钠潴留→血容量↑→血压↑。

3. 前列腺素（PGs）　由肾髓质乳头部的间质细胞、集合管细胞等生成，释放后进入肾皮质和体循环。

PGs对肾的主要作用为舒血管作用和利尿作用。对体循环通过舒张血管，降低外周血管阻力，使动脉血压降低。利尿作用是通过改变肾血流动力学，抑制近端小管对水和钠的重吸收，促进排钠排水，减少循环血量。此外PGs能增加血管通透性，有趋化作用，为致热原中介物质。

4. 红细胞生成素（EPO）　是调节红细胞生成的酸性糖蛋白激素，相对分子质量为32 000 ~ 42 000。80% ~ 90%产生于肾的近曲小管及间质细胞，10% ~ 20%来自于肝、脾。

EPO主要作用是刺激红细胞成熟，并调节红细胞的大小数量。实验证明红细胞生成的晚期前体比早期前体对EPO更为敏感，EPO可刺激红细胞发育各阶段的祖细胞增加DNA合成，加速红细胞成熟并进入血液，同时促进红细胞对铁的吸收和利用。

刺激骨髓，促进红细胞发育及血红蛋白合成，释放成熟红细胞入血，增加血中红细胞数量，提高血液运氧能力。

EPO的调节因素是血氧饱和度，组织缺氧刺激氧感受器，经信息反馈使肾产生和分泌EPO增多，并释放入血作用于骨髓发挥效应。

目前利用基因重组技术生产相对分子质量为36 000的EPO，与人类EPO基因基本相同，称为“重组人红细胞生成素”，已广泛应用于临床。

四、肾衰竭

肾是人体清除代谢产物，维持体液平衡，保持机体内环境稳定，以及合成与分泌激素的重要器官，在维持机体生命活动中起重要作用。由于肾组织细胞的代偿能力强，常使肾病发病隐匿，当肾单位被破坏75%时，患者大多无明显自觉症状。肾损害分为急性与慢性两种。

1.各种机体的急性损伤使肾受累，造成数日内肾功能的急剧损害和丧失，引起患者产生一系列严重临床症状的状态称为急性肾功能不全。

发生急性肾损害的原因：严重感染、中毒、创伤、意外突发事件造成机体严重伤害，发生循环血量不足、体内酸碱平衡失调、多脏器损伤等各种机体的严重状况均会使肾受损。急性肾损害往往经过及时救治，肾功能有可逆性的恢复。

2.数月乃至数年的各种慢性肾病变，造成肾功能的持续受损，使肾组织的代偿能力逐渐丧失，引起患者产生一系列临床症状的这种状态称为慢性肾功能不全。

肾长期的器质性病变所造成的功能丧失，即使经过治疗仍是不可恢复的，这些是造成血液透析患者逐年增加的主要原因。

第四节　肾替代疗法

一、血液透析

肾替代治疗的方法有血液透析、腹膜透析和肾移植，肾衰竭患者接受替代治疗为数最多的是血液透析。

（一）血液透析治疗方法概述

血液透析治疗是在特定场所，由专门技术人员使用血液透析机、水处理及透析液供给设备等系列仪器装置；由掌握专科技术的护理人员应用医疗耗材透析器（人工肾）、血液回路及透析液为患者清除体内代谢产物，从而达到替代肾功能的治疗方法（图1–7）。治疗过程是将患者血液从体内引出，在设备的安全监测下经过人工肾的半透膜与透析液进行物质置换，在达到治疗目的以后，还将血液还回患者体内的过程。这种通过半透膜从血液中清除代谢产物和毒素的方法，一般患者每周需要治疗10h以上，即每周治疗2次或3次，每次治疗4 ~ 5h，具体的治疗方案由医生根据患者的症状和体内代谢产物蓄积的程度来制订。为保证治疗顺利进行，不仅需要医护人员的密切合作与抗凝技术，还依赖于患者良好的体外血液循环、充足的体外循环血量。

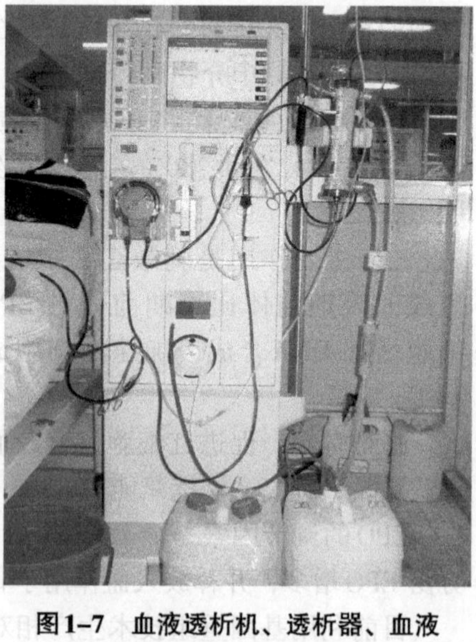

图1–7　血液透析机、透析器、血液回路、透析液（在治疗使用中）

（二）人工肾与血液回路

1.人工肾　也称透析器，是清除代谢产物的主要器具。现代透析器结构是用特殊材料的半透膜（赛洛芬膜、铜仿膜、血仿膜、三乙酸膜、聚砜膜、聚甲基丙烯酸甲酯膜等）制成中空纤维，一万多根为一束，用桶状特殊容器组装固定而制成，开口于两端。透析器内实际分成两个腔室，即血室和透析液室（图1-8），血液在中空纤维内、透析液在中空纤维外以半透膜相隔逆向流动。如果将中空纤维一根根展开平铺起来，膜面积1.0～2.0m²，按型号不等面积大小不一。根据膜材料、膜厚度、膜面积的大小不同及膜上孔径的不同，清除不同分子质量的物质和以不同的速度清除水分，形成不同的物质清除率和液体超滤率，根据膜质量的不同性能而各异。

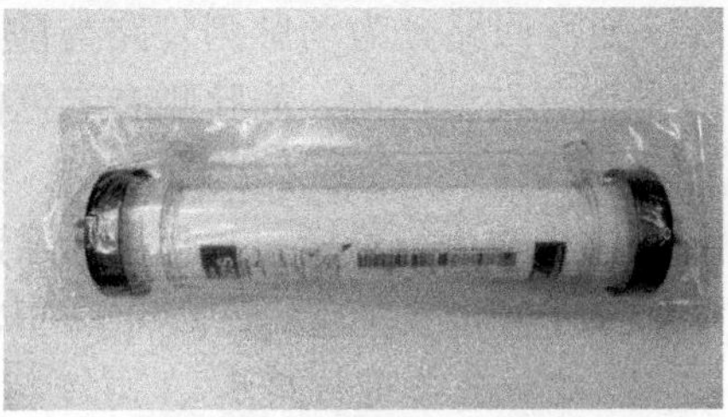

图1-8　透析器（人工肾）

评价透析器标准，由于透析膜直接与血液接触，应当具有良好的生物相容性；膜表面应当非常光滑，回血后可见血液残留量少；并且经过非常严格的消毒。根据膜材料的不同消毒方法也不同，如环氧乙烷、高压蒸汽、伽马射线消毒等。透析器的使用方法是医生根据患者病情来选择的，当患者对所使用的透析器发生过敏反应时，常常是由于对其消毒方法的不能耐受。需要在治疗中密切观察患者的反应，及时更换或停止使用对患者致敏的透析器，保证患者在治疗中的安全性和有效性。临床根据患者的不同情况，选择性能最适合该患者的透析器。

透析器使用时将患者的血液引出，通过血液回路从中空纤维的一端流向另一端，使血液在中空纤维内，透析液在中空纤维外逆向流动。在血液与透析液的逆向流动中，通过半透膜两侧的压力梯度、浓度梯度和透析、弥散、渗透等原理，清除血液中的代谢产物、潴留的多余水分及平衡电解质、纠正酸中毒，维持机体内环境的稳定。

2. 血液回路　是用特殊材料制作的，专门为血液净化治疗所使用的血液在体外流通的管路。在血液回路上有动脉和静脉的空气捕捉室、血泵管和抗凝血药物的注入管、静脉压力的检测管等，是体外的连接人体与人工肾，经过无菌处理与抗凝血处理的血液管路（图1-9）。

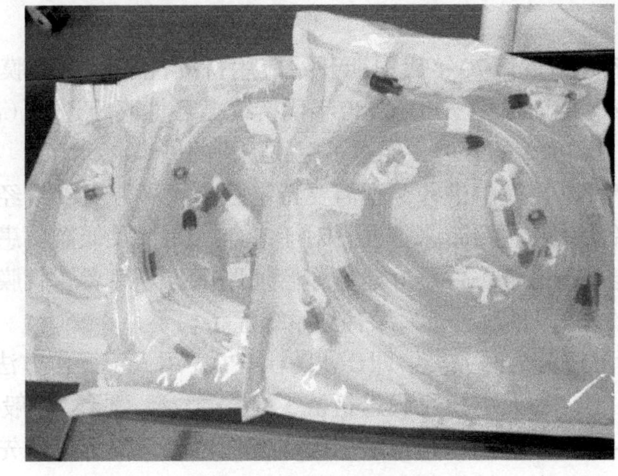

图1-9　透析用血液回路

血液回路分为动脉侧管路与静脉侧管路，人工肾就安装在动、静脉侧回路之间。动脉侧有红色标记，静脉侧有蓝色标记。在血液透析治疗时，先将血液从患者体内引出，进入体外血液回路的动脉端，经过抗凝血药物处理后进入人工肾，血液在人工肾内与透析液进行置换，并且被清除毒素和多余水分后，又流入回路的静脉端，在血泵的推动下经过安全监测还回患者的体内。

3.透析液与透析用水

（1）透析液：是在对患者进行血液透析治疗中，与患者血液进行交换的重要物质。通常使用的标准碳酸氢盐透析液是药厂透析液成品。透析液分A剂、B剂，储存为浓缩状态，只有在使用状态下才按一定的比例将A剂、B剂融合，再按一定的比例与水处理装置产出的透析用水（精制水）融合后给患者治疗使用。配制后的透析液中各种成分的浓度都与正常血浆中去除蛋白的成分相同，渗透压与正常血液相等，在与患者血液进行交换的时候才能够保持血细胞形态和功能，才能清除毒素，调节患者体内的酸碱平衡，纠正酸中毒，维持患者机体内环境的稳定。如果透析液的浓度出现偏差，就会造成患者红细胞的膨胀或皱缩发生破裂，出现溶血反应。由于透析设备、技术的飞快发展与更新，在目前的应用设备上由于透析液浓度偏差而引起的溶血现象会因设备的安全检测而避免，这种状况极为少见。透析液还可以根据患者的病情需要进行个体化治疗，临床上也可进行低钾、低钙、高钙等浓度的透析液调节，满足患者治疗的个体配方的需要。

（2）透析用水：是水处理设备将自来水进行过滤、去除钙镁离子使水软化以后，在精制水设备膜滤过的逆渗透下去除一切杂质，经过进一步净化而产生的高纯度水，又称为精制水。使用精制水配制的透析液为患者进行治疗，可以避免长期维持性透析患者发生硬水综合征。

二、腹膜透析

腹膜透析（peritoneal dialysis，PD）是利用患者自身的腹膜与透析液进行物质交换，清除体内的代谢产物和多余物质，替代肾维持机体内环境稳定。同时，适用于不具备血液净化设施的药物或毒物中毒的清除，以及肝功能损害的辅助治疗，经腹腔给药、补充营养等。

腹膜透析治疗从20世纪70年代中期开始应用持续性非卧床腹膜透析（continuous ambulatory peritoneal dialysis，CAPD），80年代持续循环性腹膜透析（continuous cycling peritoneal dialysis，CCPD）的开展，促进了腹膜透析的进步。

腹膜透析治疗可以在家中进行，不需要特定医疗场所，可以由经过培训的患者和家属操作，给患者治疗和生活带来方便。对于老年、儿童及低血压患者的心血管影响小，适用于心功能差，血管条件不好建立血管通路困难等患者。腹膜透析有更好的中分子物质清除率，能较好地改善贫血及神经系统症状。

目前腹膜透析方法分为两大类：即CAPD与APD。用人工操作方法进行连续不卧床腹膜透析称为CAPD，每天更换腹膜透析液3 ~ 5次，灌入量，一般为2L，白天保留4 ~ 5h，夜间10 ~ 12h，然后将透析液引流；使机器每天夜间按预先设定好的程序进行腹膜透析，为APD。由医师帮助患者选择更为合适的方法进行治疗。

但是由于腹膜炎感染率高，能够维持治疗的时间短，腹膜透析操作要求患者及家属有一定的文化水平和卫生常识，除水效果差、蛋白质丢失多种因素，限制和影响了临床的应用，使接受腹膜透析治疗的患者数量较少。

参考文献

美国NKF-K/DOQI工作组,2003.慢性肾脏病及透析的临床实践指南.王海燕,王梅,译.北京:人民卫生出版社:7-68,347-380.

张建荣,张凌,2010.慢性肾脏病继发性甲旁亢.北京:人民军医出版社:20-27.

第2章 血液透析原理及相关设备

第一节　血液透析原理

一、弥散

溶质溶于溶液是溶质均匀分布到溶剂中的过程。只要溶质在溶剂中的浓度不均衡分布，存在浓度梯度，溶质分子与溶剂分子的相互运动，就会使溶质分子在溶剂中的分布趋于均匀，这种分子运动产生的物质迁移现象称为弥散。

血液透析就是应用弥散的原理，在透析膜两侧存在某种溶质的浓度梯度，该溶质将由高浓度一侧向低浓度一侧扩散，最后达到动态平衡。尿毒症患者通过血液透析可以达到清除体内高浓度有毒代谢产物，补充体内所需物质的目的。弥散对清除相对分子质量＜5000的小分子效果最好。弥散遵循Fick第一定律，溶质在一定距离（dx）的流动（J）：

$$J=D\times A\times (dc/dx)$$

公式中，dc：距离之间的浓度差；A：扩散发生的面积；D：在一定的温度下溶质在溶液中的扩散系数。

Fick第一定律指的是在一种理想的状态下（所有离子都是自由的）溶质在溶液中的流动情况。但是，由于透析液和血液不是理想的溶液，溶质扩散要受一定因素的影响：溶质的大小和变化、溶质以复合形式存在、蛋白的浓度、透析膜的理化特性、跨透析膜的温度梯度及透析液和血液的流动特点等。

二、对流

对流是在外力作用下溶质、溶剂或整个溶液的移动过程。促使溶质移动的动力是压力差（超滤）和溶剂（水）牵拉，而不是浓度差。对流可在两相或多相间发生。

血液滤过就是应用对流的原理，血液和滤过液被滤过膜分开，膜两侧有一定压力差，血液中的水分在负压作用下由血液侧流到滤过液侧，血液中小于滤过膜孔的物质也随着水分的移动从血液进入到滤过液。

三、吸附

由于膜材料的分子化学结构和极化作用，很多透析膜（特别是合成膜）表面带有不同基团，在正负电性的作用下或在分子间力的作用下，很多物质可以被透析膜吸附。例如，一些膜材料表面的亲水基团可以选择性地吸附白蛋白、药物及有害物质（β_2-微球蛋白、内毒素和补体等)。

单纯应用吸附原理进行的治疗称为血液灌流。

四、超滤

超滤是通过透析器在一定的压力下将患者体内多余水分排出的方法。超滤可以和透析同时进行，也可以单独进行(单纯超滤或限外滤过)。如果超滤和透析交替分开进行，称为序贯透析。超滤可以通过透析机进行，也可以只通过一个血泵简单进行。超滤有负压、正压和容量3种，现在通过透析机进行的超滤基本上是容量超滤。

第二节 血液透析用水处理系统

城市自来水或其他水源的水，经过水处理系统除去离子、微粒、细菌、病毒、内毒素等物质，使产水达到血液透析用水的水质要求。常用反渗透(RO)法，也可用蒸馏、去离子超滤等方法。

反渗透系统由前处理部分、反渗透机和后处理部分组成。前处理包括前级加压泵、沙滤或滤芯装置、除铁装置、软化装置、药用炭装置及连接管路等。经过以上处理，除去水中的较大颗粒、钙离子、镁离子、铁离子、氯离子及部分有机物，并提高水压，以达到反渗透膜的进水要求。反渗透机由保安滤器、反渗透组件(反渗透膜及膜壳)、高压泵、阀门、传感器、仪表、控制电路、消毒部分、连接管路、框架等组成。后处理包括卫生级管件、单向阀、透析机接口、支架等组成输送部分。

一、前处理部分

(一)前处理的必要性

良好的前处理能够满足反渗透机进水水质要求，就可以确保反渗透装置长期安全运行，渗透水流量、脱盐率、回收率稳定，膜的使用寿命延长。具体说，前处理是为了做到以下方面。

1.防止膜表面污染　即防止微生物、胶体物质、悬浮杂质等附着在膜表面或污堵膜元件水流通道。

2.防止膜表面结垢　反渗透装置运行时，由于水的浓缩，有一些难溶盐，如$CaCO_3$、$CaSO_4$、$MgCO_3$等沉积在膜表面，因此，要防止这些难溶盐生成。

3.确保膜免受机械和化学损伤，以使膜保持良好的性能和使用寿命。

(二)反渗透系统的水源

医院透析用反渗透系统大多采用自来水作水源，其水质应符合国家饮用水标准。反渗透系统的出水水质、前处理的配置、设备的维护等都取决于水源的水质。单位在购买反渗透水处理系统前应做水质分析，根据水质及用水量配以相应的前处理和反渗透系统。

(三)前级加压泵

前级加压泵的作用是提高进水压力，克服前处理部分对水的阻力，保障反渗机进水压力与流量，一般由水泵、压力容器、连接管件、压力开关和控制电路组成。水压控制在0.3 ~ 0.5MPa，自来水水压＞0.3MPa的医院可不装前级加压泵。

（四）介质过滤（砂滤）

介质过滤器可以除去悬浮物和胶体，主要是物理过程。这是基于当水流流过过滤介质的床层时，悬浮物和胶体会附着在过滤介质表面。过滤出水质取决于杂质和过滤介质的大小、表面电荷和形状等。最常用的过滤介质是石英砂，有效直径为0.5 ~ 1.2mm，过滤介质最小设计层深度为0.8m，设计过滤流速通常为10 ~ 20m/h。当水通过滤料床层进行过滤时，随着过滤出水的增多，床层中截留的固体杂质也增多，这时过滤器进出水的压力降增大，或床层除去悬浮固体杂质能力下降，当压力降增大到一定程度（30 ~ 60kPa）或过滤出水水质下降到一定程度时，过滤器的床层需进行反洗，通过反洗清除滤料中截留的杂质，过滤器两次反洗之间的运行时间称为运行周期。应根据进出水水质及用量确定运行周期，一般每周反洗1次或2次。水的过滤要考虑两个重要因素：出水质量和出水数量。影响这两个指标的因素是进水特性和过滤器本身的特性。后者包括滤料特性、滤速和反洗方法。

医院透析用的过滤装置一般由筒形压力容器，颗粒滤料，进水、出水与自动反洗控制器，收集装置等组成。自动控制器可根据需要设定1周内的反洗次数和反洗时间，如每周一、周四各反洗1次，控制器按设定的时间自动进入反洗程序进行反洗，一般反洗时间设在夜间12时以后，也可根据需要随时用手动控制进行反洗。过滤介质充填体积为筒形压力容器体积的2/3，以利于反洗的进行。

（五）滤芯过滤

对反渗透膜进水用滤芯过滤也可除去水中的悬浮杂质。它适用于处理悬浮物含量较少的水，使用压力差最好＜40kPa，一般1个月或2个月更换1次，以免影响出水水质和水量。滤芯对水中机械杂质、浊度和铁均有较高的去除效果。因滤芯属于深层过滤范围，滤后出水中也出现大于公称精度的颗粒，只是出现的概率较小。

（六）水中铁的去除

反渗透进水对水中含铁量有严格的限制，水中铁进入反渗透系统会污染反渗膜，还有可能在铁细菌存在时，形成铁锈软泥。除铁的方法有混凝法、化学沉积法、锰砂过滤法。医院透析用水前处理常用锰砂过滤法。

（七）离子交换

离子交换是除去水中离子态物质的技术，它可制取软化水、无离子水。离子交换作用是用一种称为离子交换剂的物质来进行的，这种物质在溶液中能以所含的可交换离子与溶液中的同种符号的离子进行交换。现常用的离子交换树脂，它是一种高分子的聚合物。有交换容量高、外形大多为球状颗粒故水流阻力小、机械强度高、化学稳定性好等优点，被广泛地应用。

离子交换树脂的结构通常分为两个部分。一部分称为骨架，在交换过程中不参与交换反应。另一部分为连接在骨架上的活性基团，活性基团所带的可交换离子能与水中的离子进行交换。离子交换树脂外形大多呈珠状颗粒，它既不溶于水，也不溶于酸碱和有机溶剂。

1. 水硬度　水的硬度是水中钙、镁、铁、锰、锶等离子总量之和。主要是钙、镁离子的总和。它们能阻碍肥皂产生泡沫，又容易和一些阴离子基团生成难溶性的化合物，引起结垢。硬度的常用单位为毫克当量（mEq/L），或折算成$CaCO_3$mg/L表示。

2.钠离子软化　除去水中硬度离子的过程称为软化，软化的方法有多种，钠离子软化是其中一种，它采用的交换剂为阳离子交换树脂。含有硬度的水流经钠离子交换器时，水中的硬度成分（钙离子、镁离子）与交换剂中的钠离子进行交换。交换反应如下：

$$2RNa+\left\{\begin{array}{ll} Ca^{2+} & (HCO_3)_2 \\ Mg^{2+} & Cl_2 \\ Na_2SO_4 & \end{array}\right\} \rightarrow R_2\left\{\begin{array}{l} Ca \\ Mg \end{array}\right. + Na_2\left\{\begin{array}{l} (HCO_3)_2 \\ Cl_2 \\ SO_4 \end{array}\right.$$

式中{　}内为自来水中主要离子成分。

从上式可知，经过钠离子软化后，水中的钙、镁离子被钠离子所取代，出水的残余硬度可降得很低，达到了软化的目的。水中的阴离子成分并无变化，由于钠的当量（23）高于钙、镁（20、21），使出水中盐的总量略有升高。

钠型阳离子交换树脂使用一段时间后，出水的硬度泄漏量会逐渐增加，达到一定值时，钠型阳离子交换树脂失效。为了恢复交换能力，可用再生液对其进行再生，常用的再生液为饱和盐溶液。再生过程的反应式如下：

$$R_2\left\{\begin{array}{l} Ca \\ Mg \end{array}\right. +2NaCl \rightarrow 2RNa+\left\{\begin{array}{l} Ca \\ Mg \end{array}\right\} Cl_2$$

软水器的软化效果是由进水总硬度、进水流量、钠型阳树脂的体积与交换容量、再生频率来衡量的。一般情况下进水总硬度、钠型阳树脂的体积与交换容量改变量较少，根据用水量可确定再生周期，实际应用中用测定软水器出水硬度的方法来确定再生周期。

晚间对软水器进行再生，第2日晨，反渗机启动30min后测定软水器出水硬度，如不合格说明再生无效或树脂失效需重新再生或更换树脂，如合格正常使用。

每天透析治疗、透析机清洗消毒结束后，再次测定软水器出水硬度，如不合格，说明现树脂不能保障一天的透析治疗用水，应更换树脂或增加树脂量。如合格，第3日透析治疗、透析机清洗消毒结束后用同样的方法测定软水器出水硬度；如不合格就应每天对软水器进行再生；如合格第4日同时、同样测定软水器的硬度，至测定到n天不合格，软水器再生周期定为（n–2）d（n＞2）。

（八）药用炭过滤

药用炭过滤主要用于除去水中的有机物和残余氯。医用水处理多选用优质果核壳类的药用炭，以确保机械强度好，吸附速度快，吸附容量大的要求。水中氯的几个概念如下。

1.残余氯（总氯）　指测量时水中化合氯与游离氯的总和。

2.化合氯　指一种或多种氯化铵化合物，它是由氯和存在于水中的氨的化合物反应而生成的。反应式如下：

$$Cl_2+H_2O \rightleftharpoons HOCl+HCl \qquad HOCl+NH_3 \rightleftharpoons NH_2Cl+H_2O$$

$$HOCl+NH_2Cl \rightleftharpoons NHCl_2+H_2O \qquad HOCl+NHCl_2^3 \rightleftharpoons NCl_3+H_2O$$

以上氯与氨的反应主要受水的pH和氯与氨质量比的控制。

3. 游离氯　指水溶性分子氯、次氯酸或次氯酸根或它们的混合物。

4. 有效氯　指氯化及所含的氯中可起氧化作用的比例，以 Cl_2 作为100%来进行比较的。

无论是测定次氯酸钠浓度、有效氯、水中残余氯含量，实际都是测定溶液中起氧化作用的氯的含量。测定残余氯的含量常用比色法，结果以mg/L（Cl_2）表示。因此，5% NaClO指100g溶液中有效氯含量为5g。

用药用炭过滤法除去水中游离氯能进行的比较彻底。药用炭脱氯并不是单纯的物理吸附作用，而是在其表面发生了催化作用，促使游离氯通过药用炭滤层时，很快水解并分解出原子氧，反应如下：

$$Cl_2+H_2O \rightleftharpoons HCl+HClO \qquad HClO \rightarrow HCl+[O]$$

原子氧与碳原子由吸附状态迅速地转变成化合状态：

$$C+2[O] \rightarrow CO_2\uparrow$$

氯与药用炭的反应可如下式：

$$C+2Cl_2+2H_2O \rightarrow 4HCl+CO_2\uparrow$$

从此反应式可看出，药用炭脱氯并不存在吸附饱和问题，只是损失药用炭而已，因此，药用炭用于脱氯可以运行很长时间。

在医院透析用反渗透水处理中，必须除去残余氯。利用药用炭除去游离氯和氯胺有一个空床接触时间（EBCT）概念，EBCT是水流过过滤器与药用炭接触的时间，除去游离氯为6min；除去氯胺为10min。

药用炭除去残余氯与水流和药用炭的接触时间有重要关系，当药用炭体积一定时，水流过快将导致不能有效除去残余氯，所以使用中单位时间的用水量不能大于规定量，定期反洗能保持药用炭与水的接触面积。在线或定期测定药用炭下游水中残余氯的浓度是监视药用炭过滤效果的简单方法，测定时应在水处理系统正常工作状态和水量较大时进行，以免造成错误判断，如发生连续超标，应减少水流量，增加反洗次数，或增加药用炭的体积。

此外，药用炭也能除去水中的异味、色素和有机物等，作为此功能使用时，药用炭使用到一定时间，为了保持其吸附能力，需进行反洗或更换。药用炭的多孔结构，以及药用炭吸附的有营养的有机物，提供了细菌繁殖的环境，因此，药用炭过滤器的定期反洗或化学处理是必要的，药用炭过滤装置的反冲过程同介质过滤。

（九）前处理的维护

1. 每天早晨检查药用炭罐出水含余氯量，评定药用炭罐的情况。

2. 定期反冲砂滤、药用炭罐，一般每周1次或2次。其目的是冲去截流物质、松动滤料。

3. 每天下班前检查树脂罐出水硬度，补充氯化钠，测量盐水的溶解度（可用比重法），观察吸盐情况。根据用水量，定期对树脂进行再生。

4. 观察各自动控制器工作情况，观察进水口、出水口的压力流量。

二、反渗透机

（一）反渗透及其发展

反渗透（reverse osmosis，RO）是美国佛罗里达大学的Reid等于1953年提出的用于海水淡化的概念。1960年美国加利福尼亚大学的Loeb和Sourajan研制出第1张可实用的渗透膜。从此以后，反渗透膜的开发有了重大突破，膜材料从初期单一的乙酸纤维素膜发展到用表面聚合技术制成的交联芳香族聚酰胺复合膜。系统压力也扩展到高压膜、中压膜、低压膜和超低压膜。膜组件的形式也呈现多样化的趋势，有卷式、中空纤维式、管式及板框式，医疗上应用较多的是卷式复合膜。国内反渗透应用始于20世纪70年代后期，最早多用于电子、半导体纯水，80年代后逐渐扩大到医疗、电子，90年代起用于食品工业、饮用水，现反渗透已进入家庭饮用纯水。反渗透膜能除去水中98%的离子和相对分子质量>200的有机物，包括细菌、病毒。我国20世纪80年代末反渗透技术逐步进入血液透析领域，反渗透水取代软化水，反渗透水处理机已成为各医疗机构开展血液透析治疗的必需设备。

（二）反渗透原理

1.渗透　是指稀溶液中的溶剂（如水分子）自发地透过半透膜（如腹膜、反渗透膜）进入浓溶液侧的溶剂（水分子）的流动现象。半透膜只允许水通过，而阻止溶解固形物（盐）的通过（图2-1A）。

2.渗透压　浓溶液随着水的流入而不断被稀释，当水向浓溶液流动而产生的压力（P）足够用来阻止水继续流入时，渗透处于平衡状态（图2-1B）。平衡时水通过半透膜流动是相等的，即处于动态平衡状态。而此时的压力称为溶液的渗透压。渗透压是溶液的一种特性，它随溶液浓度的增加而增大。

3.反渗透　在浓溶液上加外力以克服自然渗透压，且该外力大于渗透压时，水分子自然渗透的流动方向就会逆转，使得浓溶液的浓度更大，这一过程就是渗透的相反过程（图2-1C）。

4.反渗透水处理工作原理　水通过泵升到一定压力，连续送至反渗透组件的进水口，产品水和浓水不断被排出。溶解固形物由反渗透膜截留在浓水中，含盐量很低的产品水供给透析机使用，通过浓水管道上的阀门调节浓水排出流量的大小，控制浓水和产品水的比例。

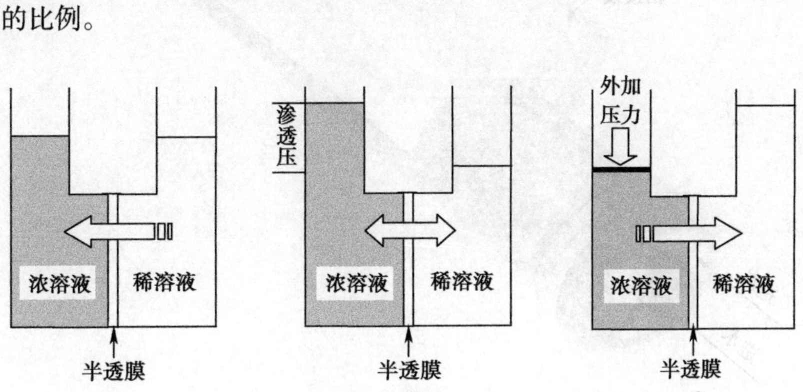

图2-1　反渗透原理

（三）反渗透膜的构型

反渗透膜需要制成一定构型才能用于水处理。目前膜的构型主要有平板式、管式、卷式和中空纤维式。常用于医院透析用水处理的是卷式。

对于卷式构型，常用膜有乙酸纤维素膜和复合膜，利用这些膜制成膜元件，把膜元件放在压力容器内构成膜组件。血液透析用水处理系统常用的是复合膜，复合膜结构剖面见图2-2。复合膜由3层组成，它们是超薄脱盐层、中间的多孔的聚砜内夹层、下面的聚酯支撑网层。由于聚酯支撑网层不平坦和多孔，不能用来直接支撑脱盐层，因而在该支撑层上面浇注一层聚砜微孔层，用于直接支撑脱盐层。聚砜层表面孔径控制在0.015μm。脱盐层厚度为0.2μm。在聚砜层的支持下，能承受较高压力，抗机械压力和化学侵蚀能力强。

卷式反渗透膜元件的叶片由两张平展开的膜和一张聚酯织物组成，聚酯织物在两张膜的中间，叶片一端胶接起来形成一个袋，另一端与带孔的 PVC管粘接。叶片之间有塑料网，它们一起沿 PVC中心管卷绕形成卷式构型。塑料端部装置粘接到卷式的叶片两端，玻璃钢材料的外表面保护卷式构型。这样，形成了一个完整的膜元件。聚酯织物起产品水收集通道的作用，塑料网一是作为浓水（给水）通道，二是起加强给水通道水流紊动的作用，以便把浓差极化减少到最低程度。

高压水流进入第1个膜元件，并在该膜元件的螺旋卷绕之间的通道内流动。一部分给水渗透过膜，并通过卷式通道流到膜元件中心的产品水收集管，另一部分给水沿着膜元件长度方向继续流动至第2个膜元件，这一过程依次进行。每个膜元件的产品水通过公共产品水管流出。当给水每通过下一个膜元件时，给水浓度增大，流过最后一个膜元件时，给水成为浓水，并排出压力容器。

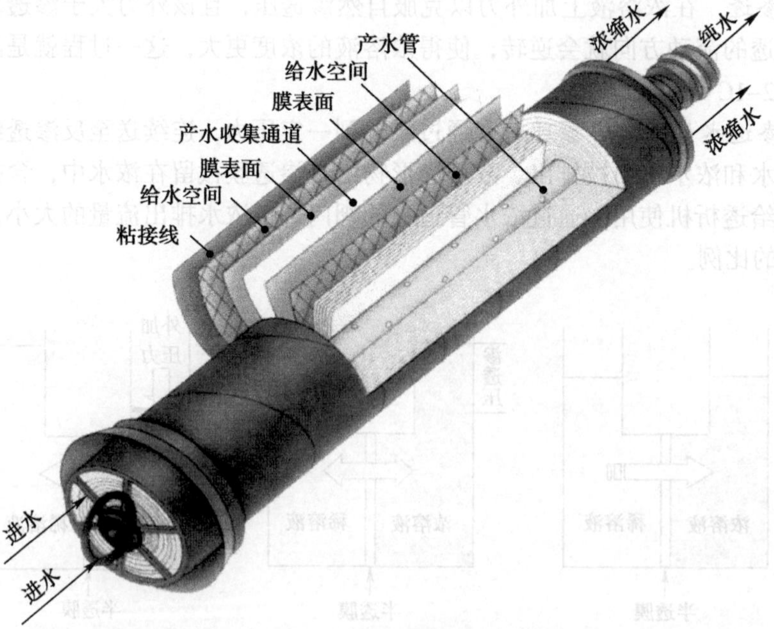

图2-2　反渗透膜结构

（四）反渗膜的特性

1.膜的方向性　只有反渗膜的致密层与给水接触，才能达到脱盐效果。如果多孔层与给水接触，则脱盐率将明显下降，甚至不能脱盐，而透水量则提高，这就是膜的方向性。因此，若膜的致密层受损，则膜的脱盐率将明显下降，透水量则明显提高。

2.各种离子透过膜的规律　一般来说，1价离子透过率大于2价离子；2价离子透过率大于3价离子；同价离子的水合半径越小，透过率越大，即 $K^+ > Na^+ > Ca^{2+} > Mg^{2+} > Fe^{3+} > Al^{3+}$（透过率越来越小）。溶解气体如 CO_2 和 H_2S 透过率几乎为100%，HCO_3^- 透过率随 pH 升高而降低。

3.反渗膜的透过机制　反渗透膜结构上层是致密层，而下面是多孔层，由致密层与水溶液接触，膜去除有机物是建立在筛网机制基础上的，因而有机物分子的大小与形状是确定其能否通过膜的重要因素。用筛网机制来解释反渗透膜为什么有98%以上的脱盐率是不合适的。因为水分子和一般离子的大小的区别不是很大，水中离子可以小于纳米，水分子的有效直径为0.5nm。反渗透膜有高的脱盐率是因为在膜表面布满了许多极细小的孔，在膜的表面选择吸附了一层水分子，盐类溶质则被膜排斥，而膜表面对水分子有选择吸附作用，水分子在反渗透压力的推动下通过膜，离子被截留在溶液中。

4.反渗透膜的材质　反渗透膜同透析器一样有很多品种，多数用有机高分子材料制成，也有少数使用无机材料制成，其性能也各不相同。由于反渗透技术应用于水的脱盐等领域后，显示出了许多优越性，因此被广泛地研究，研制出了许多种类的膜材料。常用的膜材料有乙酸纤维素膜（CA膜）、聚酰胺膜（PA膜）和复合膜。透析用水处理常用复合膜。

5.影响膜元件性能的因素　不管是哪种膜及构型，反渗透膜元件的性能都是由3个因素决定的：产水量、脱盐率、运行稳定性，而这些因素又受以下条件制约。

（1）给水特性：如温度、pH、溶解固形物等。

（2）膜本身的特性：如膜的材料、结构等。

（3）运行条件：如压力、回收率等。

（五）反渗透系统使用维护

使用前应认真阅读使用说明书，严格按操作规程进行操作。首次使用前按质量控制要求进行水质和微生物检测，合格后方能使用。

反渗透系统运行数据的观察记录与分析，运行参数的调整，装置的清洗是维护的主要内容，做好维护便于及时发现问题，或发现潜在问题的发展趋势，并及时采取相应措施，确保系统长期稳定地运行。主要运行数据包括高压泵进出水水压、RO产品水流量、RO浓水流量、RO给水电导率、RO产品水电导率。利用水的电导度可以近似估算系统脱盐率。

电解质溶液的导电能力取决于溶液中的离子数目、不同离子在电场中的运动速度及离子所带电荷数。温度的改变，可改溶液的电导，温度大致每改变 ±1℃，溶液电导可改变 ±2%。

前处理过程中水中钙、镁离子被树脂上的钠离子取代，水中的钠离子增多，成为主要离子，美国 AAMI（1996年）标准钠离子＜70mg/L，这时的电导率约150μS/cm。

电导率只反映水中总的离子浓度，不能作为透析用水是否合格的标准，但能反映水处理机的脱盐率。

反渗透运行维护内容主要有：反渗透机的进水一定符合反渗透膜的进水要求，水温在5～45℃，膜元件标明的透水量一般是在25℃的情况下，温度升高1℃，透水量增加3%；固态溶质（SDI）应当＜4.0；pH 3～10；游离氯＜0.1mg/L。水处理启动时对给水的冲击力（水锤）必须设法除去，回收率应受给水含盐的浓度限制，不能超过膜使用导则的限制。反渗透机运行中，膜表面浓水和给水之间往往会产生浓度差，严重时形成很高的浓度梯度，这种现象称为浓差极化，浓差极化将引起渗透压增加，使驱动力减小，从而使透水量减少，透盐量增大，同时加大膜表面难溶盐形成的概率，损害膜的致密层，对卷式膜要维持适当的给水流速，防止发生浓差极化。防止膜上结垢，控制回收率降低离子浓度，回收率50%，排水浓缩2倍，回收率75%，排水浓缩4倍。防止微生物污染，微生物可在膜上生长繁殖，使膜的透水量降低，透盐量增加，定期消毒能有效地减少微生物污染。

选用为医疗或血液透析设计的反渗透水处理机，因为为工业等设计的反渗透机较注重对离子的除去，而忽视生物污染的问题。建议选用卫生级反渗透膜或卫生热消毒型反渗透膜，该类型膜是为了满足医药对于微生物和热源等卫生指标的严格要求而专门设计的一类产品，与普通反渗透膜元件的主要区别是采用了无滞留区的完全充填（Ful-Fit）设计，完全消除死水区，在液体处理过程中，膜组件中的所有间隙里的液体都处于流动状态。

选用卫生级的管路和连接件，管件内壁光滑，减少连接，使用弧形弯头，消除水流盲区。具有化学消毒或热消毒、清洗功能，并有相应的安全保障措施。水处理机应避免阳光直晒，防止透光部分藻类生长。供水管路应选用卫生级管件，采用密闭循环透析机串连供水方式，提高反渗水的流速以加大水流的剪切力。前处理的砂滤、树脂、药用炭、滤器等均为微生物提供生存环境，应加强管理。安装时药用炭罐在树脂罐后，因自来水中氯的存在，可减少微生物对树脂的污染。根据用水情况定期对砂滤、树脂、药用炭罐进行反冲，每周至少2次，按时更换滤器的滤芯，每个月至少1次。按质量控制要求每个月对反渗水做细菌培养，发现有细菌生长，及时对系统进行消毒，因细菌培养环境条件的不同，部分微生物无法培养，所以细菌培养无细菌时，每3个月应对反渗透系统做预防性消毒。

三、反渗水供水系统

反渗水供水系统可以分为两大类，直接供水方式和非直接供水方式。直接供水方式就是反渗水自RO膜产出后，直接供应到使用点，中间没有任何储存环节。该方式可以很好地防止微生物在产品水中的增长。但是该种供水方式设备结构复杂，运行可靠性要求很高，只要有用水需求，RO部分必须启动，所以相对耗电较多。同时考虑到用水量的波动性（透析机全部运行、部分运行和配液/复用用水），需要配置处理能力较强的设备，才可以满足需要。

非直接供水方式就是将反渗水储存在容器中，容器的空和满自动控制 RO部分的启动和停止，反渗水通过储存容器供给透析机使用，该方式的好处是比较节电，同时 RO

部分采用间断式运行，相对可靠性要求较低，设备简单。但是产品水的储存必然会增加细菌繁殖的机会，所以必须采用各种方法抑制、清除细菌和内毒素，一般采用紫外线照射的方法杀灭细菌，再通过内毒素过滤器过滤掉内毒素，同时储存容器需要加装呼吸器防止空气中细菌进入。尽管采取多种方式，其供出水质量远远不能和直供方式相比。

第三节　透　析　液

一、透析液的组成

血液透析分为乙酸盐透析和碳酸氢盐透析两种，由于乙酸盐透析的不良反应很大，目前已经被淘汰。现在的血液透析主要是碳酸氢盐透析。透析液由A浓缩液（简称A液）、B浓缩液（简称B液）和反渗水3部分按一定比例混合而成。根据机型不同，比例有所不同（表2–1）。

表2–1　碳酸氢盐透析液混合比例

A液比例	B液比例	水	最终透析液稀释倍数
1	1.225	32.775	35 ×
1	1.83	34	36.83 ×
1	1.72	42.28	45 ×

A浓缩液（acid concentrate）中含有少量的乙酸（或其他酸替代），pH为3 ~ 4，包含透析液中的大部分离子，离子浓度高。B浓缩液（basic bicarbonate）包含碳酸氢钠（有些含有少量氯化钠），pH呈微碱性（7.7 ~ 7.9）。

根据每种透析机浓缩液比例稀释系统原理的不同，浓缩液配方分为两种（表2–2）。一种用于容量控制比例稀释系统的透析机，全部离子（碳酸氢钠除外）均在A液中，B液只含有碳酸氢钠（表2–3），另一种用于电导度控制比例稀释系统的透析机，为便于电导度控制，B液除含有碳酸氢钠以外，还含有少量氯化钠（20%）（表2–4）。

表2–2　两种浓缩液的成分

透析液	第1种	第2种
B液	碳酸氢钠	碳酸氢钠+少量氯化钠
A液	其他离子、乙酸+葡萄糖	剩余氯化钠+其他离子、乙酸+葡萄糖

浓缩液分为液体浓缩液和固体浓缩液两种。液体浓缩液可直接使用，方便，浓度稳定。但是由于质量和体积大，增加了运输负担，另外要考虑细菌污染和二氧化碳逸出的问题，限制了储存时间。固体（干粉）浓缩液须按一定容量溶解后使用，不如液体浓缩液方便，但是运输简单，储存时间较长（2年以上）。

表2-3 费森尤斯透析液配方

成分	A液（mmol/L）	B液（mmol/L）
Na^+	103	35
K^+	2.0 ~ 2.5	
Ca^{2+}	1.25 ~ 1.75	
Mg^{2+}	0.5 ~ 0.75	
Cl^-	109	
CH_3COO^-	3.0	
HCO_3^-		35

表2-4 金宝透析液配方

成分	A液（mmol/L）	B液（mmol/L）
Na^+	75	65
K^+	2.0 ~ 2.5	
Ca^{2+}	1.25 ~ 1.75	
Mg^{2+}	0.5 ~ 0.75	
Cl^-	82	26
CH_3COO^-	4.0	
HCO_3^-		35

二、透析液中的离子

（一）钠离子

钠离子与其对应的阴离子——氯离子和碳酸氢根维持了细胞外液90%的渗透压，并且决定了细胞外液的容积和张力。正常血浆钠浓度为136 ~ 145mmol/L，低于或高于这个范围称为低钠血症或高钠血症。

钠的主动跨膜移动维持了细胞膜内的低钠浓度和膜外的高钠浓度。由于水可以自由通过细胞膜，如果细胞外液钠变化引起渗透压改变，将影响细胞内液和细胞外液之间水的分布。高血钠使水从细胞内液流向细胞外液，降低了细胞内液的容积。低血钠使水从细胞外液流向细胞内液，增加了细胞内液的容积。

透析患者身体累积的大部分钠离子可以通过对流与潴留的水分一同被清除（超滤）。单纯超滤液没有蛋白，超滤液中钠的浓度几乎与血浆中钠的浓度一样，比率是0.993为等渗，这样每升超滤液可清除140mmol左右钠。

透析当中，血浆氯化钠每变化1mmol/L可引起1.8mOsm/L血浆渗透压改变。改变将促使体内水分发生转移，使细胞内液和外液容积发生变化，由此，可引起患者一些临床症状（表2-5）。

在低钠透析时，由于超滤进一步增加了细胞外液的水分丢失，由此引发的低血容量症可能影响患者心血管稳定。如果血浆钠下降7mmol/L，将有渗透压失衡症状（恶心、呕吐和头痛）。当透析液钠浓度在110 ~ 125mmol/L时，产生的失衡综合征（精神错乱、癫痫发作、麻木和昏迷）患者可能有生命危险，钠浓度过低，甚至可引发致命的溶血。

在高钠透析中，水分从细胞内液（IC）转移到细胞外液（EC），使血浆再充盈，补偿由于超滤引起的细胞外液水分丢失。高钠透析可以维持透析中患者心血管的稳定，降低或避免透析失衡综合征发生。高钠透析的慢性综合征是由于患者的钠潴留，引起患者口渴、透析间期体重增加、高细胞外液容量、高血压等。

表2–5　透析前血钠对透析中钠浓度梯度的影响

透析前血浆钠（mmol/L）	钠梯度	透析液钠（mmol/L）	变化结果	超滤的影响	可能的临床症状
146	负		血浆钠↓↓ IC容量↑ EC容量↓↓ 血浆再充盈速度↓	⇓ ⇓	低血压、头痛、肌肉痉挛、恶心、呕吐
140	零	→≈140	血浆钠↔ IC容量↔ EC容量↔ 血浆再充盈速度↔	(⇓) ⇓ ⇓	低血压
132	正		血浆钠↑↑ IC容量↓↓ EC容量↓ 血浆再充盈速度↑	(⇓) ⇓ ⇓	高血压、口渴、透析间期体重增加、水分过多

注：患者在血液透析治疗中，透前血钠浓度受治疗中透析液钠浓度影响，加之超滤作用，引起机体内环境中体液的改变，引发相应的临床症状。

透析当中，透析液钠浓度通过弥散可引起血浆钠浓度改变。如果透析液钠浓度高于血浆，或者透析中通过静脉输入氯化钠可直接影响血浆钠浓度（0.9%氯化钠溶液100 ~ 2000ml含1 ~ 2g氯化钠、10%氯化钠溶液5 ~ 20ml含0.5 ~ 2g氯化钠）。在透析结束前静脉注射氯化钠，可以使一部分患者在透析间期因为口渴而增加水分摄入，使下次透析前血钠浓度降低，从而增加了透析中钠的积累。终末期肾病（ESRD）患者的慢性钠潴留可引起细胞外液容积增加，这是发生高血压的主要原因之一。因此，降低透析液钠浓度，在透析结束前避免静脉氯化钠注射是防止钠潴留的关键。

理想的透析液浓度是使患者获得稳定钠平衡：通过弥散作用钠离子进、出血液及通过对流钠从血中排出后的血浆钠浓度与随后第2次透析结束后血浆钠浓度相等；在透析间期积累的水分被全部清除，使患者达到干体重。

透析液钠浓度选择要结合患者钠平衡知识和临床经验。如果透析液钠浓度是140（138 ~ 142）mmol/L，透析平衡很容易达到。临床控制患者液体潴留维持干体重、结合血压监测，根据透析间期体重增加情况和透析前、后血浆钠水平周期性的控制，可以帮助确定最佳个体透析液钠的浓度。

（二）钾离子

健康人体内钾的含量大约为50mmol/kg体重，2%分布于细胞外液，98%分布于细胞内液。

正常血浆钾浓度是3.5 ~ 5.0mmol/L。尽管98%的钾存在于细胞内，但是由于体内平衡，可以通过血浆钾的浓度反映体内钾的总浓度。但是，在特殊情况下，如酸中毒、碱中毒，或其他因素影响钾的内部平衡，细胞内外钾的平衡将会改变。

钾的口服摄入和在透析中的清除是ESRD患者体内钾平衡的主要参数。另外，细胞内、外钾分布的变化，潜在疾病和残余肾功能也影响钾平衡。

在肾功能正常情况下，每天吸收钾的90%（3 ~ 4g，75 ~ 100mmol）通过尿液排出，其余通过胃肠道排出。大部分慢性肾衰竭患者由于没有残余肾功能，只能通过透析将多余的钾清除。此外，可将摄入钾的胃肠道排泄（主要是结肠排泄）由10%增加到30% ~ 40%。一个稳定透析患者，体内钾平衡和透析前钾浓度受个体钾摄入量影响，一部分是常规钾来源：水果、蔬菜（土豆）、蛋白质、茶、坚果和牛奶，另外还有一些隐性来源：盐的替代物、低钠食物等。还有含钾药物，如青霉素钾等。

通常情况下，慢性肾衰竭患者透析前血浆钾浓度是增高的，但也有报道当体内钾缺乏时血浆钾浓度正常或降低。肌细胞内含有高浓度钾，钾浓度降低将影响肌群的功能。持续营养缺乏的体弱者和老年患者及肌肉缺乏的患者特别容易发生低钾，这种患者在开始透析1年以后总钾量低于正常的20%。透析中过度钾清除也可以引起体内总钾量的下降。某些药物可干扰尿毒症患者体内钾平衡，增加血浆钾浓度，如儿茶酚胺（catecholamine）刺激β_2受体可以促进细胞钾的吸收。然而，如果尿毒症患者使用非选择性β受体阻滞药，则细胞对钾吸收的促进作用被改变，透析前钾的浓度将明显升高（+1.2mmol/L）。

慢性肾衰竭患者经常发生代谢性酸中毒，从而改变细胞内外钾的分布，引起血浆钾浓度升高。胰岛素能促进细胞对钾的吸收，胰岛素不足的酸中毒和糖尿病患者钾的分布容易被打乱。

胃出血患者由于胃对钾的吸收增加，可引起高血钾。各种形式的组织损伤（梗死、血肿重吸收、横纹肌瘤、溶血感染和手术等）、禁食、高代谢、便秘和结肠切除（胃肠道钾清除下降）、输血（第1个24h钾从细胞内释放和一些输入细胞溶解）、超强度运动均可使血钾升高。另外，呕吐、腹泻和限制钾摄入能够使透析前钾浓度降低。

透析过程中通过扩散和超滤清除的钾离子分别占85%和15%。在透析第1个小时，血浆钾离子浓度快速下降，在剩下时间里下降速度降低。被清除的钾离子来自两部分：细胞外液和细胞内液的一部分。两部分钾离子的移动可以被区分为“外部”转移（钾由细胞外液至透析液的移动）和“内部”转移（钾由细胞内液至细胞外液的移动）。内部移动速度比外部移动速度慢，可能发生暂时的钾离子失衡——钾由细胞内移动到细胞外的数量小于由细胞外液进入透析液的数量。在透析结束以后，钾由细胞内移动到细胞外的过程仍在继续，直到建立一个稳定的平衡。因此，在透析结束几个小时以后，血浆钾浓度有一个明显的反弹（约30%）。

血液透析患者体内钾的平衡经常是混乱的。在透析之前，大部分患者是高钾血症

（血浆钾5.5 ~ 6.5mmol/L，甚至更高），这主要是由于钾摄入和不同程度的代谢性酸中毒。通过透析钾被清除，血浆钾浓度迅速下降，在透析结束时甚至低于正常浓度。因为透析治疗的间断性，所以，患者在1周内将多次发生高钾和低钾症状。

严重高钾（＞6.5mmol/L）可使透析患者心动过缓。极高的血钾浓度可使心搏骤停。如果感觉肌肉无力甚至麻痹、末梢敏感障碍，神经肌肉传导减弱时，可能与血浆钾浓度高有关。

低血钾（＜3.5mmol/L）可引发心动过速，特别是老年和有心脏病的患者。对于使用洋地黄治疗冠状动脉疾病、高血压性心血管疾病的患者及高血钙、低血镁和代谢性酸中毒的患者，如果使用低钾透析液（0 ~ 1mmol/L），相对于正常钾浓度的透析液，对清除透析患者血浆中的钾更安全和有效，但是，钾的过度清除可引起严重的低钾血症，从而产生心动过速等症状。

发生酸中毒时，钾离子移出细胞。在透析过程中，透析液中的碳酸氢根进入血液对酸中毒进行纠正，使血液 pH升高，促使钾离子进入细胞。代谢性酸中毒时，pH每降低0.1，血浆钾离子浓度约增加0.7mmol/L。碱中毒 pH升高0.1，血浆钾离子浓度约降低0.3mmol/L。静脉给予碳酸氢钠可以暂时降低血浆钾。因此，尿毒症患者静脉给予碳酸氢钠可用于紧急情况下等待透析前的高钾血症治疗。

胰岛素可诱导细胞内液对钾的吸收，使钾清除降低。研究表明，相对于含有2g葡萄糖的透析液，使用无糖透析液钾离子的清除可增加24%。血浆中葡萄糖的水平决定了胰岛素的浓度，通过胰岛素调节，改善了细胞对葡萄糖和钾的吸收。相对于透析前禁食患者，餐后透析的患者钾离子清除下降。

对于大部分透析患者，透析液中钾离子浓度为2mmol/L或2.5mmol/L（至少1 ~ 3 mmol/L）是比较理想的，既能清除体内多余钾，又能避免透析后低钾（＜3.3mmol/L）和透析前高钾（＞6.0mmol/L）。如果患者有很严重的透析前高钾或低钾，透析的全部或部分过程使用低钾或高钾浓度的透析液。要避免使用改变细胞内液和细胞外液浓度梯度的药物和含钾药物，要考虑透析后钾浓度反弹。

（三）钙离子

钙广泛分布于人体各个组织中，其中98%位于骨骼。骨骼和细胞外液之间钙浓度关系很密切：一方失调可影响另外一方。细胞外液钙的浓度对于正常神经肌肉活动是非常严格的：低钙可引起手足抽搐和惊厥，高钙延迟神经肌肉的传导，引起肌麻痹和刺激额外钙化。细胞内液离子钙的浓度为细胞外液的1/万。

健康成年人血浆钙浓度保持在2.2 ~ 2.6mmol/L的很小范围内，通过调节激素[甲状旁腺激素（PTH）、降血钙素（calcitonin）、维生素 D]的作用，可使它在结肠、骨骼和肾之间运动。每个人都有自己特定的血浆钙浓度，称为调定点（set-point）。调定点通过激素诱导钙进、出细胞外液来维持。PTH对于调定点的调节很重要。

钙以3种形式存在于细胞外液：蛋白结合钙、复合钙和离子钙。血浆总钙浓度是2.2 ~ 2.6mmol/L，在一定的pH下，约40%的钙与蛋白结合（主要是白蛋白）；5% ~ 10%与阴离子（乳酸、磷酸和碳酸）结合形成复合钙；50% ~ 55%以离子钙形式存在。离子钙在血浆中的浓度是1.1 ~ 1.4mmol/L。由于离子钙在整个细胞外液是被动分布的，其浓度改变可反映细胞外液总体钙浓度的变化。然而，如果血浆蛋白含量发生明显改变、存在非正常蛋白、pH，以及复合阴离子浓度发生变化，对血浆中钙的存在形式都有影响。因此，通过判断血浆总钙不能准确反映离子钙的浓度。通常，营养不良的低白蛋白透析患者发生的低血钙，为总血浆钙下降，而活性的离子钙在正常范围。

透析患者的钙平衡在肾功能逐渐丧失和 ESRD时被打乱。而透析中钙的增加与减少一定要考虑透析患者的个体钙平衡。

钙平衡发生改变的过程：①由于活性维生素D_3通常只有通过肾1α-羟化酶由维生素D代谢形成，首先发生活性维生素 D代谢物的合成下降。②磷酸代谢改变。③PTH分泌增加。这些因素紧密关联，形成长期的负钙平衡。除了磷和PTH水平增加以外，钙的吸收不充分是肾性骨病发展的主要因素，如骨炎纤维化和骨软化。在肾功能逐渐丧失的早期，由于PTH对肾和肠道的作用，使血浆钙和磷的浓度仍然保持正常。但是，这种维持是以增加PTH分泌为代价的。当肾补偿能力让步于肾衰竭时，出现高磷血症和低钙血症（肾小球滤过率＜20ml/min）。患者PTH升高程度、个体钙和磷摄入、钙盐和活性维生素 D代谢物质处方及透析液钙浓度决定了ESRD患者钙和磷的水平。口服钙和活性维生素 D代谢物可以补偿长期负钙平衡，改善被打乱的钙代谢。

除了透析患者补充钙盐和活性维生素 D代谢物以外，血液透析是影响透析患者钙平衡的主要因素。透析液钙浓度和特殊的临床要求决定了透析患者血浆钙浓度。

透析的弥散作用（离子和复合钙）和对流作用可使患者血浆中钙浓度发生改变。例如，使用钙浓度1.75mmol/L的透析液，如果透析前血浆钙是2.27mmol/L，患者钙累积为21.9mmol/L（879mg）。使用1.25mmol/L时，没有钙转移发生；使用0.75mmol/L时，有5.8mmol/L钙丢失。

透析当中血浆离子钙浓度的变化能干扰心肌和血管平滑肌收缩，使血压调节受到影响。透析液钙浓度和 pH的明显改变可使血浆离子钙浓度发生变化。在标准的碳酸氢盐透析中，当透析液钙浓度为1.25mmol/L时，血浆离子钙的水平保持不变。而透析液钙浓度为1.5mmol/L、1.66mmol/L和1.75mmol/L时，血浆离子钙浓度增加。

长期使用低钙或高钙透析液影响患者的钙平衡，其结果是影响患者肾性骨病的发展及磷代谢和甲状旁腺激素。降低透析液钙浓度，将增加钙丢失的危险，引起长期负钙平衡，使 PTH分泌增加及相关骨转化改变。不过，PTH的增加可以通过使用活性维生素 D来抑制，从而使低钙透析液可以安全地使用。钙的丢失可以在透析之间通过增加肠道钙补充。高透析液钙浓度（1.75mmol/L）可以引起血钙升高，如果钙磷乘积＞60，有钙在血管和组织沉积的危险。

在血液透析开展的初期，透析液钙浓度设定更接近于正常血浆可扩散钙的浓度（1.1 ~ 1.4mmol/L）。后来，认识到低血钙在甲状旁腺亢进和肾性骨营养不良中扮演的角色后，增加了透析液钙浓度（1.75mmol/L）。目前，钙盐作为磷结合剂替代铝化合物被广泛使用（90%的患者）。同时，服用活性维生素 D代谢物防止和治疗肾性骨病。为了避免高血钙而降低了透析液的钙浓度，从1.75mmol/L降到1.5 ~ 1.25mmol/L，甚至更低。

尿毒症患者血浆离子钙和蛋白结合钙的水平在肾功能不全时下降，而复合钙浓度升高。影响钙扩散的两个原因：①超滤后相关的蛋白浓度增加，使蛋白结合钙的百分比增加；②治疗过程中碳酸氢钠浓度升高，能够更改蛋白的净电荷，增加与蛋白结合钙的数量。

透析液中有15% ~ 20%的钙与缓冲液结合，使透析液的离子钙浓度小于总钙。从透析器的透析液进口到出口，因为磷浓度的升高，使离子钙浓度下降，复合钙升高。

在透析中改变钠浓度，其他离子将同时被改变。在这种情况下，透析液钙浓度可能被升高0.15mmol/L。

透析中也要考虑通过对流引起的钙转移，每升超滤液包含50mg钙；假定每次透析除水2L，每年约15g钙被排除。

理想的透析液钙浓度是使患者达到零或微量的正钙平衡，即透析前最高总血浆钙浓度在2.4 ~ 2.5mmol/L（1.25 ~ 1.30mmol/L的离子钙）。

透析液钙浓度的选择、口服钙及活性维生素D的补充要区别于不同患者。处方量要基于透析前–透析后血浆钙和磷的常规测定结果。常规碱性磷酸酶测定（作为骨转化的标记）和常规iPTH浓度计算（作为甲状旁腺功能亢进的标记），保持钙磷乘积＜60，以降低转移性组织钙化的危险。手、胸锁关节和髋关节的放射线筛查，结合骨矿物质含量或骨组织活检也能进行个体的肾性骨病诊断。

透析液钙浓度的选择一定要个体化，要考虑个体钙平衡、磷的水平，甲状旁腺亢进程度和对医疗方案的依从性。特别是对医疗方案的依从对于使用低钙透析液（1.25mmol/L）治疗的患者非常重要。因为通过扩散和对流导致的钙丢失，一定要通过透析间期肠道的钙吸收来补偿（口服钙盐和活性维生素D）。中等透析液钙浓度（1.5mmol/L）可以被很多患者接受，而一些患者仍然使用传统的1.75mmol/L钙浓度的透析液治疗。

（四）镁离子

镁参与糖降解和细胞分裂等300多种酶的活动。同时，它也在细胞附着和钠、钾、钙跨膜运动中起作用。另外，它在肌肉收缩和舒张、神经传递物质释放中起作用，并且在结缔组织的活动电位传递中作为钙拮抗因子。

低血镁可产生神经肌肉和中枢神经的问题（抽筋、痉挛和神经病）及心律失常；葡萄糖代谢改变、动脉粥样硬化、高血压、心肌梗死、骨质疏松等并发症。

高血镁也可以引起神经肌肉和中枢神经的并发症，如神经错乱、昏睡、呼吸抑制、麻痹性梗阻、肌肉无力等。此外，高血镁的症状还有恶心、呕吐及心血管问题（低血压、心动过缓、心内传导抑制，甚至心脏停搏）。

正常血浆镁浓度为0.8 ~ 1.2mmol/L。因为镁是细胞内液离子，血浆镁的浓度改变仅仅反映身体里部分镁的变化。

ESRD患者因为尿量减少使血浆镁水平趋于升高，容易发生镁积蓄，尤其是服用含镁药物（静脉输液、螯合剂、抗酸药、松弛药和碳酸镁），以及横纹肌溶解和透析液镁浓度过高的患者。胃肠道对镁的吸收（主要是绿色蔬菜、大豆、坚果、谷物和巧克力）也影响血浆镁水平。总体上，透析患者血浆镁的水平大部分升高，但也有部分正常和下降。

透析是镁的清除过程。可以通过使用高浓度镁（0.75mmol/L）的透析液，保持血浆镁浓度正常；或使用低镁（0.25mmol/L）或无镁透析液，使血浆镁浓度下降。

血浆镁浓度的增加可以延缓透析患者动脉钙化的进一步发展，并部分抑制透析当中PTH的分泌，但是，这种效果只有在急性高血镁时才能够获得。增加血清镁浓度对于临床PTH的长期抑制不显著，同时，高血镁可引起透析患者的一些临床并发症，如发生骨软化、肾性骨营养不良、瘙痒症、改变神经传导速度等。对于服用氢氧化镁或碳酸镁作为磷结合剂的患者，使用低镁透析液可以防止镁积累。使用低镁透析液在透析中可发生与血压无关的痉挛，如果将透析液转换到0.75mmol/L，症状可立刻缓解。

大部分透析液镁浓度为0.25 ~ 0.75mmol/L，但也有无镁和镁浓度1.0mmol/L的透析液。因为高血镁对骨软化的影响，ESRD患者血浆镁水平应当达到正常标准。通常使用镁浓度0.25 ~ 0.5mmol/L的透析液可以达到要求。低镁（0.25mmol/L）或无镁透析液被用于口服镁作为磷结合剂治疗的患者可以避免镁积蓄。对于肌肉痉挛患者，要小心使用无镁透析液。因为在短时高效透析中，可引起严重痉挛。

（五）氯离子

人体内大约85%的氯离子（33mmol/kg体重）分布于细胞外液，是细胞外液的主要阴离子。正常血浆氯离子浓度为98 ~ 106mmol/L。氯离子的主要作用是保持细胞内-外液电中性，使阴性改变离子（氯、碳酸氢根等阴离子）数量与阳性改变离子（钠、钾、钙和镁离子）数量平衡。

氯离子的代谢与钠离子代谢有很密切的联系：氯与钠以氯化钠形式一同被吸收，氯和钠在正常肾被一同排泄，或者通过蒸发、腹泻和呕吐被一同排除。严重腹泻和呕吐伴随液体丢失可发生氯缺乏所致低氯碱中毒，引起胃肠的酸性物质分泌。氯离子缺乏的其他并发症有肌肉痉挛、淡漠和厌食。

尿毒症通常伴随酸中毒，表现为血浆碳酸浓度下降。在正常钠浓度情况下，增加氯离子浓度来弥补阴离子的不足，这种形式的酸中毒，称为高氯酸中毒。

大部分透析液氯离子浓度为98 ~ 112mmol/L。因为钠、钾、钙、镁以氯盐的形式存在于透析液中，因此，最佳的透析液氯浓度是由电中性决定的。

（六）碳酸氢根

人体系统 pH应保持在7.35 ~ 7.45的小范围内。pH决定了蛋白分子形成并影响酶活性和膜功能。血液 pH低于7.37为酸中毒，高于7.43是碱中毒。低于7.2或超过7.6将有生命危险。

肾在维持人体酸-碱内环境的稳定中扮演了主要角色。在肾衰竭的情况下，人体酸碱平衡失调，肾没有能力排泄多余的不挥发酸而恢复机体自身缓冲液（碳酸氢盐等）平衡，继而发生代谢性酸中毒。透析治疗的一个重要目标就是通过在透析液中选择合适浓度的缓冲液纠正患者酸中毒，改善和维持患者酸碱状态平衡。

人体自身的缓冲液系统分为碳酸氢盐缓冲液系统和非碳酸氢盐缓冲液系统。碳酸氢盐是细胞外液的主要缓冲液，大约占健康人体缓冲液容量的53%。磷酸盐（与有机分子结合或作为自由离子）和蛋白质（咪唑和羟基基团）是重要的细胞内缓冲液。在红细胞内，血红蛋白与有机磷酸盐一起充当缓冲液。另外，如果机体由于酸超负荷而呈现酸性状态，机体将动员骨骼进行缓冲。在过量的酸性条件下的5h后，骨骼将是主要的缓冲原。成年人骨骼含有的碳酸磷酸钙 [$Ca_{10}(PO_4)_6CO_3$]，在酸性状态下以

$Ca_3(PO_4)_2$和$NaHCO_3$的形式从骨骼中释放，提供碳酸氢盐作为缓冲物质。其后果是引起负钙平衡和进行性骨矿物质丢失。

碳酸氢盐缓冲液系统分为两部分：碳酸（H_2CO_3）为氢的提供者（缓冲酸），碳酸氢盐（$NaHCO_3$）为氢的接受者（缓冲碱）。在红细胞和肾内碳酸脱水酶的帮助下，体内的二氧化碳和水反应后生成碳酸：

$$CO_2+H_2O \xrightleftharpoons[]{\text{碳酸脱水酶}} H_2CO_3$$

上面的酶催化反应发生特别快，碳酸微弱分解为少量的碳酸氢盐和氢离子：

$$\underset{\text{缓冲酸}}{H_2CO_3} \rightleftharpoons \underset{\text{缓冲碱}}{HCO_3^-} + H^+$$

碳酸氢盐大部分以碳酸氢钠形式存在于细胞外液，几乎完全溶解为碳酸氢盐和钠离子。结合上面的两个公式，整个碳酸氢盐缓冲系统表示为

$$CO_2+H_2O \rightleftharpoons H_2CO_3 \rightleftharpoons \underset{(+Na^+)}{HCO_3^-} + H^+$$

由于快速分解为二氧化碳和水，血浆中碳酸的浓度非常低。血浆中二氧化碳的浓度是碳酸浓度的400倍。因此，碳酸的存在可以忽略不计，最终碳酸氢盐缓冲系统表示为

$$\underset{1.2mmol/L}{CO_2+H_2O} \rightleftharpoons \underset{\substack{(+Na^+)\\24mmol/L}}{HCO_3^-} + \underset{\substack{pH7.4\\40nmol/L}}{H^+}$$

细胞外液碳酸氢盐正常浓度是24mmol/L。在pH 7.4时，二氧化碳的浓度是1.2mmol/L，即碳酸氢盐与二氧化碳的比例为20 ∶ 1。它们的正常比例通过肺（排除二氧化碳）和肾（由pH决定碳酸氢盐的再生或排泄）的调节实现。动脉血中正常的氢浓度是40nmol/L，转化为pH单位是：

$$pH=-lg0.000\,000\,04=7.4$$

肾通过排泄酸性尿（排除氢离子）和碱性尿（排除碳酸氢盐）降低细胞外液酸或碱的数量，控制身体的酸碱平衡。代谢中产生的不挥发酸（主要是盐酸、硫酸和磷酸）只有通过肾排泄。同时，肾在碳酸氢盐的再生中扮演一个重要角色。

在肾功能正常情况下，通过尿液排泄代谢产生的不挥发酸，使血浆碳酸氢盐浓度不低于24mmol/L。当肾小球滤过率＜30ml/min，肾对酸性代谢产物的补偿下降时，患者处于渐进性酸中毒的危险中。首先是肾中铵离子（NH_4^+）产生减少（氨分子对于氢离子的清除很重要），其次是近端小管对碳酸氢盐的吸收下降。

人体自身缓冲液系统在对抗氢离子潴留、保持酸碱平衡中起重要作用，包括碳酸氢盐缓冲系统和排出二氧化碳的呼吸作用。此外，还决定于其他缓冲液含量，主要是骨骼中的碱盐。

血浆中的碳酸氢盐浓度由于消耗而降低，是发展为代谢性酸中毒的信号。而呼吸性酸中毒是以二氧化碳分压升高开始的。氢离子被碳酸氢盐缓冲伴随着二氧化碳的产生，刺激化学感受器，引起呼吸增加，直到动脉二氧化碳分压再次下降。血浆碳酸氢

盐浓度每下降1mmol/L，二氧化碳分压下降1.2mmHg。不同代谢状态下的酸碱变化见表2–6。

表2–6　不同代谢状态下的酸碱参数变化

代谢状态	pH	H^+（nmol/L）	$PaCO_2$（mmHg）	HCO_3^-（mmol/L）
正常	7.4	40	40	24
代谢性酸中毒	↓（＜7.37）	↑	↓	⇓
代谢性碱中毒	↑（＞7.43）	↓	↑	⇑

注：↑上升；↓下降；⇓严重下降；⇑严重上升

透析治疗的目的之一是恢复患者体内的缓冲系统。通过半透膜建立弥散作用，使透析液中碳酸氢根等缓冲物质进入血液，纠正酸中毒。由于透析的间歇治疗的特点，单纯通过透析纠正酸碱失衡的程度受到限制，因此可以通过口服或输液方式进一步补充缓冲碱。

在透析过程中，透析液中的碳酸氢根进入血液补充体内缓冲液储备。当进入体内的碳酸氢根数量与体内产生的氢离子及透析中碳酸氢根少量丢失的数量相等，就达到了酸碱平衡。

血液透析患者的酸碱平衡建立：每天体内产生的酸大约是60mmol，按每周透析3次计算，在透析间期（2.3d）大约体内积累140mmol氢离子。而透析当中也有酸的积累，这是由于低分子质量的阴离子从血液扩散到透析液中，主要是乳酸（葡萄糖无氧代谢的产物）和β–羟基丁酸盐（脂肪酸氧化的不完全产物）及三羧酸循环的中间产物（乙酰乙酸盐）。通常情况下，这些阴离子与它们对应的酸氧化中和为二氧化碳和水，在结合为正常水的过程中氢离子被释放。随着这些阴离子进入透析液，氧化作用不能完全进行，相对应的氢离子留在血液中。在透析当中氢离子增加数量可以通过计算乳酸、β–羟基丁酸盐和乙酰乙酸盐的总量得到。

在计算酸碱平衡时一定要考虑透析当中缓冲液的丢失。在透析当中缓冲液是通过扩散（只有在乙酸盐透析时）和对流的方式丢失的。超滤液包含所有透析膜能透过的物质，其浓度和在血浆中一样。对于一个血浆碳酸氢盐浓度20mmol/L，透析治疗除水3L的患者，对流碳酸氢盐清除大约60mmol。由此可以看出，透析间期体重增加少的患者透析前酸中毒的程度要轻一些（表2–7）。

表2–7　透析间期体重增加对患者透析前酸中毒程度的影响

透析间期体重增加（kg）	透析前血清pH	透析前血清$PaCO_2$（mmHg）	透析前HCO_3^-（mmol/L）
3.5 ±0.7	7.31 ±0.04	33.89 ±3.08	16.99 ±2.25
2.6 ±0.4	7.34 ±0.04	34.82 ±4.04	18.88 ±2.93

因为碳酸氢根是体内最重要的缓冲物质，1960年在使用含有缓冲液的透析液纠正尿毒症患者酸中毒时，首先选用碳酸氢盐。由于在当时准备碳酸透析液需要消耗大量

的时间和空间，并且有明显的碳酸钙和碳酸镁沉淀和细菌污染的问题。在1964年出现一种替代物——乙酸盐缓冲液。由于乙酸盐缓冲液化学性质稳定，微生物安全，透析液的准备和配送很方便，因此，很快被后来持续发展的透析领域接受。但是，使用乙酸盐有一些很明显的问题：透析当中低血压发病率增加，患者要忍受无力、恶心、呕吐和头痛的痛苦。现在，随着透析技术的发展，碳酸氢盐透析液被重新使用，乙酸盐透析液被淘汰。

透析中第3种等效缓冲液是乳酸盐，主要使用在腹膜透析和血液滤过、血液透析滤过的补充液及应用连续的方式治疗急性肾衰竭的透析液（CAVH、CVVH等）。在血液透析中不经常单独使用乳酸盐缓冲液。如果透析中使用高于生理浓度的乳酸盐，可以发生一些不确定的并发症，如电解质紊乱和脑功能障碍。

假设患者透析前血液中碳酸氢根浓度是20mmol/L，透析液中碳酸氢根浓度是35mmol/L。透析开始后，在透析液和血液浓度梯度作用下碳酸氢盐很快扩散进入血液，在开始时速度最快。在碳酸氢根流入逐渐增加的同时，pH上升，$PaCO_2$趋于保持稳定或略有上升。治疗中少量随超滤液被带出的碳酸氢盐会被扩散流入的碳酸氢根平衡。在透析结束时，由于血浆碳酸氢根浓度增加和在碳酸氢盐透析时的换气增加，可发生轻中度的碱中毒。

碳酸氢盐缓冲液的最大优点是它的生理性。由于只决定于透析液和血液之间的扩散梯度，它能够从透析液中被迅速吸收，没有干扰良好平衡过程的代谢活动。使用这种缓冲液，酸中毒能够被完全纠正，不需要$PaCO_2$的下降。对于除水而发生的血容量下降，血管能够适当地收缩并且有心功能方面的反应，从而使循环系统稳定。

碳酸氢盐血液透析被接受是因为它比乙酸盐血流透析有更好的耐受性。个别的不耐受可能是由于血液pH的极端变化引起，而不是由碳酸氢盐离子本身。

相对于乙酸盐透析，使用碳酸氢盐透析由于血流动力学稳定，低血压发生不普遍。但是，要同时参考个人的心血管条件、儿茶酚胺的水平和敏感度、体温、药物和血浆中钙离子的浓度等。

碳酸氢盐透析液中通常包含少量的酸（2～7mmol/L乙酸），目的是调整透析液pH，保持碳酸氢盐透析液稳定，防止二氧化碳挥发。

很多研究证明，对于这种碳酸氢盐透析液，患者有较好的耐受性。但是对于一些乙酸敏感患者，即使这样少量的乙酸盐也可能是危险的，特别是伴有低血压的患者，可以考虑使用其他酸取代乙酸。

单纯的血液pH正常并不是酸碱平衡充分纠正的标记，因为对于不充分纠正的呼吸补偿能够使pH达标。可靠的标记是：确认透析前血浆碳酸氢根浓度在22mmol/L左右，透析后在28mmol/L左右。透析后的$PaCO_2$应当保持在低于40mmHg的正常范围内。对于低血压的患者，这一点尤其重要。

如果代谢性酸中毒非常严重（血浆碳酸氢盐浓度＜10mmol/L），应当避免酸中毒的快速纠正，因为有可能发生脑脊液酸化和增加组织中乳酸的产生。在这种情况下，透析后碳酸氢盐浓度15～20mmol/L就可以了。

标准的透析过程并不能使所有的患者达到一致共识的透析前、透析后血浆碳酸氢根浓度。因为每个患者酸的产生（与蛋白质的摄入和患者的代谢状态有关）和身体内缓冲液缺乏的程度不同，对碳酸氢根的要求也不同。另外，患者的超滤量也与缓冲液丢失有很大关系。此外，在透析间期液体摄入并保留在体内，为保持平衡碱由细胞内液进入细胞外液，使细胞缓冲液被酸化而减少。如果在透析间期患者每天摄入80g蛋白质和3L水，在3d后的透析中，需要300mmol的缓冲液平衡。

在一些透析中心，所有的患者均使用一种中等碳酸氢根浓度的透析液，实践证明这种浓度适合所有的患者：透析前血液中碳酸氢根浓度低的患者，透析中有很高的透析液和血浆间的浓度梯度，碳酸氢根进入量大；如果患者透析前的碳酸氢根浓度高，浓度梯度相对较小，碳酸氢根进入量小。

对于透析前体内碳酸氢根浓度不同的患者使用浓度为32mmol/L的碳酸氢盐透析液进行标准的4h透析，酸碱平衡的计算（超滤的碳酸氢盐丢失忽略）见表2-8。

表2-8　酸碱平衡的计算结果

透析前血液碳酸氢盐浓度（mmol/L）	碳酸氢盐每次增加量（mmol）	每次酸碱平衡＝碱增加－碱需求（mmol）
16	360	+120
18	315	+75
20	270	+30
22	225	–15
24	180	–60

每次透析碳酸氢盐需要240mmol/L。透析前碳酸氢盐浓度低，透析中有很高的增加，反之亦然。透析前碳酸氢盐浓度低的患者，碱的增加过高，将增加下次透析前的碳酸氢盐浓度；相对应的，透析前碳酸氢盐浓度高的患者，氢离子的平衡是负值，可引起下次透析前碳酸氢盐浓度的降低。

（七）葡萄糖

健康人体血浆葡萄糖含量是0.76 ~ 1.15g/L。肝是人体葡萄糖产生的主要器官，同时，肾也扮演着重要角色：单纯肾葡萄糖的产生占整个系统葡萄糖产生的25%。

通常葡萄糖通过糖原分解（glycogenolysis）和糖异生（gluconeogenesis）产生及释放，各占血浆葡萄糖的50%。肾葡萄糖的产生大部分通过糖异生。此外，肾同时进行一些与葡萄糖动态平衡有关的肽激素转化，包括胰岛素、胰高血糖素、胰岛素原和生长激素等。

慢性肾衰竭的患者在肾丧失了葡萄糖生成的同时，对与葡萄糖内平衡有关的特殊激素的清除也下降。健康肾每天大约清除7U的胰岛素，而ESRD患者是2.2U。尿毒症患者的肝、肾和周围组织，包括骨骼肌可以产生对胰岛素活性的抵抗，从而改变主要的反向调节激素的反应，引起生长激素、肾上腺皮质激素和皮质（甾）醇的延缓释放。如果肾对胰岛素清除的下降超过了胰岛素抵抗，将引起患者的低血糖。除此以外，尿毒症患者的相关疾病和一些处方药物使用也可引起低血糖。由于低血糖是潜在的严重并发症，不论是糖尿病或非糖尿病的ESRD患者都可能发生（特别在透析当中），应当进行严格的葡萄糖水平检测和适当的营养。

葡萄糖的相对分子质量是180，当使用无糖透析液（GFD）或透析液的葡萄糖浓度低于血浆浓度时，葡萄糖将从血液扩散到透析液。使用无糖透析液（GFD），可有14 ~ 31g的葡萄糖排出。如果在透析液中加入2g/L的葡萄糖，在透析中可有15 ~ 30g葡萄糖进入患者体内补充葡萄糖的丢失。

由于胰岛素代谢下降，患糖尿病的透析患者比非糖尿病患者更容易发生低血糖。另外，由于食物摄入和吸收下降或使用口服抗糖尿病药物也能使透析患者产生低血糖；特别是营养不良或使用非选择性β受体阻断药时。因此，有些专家建议：葡萄糖应该长期加入糖尿病透析患者的透析液中，浓度是1 ~ 2g/L。

健康人每天吸收的热量是125.55kJ（30kcal）/（kg · d）。由于透析是分解代谢过程，在透析这一天是负氮平衡，能量消耗增加，使尿毒症患者总热量吸收达到146.44 kJ/（kg · d）。而透析患者普遍存在营养不良和虚弱的问题，尤其是老年患者占整个透析患者的比例很高，更容易发生营养不良。为了保证身体的营养储存，充足的能量摄入是非常重要的。如果在透析液中补充2g/L（11mmol/L）的葡萄糖即能够实现这一要求：使身体达到正氮平衡，并且每次透析可增加热量1381 ~ 1674kJ。

如果在营养不良透析患者的透析液中加入浓度超过血浆的葡萄糖也是有意义的：从透析液扩散到血浆中的葡萄糖氧化能够补充体内其他营养物质氧化所提供的能量，特别是脂肪酸。另外，在透析液中补充高浓度的葡萄糖（4.5g/L），可有少量的氨基酸效果，特别是营养不良的患者。

透析患者服用影响葡萄糖动态平衡的药物，可以通过在他们的透析液中加入葡萄糖来补偿。例如，在透析液中加入1.0 ~ 1.5g/L葡萄糖能够降低因服用非选择性β受体阻断药而产生的低血糖。

另外，在透析液中加入葡萄糖还有其他作用：很大一部分患者在透析中有头痛症状，使用有糖透析液可以明显地减轻透析当中和透析后的头痛。使用无糖透析液（GFD）的患者比使用有糖透析液（GD）（2g/L或4g/L）的患者透析后无力的现象更严重。在碳酸透析液中加入与患者开始血浆浓度相近的葡萄糖，对于急性肾衰竭使用呼吸机的患者，可以避免呼吸商数的下降，在碳酸透析液中加入2 ~ 2.5g/L的葡萄糖，可以保持慢性透析患者的呼吸商数。

由于透析患者的自然特性，很容易发生低血糖。所以，在透析液中加入葡萄糖是为了所有患者考虑的，同时，也考虑到低血糖同时伴有一种或多种其他因素。因此，在透析液中加入葡萄糖应该是很明确的。

使用含有葡萄糖的透析液要防止细菌污染发生。相对于无糖透析液，透析中使用有糖透析液钾的清除下降24% ~ 28%。这是由于使用有糖透析液时，钾由细胞内液向细胞外液的移动下降，可以通过降低透析液钾浓度确保透析患者充分的钾清除。

透析液中加入葡萄糖的优缺点。①优点：能够防止透析当中葡萄糖丢失；降低低血糖危险，特别是糖尿病和服用药物患者；能量供应；防止/降低透析当中营养储存的损耗（脂肪酸、氨基酸）；减少头痛的发生；减少透析后无力的发生；防止在透析中使用呼吸机时呼吸商数下降。②缺点：有增加透析液中细菌生长的危险；如果透析液中钾浓度没有因此而降低，则透析中钾的清除下降。

通常情况下，加入生理浓度的葡萄糖被认为是有研究依据的：糖尿病患者加入1 ~ 2g/L，服用非选择性β受体阻断药的患者1 ~ 1.5g/L，2g/L用于改善能量平衡，与透析前血浆葡萄糖相当浓度（0.8 ~ 1.2g/L）用于呼吸商数的保持。2g/L可有效地减轻头痛，4g/L用于透析后无力。总体上，1 ~ 2g/L对于大部分情况都是合适的。高血糖患者和严重高钾血症患者可使用无糖透析液。

（八）对透析液pH的要求

理想的透析液pH应该为7.1 ~ 7.3，因为透析液pH的高低与透析患者酸中毒的纠正没有直接关系，而与透析液中碳酸氢根的含量有关。如果pH＞7.3，将引起碳酸钙沉淀，堵塞透析机管道。pH对碳酸氢盐缓冲液的影响见图2–3。

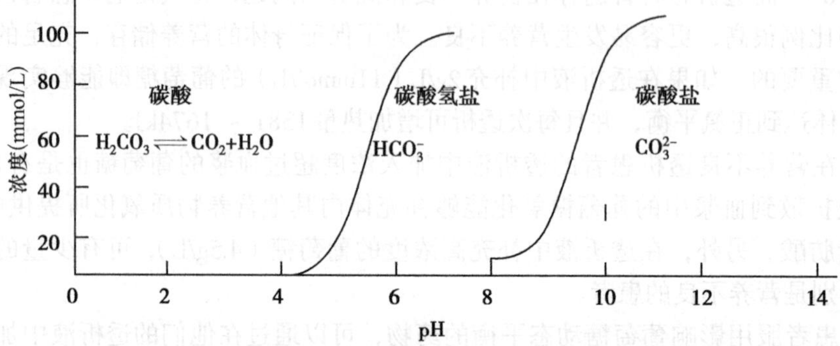

图2–3　pH对碳酸氢盐缓冲液的影响

在pH为7时，碳酸氢盐缓冲液系统中有80%为碳酸氢盐；在pH为7.3时，碳酸氢盐分解为碳酸盐和氢离子；在pH为10时，碳酸氢盐缓冲液系统中有25%为碳酸盐

第四节　集中供液系统

一、浓缩液集中供液

将配制好的A、B浓缩液通过管道直接输送给透析机，再由透析机稀释成最终透析液。这种集中供液的优点是可以通过透析机随意改变最终透析液的浓度，并且可以随时转换成不同离子浓度的单桶装浓缩液进行个体化透析。缺点是B浓缩液输送管道过长，增加细菌污染的机会，对消毒工作的要求很高。目前国内使用的集中供液主要是这种类型。

二、透析液集中供液

由集中供液装置主机将A、B浓缩液稀释成透析液，再通过管道输送给透析床旁机。透析床旁机本身没有透析液稀释功能。这种集中供液的优点是床旁机结构简单，故障率低，操作简单。每天集中供液装置、床旁机和管道统一消毒，降低了细菌污染的机会。缺点是最终透析液浓度由集中供液装置统一设定，床旁机不能进行浓度调节，因此不能实行透析液的个体化。这种类型的集中供液国内使用不多，在日本大量应用。

三、集中供液的优缺点

(一)优点

1.减少透析液污染 现有的透析液桶为开放式，透析液在桶内处于静止状态，有利于细菌的繁殖。如果集中供液方式的透析液储存桶为全密闭式，管道内的透析液循环流动，可以降低细菌生长速度。

2.降低透析成本 由于透析液的集中使用，减少了不必要的浪费。并且可以在集中供液的管道上安装超滤器，清除透析液中的内毒素，实现透析液的超净状态。超滤器可以消毒后重复使用。如果采取单机桶式供液，只能在每台透析机上单独安装内毒素过滤器，成本高。

3.节约时间 为了防止透析液细菌污染和保证pH稳定，要求透析液现用现配。如果每台透析机单独配制透析液，再送到机器上需要相当长的时间。而集中供液就解决了这个问题，只需要配制1次，全部机器的透析液一次全部送到，可以节省大量时间。

4.使透析室环境更加整洁美观 目前的单机桶式供液，在每台透析机前至少有4个桶（A液、B液、消毒液、酸洗液），影响透析室的整洁和美观。

5.方便护士工作 在每台透析机前的浓缩液桶占用很大空间，并且在透析过程中需经常更换，影响护士的工作，而集中供液克服了这一缺点。

6.节约人力资源 技师每天为了配液、换桶用去了大部分精力，已经没有时间对透析机进行仔细的研究，机器在使用过程中出现故障，不能马上解决，影响患者的治疗，而集中供液节省人力。

(二)缺点

集中供液系统需要一次性投入。系统的日常操作和维护要求严格，否则，极易发生大面积的微生物污染。

四、集中供液系统的管理

集中供液对日常管理的要求非常严格，特别是对微生物的管理，必须制订严密的规章制度和操作规程，保证透析液的安全可靠。

1.每天透析结束后，透析液储存桶和送液管道中的B浓缩液必须全部放掉，并用反渗水冲洗。

2.每周消毒储存桶和送液管道，并用反渗水冲洗，确保没有消毒液残留后方可使用。

3.每个月对透析液进行细菌、内毒素检测，记录。

第五节 透 析 机

透析机工作原理是血液透析机在血液透析过程中，执行操作人员的透析指令，按特定的参数完成血液透析治疗的设备。

血液透析机基本结构是一个较为复杂的机-电一体化设备，它由体外循环通路（extracorporeal circulation path）、透析液通路（fluid path）及基于微电脑技术的控制监测电路组成。简单来说，是由血路、水路及电路3部分构成的。

在血液透析过程中，血液透析机接受操作人员指示，负责控制及监测透析液通路及血液通路的各种参数，以保证整个透析过程可以持续、安全地进行。

一、体外循环通路

体外循环通路的目的是使患者的血液可以安全地引出体外、进入透析器，并返回患者体内（图2-4）。

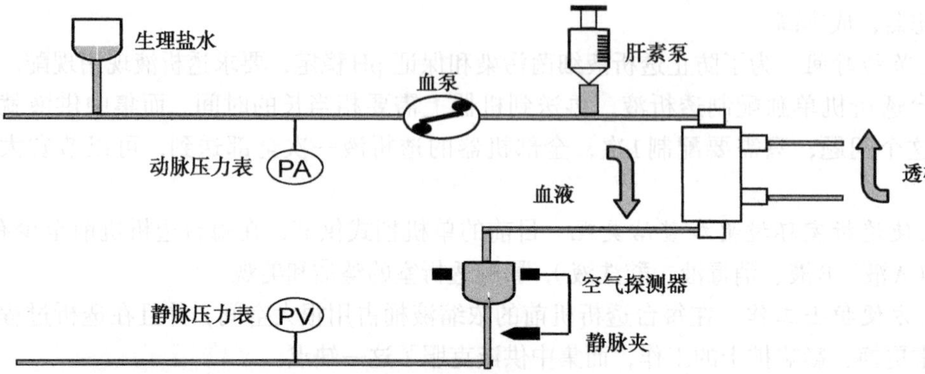

图2-4 透析血液回路

1. 血液泵 保证各种血管通路情况下稳定的血流速度，一般采用蠕动泵，通过挤压管路以驱动内部血液流动。

2. 肝素泵 体外抗凝，采用注射泵。

3. 压力监测 当血路情况发生变化时，如血管通路不畅、透析器凝血、血路管折叠、通路中接头脱落，会引起通路内压力的异常变化。通过监测压力，可以及时发出警报并采取措施，保证透析安全。

4. 气泡监测及静脉夹 防止气体顺静脉回血通路进入患者体内的装置。气泡监测器一般采用超声检测方式，传感器由超声波发射器及接收器组成。工作时，超声波发射器发射的超声波通过血液传递给血路管对侧的接收器。超声波在液体中传播的衰减少，当有空气进入血液时，接收器接收到的超声波强度降低，输出电信号发生变化，并为透析机内置电脑测知。电脑将驱动静脉管夹夹住静脉管路，阻止气泡进入患者体内，同时发出警报。

二、透析液通路

透析液通路使得适当温度、浓度、压力及流速的透析液进入透析液通路器，与患者血液在透析器内发生弥散、对流、超滤等透析基本过程，并以适当的速度移除患者体内多余的水分。不同于患者体外循环通路，各个厂家对透析液通路的设计差异较大，透析液通路一般流程见图2-5。

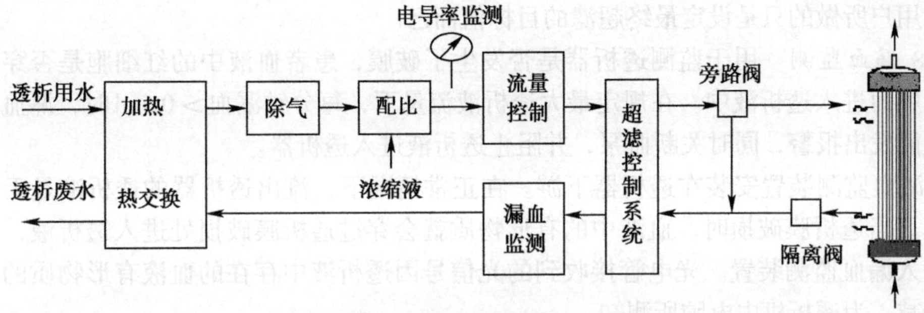

图2–5　透析液通路流程

1.加热/热交换　将来水加热至适宜的温度，使得它与浓缩液配比后所得的最终透析液温度在用户所设定的温度，透析液温度一般在36～40℃。34℃和41℃一般为其低温和高温报警线。

2.除气装置　将来水中的气体去除，防止透析液中气体过多，附着在透析膜表面，损失有效交换面积；引起超滤控制系统的测量误差，干扰其他传感装置的工作。

含有气体的来水（水气混合物）进入除气器，在负压作用下气体迅速膨胀形成较大气泡而上浮，并从顶端出口处排出。除去气体的水从底端出口流走，进入水路的下一级来加强除气效果，可先加热来水，使气体更容易逸出；给透析液加负压，使气体膨胀而易于分离。

3.配比装置　将浓缩液以一定的比例与来水混合，获得有适当离子浓度的透析液。

4.电导率监测　通过监测电导率，以监测透析液离子总的浓度。通过在至少两个电极间施加交变电压，以测得流经液体的电导率；通过温度补偿（另外的温度探头测得），折算出25℃下的电导率。使得电导率可以反映总离子浓度。

5.流量控制　将透析液流量控制在用户所需的流速上，一般透析时为500ml/min。有些机器可以使用户在面板上调节透析液流量至800ml/min，以适应高通量透析的场合。

透析液的流量控制装置有两种，分为可调和不可调。不可调的流量控制装置由厂家在安装时应客户需要设定所需流量，在治疗之中，透析液流量不可由操作人员改变，这在高流量透析的场合可能会有不便。而可调流量装置则可由操作人员通过面板设定，可以提供更多的治疗选择。

6.旁路阀和隔离阀

（1）旁路阀的一个用途是可以将不合格的透析液直接导向透析器下游，而不流入透析器是重要的安全装置。另一个用途是当用户下达单纯超滤的指令时，旁路阀将透析液直接导至透析器下游，使透析器中的弥散过程停止。

（2）隔离阀与旁路阀配合，可以完全截断透析器透析液的进出，实现透析器“隔离”。在发生漏血报警、血泵停转，或用户认为有必要停止透析器中任何透析过程的时候，该装置均可将透析器进行“隔离”。

7.超滤控制系统　传统的超滤控制系统是通过用户对TMP的调节，控制超滤的速度，使透析治疗最终达到超滤的目标。但现代的超滤控制系统完全是透析机自动完成的，用户所做的只是设定最终超滤的目标值而已。

8.漏血监测　用于监测透析器是否发生了破膜，患者血液中的红细胞是否穿过破损的膜而进入透析液中。在规定最大透析液流量下，每分钟漏血＞0.5ml时，漏血监测器应能发出报警，同时关断血泵，并阻止透析液进入透析器。

漏血监测装置安装在透析器下游。在正常情况下，流出透析器的透析液是无色透明的。当透析膜破损时，血液中的有形物质就会穿过透析膜破损处进入透析液，并随之进入漏血监测装置。光电管接收到的光信号因透析液中存在的血液有形物质的阻挡而衰减，为透析机内电脑所测知。

三、微电脑控制监测系统

微电脑控制监测系统是血透机的“大脑”，它负责接受操作人员通过操作面板输入的指令，处理来自水路及血路上所有传感器的信号，按照预先编制的程序，进行开环（无传感器）或闭环（有传感器）控制，由执行机构如泵、电磁阀、电热线圈控制透析参数。

为确保透析的安全，越来越多的生产厂家倾向于采用两套完全独立的微电脑系统，分别负责控制功能与监测功能，并在透析过程中不断复核两套系统所测得的透析参数。这样的透析机在透析的安全性上更好，但是因为需要独立的传感器件、微电脑系统及更复杂的设计，所以造价也会更高。

目前透析机实际多是介于非独立系统和完全独立系统之间的半独立的系统，主要是对透析参数的监测和控制在微电脑的使用上及传感器的使用上的独立程度不同，即在部分参数的控制和监测上从电脑到传感器完全独立，但在另一部分参数的控制和监测上又有所共享。

四、透析机监测装置

（一）透析机监测的主要透析参数

1.透析液参数　流量、温度、压力、浓度（电导率）。

2.血液参数　血流速、动静脉压力、气泡监测。

3.其他参数　漏血监测、超滤量及超滤率、跨膜压（计算值）。

（二）透析液参数监测装置

1.透析液浓度　一般通过对透析液的电导率监测来获得。电导率代表了被测物的导电能力，表征了透析液中各种离子的总量。为消除温度对同一离子浓度下的液体导电能力的影响，确实反映透析液的离子浓度情况，电导率的测量均有温度补偿。

透析液电导率单位为ms/cm，报警限为设定值的±5%。

2.透析液流量监测　透析液流量测量一般有两种方式，一种是采用流量传感器直接测量，如BAXTER550/1550/MEIRIDAN的VOLUME SENSOR，另一种是采取间接的方式，如平衡腔换向的时间长短，还有手动调节，如NIPRO-NCU10。

透析液流量的测量单位为ml/min，最大流量不应小于600ml/min，其误差为±（5%～10%）。

3.透析液温度　一般采用热敏电阻为探头。示值误差不大于±1.5℃。报警下限一般为34℃，上限41℃。为可靠起见，水银温度开关或热继电器也可用作后备温度监测装置。

4. 透析液压力　一般采用压力传感器。指示精度为±20mmHg，报警限为预置值的±20mmHg。

（三）血液通路方面的控制与监测

1. 血流速　在透析机上实际没有测量装置，其流速显示实际上是由血泵转速换算而来的。单位是ml/min。

2. 动静脉压力监测　用于监测体外循环管路是否处于正常状态。其压力大小主要取决于血液流速、血液通路各处的阻力及透析器大小，与患者本身的血压基本无关。在临床使用上，主要需观察其压力值的相对变化。当管路接头脱落、弯折，都有可能导致压力的变化，使透析机发出警报，并停止血液泵，等待操作人员处理。其他一些导致压力变化的情况如下：①泵前动脉压负值增加，提示动脉血液通路情况变差；②静脉压增加，提示静脉回血通路情况变差；③泵后动脉压与静脉压差值变大，提示透析器可能有凝血；④指示精度 ±10mmHg，静脉压监护设备有可调节的高低报警限值，报警动作误差±10mmHg，其低限报警不得低于+10mmHg。

3. 静脉气泡监测及静脉管夹　静脉气泡监测装置可以防止气泡随静脉管路的血液回流进入患者体内，有两种方式：①通过监测静脉壶液面高度来防止气泡进入患者体内，装置在静脉壶上；②直接监测静脉管路是否有气泡经过，装置在静脉管路上。前一种方式与被监测管路有较大接触面积，工作可靠，一般不会有误报警，但因其对血液中混合有气体的情况监测能力较差，目前的透析机已基本不使用；后一种方式则克服了前种报警装置的缺点，但因其与血液管路的接触面积较少，有时会发生误报警，特别是管路经多次复用以后。

当静脉气泡监测装置发现管路中有气泡经过时，静脉管夹启动，夹住下游静脉管路，血泵停转，发出警报，等待操作人员处理。

（四）其他监测装置

1. 漏血报警　一般采用光电传感器测量透析液中有无血中有形物质的存在。在规定的最大透析液流量下，每分钟漏血＞0.5ml时，漏血报警器应发出声光报警，同时关断血泵，并阻止透析液进入透析器。

2. 跨膜压　是通过计算血液侧与透析液侧的压力差得来的。血液侧的压力计算各厂家有所不同。有采用动静脉压的平均值跨膜压的，也有直接采用静脉压的，也有采用静脉压乘以修正系数的。故不同机型间同样情况下，跨膜压可能不同。

跨膜压指示精度为±20mmHg。一般最大跨膜压报警限不超过450mmHg。

3. 超滤量　只有采用流量传感器的超滤系统才可能对超滤率及超滤量进行真正的测量。一般超滤精度为±30ml/h。超滤率的报警上限可由用户设定，以防患者除水速度过快，其下限为0。

（五）透析中报警装置

当透析机的监测装置发现透析参数发生异常时，应及时发出警报，并做出相应的动作保证治疗的安全。报警一般通过声光讯号引起操作人员关注，然后通过进一步的灯光或文字提示，帮助操作人员进一步确定具体问题。

血透机的报警器声压不得<65dB。报警可分为3类。

1.操作报警　操作顺序不当，或操作不到位，如该监测的参数未监测，机器将予黄灯警告，示意操作人员改正。

2.透析参数报警　对透析过程中压力、流量、温度、超滤量方面的报警，机器将给予黄灯或红灯警告，需操作人员注意或干预。

3.机器故障报警　机器出现故障，红灯警告，需联络维修人员解决。

第六节　透析设备的消毒

一、消毒的定义与分类

消毒的方式方法很多，不同方法和不同程序消毒的效果也不同，所适应的对象也不同。在不同的消毒方法中，按消毒水平分类，大体可以分为3类：高水平消毒剂、中水平消毒剂、低水平消毒剂，其特点如下。

（一）高水平消毒剂

1.杀灭有生长能力的微生物；但对大量的芽孢效果不佳。

2.用于器械和医疗设备的消毒。

3.消毒后应彻底冲洗干净，以免消毒剂的残留。

4.种类：戊二醛、过氧化氢、二氧化氯、过氧乙酸、邻苯二甲醛。

（二）中水平消毒剂

1.杀灭有生长能力的微生物（真菌、病毒），不包括细菌芽孢。

2.用于实验室净化及消毒。

3.种类：次氯酸钠、乙醛或异丙基乙醇。

（三）低水平消毒剂

1.杀灭多数有生长能力的微生物（真菌、一些病毒），不能杀灭细菌芽孢。

2.用于清洁环境表面。

3.种类：次氯酸钠、乙醛。

二、透析机常用的消毒方法和特点

（一）对消毒的要求

对于透析机消毒，应该符合下列要求，才能保障消毒的安全和有效。

1.能在要求的时间内达到高水平消毒的要求。

2.对透析设备没有损坏。

3.容易冲洗干净，无残留，有必要的监测手段。

4.对操作人员安全。

5.对环境无害。

6.价格容易接受。

（二）消毒方法

1.热消毒　对于透析机来说，热消毒是近几年逐渐广泛应用的消毒方式。由于热消毒后没有化学残留，对患者和环境没有不良影响，所以安全性得到普遍认可。现在许多新型的透析机也将热消毒功能作为其基本配置。但使用热消毒方式消毒透析机也存在下列问题：①目前还有许多透析机根本没有热消毒功能，所以无法采用这种方式；②热消毒属于巴氏消毒法，因此消毒效果并非非常出色，建议延长加热时间；③热消毒无法替代除钙，因此需要定时对透析机进行除钙操作；④热消毒是否影响设备的稳定性还需要长时间观察统计。

2.热化学消毒　所谓热化学消毒，就是在对透析机内部的水进行加热的同时，加入化学消毒剂，目前主要是柠檬酸，能达到消毒除钙的目的。热化学消毒相比较单纯的热消毒具备下列优势：①消毒效果好于单纯热消毒；②具备一定除钙能力，省去了除钙操作。但是，使用热化学消毒也应该留意下列问题：热化学消毒是有化学残留的，必须有手段对残留量进行检测。同时，热化学消毒对设备稳定性的影响比单纯热消毒还严重。

3.冷化学消毒　指使用化学消毒剂在常温下对透析机消毒，而没有加热过程。目前常用的冷化学消毒剂主要有次氯酸钠、过氧乙酸和专用的透析机消毒液，如Minntech公司的Actril消毒液等。

（1）次氯酸钠：是目前使用最多的消毒液，这是一种含氯消毒液，主要因为价格便宜，所以得到了广泛的应用。次氯酸钠最大的优点是对蛋白质的清除效果很好，因此使用次氯酸钠的透析机很少出现蛋白沉积的问题。但是次氯酸钠也有明显的弱点，由于有比较强的腐蚀作用，因此会对透析机内的水路系统有一定程度的损害，导致透析机故障率升高。另外，次氯酸钠的消毒效果并不是非常出色。由于不同透析机稀释消毒液的比例不同，因此必须了解透析机在消毒时是以什么比例稀释的，然后选择适当浓度的消毒液。另外，有些透析机吸取消毒液的量是人为控制的，那么就必须确定消毒液的用量是否足够。采用次氯酸钠消毒不能够清除机器内的碳酸钙沉积，因此应根据实际的沉积情况定期进行除钙操作。

（2）过氧乙酸：与次氯酸钠相比对透析机的腐蚀性小，消毒效果也不错。但过氧乙酸也有明显的弱点，就是稳定性较差，因此使用过氧乙酸消毒时，应当配比后及时使用，不要放置过长时间。同时应该采取有效的监控手段，了解过氧乙酸的浓度，确保消毒有效性。过氧乙酸对蛋白质的清除能力一般，且不能除钙。因此要根据实际情况对透析机进行除钙和清除蛋白质。

除钙一般使用冰醋酸，清除蛋白质则可以选用碱性清洗剂或合适浓度的次氯酸钠。

（3）目前还有一些产品是专用于透析机的消毒的，如美国Minntech公司的Actril产品，它是一种复合消毒液，对透析机基本没有损害，会明显改善透析机的稳定性。同时消毒和除钙同时进行，可以缩短维护的时间。不过相比于次氯酸钠，它的价格稍贵。

（三）对透析机消毒维护的建议

对透析机进行正确的消毒维护，可以减少热源反应，保证患者安全，同时也使透析机处于良好的工作状态。

建议每次透析治疗后对透析机进行消毒，如果无法达到，至少也应该在每天治疗结束后对透析机进行消毒。如果使用化学消毒，要根据使用的消毒液配套相应的检测器材如试纸等，检测消毒液的浓度是否达到了有效浓度，在冲洗消毒液后，还要检测消毒液是否被冲洗干净，以保障患者的安全。同时还应该根据中心的透析液质量，定期除钙和除铁。

三、水处理系统的消毒

水处理系统已经成为血液透析中心的标准装备，但是目前许多透析人员对于水处理的消毒维护不甚了解，或者没有意识到水处理系统消毒的重要性，认为水处理提供了纯净的透析用水，是不需要维护的，从而导致许多因水处理系统污染而发生的医疗事故或降低了治疗质量。

透析用水处理系统可以分为前处理、反渗机和供水系统。水在通过反渗机的反渗膜后就成为我们需要的纯净水了，所以反渗膜后面也可以称为纯水部分。

合格的水处理系统可以除去水中绝大部分金属离子、阴离子和细菌、病毒、内毒素等。但是在水处理系统中并无法杜绝生物污染，细菌可以在反渗膜上生长繁殖，并可以逐渐穿透反渗膜进入纯水系统。另外，反渗膜后面的供水系统也会受到细菌的侵入，如储水罐、阀门等。而一旦细菌进入纯水系统，就会很快繁殖起来，因为纯水部分特别适合细菌生长，即使安装紫外灯，也不能完全杀灭所有细菌。目前无论多么先进的水处理系统，都无法彻底杜绝生物污染，需要消毒维护。

细菌繁殖以后，会不停产生内毒素，如果较长时间得不到消毒，细菌就会在反渗膜和后面的纯水系统的管路内部形成生物膜（菌苔），一旦形成生物膜，系统就会进入严重的污染状态。细菌在多数时候是以“微克隆”的方式存在的。在每个“微克隆”中，细菌本身只占据了不到1/3的体积，余下的空间则由细菌分泌的一种成分复杂、称作“胞外基质”的黏性物质占据。就是这种黏性物质将成千上万个细菌微克隆黏结在一起。所以，在大多数情况下（也包括感染人体后），细菌都是以聚集成团块的方式存在着的。科学家将这种黏性物质及被其黏结而成的细菌团块称为“生物膜”或“菌苔”。

生物膜是一种很难清除的污染物，它包含了大量的细菌，而且细菌死后就会持续地释放内毒素，导致透析用水质量下降。

所以对水处理系统定期消毒是必需的。

（一）水处理系统消毒的时机

什么时候才需要对水处理系统消毒呢？这就需要我们建立一个合理的标准和有效的检测手段。目前国内还没有制订透析用水的统一标准，但是许多地区都建立了自己的行业标准，而多数地区借鉴了美国AAMI标准中对透析用水的标准。

AAMI标准中对透析用水的生物污染做了明确的规定：透析用水中的细菌水平不能高于200cfu/ml，而当超过50cfu/ml时就必须采取纠正措施，内毒素不能超过2EU/ml，而当超过1EU/ml时必须采取纠正措施。也就是要通过消毒等操作将细菌水平和内毒素水平控制在严格的范围内。

无论是否采取AAMI标准，都需要了解目前透析用水的实际情况，所以必须建立对于水质监控的程序和手段。透析中心应该定期对透析用水进行检测，了解当前的水质，然后决定是否应该进行消毒维护或者多长时间应该进行消毒。在了解了水质之后，根据实际情况对水处理系统进行消毒维护。在安装新水处理系统时，就应该先对系统做一次完整的消毒。

（二）水处理系统消毒的方式

目前对于水处理系统消毒的主要方法有两种，化学消毒法和热消毒法。无论采用什么方法，我们必须考虑以下问题：①能够达到高水平的消毒；②不能影响水处理系统的稳定性和使用寿命；③对患者及操作人员安全。

1. 热消毒　热消毒水处理系统有两个概念，以前人们常说的热消毒只能对后面的供水管路热消毒，而且管路也必须由耐热的不锈钢管或PEX等材料制成。而真正意义的热消毒应该能够对反渗机和供水管路全部进行热消毒。

目前热消毒水处理系统应用得还较少，主要原因是目前只有少数几个厂家可以制造热消毒的反渗机，而且价格较高，安装量很少。

（1）热消毒的特点：热消毒功能往往是水处理系统自身配置的，操作较简单，因此可以频繁操作。另外，热消毒只是对水进行加热，没有化学药剂，不存在残留问题，安全性高，对患者和操作人员没有伤害。

（2）热消毒原理：热消毒系统一般是在反渗机前面设置一个可以自动控制的水加温系统，在消毒时，加温系统自动将水加热到85 ~ 90℃，同时将热水循环至整个水处理系统，达到消毒的作用。

应该注意的是能够进行热消毒的水处理系统与普通水处理是不一样的，主要是反渗膜的连接材料、管路、阀门等需要加热的部位需要使用特殊材料，装配要求也更严格一些。虽然热消毒有这些优点，但是也要注意，热消毒系统的效果决定于加热的温度和加热的速率，一旦温度和加热速率没有达到消毒的要求，其消毒效果就会大打折扣。另外，热消毒系统虽然不消耗化学消毒剂，每次消毒成本不高，但是一次性采购成本却很高，限制了热消毒的普及。

目前市场上还有些厂商声称有热消毒的水处理系统，但是只能对后面的供水管路消毒，而无法热消毒反渗机，即使这样，后面的供水管路也需要采用耐热材料。

2. 化学消毒　因为目前装备的热消毒系统还很少，所以目前常用的还是化学消毒法。

（1）化学消毒特点：化学消毒法是将专用的消毒剂配制成合适的浓度，通过循环泵使消毒剂循环到整个系统。化学消毒的优点是如果操作正确，使用专用的消毒剂，那么消毒效果是非常好的，而且它不受系统本身的限制，可以自己动手搭建简易的消毒设备回路，可以对目前几乎所有的水处理系统进行消毒。

（2）消毒剂的选择：消毒剂选择关系到最终的消毒效果安全性。目前经常使用的消毒剂主要有甲醛溶液、过氧乙酸和一些专用消毒剂。

1）甲醛：消毒效果是不错的，只要按照其使用说明书中配制正确的浓度，采用正确的循环方式，便可以达到理想的消毒效果。但是，甲醛溶液也有致命的弱点，就是对人的危害很明显，所以操作时人员要特别小心，避免甲醛溶液的挥发。而且消毒后要冲洗很长的时间，确保不能有残留，否则对患者是很危险的。

甲醛还有一个缺点，就是如果水处理系统的污染已经很严重，如已经产生了生物膜，那么甲醛凝固蛋白的特性会使这些生物膜凝固，不但不能清除生物膜，而且使以后污染更难清除。另外，甲醛对环境的影响是巨大的，所以现在国内外越来越少人用甲醛作为消毒剂了。

2）过氧乙酸和柠檬酸：是目前常用的两种消毒剂，它们都有较好的消毒效果，安全性也比甲醛高。但使用中应该注意最终的pH。pH过低，消毒效果虽然更好，但对于反渗机的一些材料会有较大的腐蚀性，严重降低反渗机的寿命或使其失效。对于一般的反渗机，pH不要低于3.5，对于一些进口反渗机，可以适当再低一些，如可以为2.5 ~ 3。另外，过氧乙酸的稳定性很差，应该当时稀释当时使用，避免消毒液失效。这两种消毒液对系统都有一定的腐蚀性，使用中要注意浓度。

3）次氯酸钠：不建议用在水处理系统中，如果仅仅消毒后面的供水管路是可以的。因为次氯酸钠有较强的腐蚀性，会损害反渗膜及其周边结构。

目前一些厂家提供了专业的消毒产品，其特点是安全性高，对设备的腐蚀性很低，不会降低水处理的稳定性和使用寿命，对操作人员和环境也没有危害，因为可以自然降解成无害的水和乙酸。消毒效果也很出色，而且稳定性高。

在此强调一点，无论用哪种消毒剂，都要考虑是否有相应的检测手段，并且在操作过程中对消毒液进行检测，检测包括两个指标，有效浓度和残余浓度。在消毒时确定系统内各个部位的消毒剂浓度是否达到了有效浓度；在消毒结束后，要确定消毒剂是否已经冲洗干净，残余浓度是否已经在安全范围内。如果没有检测手段或没有检测，那么很难确定最终的消毒结果和安全性。

（三）水处理系统消毒方法

前面提到了水处理系统消毒分为热消毒和化学消毒两种方式，如果采用热消毒方式，只要根据水处理厂家提供的消毒操作方法就可以了。而更多的是采用化学消毒法，所以着重介绍化学消毒的操作方法。

对于绝大部分水处理系统来说，都没有自动化学消毒的功能，这样就需要我们自己建立一个消毒回路，图2–6是一个最普通的消毒回路的示意图。

图中没有画出供水系统管路，如果同是消毒管路其实是一样的，只要形成一个消毒液循环的闭路就可以了。同时，还要有消毒液的储藏装置和循环装置（图2–7），具体操作方法如下。

1. 先如图2–6一样建立起消毒回路，注意水处理系统的废水与纯净水管路都要回到消毒液储存装置。

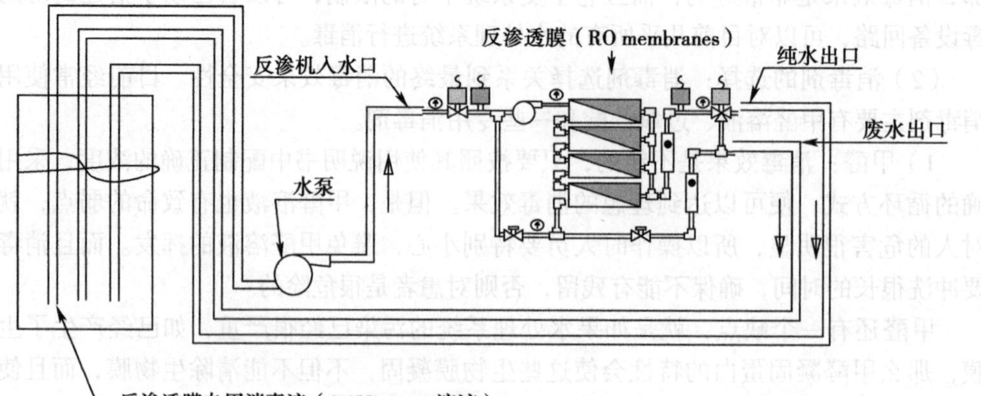

图2–6　水处理消毒回路

2.配制消毒液。按照不同消毒液的使用指导配制适合浓度的消毒液。需要提醒的是，在配制消毒液时，应该考虑到水处理系统中管路所储存的水量，这样才会得到比较准确的浓度。

3.启动循环泵，使消毒液循环到整个系统每一个部位。并且根据不同的消毒液使用说明，维持一定的时间。在这个阶段，应该用配套的检测设备如试纸等检测系统各部位的消毒液浓度，确定已经达到有效浓度。

4.达到时间后，将消毒液储存罐撤掉，将废水管路和纯净水管路都放入下水道，打开反渗机，用反渗水将消毒液彻底排干净，在此过程中应该用残余量检测装置检测系统内消毒液的残余量。

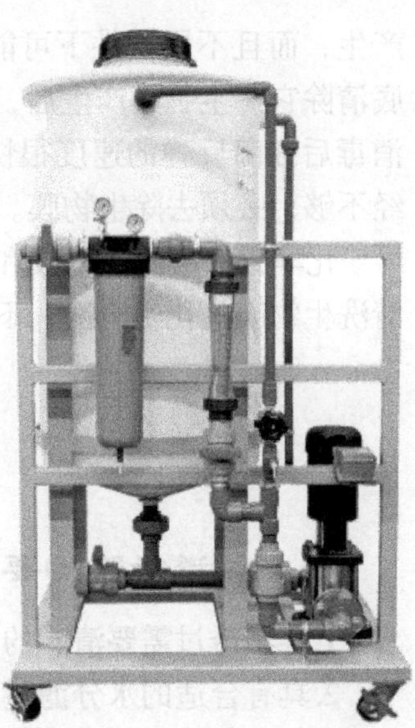

图2–7　消毒液储存和循环装置

5.消毒液彻底排干净后，将系统恢复到正常工作状态。

消毒过程中采用的循环泵也是有要求的。消毒液在管路中循环时，应该处于湍流状态，这样可以更好地对管壁进行消毒，清除管壁上的污染，否则层流状态的消毒液对管壁的污染物清除效果就差多了。要使水流在管路中达到湍流状态，应该是水流速度达到304.8mm/s，所以在选择消毒泵的时候应该尽量选择扬程大一些的。

上面阐述的5个消毒步骤是最基本的消毒步骤，在此基础上，还需注意其他方面，以确保消毒的效果。这其中应该特别关注供水支路的消毒。反渗水主供水管路与每一台透析机之间的供水支路往往是消毒的盲区，而这个部位也是最容易生长细菌的地方，因此消毒中要特别关注。建议在消毒开始后，打开所有的血液透析机，让其处于冲洗状态，这样供水管路中的消毒液就会进入到透析机，可以消毒到供水支路的每一个部位。为了节约消毒液，应该检测透析机排水口的消毒液浓度，当确定消毒液已经进入透析机后，就可以关闭透析机了。冲洗消毒液的时候同样要开起每一台透析机，让供水支路和透析机内部的消毒液彻底排出，同样要检测透析机排水口的消毒液浓度，确定是否彻底排干净了。这样的消毒方式可以消毒到从水处理系统到透析机整个供水水路，没有死端，消毒效果非常好。

在目前的许多水处理系统中，存在着储液箱和压力罐等部件，其实这些部件增加了系统污染的机会，也为各系统消毒带来不利影响。对于即将安装新水处理系统的中心，建议不要再安装储水箱和压力罐，可以适当采购大一点的水处理系统。

对于有储水箱和压力罐的水处理系统，消毒时应该注意以下几点：①储水箱和压力罐必须充满消毒液并浸泡；②冲洗时，应采用先把消毒液彻底排干净，再注水冲洗，再排干净，再冲洗的方式；③要使用更多的水和更长的时间冲洗，同时监测残余量。

（四）生物膜的清除

生物膜是普遍存在的，一般条件下，水处理如果2 ~ 3个月没有消毒，生物膜就会产生，而且不同条件下可能产生得更快。而一旦产生生物膜，一般的消毒方法很难彻底清除它。生物膜产生后，就成为细菌和内毒素产生的温床，而且会降低消毒的效果，消毒后细菌反弹的速度很快。所以对于已经有生物膜存在的水处理系统，仅仅消毒已经不够，必须去除生物膜。已经生产出生物膜使用专用的清洗剂，如Minnclean等。

化学方法去除生物膜和水处理系统消毒的方法几乎一样，只是使用的药品不一样。清洗生物膜是化学清洗，不是消毒。清洗应该在消毒前进行，清洗后要进行消毒。

第七节 透 析 器

一、对透析膜的要求

1. 容易透过需要清除的中、低分子质量溶质。
2. 具有合适的水分滤过率（超滤率）。
3. 有足够的湿态强度和耐压性。
4. 具有较好的血液相容性。
5. 材料无毒，对人体健康无害。
6. 灭菌后，膜性能不变。

二、透析膜的分类

目前使用的透析膜分为纤维素膜和合成膜两类。

1. 纤维素膜　再生型纤维素膜、改良型纤维素膜和合成改良型纤维素膜。

2. 合成膜　聚砜膜（polysulfone，PS）、聚丙烯腈膜（polyacrylonitrile，AN69、SPAN、PAN）、聚乙基乙烯基甲醇膜（ethylene vinylalcohol，EVAL）、聚甲基丙烯酸甲酯膜（polymethylmethacrylate，PMMA）、聚碳酸酯膜（polycarbonate gambrane®）和聚酰胺膜（polyamide，PA）等。

三、透析膜的性能特点

（一）纤维素膜

纤维素膜已经在血液透析中使用了30多年，最早是由一种经过再生、未经改良的纤维素制成的膜。这种膜包括皂化的纤维素脂膜（SCE），一种可由纤维素酯-乙酸纤维素酯皂化得到的、未经改良的纤维素膜。在所有再生纤维素（RC）膜中，铜仿膜（cuprophan）占有的市场最大。但是，再生纤维素膜有很大的缺点：①它对中等分子质量的尿毒素的透过性较差；②生物相容性较差。因此，对再生纤维素膜进行改良而产生的改良型纤维素膜和合成改良型纤维素膜有了与合成膜类似的生物相容性能。合成改良型纤维素膜可由纤维素聚合物的分子单元——纤维二糖经过化学变化得到。纤维二糖由经β-1,4-葡萄糖链连接的两个葡萄糖分子组成，葡萄糖分子含有3个羟基（-OH），可以很容易地进行下列化学反应：①用二乙氨基乙基（DEAE）和苄基进行醚化（血仿膜Hemophan和合成改良型纤维素膜SMC），或与聚乙二醇进行接枝聚合（PEG-RC）；②乙酰化（5.8.9）或其他酯化；③采用合成聚合物表面涂层。

纤维素膜的类型及特点见表2-9。

表2-9 纤维素膜的类型及特点

类型	特点
改良型	
乙酸纤维素	低通量
双乙酸纤维素	高通量
三乙酸纤维素	高通量
表面涂层型	
生物膜（+聚丙烯腈）	低通量
聚乙二醇纤维素	低通量
合成改良型	
血仿膜（+二乙氨基乙基）	高/低通量
合成改良型纤维素膜（+苄基）	高/低通量
未改良型	
铜仿膜	高/低通量
生物流膜（Bioflux）	高通量
再生纤维素膜	高/低通量
皂化的纤维素脂膜（SCE）	高/低通量
纤维素膜（鳍形）	低通量

（二）合成膜

合成膜是近年来出现的膜材料，由于它具有超滤性能好、生物相容性好和有特殊的吸附性等优点，目前临床应用越来越多。

用作透析膜的典型合成聚合物，如聚砜、聚丙烯腈和聚酰胺本身具有疏水性。作为血液中毒素的过滤装置，必须使它们变为具有亲水性的材料（只有聚乙基乙烯基甲醇本身就是亲水的，不需做任何改变就可以用作过虑材料）。膜的生物相容性及功能与亲水化过程有关。用来进行亲水化的技术有好几种：①将聚合物与亲水性物质混合，如聚乙二醇、聚乙烯吡咯烷酮等；②在生产过程中与亲水性聚合物共聚，如丙烯酰胺或甲代烯丙基磺酸脂；③亲水化的可能是在膜毛细管的延伸过程中或在这之后做某种处理。

各合成膜种类透析器见表2-10。

表2-10 合成膜种类

种类	透析器型号
聚丙烯腈	AN69 PAN-DX SPAN

续表

种类	透析器型号
聚砜	SPES
	F6/F60
	SP-K
	Polyphen
	Biosulfane
	PEPA
聚酰胺	Polyflux
	FH88
聚甲基丙烯酸甲酯	BK
	B_1
	B_2
聚乙基乙烯基甲醇	Eval C
	Eval D
聚碳酸酯	Gambrane

（三）各种透析膜材料的特点

1.聚丙烯腈膜（polyacrylonitril，PAN）

（1）膜的内表面非常薄而致密，从内向外呈大的斜坡形多孔结构，致密层非常薄。

（2）膜孔径为450nm，对从小分子蛋白（β_2-MG）到低分子质量蛋白质有广泛的溶质除去能力。

（3）由于膜带有强的阴电荷，对服用ACEI类药物的患者具有高度的促凝血活性，由于缓激肽的蓄积，有导致低血压休克的危险性。

2.聚甲基丙烯酸甲酯膜（polymethylmethacrylate，PMMA）

（1）根据混合制备条件要求的不同，可制造成性能广泛不同孔径规格的产品。

（2）膜孔径为600nm，但由于对β_2-MG和细胞因子的吸附作用，而不能使其滤过或透析。故可用于吸附法清除这类物质。

（3）对补体的活化作用轻微，具有较高的生物相容性。

3.聚乙基乙烯基甲醇膜（ethylene vinylalcohol，EVAL）

（1）该膜是疏水性乙烯与亲水性乙烯醇的聚合体。

（2）膜孔径为250nm，与再生纤维素膜等相比，有较大的超滤率。

（3）由疏水基与亲水基随机配合的微结构，对血小板、凝血系活化作用轻微，可用于有出血合并症的患者，减少抗凝血药的使用。

4.聚砜膜（polysulfone，PS）

（1）膜表面有致密层，在其外层有多孔的海绵状非对称微结构。

（2）膜孔径300 ~ 500nm，开孔率容易调整，具有对β_2-MG及化学介质等低分子质量物质清除的性能。

（3）本身的疏水性材料与亲水性材料（polyvinyl pyrrolidone，PVP）配合，便具有良好的生物相容性。

（4）改变膜的孔径、开孔率、膜厚度，以及与PVP的配合比，可以改变膜的性能，使其适用于制备多种透析、滤过器的材料。

5.聚酰胺膜（polymide，PA）

（1）膜内表面有致密层，在其外层有海绵状支持层，再外层有指状物构造层，是非对称性的3层结构。

（2）膜孔径500～550nm，可用于清除低分子质量蛋白质。

（3）外层由于其亲水性，膜孔不容易被蛋白质堵塞，其性能随时间劣化的倾向小。可持续长时间使用。

（4）中空纤维内容易形成血栓，抗凝血药需要量较大。

6.聚丙烯酸酯聚醚砜膜（polyacrylate polyethersulfone，PEPA）

（1）该膜由聚丙烯酸酯和聚醚砜聚合而制成。

（2）膜孔径300～550nm，具有良好的低分子质量蛋白质清除性能。

（3）用PVP进行亲水性处理，残血量可以得到改善。

（4）对内毒素有较强的吸附性。未经亲水性处理的PEPA膜，用于制造内毒素过滤器以除去滤液中的内毒素。

7.再生纤维素膜（regenerated cellulose，RC）

（1）膜强度大，可以做成很薄的膜。

（2）具有亲水性，湿润后膨胀，厚度将增加1倍以上，使水和溶质的透过性能降低。

（3）开孔率调整困难，对分子质量大的溶质清除率低。

（4）膜表面有游离羟基可诱导活化补体，降低了生物相容性。

（5）可以改造（氨基取代膜表面的羟基）。

8.乙酸纤维素膜（cellulose acetate，CA）

（1）膜表面的游离羟基被乙酰基置换。

（2）在膜的环状结构中存在的3个羟基中，2个被置换称为二乙酸纤维素膜（CDA），3个羟基全部被置换称为三乙酸纤维素膜（CTA）。

（3）CTA无游离羟基，提高了生物相容性及膜的机械强度，可以做到薄膜化。目前有700nm的大孔径膜，通透性高。

四、透析膜的性能参数

（一）清除率

清除率和超滤率是评价透析器质量的关键指标。常用小分子（相对分子质量<300）物质：尿素和肌酐；中分子（相对分子质量300～5000）物质：维生素B_{12}；小分子蛋白[相对分子质量（8～25）$\times 10^3$]；β_2微球蛋白（相对分子质量1.18×10^3）作为评价透析器清除率的指标。

1.低流量透析器　尿素清除率是180～190ml/min，肌酐清除率是160～172ml/min，维生素B_{12}清除率是60～80ml/min，几乎不清除β_2微球蛋白。

2.高流量透析器　尿素清除率是185～192ml/min，肌酐清除率是172～180ml/min，

维生素 B_{12} 清除率是118 ~ 135ml/min，β_2 微球蛋白透析后下降40% ~ 60%。

（二）超滤率

1.低流量透析器超滤率（UFR） 为4.2 ~ 8.0ml/（mmHg·h）。

2.高流量透析器超滤率（UFR） 为20 ~ 55ml/（mmHg·h）。

（三）生物相容性

透析膜与血液反应可激活补体，补体活化后释放 C_{3a} 和 C_{5a}，导致平滑肌收缩，血管通透性增加，肥大细胞释放组胺产生过敏反应。由于透析膜生物不相容对透析患者的危害很严重，因此增加血/膜生物相容性是改善透析质量、减少透析并发症的重要措施。在透析膜的生物相容性方面，合成膜优于纤维素膜。

（四）破膜率

透析膜可耐受的压力为66.5kPa（500mmHg）。由于透析机的安全保护，透析中不可能超过这个压力。临床发生的破膜主要是由于复用透析器过程中压力控制不当或使用氢氧化钠和次氯酸钠对透析膜腐蚀过大，特别是纤维素膜。

（五）抗凝性

透析器与肝素或其他抗凝血药结合可减少透析中循环肝素的量，使透析器凝血的机会增加。使用这种透析器一定要用肝素盐水预冲。另外有的透析器可适当减少肝素的用量或不用肝素，如聚乙基乙烯基甲醇（Eval）膜透析器。

五、对复用透析器的评价

（一）透析器重复使用的优点

1.降低首次使用综合征（first-use syndrome） 诱发首次使用综合征的原因很多，如对原厂的环氧乙烷消毒剂（ethylene oxide）或人工肾脏材质过敏。当重复使用透析器后，透析膜上会附着患者自身的纤维蛋白，所以透析时患者的细胞不会直接接触到引起过敏的物质及原厂的环氧乙烷消毒剂，因而，减少补体的活化与过敏反应的发生率。首次使用综合征可分成两型：A型，过敏反应（hypersensitivity）；B型，非专一型反应（non-specific reaction）。

（1）A型首次使用综合征：透析20min后出现气喘，全身灼热感与血管性水肿，其他症状包括荨麻疹、流涕、腹部绞痛与皮肤瘙痒。

（2）B型首次使用综合征：约1h内发生胸痛及背痛等情形，常伴随血压下降、痉挛、恶心、呕吐及气喘。

造成首次使用综合征的可能因素：①使用环氧乙烷消毒的透析器；②制造过程中残留透析器的物质，包括塑料颗粒、硅酮、甘油、异氰酸盐（isocyanates）等；③使用生物相容性低的透析膜，如铜仿膜。

2.降低透析器的成本、节约资源 透析器的合理重复使用可以降低透析费用，减轻国家的负担。特别是目前高通量透析器的大量使用，由于价格昂贵，非一般患者所能负担。为了节省资源及提高透析中大、中尿毒分子清除效率，重复使用透析器是最佳的解决方式。

3.减少垃圾制造量，以符合环保的考虑 如果不重复使用人工肾，每例透析患者1年将产生156支废弃透析器，如果全国有5万透析患者，将有780万支人工肾抛弃物需处理，如果全部重复使用6次，则废弃物可减量为130万支。

（二）重复使用的可能缺点

使用后透析器的处理过程，是造成透析器重复使用缺点的主要原因，在正常标准操作程序的方式处理下，可有效防止。

1. 消毒剂残余　消毒剂在使用前，若未冲洗干净而残留在透析器中，可能造成消毒剂相关的不良反应。

2. 细菌污染　透析器重复使用若未消毒完全，可能造成菌血症及热原反应，所以消毒剂的浓度必须达到能对抗细菌的耐受性，才能达到完全消毒的效果，另外，足够的灭菌时间也是很重要的。

3. 传染性疾病的传播　针对乙型肝炎病毒、HIV及肝功能异常患者，应排除重复使用透析器，避免交互感染的可能性。

4. 透析器清除率降低　经过多次使用，蛋白质及血块可能会阻塞中空纤维，致使清除率降低。当残余总体积（TCV）与新透析器的比值低于80%时即应丢弃。

（三）透析器复用要求

1. 必须使用反渗水。

2. 必须使用自动复用机（容积、破膜测定）。

3. 复用后的透析器仅限本人使用。

4. 要求患者填写复用知情同意书。

5. 严格执行操作规程。

（四）透析器复用步骤

1. 使用后

（1）对不同患者的透析器和管路进行登记，做标记，不能混用，防止交叉感染。

（2）清洗：使用反渗水冲洗透析器、管路和配制消毒液。使用有氧化性的清洗消毒剂：过氧乙酸、过氧化氢、次氯酸钠（可以破坏细胞壁，杀死微生物）。

（3）冲掉清洗剂。

（4）透析器安全和性能检测：①破膜检测；②容量检测，80%以上。

（5）注入消毒液：3‰过氧乙酸或专用消毒剂。

（6）封口、记录。

（7）根据使用不同消毒液的要求放置不同的时间。

2. 下次使用前

（1）根据记录取出透析器。

（2）检查有没有表面的破损。

（3）查看各个口有没有漏液。

（4）查看消毒时间。

（5）检测透析器内消毒剂的有效含量。

（6）用无菌生理盐水将消毒剂从透析器内冲出。

（7）检测透析器内消毒剂的残存。

（8）一切合格后，给患者使用。

第3章 急、慢性肾衰竭及其血液净化治疗

第一节 急性肾衰竭

一、定义

急性肾衰竭（acute renal failure，ARF）是指肾小球滤过功能在数小时至数周内迅速下降而引起的以水、电解质和酸碱平衡失调及含氮废物蓄积为主要特征的一组临床综合征。按尿量多少分为少尿型和非少尿型，少数ARF患者可无症状，仅在常规生化检查中才发现血尿素氮（BUN）和血清肌酐（Scr）升高，非少尿病例早期易漏诊。近年来，轻型、单一肾衰竭的存活率已有明显提高，但重危患者，特别是创伤、大手术后或严重感染患者的病死率仍高达50%以上，这主要由于ARF的基础疾病往往较严重、容易产生各种并发症及老年患者比例增加等。预防ARF发生、早期诊断及中止其病情的进展，是当前ARF临床和研究工作中的一个重要方向。

二、病因与分类

传统的病因分类将ARF分为肾前性、肾实质性和肾后性三大类。

1. 肾前性肾功能不全　是肾对低灌注的生理性反应所致，患者肾组织结构尚正常，恢复肾血液灌注和肾小球超滤压后，肾小球滤过率（GFR）可很快恢复。

2. 肾后性肾功能不全　系指各种原因引起的尿路梗阻导致急性梗阻性肾病而导致的ARF，占ARF病因的3.5%～8%。双肾功能原先基本正常者，除非发生尿道、膀胱颈或双侧输尿管梗阻，一般不会发生ARF。

3. 肾实质性肾衰竭　指各种肾实质疾病发生不同病理改变所致的ARF，是ARF中最常见的类型。按肾实质受累的主要解剖部位，又可进一步分为急性肾小管坏死（acute tubular necrosis，ATN）、急性肾小球和（或）肾小血管病变、急性间质性肾炎及急性肾血管病变4类。急性肾实质性肾衰竭的常见病因如下。

（1）急性肾小球肾炎及小血管炎：①急性感染后肾小球肾炎；②急性快速进展性肾小球肾炎；③肺出血肾炎综合征；④狼疮性肾炎；⑤紫癜性肾炎；⑥IgA肾炎；⑦硬皮病；⑧全身性小血管炎；⑨溶血性尿毒症综合征；⑩亚急性细菌性心内膜炎。

（2）肾血管病变：①急进型高血压；②肾动脉栓塞或血栓形成；③肾静脉血栓形成。

（3）急性间质性肾炎：①药物性；②感染性；③代谢性。

（4）急性肾小管坏死：①缺血性；②肾毒性，药物、重金属、生物毒；③急性溶血。

三、临床表现

ARF临床表现包括原发疾病引起的表现、ARF引起代谢紊乱和并发症3个方面。病因不一，起始表现也不同。一般起病多较急骤，全身症状明显。以ATN为例，根据其临床表现和病程规律，一般分为少尿期、多尿期和恢复期3个阶段。

（一）少尿或无尿期

1. 尿量减少　尿量骤减或逐渐减少，每日尿量持续少于500ml者称为少尿，少于50ml者称无尿。对少尿期延长者应注意体液潴留、充血性心力衰竭、高钾血症、高血压及消化道出血和感染等各种并发症的发生。

2. 进行性氮质血症　由于肾小球滤过率降低引起少尿或无尿，致使排出氮质和其他代谢废物减少，Scr和 BUN升高，其升高速度与体内蛋白质分解状态有关。在无并发症且治疗正确的病例，每日BUN上升速度较慢，约为3.6mmol/L（10mg/dl），Scr浓度上升仅为44.2 ~ 88.4μmol/L（0.5 ~ 1.0mg/dl）。但在高分解状态时，如伴广泛组织创伤、败血症等，每日 BUN可升高7.1mmol/L（20mg/dl）或以上，Scr每日升高176.8μmol/L（2mg/dl）或以上。促进蛋白质分解亢进的因素尚有热量供给不足、肌肉坏死、血肿、胃肠道出血、感染发热、应用肾上腺皮质激素等。

3. 水、电解质代谢紊乱和酸碱失衡

（1）水过多：见于水分控制不严格，摄入量或补液量过多，出水量如呕吐、出汗、伤口渗透量等估计不准确及液量补充时忽略计算内生水。随少尿期延长，易发生水过多，表现为稀释性低钠血症、软组织水肿、体重增加、高血压、急性心力衰竭和脑水肿等。

（2）高钾血症：正常人摄入的钾盐90%从肾排泄，ATN少尿期尿液排钾减少，同时体内存在高分解状态，如挤压伤引起的肌肉坏死、血肿和感染等，热量摄入不足所致体内蛋白质分解、释放出钾离子，酸中毒时细胞内钾转移至细胞外，有时可在几小时内发生严重高钾血症。若患者未能被及时诊断，摄入含钾较多的食物或饮料，静脉内滴注大剂量的青霉素钾盐（每100万 U青霉素钾盐含钾16mmol）；大出血时输入大量库存血（库存10d血液每升含钾可达22mmol）等，则可引起或加重高钾血症。一般在无并发症内科病因 ATN每日血钾上升不到0.5mmol/L。

高钾血症可无特征性临床表现，或出现恶心、呕吐、四肢麻木等感觉异常、心率减慢，严重者出现神经系统症状，如恐惧、烦躁、意识淡漠，直到后期出现窦室或房室传导阻滞、窦性静止、室内传导阻滞甚至心室颤动。高钾血症的心电图改变可先于高钾临床表现，故心电图监护高钾血症对心肌的影响甚为重要。一般血钾浓度在6mmol/L时，心电图显示高耸而基底较窄的 T波，随血钾增高 P波消失，QRS增宽，ST段不能辨认，最后与 T波融合，继之出现严重心律失常，直至心室颤动。高钾对心肌毒性作用尚受体内钠、钙浓度和酸碱平衡的影响，当同时存在低钠、低钙血症或酸中毒时，高钾血症心电图表现较显著，且易诱发各种心律失常。值得注意的是血清钾浓度与心电图表现有时可不一致。高钾血症是少尿期患者常见的死因之一，早期透析可预防其发生。但严重肌肉组织坏死常出现持续性高钾血症，治疗上应彻底清除坏死组织才能控制高钾血症。

（3）代谢性酸中毒：正常人每日固定酸代谢产物为50 ~ 100mmol，其中20%与碳酸氢根离子结合，80%由肾排泄。ARF时，由于酸性代谢产物排出减少，肾小管泌酸能力和保存碳酸氢钠能力下降等，致使每日血浆碳酸氢根浓度有不同程度下降，在高分解状态时降低更多更快。内源性固定酸大部分来自蛋白质分解，少部分来自糖类和脂肪氧化。磷酸根和其他有机阴离子均释放和堆积在体液中，导致本病患者阴离子隙增高，少尿持续病例若代谢性酸中毒未能充分纠正，体内肌肉分解较快。此外，酸中毒尚可降低心室颤动阈值，出现异位心律。高钾血症、严重酸中毒和低钙、低钠血症是ARF的严重病况，在已接受透析治疗的病例虽已较少见，但部分病例在透析间期仍需药物纠正代谢性酸中毒。

（4）高磷血症和低钙血症：正常人摄入的磷酸盐60% ~ 80%经尿液排出，ATN时肾排磷显著减少，少尿期血磷常轻度升高，伴广泛组织创伤、横纹肌溶解等高分解代谢，或有明显代谢性酸中毒者，高磷血症可较突出。酸中毒纠正后，血磷可有一定程度下降，此时持续接受全静脉营养治疗的病例应注意有发生低磷血症的可能。低钙血症多由于高磷血症引起，ATN时低钙血症和高磷血症不如慢性肾衰竭时表现突出，但有报道少尿2d后即可发生低钙血症。由于常同时伴有酸中毒，使细胞外钙离子游离增多，故多不出现低钙常见的临床表现。

（5）低钠血症和低氯血症：两者多同时存在。可由于水过多导致稀释性低钠血症，或因灼伤或呕吐、腹泻等从皮肤或胃肠道丢失钠盐所致，或对大剂量呋塞米尚有反应的非少尿型患者出现失钠性低钠血症。严重低钠血症可致血渗透浓度降低，导致水分向细胞内渗透，出现细胞水肿，表现急性脑水肿症状，临床上表现疲乏、软弱、嗜睡或意识障碍、定向力消失，甚至低渗昏迷等。低氯血症常由于呕吐、腹泻或大剂量应用袢利尿药，患者可出现腹胀、呼吸表浅和抽搐等代谢性碱中毒表现。

（6）高镁血症：正常人摄入的镁60%由粪便排泄，40%从尿液中排泄。由于镁离子与钾离子均为细胞内主要阳离子，因此，ATN时血钾与血镁浓度常平行上升，在肌肉损伤时高镁血症较为突出。镁离子对中枢神经系统有抑制作用，严重高镁血症可引起呼吸抑制和心肌抑制，应给予警惕。高镁血症的心电图改变亦可表现为P-R间期延长和 QRS波增宽。当高钾血症纠正后，若心电图仍出现 P-R间期延长和（或）QRS增宽，则应怀疑高镁血症的可能。低钠血症、高钾血症和酸中毒均增加镁离子对心肌的毒性。

4.心血管系统表现

（1）高血压：除肾缺血时神经体液因素作用促使收缩血管的活性物质分泌增多因素外，水过多引起容量负荷过多可加重高血压。ATN早期发生高血压不多见，但若持续少尿，约1/3患者发生轻、中度高血压，一般在140 ~ 180/90 ~ 110mmHg，有时可更高，甚至出现高血压脑病，妊娠期中重度高血压者尤应严密观察。

（2）急性肺水肿和心力衰竭：是少尿期常见死亡原因，主要因体液潴留引起，但高血压、严重感染、心律失常和酸中毒等均为影响因素。早年发生率较高，采取纠正缺氧、控制水分和早期透析措施后发生率已明显下降，但仍是严重型ATN的常见死因。

（3）心律失常：除高钾血症引起窦房结暂停、窦性静止、窦室传导阻滞、不同程度房室传导阻滞和束支传导阻滞、室性心动过速、心室颤动外，尚可因病毒感染和洋地黄应用等引起室性期前收缩和阵发性心房颤动等异位心律。

（4）心包炎：早年发生率为18%，采取早期透析后降至1%。多表现为心包摩擦音和胸痛，罕见大量心包积液。

5.消化系统表现　是ATN最早期表现。常见症状为食欲缺乏、恶心、呕吐、腹胀、呃逆或腹泻等，上消化道出血亦不少见。消化道症状尚与原发疾病和水、电解质代谢紊乱或酸中毒等有关。持续、严重的消化道症状常引起严重的电解质紊乱。早期出现明显的消化道症状提示应尽早施行透析治疗。

6.神经系统表现　轻型患者可无神经系统症状。部分患者早期表现为疲倦、精神较差。若早期出现意识淡漠、嗜睡或烦躁不安，甚至昏迷，提示病情重笃，宜尽早透析。严重感染、流行性出血热、某些严重重金属中毒、严重创伤或多脏器衰竭患者，神经系统表现较为常见。

7.血液系统表现　常有正细胞正色素性贫血，主要因血液稀释、胃肠道出血、药物或感染所致的骨髓抑制，贫血程度与原发病因、病程长短、有无出血并发症等密切有关。严重创伤、大手术后失血、溶血性贫血、严重感染和急症ATN等情况，贫血可较严重。因骨髓产生血小板减少，在ATN的早期常有血小板减少，血小板减少和血小板功能障碍与ATN的出血倾向有关。如果临床上有出血倾向、血小板减少、消耗性低凝血症及纤维蛋白溶解征象，应考虑到弥散性血管内凝血（DIC）。

（二）多尿期

每日尿量达2.5L称多尿，ATN多尿期早期常见尿量逐渐增多，进行性尿量增多是肾功能开始恢复的一个标志。每日尿量可成倍增加，多尿期第3～5日可达1000ml。进入多尿期后，每日尿量可达3～5L，但肾功能并不会立即恢复，多尿期早期GFR仍在10ml/min或以下，肾仍不能充分排出血中的氮质代谢产物、钾和磷，故仍可发生高钾血症。多尿期可持续2～3周或更久。持续多尿可发生低钾血症、失水和低钠血症。此外，此期仍易发生感染、心血管并发症和上消化道出血等。多尿期应密切观察水、电解质和酸碱平衡情况。

（三）恢复期

根据病因、病情轻重程度、多尿期持续时间、并发症和年龄等因素，ATN患者在恢复早期变异较大，可毫无症状，自我感觉良好，或体质虚弱、乏力、消瘦；当BUN和Scr明显下降时，尿量逐渐恢复正常。除少数患者外，肾小球滤过功能多在3～6个月恢复正常。但部分病例肾小管浓缩功能不全可持续1年以上。若肾功能持久不恢复，则提示肾可能遗留有永久性损害。

四、治疗原则

ARF的治疗仍以对症治疗和防治并发症为主，包括纠正病因和可逆性致病因素，避免治疗引起有效血容量不足或过多。此外，应禁用有肾毒性的药物，并注意根据肾功能调整用药剂量，最好监测药物浓度。

对ARF患者进行血液净化的目的包括肾替代治疗和肾支持治疗两方面。肾替代治疗的主要目的为维持水、电解质和酸碱稳定，防止肾进一步损伤，促进肾功能恢复，为其他治疗创造条件。肾支持治疗的主要目的在于营养补充。可供选择的透析方式包括间歇性血液透析治疗、腹膜透析（IPD，CAPD）和连续性肾替代治疗（CRRT）。早期预防性透析可减少 ARF发生感染、出血、高钾血症、体液潴留和昏迷等威胁生命的并发症。所谓预防性透析，系指在出现并发症之前施行透析，这样可迅速清除体内过多代谢产物，维持水、电解质和酸碱平衡，从而有利于维持细胞生理功能和机体内环境稳定，治疗和预防原发病的各种并发症。

（一）紧急透析指征

1.急性肺水肿或充血性心力衰竭。

2.严重高钾血症，血钾在6.5mmol/L以上，或心电图已出现明显异位心律，伴 QRS波增宽。

（二）一般透析指征

1.少尿或无尿2d以上。

2.已出现尿毒症症状，如呕吐、神情淡漠、烦躁或嗜睡。

3.高分解代谢状态。

4.出现体液潴留现象。

5.血pH在7.25以下，实际重碳酸氢盐在15mmol/L以下或二氧化碳结合力在13mmol/L以下。

6.BUN ≥ 17.8mmol/L，除外肾外因素引起，或 Scr ≥ 442μmol/L。

7.对非少尿患者出现体液过多、球结膜水肿、心脏奔马律或中心静脉压高于正常；血钾5.5mmol/L以上；心电图疑有高钾图形等任何一种情况者，亦应透析治疗。

（三）何时选择血液透析

下列情况选用血液透析为宜：存在高分解状态者、近期腹部手术特别是有引流者及呼吸困难者。血液透析本身可能延迟 ARF患者肾功能的恢复，此与透析后尿量减少、血液透析过程中低血压引起肾缺血再灌注，应用生物相容性差的透析膜而激活补体和中性粒细胞并使其在肾和其他器官中浸润等有关。因此，ARF患者施行血液透析治疗过程中应尽量避免发生低血压，在一次透析中勿过分超滤，使用生物相容性较好的透析膜和碳酸氢盐透析液、透析中吸氧或采用序贯透析等，都有助于减少透析中低血压的发生率。

（四）何时选择腹膜透析

腹膜透析适合于伴有活动性出血或创伤、血管通道建立有困难、老年、心血管功能不稳定或儿童患者。伴有心力衰竭、水潴留时根据心力衰竭程度及急需超滤速度可选用2.5% ~ 4.25%葡萄糖透析液。每次灌入2L保留30min，用4.25%葡萄糖透析液者每次虽可清除水分300 ~ 500ml，每日10次，可在10h内超滤3L，但易造成高血糖症，甚至高渗性昏迷，故只适用于急性肺水肿的抢救。用2.5%葡萄糖透析液，每小时可超滤100 ~ 300ml，5次即可超滤1L左右，对轻、中度心力衰竭者可采用此浓度。病情重笃、脱水量不理想者应即改为单纯超滤或 CVVH。在使用高渗葡萄糖透析液时，应密切观察血糖浓度，糖尿病、隐性糖尿病或老年患者尤应注意。当血糖超过16.65mmol/L时，应改用2%葡萄糖透析液及腹腔内注入胰岛素，对糖尿病患者亦应加用胰岛素腹腔内注射。推荐的使用剂量为1.5%葡萄糖透析液加4 ~ 5U/L，2.5%葡萄糖透析液加5 ~ 7U/L，4.25%葡萄糖透析液加8 ~ 10U/L，并应根据血糖浓度调节，最后一次透析不宜加胰岛素。

在治疗中，对无高分解状态患者尚应注意低钾血症的发生。特别是纠正代谢性酸中毒之后，即使透析液中加氯化钾4mmol/L，有时仍会发生体内缺钾。故仍应严密监测心电图和血钾浓度，以免发生低钾性严重心律失常和心搏骤停。

（五）何时选择连续性肾替代治疗

CRRT具有持续低流率替代肾小球滤过的特点，并可在床旁进行急救，适用于危重病例的抢救。但费用昂贵，24h不间断医护人员监护和持续使用肝素对出血病例不利是一缺点。CRRT最常用的方式为连续性静脉-静脉血液滤过（CVVH）和连续性静脉-静脉血液滤过透析（CVVHD）。CVVH一般每小时可超滤600 ~ 1000ml，每日可清除水分12 ~ 24L，补充平衡液10 ~ 22L，无体液潴留者可根据超滤量等补充平衡液，但对氮质血症明显者溶质清除量不够，故应在CVVH基础上加用弥散透析（即CVVHD）以增加氮质清除。与间歇性血液透析相比，连续性静脉-静脉血液滤过透析有以下优点。

1.血流动力学稳定性良好，并能改善血流动力学（因清除抑制心肌的物质、其他介质等），故尤适用于血流动力学不稳定、肝衰竭或MODS患者。

2.可连续缓慢脱水，满足静脉营养和其他治疗需要。

3.清除中、大分子蛋白类物质的能力优于间歇性透析或滤过，有助于减轻或预防全身炎症反应综合征和MODS；其清除小分子的效率虽较差，但因持续进行，故其清除效能反高于常规间歇血液透析，可更好地控制氮质血症，但因清除效率低，如治疗时间不足，易引起透析不充分。

4.间歇性透析时机体内环境发生很大波动，如水、毒素和酸碱状态等，不利于器官功能恢复，CRRT则持续维持内环境的相对稳定。CRRT时需补充从超滤液中丢失的碳酸氢根。

5.间歇性透析者由于血氮质、电解质、酸碱度的明显改变，以及治疗过程中血液与脑组织中尿素、钠浓度梯度的形成常引起或加重脑水肿，是患者死亡的重要因素之一，特别是脑外伤、肝衰竭患者，CRRT则可改善脑水肿。由于连续性肾替代治疗24h连续使用肝素，有引起或加重出血的可能，故必须强调24h监护，对有活动性出血的病例要控制肝素用量，或改用枸橼酸抗凝。

第二节 慢性肾衰竭

一、定义

1.肾损害≥3个月，肾损害指肾结构和功能异常，伴或不伴肾小球滤过率（GFR）降低，表现为下列特征之一：①病理异常；②有肾损害指标，包括血尿或尿成分异常，或影像学检查异常。

2.GFR＜60ml/（min·1.73m^2）≥3个月，有或无肾损害。

二、分期及临床表现

慢性肾脏病的分期及临床表现见表3-1。

表3-1 K/DOKI指南中慢性肾衰竭的分期及临床表现

分期	说明	肾小球滤过率 [ml/（min·1.73m²）]	症状
1	肾损害，GFR正常或↑	≥90	无临床症状、血压↑或正常
2	肾损害伴GFR轻度↓	60～68	无临床症状、血压↑或正常
3	中度GFR↓	30～59	乏力、食欲↓、轻度胃部不适、贫血
4	重度GFR↓	15～29	症状明显，乏力、消化道症状、贫血、代谢性酸中毒、水电解质紊乱、血钙↓、血磷↑等
5	肾衰竭	＜15	尿毒症症状，需要依赖肾替代治疗

三、治疗原则

慢性肾衰竭的分期及其治疗原则见表3-2。

表3-2 K/DOKI指南中慢性肾衰竭分期及其治疗原则

分期	肾小球滤过率 [ml/（min·1.73m²）]	治疗原则
1	≥90	诊断和治疗原发病，治疗合并症延缓疾病进展，减少心血管疾病危险因素
2	60～68	评估疾病是否会进展和进展速度
3	30～59	评价和治疗并发症
4	15～29	准备肾替代治疗
5	＜15	肾替代治疗

第三节　不同血液净化方法的适应证和禁忌证

一、血液透析

（一）常规血液透析

【适应证】

1.慢性肾衰竭　进行血液透析的目的是维持生命、恢复工作及做肾移植术前的准备。目前人们主张早期透析，透析指征如下。

（1）内生肌酐清除率＜10ml/min。

（2）血尿素氮＞28.6mmol/L（80mg/dl），或血肌酐＞707.2μmol/L（8mg/dl）。

（3）血尿酸增高伴有痛风者。

（4）口中有尿毒症气味、伴食欲丧失和恶心、呕吐等。

（5）慢性充血性心力衰竭、肾性高血压或尿毒症性心包炎，用一般治疗无效者。

（6）出现尿毒症神经症状，如个性改变、下肢不宁综合征等。

2. 急性肾衰竭

（1）凡高分解代谢者（血尿素氮每日增长17.85mmol/L）立即进行透析。

（2）非高分解代谢者，符合下述第1项并有其他任何1项者，即可进行透析：①无尿或少尿48h以上；②血尿素氮≥35.7mmol/L（100mg/dl）；③血肌酐≥884μmol/L（10mg/dl）；④血钾≥6.5mmol/L（6.5mEq/L）；⑤血浆 HCO_3^-＜15mmol/L，CO_2结合力＜13.4mmol/L；⑥有明显水肿、肺水肿、恶心、呕吐、嗜睡、躁动、意识障碍；⑦输血或其他原因所致溶血、游离血红蛋白＞12.4mmol/L。

3. 急性药物或毒物中毒　凡能够通过透析膜而被析出的药物及毒物，即分子质量小、不与组织蛋白结合，在体内分布比较均匀而不固定于某一部位者，均可采取透析治疗，如巴比妥类、甲丙氨酯（眠尔通）、甲喹酮（安眠酮）、副醛、水合氯醛、氯氮革（利眠宁）、海洛因、乙醇、甲醇、阿司匹林、非那西丁、对乙酰氨基酚（扑热息痛）、奎宁、环磷酰胺、异烟肼、砷、汞、铜、氟化物、氨、内毒素、硼酸、四氯化碳、三氯乙烯，以及链霉素、卡那霉素、新霉素、万古霉素、多黏菌素等。透析应争取在8 ~ 12h进行。

4. 下列情况并非透析禁忌证　①呼吸暂停；②难治性低血压；③昏迷；④肺部感染；⑤原有肝、肾、肺疾病或糖尿病。

【相对禁忌证】

无绝对禁忌证，但在下述情况下可加重病情而危及生命。

1. 休克或低血压状况。

2. 有严重出血倾向。

3. 重度贫血（血红蛋白≤60g/L）状态。

4. 心功能不全或严重心律失常不能耐受体外循环。

5. 恶性肿瘤晚期。

6. 脑血管意外。

7. 未控制的严重糖尿病。

8. 精神异常、不能合作者。

【常见并发症】

1. 直接动、静脉穿刺通路易发生穿刺处局部的出血、血肿、剧痛、血管栓塞、远端肢体缺血、动脉瘤或损伤神经等。

2. 失衡综合征，严重时可有意识障碍、癫痫样发作、昏迷，甚至死亡。

3. 低血压，可诱发心律失常、心绞痛等。

4. 低氧血症。

5. 心血管系统不稳定，可加重心律失常、心脏压塞和颅内出血。

6. 体外循环管路、膜器凝血、溶血或空气栓塞等。

7. 全身肝素化后出血倾向加重、失血。

（二）无肝素血液透析

【适应证】

1. 手术或创伤后需立即血液透析。

2.血小板减少伴有出血倾向。

3.急、慢性肾衰竭伴消化道出血、脑出血或其他出血性疾病。

二、血液滤过

血液滤过（hemofiltration，HF）是血液净化技术之一，经过15年的临床实践证实，其在控制顽固性高血压、纠正心功能不全、清除过多液体、治疗期间不良反应和心血管状态稳定性、中分子物质清除等方面均优于血液透析。目前公认血液滤过是治疗肾衰竭的一种完全有效的肾替代疗法。

血液滤过模仿肾单位的滤过重吸收原理设计，将患者的动脉血液引入具有良好的通透性并与肾小球滤过膜面积相当的半透膜滤过器中，当血液通过滤器时，血浆内的水分就被滤出（类似肾小球滤过），以达到清除潴留于血中过多水分和溶质的治疗目的。

血液滤过与血液透析主要区别在于：血液透析依赖半透膜两侧的溶质浓度差所产生的弥散作用进行溶质清除，其清除效能很差。正常人肾小球对不同分子质量的物质如肌酐和菊粉的清除率几乎都一样。血液滤过模仿正常肾小球清除溶质原理，以对流的方式滤过血液中的水分和溶质，其清除率与分子质量大小无关，对肌酐和菊粉的清除率均为100 ~ 120ml/min。故血液滤过在清除中分子物质方面优于血液透析，与正常人肾小球相似。

【适应证】

基本上与血液透析相同，适用于急、慢性肾衰竭，但在下列情况血液滤过优于血液透析。

1.高血容量所致心力衰竭　血液透析时往往会加重心力衰竭，被列为血液透析禁忌证，而血液滤过则可以治疗心力衰竭。因为：①血液滤过能迅速清除过多水分，减轻了心脏的前负荷。②不需使用乙酸盐透析液，因而避免了由此而引起的血管扩张和抑制心肌收缩力。③血液滤过脱水过程中，虽然血容量减少，但外周血管阻力却升高，因此心排血量下降，减轻了心脏负荷。④血液滤过时血浆中溶质浓度变动小，血浆渗透压基本不变，清除大量水分后，血浆蛋白浓度相对升高，有利于周围组织水分进入血管内，从而减轻水肿。

2.顽固性高血压　血液透析治疗的患者顽固性高血压发生率可达50%（高肾素型），而血液滤过治疗时，可降至1%，有的可停用降压药。血压下降原因除有效清除过量水、钠外，可能还有其他因素。有人曾反复测定血浆和滤液中血管紧张素Ⅱ，发现两者的浓度相近，表明血液滤过能清除血浆中的某些加压物质。另一方面血液滤过时，心血管系统及细胞外液容量均比较稳定，明显减少了对肾素-血管紧张素系统的刺激。

3.低血压和严重水、钠潴留　接受血液滤过治疗的患者，其心血管稳定性明显优于血液透析，血液透析治疗期间低血压发生率为25% ~ 50%，但在血液滤过治疗时低血压发生率可降至5%。其原因如下。

（1）血液滤过时能较好地保留钠，在细胞外液中能保持较高水平的钠以维持细胞外液高渗状态，使细胞内液向细胞外转移，即使在总体水明显减少的情况下，仍能保持细胞外液容量稳定。

（2）血液滤过时血容量减少，血浆中去甲基肾上腺素（NA）浓度升高，使周围血管阻力增加，保持了血压稳定，而血液透析时NA则不升高。

（3）血液滤过时低氧血症不如血液透析时严重。

（4）避免了乙酸盐的不良反应。

（5）血液滤过时溶质浓度变动小，血浆渗透压较血液透析稳定。

（6）血液滤过时滤过膜的生物相容性比常用透析膜好，故血液滤过能在短时间内去除体内大量水分，很少发生低血压，尤其对年老心血管功能不稳定的严重患者，血液滤过治疗较为完全。

（7）血液滤过时返回体内血液温度为35℃，由于冷刺激自主神经，使NA分泌增加，而血液透析温度38℃，使周围血管扩张，阻力降低。

4.尿毒症心包炎　持续血液透析患者尿毒症心包炎发病率为20%～25%，原因未明，改做血液滤过后，发现其心包炎治疗时间较血液透析短，可能是血液滤过脱水性能好，清除“中分子”毒性物质较好之故。

5.急性肾衰竭　持续或间歇的血液滤过是治疗急性肾衰竭的有效措施。持续性血液滤过对心血管功能不稳定、多脏器功能衰竭、病情危重的老年患者有独特的优点。

6.肝性脑病　许多学者认为血液滤过对肝性脑病治疗效果比血液透析好，但比血浆置换血液灌流差。

【并发症】

1.置换液污染　由于转置换液输入量大，污染机会多，故有可能发生败血症，有一报道指出，800人次血液滤过中有2例因液体污染发生败血症而死亡。

2.氨基酸与蛋白质丢失　氨基酸平均相对分子质量为140，Streicher测出每次血液滤过治疗平均丢失5～6g氨基酸，蛋白质丢失量各家报道不一，为3～14g，也有的为2～4g。

3.激素丢失　滤液中发现有促胃液素、胰岛素、抑胃泌素、生长激素刺激素B和甲状旁腺素，但对血浆浓度影响不大。可能是血液滤过时可清除激素降解产物，这些降解产物是干扰激素生物活性的物质。

4.血压下降　主要是液体平衡掌握不好，脱水速度过快所致。

三、连续性肾替代治疗

连续性肾替代治疗是近年发展起来的新技术，连续性静脉-静脉血液滤过（CVVH）是其中主要方法之一，其主要优点是：操作简单、易于掌握，对一些心血管功能不稳定、低血压的患者尤其适用。

【适应证】

1.任何原因引起的少尿期体内水潴留而大剂量利尿药治疗无效。

2.需胃肠外营养疗法，而受到补液限制。

3.重症急性肾衰竭伴多脏器衰竭，如急性肾衰竭伴心力衰竭、急性肾衰竭合并脑水肿、创伤后急性肾衰竭、急性肾衰竭伴高分解代谢需用静脉营养。

4.容量负荷的心力衰竭和急性肺水肿。

5.少尿期预防氮质血症和高钾血症。

6.严重电解质紊乱如严重低钠血症、低钾血症、高钠血症而非手术治疗无效。

7.全身性炎症反应综合征。

8.急性呼吸窘迫综合征。

9.急性坏死性胰腺炎。

10.乳酸酸中毒。

11.挤压综合征。

12.肝性脑病。

13.药物和毒物中毒。

【并发症】

1.技术性并发症 ①血管通路不畅；②血流下降和体外循环凝血，主要见于动脉-静脉血管通路的CRRT治疗；③管路连接不良；④气栓形成；⑤液体和电解质平衡障碍；⑥滤器功能丧失。

2.临床并发症 ①出血；②血栓形成；③感染和败血症；④生物相容性和过敏反应；⑤低温；⑥营养丢失。

四、血液灌流

血液灌流（hemoperfusion，HP）是将患者血液引入装有固态吸附剂的灌流器中，以清除某些外源性或内源性毒素、药物及代谢废物等有害物质，并将净化了的血液输回体内的一种治疗方法。目前主要用于抢救药物过量及毒物中毒。

常用的吸附剂有药用炭（活性炭）、树脂等；还有特异性吸附剂，如多黏菌素B对内毒素有很强的吸附力，可用于治疗脓毒症。其他还有高分子的过渡金属络合物、固载氧化β环糊精等。

【适应证】

1.急性药物、毒物中毒 药物、毒物中毒患者经洗胃、输液、利尿和使用拮抗药等措施无效时，可以通过血液净化方法来清除血液中的药物。血液灌流对巴比妥及地西泮类药物中毒的抢救效果最好，为此类药物中毒时的首选。

2.肝性脑病与黄疸型肝炎 血液灌流可以清除血液中的氨、假性神经递质、芳香族氨基酸等导致肝性脑病的毒素，并调节支链氨基酸与芳香族氨基酸的比例，提高脑脊液中的cAMP浓度，因而用于治疗肝性脑病。

3.脓毒症 革兰阴性杆菌败血症治疗棘手，易发展为脓毒症导致多脏器衰竭和高病死率。多个临床研究显示，全身炎症反应综合征或已经发展为脓毒症伴多器官衰竭的患者经多黏菌素B吸附柱血液灌流治疗后，不仅体温下降，循环与呼吸明显好转，存活率也得到提高。

【并发症】

1.过敏。

2.药用炭微粒脱落栓塞。

3.血小板、白细胞减少。

4.血压下降。

5.凝血因子丢失。

五、血浆置换

血浆置换（therapeutic plasma exchange，TPE），是指将患者的血浆和血液细胞分离出来，）弃掉含有致病物质的血浆，同时补充同等置换量的置换液，或将分离出来的血浆再通过二级滤器或吸附器除去血浆中有害物质，以达到治疗疾病的目的。

【适应证】

1.常规治疗，可以接受但并非强制性

（1）吉兰-巴雷综合征。

（2）重症肌无力。

（3）慢性感染性脱髓鞘多神经病变。

（4）副蛋白相关的多神经病变。

（5）高黏滞综合征。

（6）冷球蛋白血症。

（7）血栓性血小板减少性紫癜/溶血性尿毒症综合征（TTP/HUS）。

（8）输血后紫癜。

（9）高胆固醇血症。

（10）Goodpasture综合征。

2.有证据支持有效，但应首选传统治疗

（1）多发性硬化。

（2）Eaton-Lambert综合征。

（3）普通天疱疮。

（4）大疱性类天疱疮。

（5）系统性红斑狼疮。

（6）急进性肾小球肾炎。

（7）类风湿关节炎和类风湿血管炎。

（8）Raynaud疾病。

（9）多发性骨髓瘤引起的肾衰竭。

（10）IgA肾病和Hench-Schonlein紫癜。

（11）肾移植排异。

（12）一些毒物中毒，如蘑菇及对硫磷（1605）中毒等。

3.下列情况目前不适合应用TPE治疗

（1）血友病：Ⅷ因子抑制药的清除。

（2）慢性肝衰竭。

（3）Graves病和甲状腺危象。

（4）特发性血小板减少性紫癜。

（5）硬皮病、烧伤性休克。

4.下列情况应用TPE无效　①银屑病；②多发性肌炎和皮肌炎；③肌萎缩侧索硬化。

【并发症】

1.枸橼酸盐中毒　常见。口周和四肢感觉异常、恶心、呕吐等，重者可能增加心律失常发生的风险。

2.血液系统异常　一过性血小板、纤维蛋白原减少，凝血酶、凝血酶原时间延长，大多数4h后恢复正常；如果反复多次用人血白蛋白作为置换液，可引起凝血机制异常，往往需要24 ~ 48h才能恢复正常。

3.过敏反应　因新鲜血浆中含有各种异体蛋白而引起过敏反应，在治疗前可给予少量激素及抗组胺药。

4.心血管并发症　置换血浆量与置换液量不相匹配，血容量减少而引起低血压；置换液人血白蛋白浓度低于4%，胶体渗透压降低导致低血压。

5.低钾血症　人血白蛋白几乎不含钾离子，置换血浆速度较快时，可使血清钾下降25%。应用含钾离子4mmol/L的人血白蛋白置换液，可防止低钾血症。

6.感染　包括两个方面，一是应用人血白蛋白置换液，引起免疫球蛋白减低而致感染，另一方面是应用新鲜血浆作为置换液而导致的病毒感染，前者可给予免疫球蛋白治疗。

六、免疫吸附

免疫吸附（immunoadsorption，IA）是近十几年来在血浆置换的基础上发展起来的一种新的血液净化方法。所谓免疫吸附是指联结抗原（或抗体）基质从溶液中吸附并去除同种对应的抗体（或抗原）的方法。

免疫吸附剂（immunoadsorbent）是用于吸附特异性抗原（或抗体）的一种载有抗体（或抗原）的不溶性制剂。免疫吸附剂的种类很多，根据吸附剂与被吸附物之间的作用原理，将吸附剂分为生物亲和吸附剂和物理化学亲和吸附剂两大类，前者特异性高，但其制备、灭菌及储存要求高；后者特异性差，但制备方便，活性稳定。

【适应证】

1.肾（或其他器官）移植

（1）移植前：对高敏免疫状态的患者，应用免疫吸附迅速清除抗HLA抗体，降低群体反应性抗体（PRA），使交叉配型转阴，可减轻急性排异反应，提高肾存活率。

（2）移植后：当移植物功能恶化，活检发现急性血管型排异，可用IA联合抗排异药物强化治疗，可使排异反应逆转。如果肾衰竭的原发病是自身免疫病，IA可防止原发病的复发。

2.肾疾病

（1）新月体性肾炎：如肺出血－肾炎综合征、韦格纳肉芽肿、ANCA相关性小血管炎性肾损害、狼疮性肾炎、结节性多动脉炎等，通过IA清除自身抗体（抗肾小球基底膜抗体，抗核抗体等）及免疫复合物，使临床症状、肾功能和组织学均有改善。

（2）特发性肾病综合征：吸附血浆中的蛋白尿因子，可降低蛋白尿，对移植后复发肾病综合征患者有效。

（3）癌症并发溶血性尿毒症综合征。

3.血液病

（1）血友病：通过清除抗凝血因子Ⅷ或Ⅸ的抑制物（抗体），可以控制急性出血或用于手术前准备。

（2）免疫性血小板减少性紫癜。

（3）免疫性溶血性贫血：清除抗红细胞抗体。

（4）伴有白细胞抗体的白细胞减少症。

（5）伴有免疫复合物的过敏性紫癜。

（6）Rh血型不合。

4.神经系统

（1）重症肌无力：患者血清中有抗乙酰胆碱受体抗体，干扰神经-肌肉传递，导致肌无力，IA能清除该抗体，迅速改善肌无力症状。

（2）吉兰-巴雷综合征：患者存在抗周围神经组织的自身抗体，通过IA清除抗体，可使病情迅速恢复。

5.免疫系统疾病　系统性红斑狼疮、类风湿关节炎（清除类风湿因子和免疫复合物）、皮肌炎、结节性多动脉炎等。

6.内分泌、代谢性疾病　耐胰岛素性糖尿病：清除抗胰岛素抗体或抗胰岛素受体抗体。

附：LDL免疫吸附

【适应证】

1.家族性高胆固醇血症。

2.使用药物、体育锻炼、饮食控制等方法不能控制的高脂血症。

3.冠心病：可以预防和降低冠心病及心肌梗死的发病率，减轻冠心病的临床症状，减慢冠心病的进展。

4.动脉硬化所致的多种疾病，如脑动脉硬化、颈动脉硬化、周围动脉粥样硬化性闭塞性疾病、视网膜血管动脉硬化性闭塞及心脏移植后预防冠心病复发等。

【禁忌证】

下列情况为免疫吸附的禁忌证。

1.严重失代偿的心力衰竭。

2.对蛋白质曾有过敏反应。

3.3.5岁以下儿童。

4.体重＜20kg。

5.不稳定型心绞痛。

【相对禁忌证】

下列情况为免疫吸附的相对禁忌证。

1.心绞痛。

2.60岁以上患者。

3.体重超重比较严重。

4.血液循环不稳定，有出血倾向或难以寻找血管通路的患者。

参考文献

付芳婷,2011.血浆置换理论与实践.北京:人民军医出版社:3–20.

美国NKF–K/DOQI工作组,2003.慢性肾脏病及透析的临床实践指南.王海燕,王梅,译.北京:人民卫生出版社:7–68,347–380.

王海燕,2010.肾脏病临床概览.北京:北京大学医学出版社:481–552.

王质刚,2003.血液净化学.北京:北京科学技术出版社:244–265.

叶志斌,廖履坦,2005.急性肾功能衰竭//陈灏珠.实用内科学.12版.北京:人民卫生出版社:2061–2077.

第4章 血液净化技术及其护理

第一节 血液透析

血液透析（HD）治疗是指血液经过半透膜，利用弥散、对流等原理清除血液中的有害物质与过多水分的方法，是最常用的肾替代治疗方法之一。血液透析技术是其他血液净化技术的基础，目前为止的任何血液净化技术都是在此基础之上发展起来的（图4–1）。

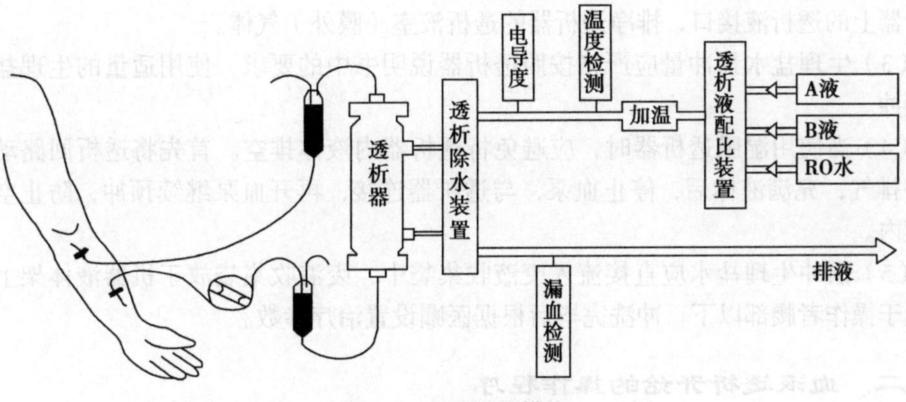

图4–1 血液透析模式

血液透析技术操作流程：物品准备→开机自检→安装管路及透析器→密闭式管路预冲→建立体外循环→血液透析→密闭式回血。

一、透析器与管路安装、预冲

（一）目的及意义

正确安装透析管路及透析器，将生理盐水注入透析管路及透析器，排尽透析管路及透析器内的空气、消毒液，为透析治疗做好前期准备。

（二）操作步骤

1.准备工作

（1）物品：①血液透析器、血液透析管路；②生理盐水。

（2）核对：①治疗前应核对A、B浓缩透析液的浓度、有效期；②检查A、B透析液连接。

2.开机自检　打开机器电源总开关，不同透析机器按照要求进行机器自检。

3. 血液透析器和血液透析管路的安装原则　安装血液透析管路顺序按照体外循环的血流方向依次进行，连接透析器时按操作顺序逐一打开，一个小帽连接一个接头，以避免接头暴露时间过长，注意无菌操作。

（1）检查血液透析器、血液透析管路、生理盐水袋有无破损、漏气，外包装是否完好，查看有效日期。

（2）按照无菌原则操作，注意血液透析管路与透析器要连接紧密，夹闭血液透析管路上应关闭的夹子。

（3）将生理盐水、废液收集袋挂于输液架上。将生理盐水与动脉管路连接，废液收集袋与静脉管路连接。

4. 预冲原则　采用密闭式预冲。先预冲膜内，血流速度100ml/min，排净透析器膜内气体后，将血流速度调至200 ~ 300ml/min，膜内预冲完成后连接旁路再预冲膜外。

（1）启动透析机血泵80 ~ 100ml/min，生理盐水先排净透析管路和透析器血室（膜内）气体。生理盐水流向为动脉端→透析器→静脉端。

（2）待生理盐水到达静脉端时，将泵速调至200 ~ 300ml/min，连接透析液接头与透析器上的透析液接口，排净透析器的透析液室（膜外）气体。

（3）生理盐水预冲量应严格按照透析器说明书中的要求，使用适量的生理盐水进行预冲。

（4）当使用湿膜透析器时，应避免将透析器内液体排空。首先将透析回路动脉端管路排气，充满液体后，停止血泵，与透析器连接，再开血泵继续预冲，防止空气进入膜内。

（5）预冲生理盐水应直接流入废液收集袋中，废液收集袋放于机器液体架上，不得低于操作者腰部以下。冲洗完毕后根据医嘱设置治疗参数。

二、血液透析开始的操作程序

（一）目的及意义

血液透析可部分替代肾功能，清除代谢废物，调节水、电解质和酸碱平衡。

（二）操作步骤

操作前应询问患者是否需要如厕，是否测量过体重、血压，是否取得了医师的治疗方案。

1. 操作流程　查对姓名、床号→血管通路准备→设置血泵流量50 ~ 100ml/min→连接动脉端→打开血泵→连接静脉端→开始透析治疗→测量生命体征→记录参数。

2. 物品准备　碘伏和棉签等消毒物品、穿刺针、无菌治疗巾、止血带、一次性手套、注射器、医用胶布、无菌透明敷料、透析液、抗凝血药物等。

3. 血管通路准备

（1）动静脉内瘘穿刺：①检查血管通路；有无红肿、渗血、硬结，并摸清血管走向和搏动。②将治疗巾铺于患者预穿刺肢体下面，选择穿刺点后，用碘伏螺旋形消毒穿刺部位2遍，消毒范围直径应为10cm。③根据血管的粗细和血流量要求等选择穿刺针。④采用阶梯式、纽扣式等方法，成25° 左右穿刺，先穿刺静脉（顺血流方向），再穿刺动脉（逆血流方向或顺血流方向），妥善固定。⑤将透析动脉管路接口与动脉穿刺针连接，开启血泵100ml/min。当血液沿透析动脉管路流至肝素注入管口时，根据医嘱推注首剂量肝素。在血液缓慢流动的过程中将管路及透析器中的生理盐水排出，待血液流入透析管路静脉空气捕捉室（静脉小壶）时，停止血泵，将透析静脉管路接口与静脉穿刺针连接（图4–2）。

（2）中心静脉留置导管连接：①打开静脉导管外层敷料，患者头偏向对侧。②将无菌治疗巾垫于静脉导管下。③取下静脉导管内侧敷料，将导管放于无菌治疗巾上。④戴无菌手套分别消毒导管和导管夹子。⑤先检查导管夹子处于夹闭状态，再取下导管肝素帽。⑥分别消毒导管接头。⑦用注射器回抽导管内封管肝素，推注在纱布上检查是否有凝血块，回抽量为动、静脉管各2ml左右（图4–3）。如果导管回抽血流不畅，认真查找原因，妥善处理，严禁使用注射器向导管腔内用力推注生理盐水，防止血栓的注入。⑧以下步骤同动静脉内瘘穿刺的步骤⑤。

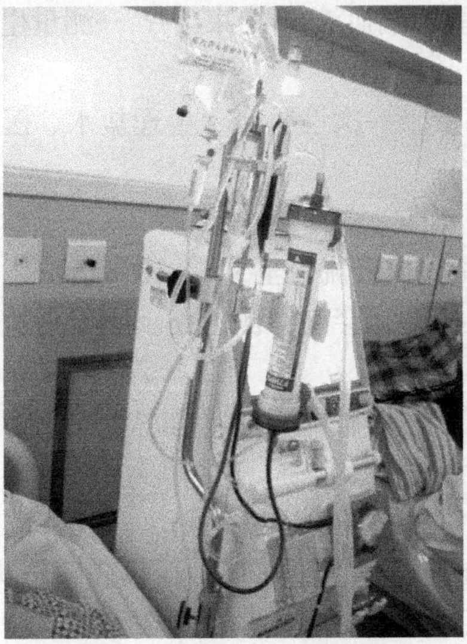

图4–2 透析治疗的接血过程

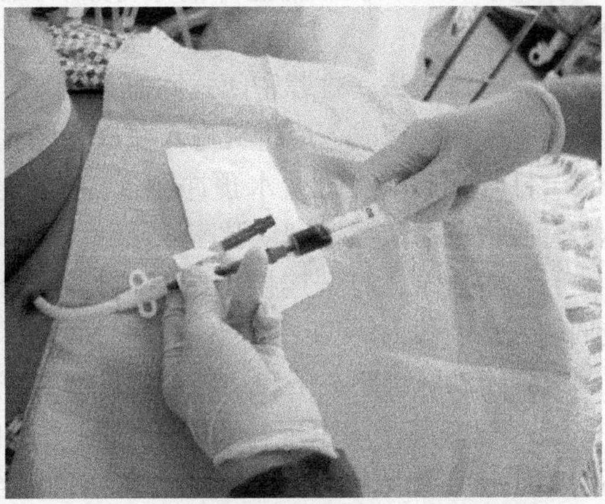

图4–3 用注射器回抽导管内封闭的肝素

4. 血液透析中的监测

（1）体外循环建立后，测量血压、脉搏，询问患者的自我感觉，记录在血流透析记录单上。

（2）操作自查：①按照体外循环管路血液流向的顺序，依次查对体外循环管路系统各连接处和管路开口处，未使用的管路开口应处于加帽密封和管夹关闭的双重保险状态。②根据医嘱查对机器治疗参数。③观察穿刺部位有无渗血、血肿，询问患者有无疼痛，穿刺针及血液回路是否固定良好。④根据医嘱对抗凝药物使用量及方法进行核对。

（3）双人查对：自我查对后，与另1名护士同时再次查对上述内容，并在治疗记录单上签字。

（4）血液透析治疗过程中，每小时询问1次患者自我感觉，测量血压、脉搏。观察穿刺部位有无渗血，穿刺针有无脱出移位，并准确及时记录。

（5）如果患者血压、脉搏等生命体征出现明显变化，应及时通报医师，随时监测并及时记录，必要时给予心电监护。

5.注意事项

（1）连接患者前要确保透析管路内无气泡，管路无扭曲。

（2）透析管路动脉、静脉小壶处夹好夹子，盖好保护帽。

三、血液透析结束的操作程序

（一）目的及意义

将患者透析器及透析管路内血液回输患者体内，结束透析治疗。妥善处理血管通路，及时止血。

（二）操作步骤

1.操作流程　机器提示治疗结束→按确认键→设置血泵流量50 ~ 100ml/min→回输动脉端血液→夹闭动脉端→打开血泵→回输静脉端血液→结束治疗→测量生命体征→妥善处理血管通路。

2.物品准备　碘伏和棉签等消毒物品、压脉带、一次性手套、生理盐水、医用胶布等。

3.基本回血方法　推荐密闭式回血下机。

（1）确认治疗完成，透析机进入回血程序。调整血液流量至50 ~ 100ml/min。

（2）打开动脉端生理盐水预冲侧管，关闭连接动脉穿刺针侧管路。用生理盐水将动脉侧管路内的血液回输到动脉壶。

（3）关闭血泵，打开连接动脉穿刺针侧动脉管路，靠重力将残留在动脉侧管路的血液回输入患者体内。

（4）夹闭动脉管路夹子和动脉穿刺针处夹子。

（5）打开血泵，用生理盐水全程回血。回血过程中，使用双手轻轻搓转透析器，但不得用手挤压静脉端管路。当生理盐水回输至静脉壶，安全夹自动关闭后，停止回血。禁止将管路从安全夹中强制取出，防止发生凝血块入血或空气栓塞。

（6）夹闭静脉管路夹子和静脉穿刺针处夹子。先拔出动脉内瘘穿刺针，再拔出静脉内瘘针，用压脉带或胶布加压包扎穿刺部位15 ~ 20min，检查动、静脉穿刺针部位无出血或渗血后放松包扎。

（7）整理用物，清洁、消毒机器。

4.人工血管内瘘或直接动脉穿刺的回血方法

（1）消毒用于回血的生理盐水瓶口。

（2）准备无菌大针头，放置在机器顶部。

（3）调整血流流量至50 ~ 100ml/min。

（4）关闭血泵。

（5）夹闭动脉穿刺针夹子。

（6）拧下穿刺针，将动脉管路与无菌大针头连接，插入生理盐水袋中。

（7）同基本回血方法的（5）～（7）。

5.注意事项

（1）全程生理盐水回血。

（2）回血过程中，禁止将透析管路从安全夹中强制取出。

四、血液透析抗凝血药物的配制

（一）肝素

肝素是一种阴离子硫酸黏多糖，广泛存在于哺乳动物的肠、肺、肌肉等组织中。其相对分子质量为6000～25 000，单独存在时无抗凝作用，与血液中的抗凝血酶结合后，通过抑制凝血酶作用达到抗凝效果。正常人血液中肝素的半衰期为60～90min，透析患者的半衰期平均为30～120min。静脉注射肝素3min后抗凝作用出现，5～10min达到作用峰值。停止使用肝素3～4h后，凝血功能恢复正常。

1.配制方法　临床上常用肝素钠为2ml的溶液装，每支含肝素12 500U。在临床使用中可作为每支100mg计算配制。

应用20ml注射器，抽吸生理盐水18ml，再抽吸肝素钠注射液1支，充分混匀，每毫升含肝素钠5mg（1ml=625U）。

2.使用方法

（1）持续给药法：透析机都具有持续推注抗凝血药的注射泵，因而保证了透析中肝素持续给药的效果，且操作简单，是现在肝素透析抗凝应用最广泛的方法。

①首次肝素量：首次肝素使用量一般为15～25mg，应于血液透析开始前5～15min，从静脉注入。

②维持肝素量：血液透析过程中用肝素泵以5～10mg/h的速度持续输注，维持肝素的抗凝效果。

③停用肝素：根据情况在透析结束前30～60min停止使用肝素。

（2）间歇给药法：本法在透析开始时未给予首次肝素量，透析开始时根据凝血的控制情况追加肝素。

（二）低分子肝素

低分子肝素是标准肝素降解分离后的产物，相对分子质量为4000～6000。抗凝效果通过抑制凝血酶，保存抗Xa因子的抗凝作用实现。较适用于中、高危出血倾向的患者。低分子肝素的半衰期约为肝素的2倍。临床常用的低分子肝素包括低分子肝素钙（速碧林）、达肝素钠注射液（法安明）、依诺肝素钠注射液（克赛）、低分子肝素钠注射液（吉派林）。一般一次性注入3000～5000U，可维持4h透析不凝血。鉴于不同的低分子肝素不可互相替代，在临床使用中据病情选择。

1.低分子肝素钙　是由普通肝素解聚而成的一种糖胺聚糖，相对分子质量为4300。具有快速而持续的抗血栓作用，能预防血液净化治疗期间血凝块形成。没有出血危险的患者，一般根据体重于每次血液透析开始时从静脉端注入起始量。体重低于50kg者起始剂量为0.3ml，体重介于50～69kg者起始量为0.6ml。有出血危险的患者可以据病情使用推荐起始剂量的50%。当血液透析时间超过4h时，可酌情适当追加。

2.依诺肝素钠注射液　在血液透析中，推荐剂量为1mg/kg，透析开始后从静脉端推入。体外循环出现早期凝血表现，可按0.5 ~ 1mg/kg追加使用1次。

3.达肝素钠注射液　相对分子质量为5000。血液透析时间不超过4h，可一次性快速静脉注射4000 ~ 5000U。达肝素钠注射液的常用剂量是每0.2ml注射液含达肝素钠注射液5000U。

4.低分子肝素钠注射液　血液透析使用低分子肝素钠注射液能预防血凝块的形成。血液透析开始后，将低分子肝素钠注射液5000U从静脉端全部推入。

（三）体外肝素化的应用

体外肝素化指体外血液循环的局部肝素抗凝。

1.透析开始的同时由血管通路用肝素泵持续注入肝素，维持体外抗凝。

2.静脉端用注射泵持续注入鱼精蛋白中和肝素。

3.按比例使用肝素与鱼精蛋白。使用的肝素（mg）与鱼精蛋白（mg）的比例常为1 ∶ 1。

4.反复测定血管通路动脉端与静脉端的凝血时间，根据结果调整剂量。

（四）停止给药的时机

肝素的半衰期为0.5 ~ 2h，平均50min，有时在透析结束前一段时间提前结束使用肝素，在保证体外循环不凝血的前提下，可减少透析后肝素对凝血功能的影响，减少透析后穿刺点出血。一般可提前15 ~ 60min结束使用肝素。

第二节　血液滤过

血液滤过（HF）是模仿正常人肾小球滤过和肾小管重吸收原理，用稀释血液的方法，向患者体内注入血液滤过补液，再以对流方式清除体内多余的水分和毒素。与血液透析相比，具有血流动力学影响小、中分子物质清除率高等优点。

（一）治疗方式

血液滤过治疗方式有前稀释置换法（置换液在血滤器之前输入）、后稀释置换法（置换液在血滤器之后输入）和混合稀释法（置换液在血滤器前及后输入）。

1.前稀释置换法　优点是血流阻力小，滤过率稳定，残余血量少，血液在进入滤器前已被稀释，不易形成滤过膜上的蛋白覆盖层。缺点是清除率低，需要的置换液量大。建议前稀释置换法治疗的置换液量不低于40L。

2.后稀释置换法　优点是置换液用量少，清除率高。缺点是在血液流入滤器时水分大量被超滤，因血液浓缩会在滤过膜上形成覆盖物导致滤器凝血的可能性增加。因此，高凝患者不宜选用此方式。

（二）操作流程

物品准备→开机自检→安装血液滤过管路及血滤器→密闭式管路预冲→建立体外循环→治疗→密闭式回血下机。

（三）操作步骤

1.物品准备：血液滤过器、血液滤过管路、安全导管（补液管路）、碘伏和棉签等消毒物品、穿刺针、无菌治疗巾、止血带、一次性手套、注射器、医用胶布、无菌透明敷料、生理盐水、透析液等。

2. 检查透析机电路连接，开机自检。

3. 检查血液滤过器及血液滤过管路，按血液循环的血流方向依次安装，安全导管按照置换液流向顺序安装。

4. 密闭式预冲

（1）静脉端向上安装血液滤过器，滤出液口放置在滤器上方。

（2）启动血泵 80 ~ 100ml/min，生理盐水冲洗方向为动脉端 →透析器 →静脉端，不得逆向冲洗。

（3）机器在线预冲：通过置换液连接管应用机器在线产生的置换液按照体外循环血流方向密闭冲洗。

（4）建立体外循环，同血液透析，合理设置参数，开始治疗。

（5）密闭式回血下机：参见本章第一节。

（四）抗凝药的使用

参见本章第一节血液透析。

第三节　血液透析滤过

血液透析滤过（HDF）是血液透析和血液滤过的结合，具有两种模式的优点，通过弥散和对流清除溶质。理论上讲，在单位时间内比单独的血液透析或血液滤过能清除更多的中、小分子物质。由于血液透析技术的发展，现在向患者体内输入的滤过补液是用内毒素过滤器从透析液中分离出来的，称为在线血液透析滤过，使治疗更易于操作，减少了感染的危险。

（一）治疗方法

治疗方法包括前稀释置换法（置换液在血滤器之前输入）、后稀释置换法（置换液在血滤器之后输入）和混合性稀释法（置换液在血滤器前及后输入）。

1. 常需要较高的血流量（建议 > 250ml/min）及透析液流量（500 ~ 800ml/min），以更好地清除溶质。

2. 置换液用量：前稀释置换法为50L左右，后稀释置换法为20L左右。需注意，置换量的设置需根据血流量及跨膜压进行调整。

（二）操作流程

物品准备 →开机自检 →安装血液透析滤过管路及血液透析滤过器 →密闭式管路预冲 →建立体外循环 →治疗 →密闭式回血下机。

（三）操作步骤

1. 物品准备：血液透析滤过器、血液透析滤过管路、安全导管（补液装置）、碘伏和棉签等消毒物品、穿刺针、无菌治疗巾、止血带、一次性手套、注射器、医用胶布、无菌透明敷料、生理盐水、透析液等。

2. 检查透析机电路连接，开机自检。

3. 检查血液透析滤过器及血液透析滤过管路，按血液循环的血流方向依次安装，安全导管按照置换液流向顺序安装。

4.密闭式预冲

（1）启动血泵80～100ml/min，生理盐水冲洗方向为动脉端→透析器→静脉端，不得逆向冲洗，排净管路及滤器膜内气体。

（2）将血泵速度调至200～300ml/min，将透析液接头与血液透析滤过器旁路连接，排净透析器膜外气体。

（3）机器在线预冲：通过置换液连接管应用机器在线产生的置换液按照体外循环血流方向密闭冲洗。

5.建立体外循环：同血液透析，合理设置参数，开始治疗（图4–4）。

6.密闭式回血下机：参见本章第一节血液透析回血操作。

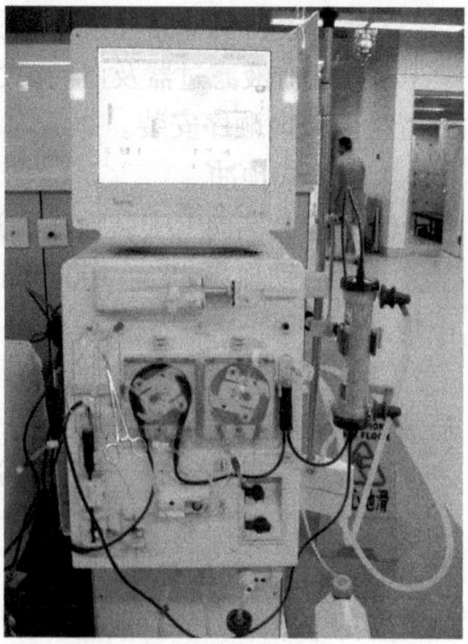

图4–4 血液透析滤过

（四）抗凝药物使用

参见本章第一节血液透析。

第四节 连续性血液净化

连续性血液净化（CRRT）是指一组体外血液净化的治疗技术，是所有连续、缓慢清除水和溶质质量方式的总称。以对流的原理清除体内中大分子及小分子物质，水和电解质。根据原发病治疗的需要补充一部分置换液，通过超滤可降低血中溶质的浓度，以调整机体容量平衡。它可清除各种代谢产物、毒物、药物和身体内产生的各种致病性生物分子。

（一）目的及意义

1.及时清除多余的容量及溶质，替代肾脏丧失的部分功能，保持血流动力学状态稳定。

2.纠正电解质紊乱和维持酸碱平衡。

3.控制血浆氮质浓度平稳。

4.不断清除炎性介质。

（二）操作规程

1.治疗前准备

（1）准备生理盐水、肝素、置换液、注射器、无菌纱布等用物。

（2）操作者按要求着装，洗手、戴口罩，将机器推至病床旁。

（3）连接机器电源，打开电源开关，根据机器显示屏的提示步骤进行安装及预冲。

（4）待机器自检通过，按不同CRRT机器型号进行相应配套安装及预冲工作。

2.治疗开始

（1）设置参数：血流量、置换液流量、透析液流量、超滤速度、抗凝血药等。

（2）准备血管通路：有动静脉内瘘的直接穿刺；留置导管的需消毒导管口2遍，并抽吸出导管内的封管溶液并予以无菌纱布包裹。

（3）将血液管路动脉端与患者动脉端连接，按血泵开关，设置为100ml/min，待放出适量预冲液后停止血泵，连接患者静脉端，治疗开始。若无须放出血液管路预冲液，则在连接血液管路与导管时，将动脉端及静脉端一同接好，即治疗开始。

（4）逐步调整各项参数，检查机器是否正常运转及各监测系统是否处于监测状态。

（5）密切观察生命体征，认真记录，整理用物。

3.治疗结束

（1）治疗即将结束前，准备生理盐水、无菌纱布、封管液等用物。

（2）治疗结束，按密闭式回血下机，血流量100ml/min。

（3）为动静脉内瘘穿刺的患者拔除穿刺针，留置导管患者根据管腔容量封管，妥善固定。

（4）按机器提示步骤，卸载血滤器及血液管路，关闭电源，擦拭机器，妥善摆放。

4.以 CRRT Aquarius 机器举例　各种血液净化治疗机器主要结构大致相同，但因生产厂家的不同，存在各自的优势，在操作中存在细节的不同。我们应当掌握每类机器的特点，严格按照机器操作手册进行操作，避免不良事件发生。

（1）开启机器：机器自动进行自检，为4～5min。自检结束后选择治疗模式的界面（select therapy），治疗模式有SCUF、CVVH、CVVHD、CVVHDF、HEMOPERFUSION、TPE。选择相应的治疗模式后按next。

（2）管路安装：界面提示安装管路和液体袋子（insert casette system and bags）。管路按相应颜色安装到位，连接压力传感器，动脉端的空袋子。接着按next。

（3）装入滤器：界面提示安装滤器并连接管路（insert filter connect lines）。按机器提示画面上的管路连接方法连接管路与滤器。将盐水和置换液连接好并把废液袋连好。连接完按next。

（4）连接肝素：根据医嘱的肝素类型选择。如为低分子肝素，则选择 no anticoagulant。

（5）开始预冲：界面有go to priming和 previors两个选项，选择开始预冲。机器自动预冲大约需要12min。

（6）预冲结束：提示 priming completed选项有 next或reprime，若还需预冲请按reprime，根据需预冲的泵再选择并确认（第1袋为肝素生理盐水，第2袋再换上生理盐水行预冲，一般选择血泵即可）。

（7）压力及静脉夹检测：按 next前用粗针头将动脉端连接在静脉端盐水袋子上，即静脉、动脉均连接在盐水袋上，然后按 yes。进行自检，时间为5～6s。

（8）设定参数：自检通过后页面提示start connection。选择go to programming，设定参数（每小时超滤率，总超滤量，前置换或后置换液流量）。

（9）治疗：开始连接患者，按go to connection，然后连接患者。接着界面会提示：是否确定连接患者。按 yes。界面显示start blood pump go to programming go to connection，选择开启血泵，接着界面提示 next和go to programming，选择 next，接着选择start treatment开始治疗，按医嘱调整合适的血流量。

（10）治疗结束：从治疗界面中选择 options，然后从中找到结束治疗选项（end

treatment)，接着按 yes。然后开血泵回血。

(11)关机：回血结束后，按 next选项，选择 off aquarius，接着选择 yes。

(三)抗凝方法

常用抗凝方法包括普通肝素抗凝法与低分子肝素抗凝法。随着连续性血液净化治疗适应证的拓宽及病情的多变，许多危重患者面临治疗中的出血风险。与常规血液透析治疗相比，低分子肝素抗凝法使用更为广泛。对严重出血或凝血功能不良的患者，可行无肝素治疗。

(四)护理

1.做好心理护理　大多接受连续性血液净化治疗的患者为危重患者，发病急，病情重，患者及其家属均会有急躁情绪，要与其建立良好的沟通关系。

2.熟练掌握血液净化技术　护士熟练掌握所在科室连续性血液净化机器的操作流程及故障处理，及时消除各种原因引起的报警，保证机器的正常运转。在治疗中能对血滤器及血液管路的凝血状况给予正确评估非常重要。

3.专人护理　治疗有专人床旁护理，做好“三查七对”工作。

4.严密观察　监测血压、心率、呼吸、体温、血氧饱和度、中心静脉压。密切观察病情，有异常应及时通知医生，并规范表格书写，及时记录。

5.做好基础护理　由于患者病情危重、治疗时间长、活动受限、卧床、水肿和循环障碍、生活不能自理，皮肤抵抗力和愈合力减低，容易受损伤，所以应做好口腔、皮肤等基础护理，保持衣服、被褥干燥柔软，床单整洁。动作应轻柔、仔细，防止各种管路的脱落、扭曲。

6.血管通路的护理　治疗过程中，应确保血管通路畅通，防止管路受压、扭曲，妥善固定血液管路。对于神志不清的患者，可适当给予约束。对于穿刺建立血管通路的患者，严密观察患者穿刺部位有无渗血，发现问题及时处理。

7.特殊情况　无抗凝血药治疗者，应避免由动脉端输入液体及血液制品，以免血液黏稠加重凝血的发生。护士应加强责任心，床旁看护，遵医嘱定时冲注生理盐水，防止血滤器及透析管路凝血。

第五节　血液灌流

血液灌流(HP)是将患者的血液引入体外循环系统，通过灌流器吸附非特异性毒物、药物、代谢废物，以清除这些物质的血液净化治疗方法。

(一)目的及意义

通过吸附的方法清除内源性及外源性毒性物质。

(二)操作步骤

1.物品准备　动力装置、血液灌流器、血液透析管路、生理盐水、碘伏和棉签等消毒物品、无菌透明敷料、16G穿刺针、压脉带、一次性手套、注射器、肝素、医用胶布等。

2.准备程序

(1)备齐用物至机器旁。

（2）严格查对，检查血液灌流器型号、有效期、产品外包装有无破损，密封是否完好。

（3）将血液灌流器静脉端朝上，动脉端朝下固定于支架上，灌流器端口小帽用专用扳手逆时针拧开，血液透析管路动脉端与生理盐水连接并充满生理盐水后连接于灌流器的动脉端口，再将血液透析管路静脉端连接于灌流器静脉端。

（4）启动血泵，血流速度100 ~ 150ml/min进行预冲。预冲即将结束前，采用肝素生理盐水充满灌流器与整个体外透析管路（不同灌流器的操作不同，请注意参照说明书）。目前多采用血液灌流与血液透析治疗并联的方法，既清除毒物又能维持机体内环境的稳定。因此，透析器应加在灌流器下端（图4–5）。

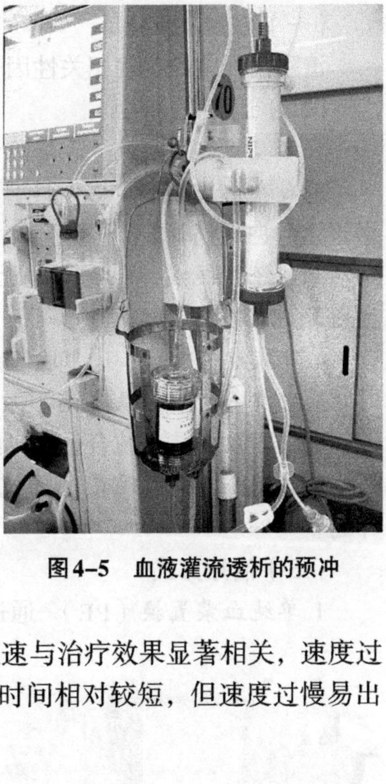

图4–5 血液灌流透析的预冲

（5）设置参数，准备上机治疗。如果患者呈休克或低血容量状态，可于灌流治疗开始前进行体外预冲，预冲液可采用生理盐水、羧甲淀粉（代血浆）、新鲜血浆或5%人血白蛋白，从而降低体外循环对患者血压的影响。

3. *开始治疗程序*

（1）备齐用物至患者床旁，核对患者及各项参数，检查管路预冲情况。

（2）血管通路准备同血液透析治疗。

（3）建立血管通路，遵医嘱从静脉给予首剂肝素，血管通路与动脉端连接，启动血泵50 ~ 100ml/min，当血液流至静脉壶时，关闭血泵，将血管通路与静脉端连接。

（4）体外循环血流量的调整，一般以100 ~ 200ml/min为宜。研究表明，体外循环中血流流速与治疗效果显著相关，速度过快所需治疗时间相对较长，而速度较慢则需要治疗的时间相对较短，但速度过慢易出现凝血。

（5）监测机器各项压力指标，做好记录。

4. *治疗结束程序* 同血液透析密闭式回血下机。

（三）抗凝治疗

1. *普通肝素* 一般首剂量0.5 ~ 1.0mg/kg，追加剂量10 ~ 20mg/h，间歇性静脉注射或持续性静脉输注（常用）；一般结束前30min停止追加。

在治疗实施前给予50mg/L的肝素生理盐水预冲，再用生理盐水500ml冲洗，有助于增强抗凝效果。肝素剂量应根据患者的凝血状态个体化调整。

2. *低分子肝素* 一般选择60 ~ 80U/kg，推荐在治疗前20 ~ 30min静脉注射，无须追加剂量。同样肝素生理盐水预冲有助于增强抗凝效果。

（四）治疗时间与次数

灌流器中吸附材料的吸附能力与饱和速度决定了每次灌流治疗的时间。常用药用炭吸附剂对大多数溶质的吸附在2 ~ 3h达到饱和，因此一次灌流治疗时间不宜超过3h。

对于部分脂溶性较高的药物或毒物而言，在一次治疗结束后很可能会有脂肪组织中相关物质释放入血的情况，可根据不同物质的特性间隔一定时间后再次进行灌流治疗。

第六节　血浆置换

血浆置换（TPE）是通过血液净化技术清除血浆中如自身抗体、免疫复合物、毒物等大分子物质，以治疗多种疾病的方法。由于血浆置换存在不同的治疗模式，并且不同设备的操作程序也有所不同，应根据不同的治疗方法，按照机器及所用的管路，血浆分离器或血浆成分分离器等耗材的相关说明书进行操作。

（一）目的及意义

清除循环中的疾病相关性因子，从置换液中补充机体所需物质。

（二）适应证

1.风湿免疫性疾病　系统性红斑狼疮、类风湿关节炎、系统性硬化症等。

2.血液系统疾病　多发性骨髓瘤、冷球蛋白血症、巨球蛋白血症、溶血性尿毒症、淋巴瘤、白血病等。

3.神经系统疾病　重症肌无力、急性炎症性脱髓鞘性多发性神经病、慢性炎症性脱髓鞘性多发性神经病等。

4.肾疾病　抗肾小球基底膜病、急进性肾小球肾炎、系统性小血管炎等。

5.自身免疫性皮肤疾病　大疱性皮肤病、天疱疮等。

6.代谢性疾病　纯合子或半纯合子家族性高胆固醇血症。

7.其他　器官移植前去除抗体、移植后排异反应、药物过量与蛋白质结合的物质中毒。

（三）治疗方式

1.单纯血浆置换（PE）　通过血液净化技术分离并丢弃体内含有高浓度致病因子的血浆，同时补充同等体积的新鲜冷冻血浆。

2.双重血浆置换（DFPP）　先应用血浆分离器将血细胞和血浆分离，再将分离出的血浆引入膜孔径较小的血浆成分分离器，除去血浆中致病因子，以白蛋白为主的有用物质回输体内。

3.血浆免疫吸附（IA）　应用血浆分离器分离出血细胞和血浆，血液有形成分回输患者体内，使血浆进入吸附器，吸附目标特定物质（图4-6）。血浆成分吸附器有抗原抗体复合物吸附器、低密度脂蛋白（LDL）吸附器、胆红素吸附器等，将净化后的血浆回输患者体内。

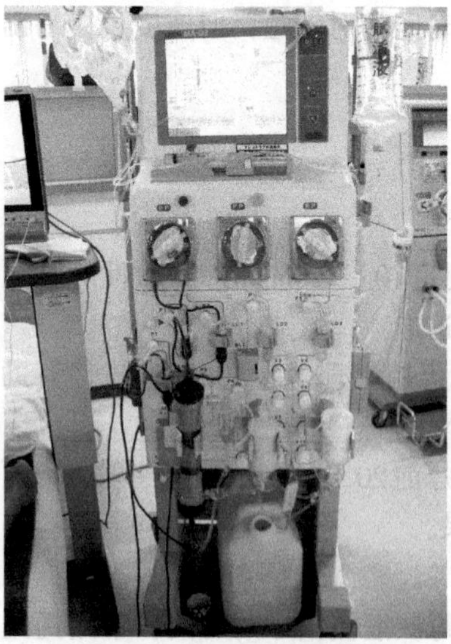
图4-6　LDL血浆吸附治疗

（四）操作流程

1.治疗前评估

（1）常规检查血常规、出凝血指标、血清白蛋白、血清球蛋白、血电解质（钠、钾、氯、钙、磷）；肝功能、肾功能及与原发病相关的指标等。

（2）由有资质的肾病专科医师负责综合评估患者适应证和禁忌证，确定是否应进行血浆置换及其治疗模式，制订血浆置换治疗方案。

（3）向家属和（或）患者交代病情，签署知情同意书。

2. 确定治疗处方

（1）血浆置换频度：取决于原发病、病情的严重程度，治疗效果及所清除致病因子的分子质量和血浆中的浓度，应个体化制订治疗方案，一般血浆置换疗法的时间间隔1～2d，一般5～7次为1个疗程。

（2）血浆置换剂量：单次置换剂量以患者血浆容量的1～1.5倍为宜，不建议超过2倍。

（3）抗凝血药物

1）普通肝素：一般首剂量0.5～1.0mg/kg，追加剂量10～20mg/h，间歇性静脉注射或持续性静脉输注（常用）；一般结束前30min停止追加。实施前给予50mg/L的肝素生理盐水预冲，再给予生理盐水500ml冲洗，有助于增强抗凝效果。肝素剂量应根据患者的凝血状态进行个体化调整。

2）低分子肝素：一般选择60～80U/kg，推荐在治疗前20～30min静脉注射，无须追加剂量。同样肝素生理盐水预冲有助于增强抗凝效果（方法同上）。

3）出血风险高的患者，也可在监测APTT下，给予阿加曲班。

（4）置换液的种类：①晶体液，如生理盐水、葡萄糖生理盐水、林格液；②血浆制品，如新鲜血浆、新鲜冷冻血浆、纯化的血浆蛋白，人血白蛋白溶液；③其他，如右旋糖酐-40。

（5）建立血管通路，大多为临时血管通路。

（6）物品准备及核对：①按医嘱准备血浆分离器、血浆成分分离器、专用管路并核对其型号；准备生理盐水、葡萄糖溶液、抗凝血药、配制含有抗凝血药的生理盐水；准备体外循环用的必需物品，如止血钳、注射器、手套等。②常规准备地塞米松、肾上腺素等急救药品和器材。

3. 血浆置换治疗操作程序

（1）单纯血浆置换

1）开机，机器自检，按照机器要求和操作流程进行管路及分离器的连接并预冲管路及血浆分离器。

2）根据病情设置血浆置换参数，包括血流量、血浆分离速度及补入速度、血浆置换目标量等；设置各种报警范围。

3）治疗刚开始时，全血液速度宜慢，观察5min左右，无反应后再以正常速度运行并开启血浆泵。通常血流速度为80～150ml/min。

4）密切观察患者生命体征，包括每30分钟测血压、心率等。

5）密切观察机器运行情况，包括全血流速、血浆流速、动脉压、静脉压、跨膜压变化等。

6）置换达到目标量后回血，观察患者的生命体征，记录病情变化及血浆置换治疗参数和结果。

（2）双重血浆置换与血浆吸附

1）开机，机器自检、按照机器要求进行血浆分离器、血浆成分分离器（血浆成分吸附器）、管路、监控装置的安装连接与预冲。

2）根据病情设置血浆置换参数，如血浆置换目标量、各个泵的流速或血浆分离流量与血流量比率、弃浆量和分离血浆比率等；设置各种报警范围。①血浆置换治疗刚开始时，全血液速度宜慢，观察5min左右，无反应后再以正常速度运行并开启血浆泵。通常灌入血浆分离器的血液流速开始为80 ~ 150ml/min，置换开始后血液流量100ml/min；分离出的血浆灌入血浆成分分离器的速度是血液流量的1/4 ~ 1/3，为25 ~ 30ml/min。②血浆吸附治疗开始时，全血液流速宜慢，通常灌入血浆分离器的血流速度开始为50 ~ 80ml/min，逐渐增加至100 ~ 150ml/min，观察5min左右无反应后，再开启并运行血浆泵。分离出的血浆以25 ~ 50ml/min（血液流量的1/4 ~ 1/3）的速度灌入血浆成分吸附器。被净化后的血浆流归血液，一并还回患者体内。

3）密切观察患者生命体征，包括每30分钟测血压、心率等。

4）密切观察机器运行情况，包括全血流速、血浆流速、分离血浆流速、动脉压、静脉压、跨膜压变化等。

5）血浆置换达到目标量之后，进入回收程序，按照机器操作要求进行回收，观察并记录完整。

4.治疗注意

（1）血浆吸附治疗方法SOP建议在三级甲等医院进行。

（2）治疗前应进行血常规、血浆蛋白、血生化、肝肾功能、凝血指标及疾病相关特异性检查。

（3）治疗中血流速度不可超过150ml/min。

第5章 血液透析的护理与应急处理

第一节 血液透析常规护理

一、血液透析前的护理

（一）透析机的准备

开启血液透析机，检测血液透析机各部件工作状况，进入透析准备，连接透析浓缩A、B液。

（二）患者的评估

1.患者病情的评估 了解患者一般情况，如神志、生命体征、透析时间、透析次数；询问并检查患者有无皮肤黏膜及胃肠道出血、便血，女患者要询问是否月经期；观察患者有无水肿及体重增长情况；患者原发病及有无其他并发症，如肿瘤、高钾血症、酸中毒等。

2.患者血管通路的评估 检查患者是自体动静脉内瘘，还是移植血管，或是深静脉留置导管，或是未建立血管通路；检测内瘘通畅情况，穿刺肢或置管处皮肤有无红肿、溃烂、感染；如通路闭塞应通知医师进行通路修复处理；深静脉置管者检查缝线有无脱落，固定是否妥善，置管口有无出血、红肿或分泌物；未建立血管通路者评估外周血管条件。

3.超滤量的评估 指导患者正确测量体重，掌握以患者体重变化为依据正确计算超滤量的方法。患者每次测量体重时须使用同一体重秤，并穿同样重量衣物，如患者衣物有增减应先将衣物称重后再与透析前、透析后体重相加减，计算当日超滤量。

4.干体重的评估 干体重是患者目标体重或称理想体重，是指患者体内既无水钠潴留，也没有脱水时的体重，是在患者透析治疗结束时希望达到的体重。无尿肾衰竭患者均存在体液潴留，透析治疗要使患者达到干体重，往往需要经过几次透析。干体重是动态变化的，与患者的精神状态、食欲改善、食量增加等因素也密切相关，故应注意根据患者具体情况给予修正。

（三）护理准备

1.物品准备 准备透析用相关物品，所有无菌物品必须在有效期内。透析器的选择应根据患者的透析方案确定。

2.透析器及管路的冲洗准备 正确安装透析器及管路并检查连接是否紧密、牢固。按血液净化标准操作规程进行预冲。复用透析器冲洗前做好有效消毒浓度及冲洗后残留消毒液浓度检测方可使用。

3.透析参数设定　根据医嘱正确设定患者的透析参数，如超滤量、抗凝血药及用量、透析方式、透析时间、透析液温度，是否需要选择透析治疗方式，如钠浓度、序贯透析、超滤程序等。

4.上机连接的护理

（1）按血液透析上机操作流程连接血管通路与透析管路，开启血泵80 ~ 100ml/min。

（2）连接好静脉回路后渐增血流量至该患者透析治疗医嘱规定的血流量200 ~ 300ml/min，按医嘱使用抗凝血药物。

（3）查对已设定透析参数是否正确。

（4）核查整个血液体外循环通路各连接处有无松动、扭曲；透析管路上各侧支上的夹子是否处于正常开、闭状态；静脉压力监测是否开启；机器是否进入正常透析治疗状态。

（5）妥善固定好透析管路，保持通畅。

二、血液透析中的护理

（一）严密观察巡视

1.每30 ~ 60分钟巡视1次，根据病情每小时测量血压、脉搏并记录。

2.观察患者穿刺部位或置管口有无出血、血肿。

3.观察透析器、透析血管通路内血液的颜色变化，有无凝血。

4.观察机器运转、超滤状况；观察跨膜压、静脉压变化，如有异常情况及早发现、及早处理。

（二）观察血压变化，发现问题及时处理

1.血液透析患者治疗中低血压的发生，在透析治疗之初往往与心功能差或以往合并心脏疾病有关；经过透析治疗2h后患者血压降低往往与超滤量多、电解质改变有关。患者在治疗中发生低血压后，应正确分析原因，酌情及时处理。

2.透析中高血压的处理一般发生在治疗2h后，即经过治疗清除体内潴留水分后，血压仍无下降趋势时应遵医嘱给予降压药物。对于水、钠大量潴留的患者，降压药不宜给予过早，避免因血压降至正常后，患者不能耐受大量除水，给必要的超滤治疗造成困难。

（三）随时观察患者心率、呼吸、神志及病情的变化

1.观察患者心率与呼吸、神志的变化，每小时记录1次。心率的异常在每个透析时段均有发生，应注重它的突然变化或透析2h以后的改变及心电图改变。原有合并心脏疾病的心率异常，多发生在透析治疗开始；心功能代偿引起的心动过速，多在治疗第2 ~ 3小时发生。

2.呼吸与神志在透析治疗中一般无明显改变，只在危重患者治疗时或患者病情发生危重变化时（如脑出血、低血容量性休克等）才可见到。

3.在血液透析治疗中，护士应严密观察患者的病情变化、过敏反应和并发症的发生。最常见的并发症按发生的频率排列为：低血压、恶心、呕吐、肌肉痉挛、头痛、胸痛、发热和寒战。

4.在治疗开始及结束前测量体温。

三、血液透析结束时的护理

（一）回血护理

1. 血液透析结束时测量患者血压、心率，观察并询问患者有无头晕、心慌等不适。

2. 回血时护士必须精力集中，严格按照操作规程进行回血，防止误操作造成出血和空气进入的不良事件。

3. 如患者在透析中有出血，如牙龈出血，在回血时按医嘱用鱼精蛋白中和肝素。

4. 如回血前伴有低血压症状，通知医师，回血后应再测量，并观察患者的病情，注意排除其他原因导致的血压下降，嘱患者血压正常后才能起床离开。如生活不能自理、老年人、儿童患者离开时，护士应给予协助，将患者搀扶或用推车推至患者休息室交与患者家属。

5. 记录并总结治疗状况。

（二）回血后患者止血处理

1. 内瘘患者穿刺点用无菌敷料覆盖。

2. 拔针时用1.5cm × 2cm大小的纸卷压迫穿刺部位。

3. 弹性绷带加压包扎止血，按压的力量以既能止血又能保持被穿刺血管穿刺点上下两端有搏动或震颤为准。

4. 15 ~ 20min缓慢放松，防止压迫时间过长内瘘阻塞。

5. 止血贴继续覆盖在穿刺针眼处12h后再取下。

6. 同时指导患者注意观察有无出血发生，若有出血发生，应立即用手指按压止血，同时寻求帮助。

7. 指导患者穿刺处当天保持干燥，勿浸湿，预防感染。

（三）透析机的消毒保养

透析结束后每班护士根据要求对机器进行消毒、机器外表面清洁维护、更换床单位，避免交叉感染。

第二节　血液透析治疗的观察与处理

透析治疗中的护理观察和处理大体分为两类：对透析设备方面的观察与处理；透析患者的观察与护理。在实际操作中遇到问题，又存在着两者的交叉处理。前者为透析技术，操作不当会发生溶血、凝血、漏血、空气栓塞、血行污染等，其发生率与技术操作的人为因素有关，在这方面主要是提倡护理人员工作责任心，遵守操作规程与熟练的操作技术相结合，防患于未然；后者为透析护理，如透析治疗中患者失衡综合征、血压异常、心律异常、发热、肌肉痉挛、免疫与过敏反应等的发生，与患者体质、机体对治疗耐受程度有关，其结果与护士工作经验，处理是否及时、正确、到位密切相关，两者均为透析治疗中护理工作重点和护理人员必须掌握的技能。

血液透析治疗过程中对患者的观察与血液透析治疗的原理密切相关。血液透析是利用特殊材料的半透膜制成中空纤维，血液运行在中空纤维管腔内，透析液运行在中空纤维管外，以透析膜将血液与透析液隔开，在血液与透析液逆向流动的过程中，通过透析、弥散、渗透、压力梯度等原理，清除患者体内滞留的中、小分子代谢产物及水、电解质，纠正酸中毒并补充患者体内缺乏的电解质，维持机体酸碱平衡及内环境的稳定。

应用半透膜及相关原理对患者血液进行净化的同时，在短时间内伴随患者体内大量代谢产物快速被清除，会引起患者血流动力学及机体内环境的改变。因此在透析治疗中应当注意观察透析治疗对患者的影响，观察患者生命体征、病情变化，及时处理突发事件是护士的主要责任。

血液透析中最常见的合并症为血压、心率的改变及失衡综合征的发生，对患者合并症的观察与护理措施如下。

一、血压

在血液透析治疗中最常见的合并症是高血压与低血压。

（一）透析治疗中的低血压

1.发生原因　透析开始血液被引入体外的血液回路内循环，使患者体内血容量减少（循环血量因透析器的大小而不同，约为200ml），再经过透析4h的超滤和清除毒素使体内循环血量减少，血液渗透压降低。在血液透析治疗中，由于除水使患者血压有不同程度下降，真正需要进行处理的低血压发生率占7.24%。肾衰竭患者的水钠潴留是普遍存在的，透析治疗前要求患者体重不超过干体重的3% ~ 5%或透析期间每天体重增加不应超过1kg。治疗中超滤速度过快，超滤量＞1000ml/h；超滤量过多（＞干体重5%），易导致血浆容量在短时间内急速下降，当下降程度超过机体耐受性，患者则会出现心率增快、血压降低、面色苍白、冷汗淋漓、四肢厥冷、恶心、呕吐等低血容量性休克的表现，严重者出现表情淡漠、嗜睡、抽搐、昏迷等。

引起低血压的原因还有血流动力学的改变对原有心脏疾病的影响。例如，老年、糖尿病透析患者多合并心脏疾病，尿毒症性心肌损害如心肌炎、心包炎等，在血容量降低心肌缺血时，均会发生心率的改变，甚至出现心力衰竭引起血压的降低。在观察中可见，由于心脏原因引起的血压变化最初是随心率的改变而升高或降低的。

引起低血压的原因还有低钠透析液使患者血浆渗透压降低，机温过高使外周血管扩张，使回心血量减少及患者体内电解质及酸碱平衡的改变，低氧血症、低蛋白血症、甲状旁腺功能减退、自主神经功能紊乱、动脉硬化等多种因素。归纳起来最常见的原因是：血容量降低、渗透压降低、超滤速度过快。

护理上观察极为重要，患者血容量降低之初，表现为迷走神经兴奋，如频繁打哈欠，由于心脏功能的代偿最早表现为心率增快。及早发现，及时补充生理盐水，提高循环血量，及时停止超滤或减慢超滤速度，对防止病情恶化极为重要。

2.处理措施　透析患者本身存在着水钠潴留高血压，随着透析超滤的进行，血压会逐渐下降。一般血压逐渐降低者只需注意观察，但血压急剧下降，或血压下降伴随心率改变并有症状者，均应给予积极关注、适当处理。70.37%低血压均发生在血液透析第3、第4小时，应引起特别注意。

（1）严密观察血压变化，每0.5 ~ 1小时测量血压1次，发现异常及时通知医生，必要时随时监测。

（2）发现低血压后立即停止除水。

（3）摇低床头使患者头低足高位。

（4）补充血容量：遵医嘱给予生理盐水100 ~ 200ml。

（5）提高血浆晶体或胶体渗透压：10%氯化钠注射液10ml，静脉注射；50%葡萄糖注射液20ml，静脉注射；人血白蛋白5 ~ 10g，静脉注射。

（6）使用升压药物：生脉注射液20 ~ 40ml静脉注射或口服盐酸米多君片等。

（7）症状缓解后重新设定除水量、减慢除水速度或停止除水。

（8）安慰患者，待病情好转后针对患者进行健康教育，积极采取预防措施。

（9）对回血前、后发生的低血压，应教会患者如何保护和观察内瘘是否通畅。

3. 预防措施

（1）改变治疗方法：对长期低血压患者可使用高钠透析液（氯化钠140 ~ 145mmol/L）或采用在线 HF、HDF等方法，对大量水潴留的患者使用程序除水、单超或序贯透析。

（2）劝告患者限制盐的摄入量，减少透析间期饮水量，防止饮水过多致使体重增长。

（3）对患者干体重进行再探讨，根据心胸比值重新确定干体重的设定值，不要过度除水；去除患者特殊因素，如有腹水而实际外周水肿并不明显等情况。

（4）指导患者在透析之后视血压实测值服用降压药物。

（5）易发生低血压的患者在透析过程中最好不要进食。

（6）确定心功能状态，有无合并心肌炎、心包积液等。

（7）纠正贫血，纠正低蛋白血症，加强饮食指导，增加蛋白质摄入量。

（8）考虑使用血容量监测。

（二）透析治疗中的高血压

1. 发生原因　在血液透析治疗中高血压的患者占80%以上，与年龄无关。大体分为容量依赖型及肾素依赖型高血压，前者与水在体内大量滞留，血容量过多有关，后者与超滤后血容量降低刺激容量感受器，使肾素－血管紧张素系统功能亢进，末梢毛细血管收缩增强有关。还与升压物质相对清除过慢，浓度相对升高有关。

容量依赖型高血压多发生在透析治疗开始，随着体内潴留水分的大量清除，血压逐渐下降，也有降至正常者。肾素依赖型高血压则随着体内潴留水分的大量清除，血容量降低刺激容量感受器，使交感神经兴奋肾素分泌增加，以及血浆中儿茶酚胺浓度异常升高，引起外周血管收缩而使血压逐渐升高。这类患者多发生在治疗2h以后，患者会出现头痛、恶心、呕吐，严重者甚至在薄弱环节发生出血（如脑出血，患者还会出现意识障碍、昏迷等）。由于治疗中使用抗凝血药物，预后往往很严重。一般在收缩压达到180mmHg时，应及时通报医师及时处理，防止脑血管意外等情况的发生。

2. 处理措施

（1）患者发生高血压后应及时告知医生。

（2）容量依赖型高血压的治疗方法为适当除水，将患者体重维持在干体重水平。过早给予降压药物会造成血压降低后对大量除水的不耐受。

（3）肾素依赖型高血压的处理一般是在HD治疗后2h给予降压药物，如硝苯地平10mg口服或卡托普利12.5mg口服等。

（4）在回血前血压＞200/100mmHg时应慎重处理（延迟回血），应先使用降压药物，待血压下降至180/100mmHg后再进行回血操作，血流量降低为80ml/min进行回血完成治疗。对老年患者，应注意防止脑血管意外的发生。

3.预防措施

（1）合理应用降压药物，观察患者降压药物的服用及疗效。

（2）观察总结患者干体重控制情况。

（3）指导患者低钠饮食，控制水的摄入量。

在血液透析治疗中对高血压与低血压的管理非常重要，是防止心脑血管合并症的重要方面并关系到患者的长期存活率与生活质量，应针对患者个体制订护理方案，观察患者服用降压药物的疗效，督促医生对患者降压药物进行调节。

血液透析患者的血压应维持在140/90mmHg以下，但由于患者的情况不同，应根据患者不同的降压效果区别对待。例如，高龄及糖尿病肾病患者，合并血管病变、动脉硬化及缺血性心脏疾病等比较多，循环系统的调节功能低下，透析中易发生低血压或直立性低血压。

二、心律改变

1.发生原因　在透析治疗中，部分患者主诉心慌、胸闷、气短，出现恶心、呕吐、心律失常，血压不稳定等情况。检查心电图可见心房颤动，室性/室上性期前收缩，窦性心动过速、过缓，房室束/右束支传导阻滞等多种表现。

在血液透析治疗中各种电解质及pH的改变，特别是钾离子、钙离子的浓度变化直接影响心肌收缩力。钙离子参与心肌兴奋-收缩耦联过程，心肌细胞膜上钙离子通透性增强时，钾离子通透性减弱，心肌兴奋性增高，心肌收缩力加强，心率加快，反之心率减缓。

血液透析开始时血液的引出及大量超滤后，循环血量的减少所产生的血流动力学的改变增加了心脏的负担，更加重了原有心脏疾病的心肌缺血症状，血容量的降低刺激交感神经兴奋，释放肾上腺素、去甲肾上腺素，产生儿茶酚胺的增加，刺激心肌细胞膜上的β受体使心肌兴奋性增强，收缩力增加，心搏加快，多种关联因素均可诱发心律异常。

透析患者由于高龄、糖尿病肾病及脂肪代谢的紊乱，使心血管合并症发生率高。在透析患者死因中，心血管疾病占第一位，应引起高度重视。在血液透析治疗中患者出现心律异常时应及时通报医师，及时按医嘱处理。

2.处理措施

（1）观察患者心率/心律变化情况，对病情严重者协助医生做心电图，必要时进行心电监测。

（2）严格执行医嘱设定血液流量及除水量，并根据病情随时调整。

（3）遵医嘱给予患者吸氧，及时准确使用药物，如硝酸甘油、丹参制剂、毛花苷C、普萘洛尔等。

3.预防措施

（1）充分透析清除毒素，避免由于代谢产物的积蓄造成心肌的损害。

（2）避免除水过多、过快造成的冠状动脉血流减少致使心肌缺血。

（3）尽量减少血流动力学对患者心脏的影响，如减慢血液流量150 ~ 180ml/min，使用小面积透析器，延长透析时间或改为腹膜透析。

（4）合理控制血压。

（5）改善贫血，应维持血细胞比容在30%以上。

（6）防止透析治疗中低氧血症的发生，使用生物相容性好的透析器与适当吸氧。

（7）加强饮食指导，防止钾摄入过多。

三、失衡综合征

1.发生原因　肾衰竭患者代谢产物及电解质在体内大量积蓄，如钾、钠、氯、尿素氮、肌酐、肌酸等在血液中浓度很高，使血浆渗透压增高。由于血液透析治疗，短时间内代谢产物急剧被清除，导致浓度的迅速降低，血浆渗透压也随之降低。由于血-脑屏障，脑脊液中毒素的清除速度较血液慢，形成了渗透压差，使血液中的水分进入颅内而发生脑水肿。患者出现头痛、恶心、呕吐、烦躁不安、痉挛，严重者可出现意识障碍，称为失衡综合征。

2.护理措施与预防

（1）失衡综合征多见于尚未适应透析治疗的患者。为了避免失衡综合征的发生，对初次接受血液透析治疗的患者一般采用低效透析方法，包括减慢血流速度，应用面积小的透析器，短时间及每日连续透析的方法进行诱导。

（2）提高透析液中的钠浓度，可在治疗结束前1h给予50%葡萄糖注射液20 ~ 40ml静脉注射，提高患者血浆晶体渗透压，使患者能够适应透析治疗后再逐渐纳入常规透析。

（3）发生失衡综合征时遵医嘱给予降颅压等对症处理。

四、免疫反应与过敏反应

1.发生原因　当血液与透析膜接触时，某些膜表面上的游离羟基激活补体，产生补体片段$C_{3a}C_{5a}$，这些致敏毒素在迅速返回体内时引发过敏反应。组胺的释放导致皮肤瘙痒，细胞激肽的产生导致体温升高，前列腺素使末梢血管扩张、血压降低，同时对白细胞有异化作用，使白细胞沉积在肺静脉毛细血管床，不仅使肺血管内血液淤滞，而且血小板释放的血栓素使肺血管收缩形成肺动脉高压，影响肺泡扩张造成低氧血症。

在透析液被细菌污染的情况下，内毒素可透过透析膜进入血液与蛋白结合，刺激单核细胞释放白介素、肿瘤坏死因子、细胞激肽等炎症物质，引起患者瘙痒、发热、哮喘、休克等。

过敏反应的发生与透析器及血液回路的生物相容性（如原材料、质量、消毒方式）及操作方法密切相关，亦与治疗中用药、输血、输蛋白等诸多因素有关，并且还与患者本身是否是过敏体质及个体耐受性有关（如透析器首次使用综合征）。血液透析中过敏反应常常发生在治疗开始和用药、输血后，发现患者出现瘙痒、皮疹，应引起注意，特别是在治疗之初患者出现胸闷、呼吸困难应立即报告医师并做好抢救准备。

2.护理措施　①吸氧；②抗过敏药物的应用，如地塞米松5mg静脉注射；③对症治疗的配合；④回血。

五、肌肉痉挛

1.发生原因　血液透析治疗中超滤过多，使血容量降低血压下降。毛细血管收缩以补充血容量，使末梢微循环灌注量不足，组织缺氧。透析中钠的清除及使用低钠、低钙透析液，使电解质发生改变。酸碱平衡失调、长期透析患者卡尼汀（肉毒碱）丢失，均可使患者在治疗中出现肌肉痉挛。一般多以下肢发生的频率高，也有发生在腹部及上肢者。

2.护理措施

（1）通常处理方法以血压变化决定，血压低以补液（如生理盐水100 ~ 200ml静脉注射），提高血浆晶体渗透压（如静脉给予高张糖、高张盐等）为主；血压无变化时以补充钙制剂（如静脉给予10%葡萄糖酸钙）为主。

（2）长期透析患者应补充卡尼汀（如静脉给予雷卡注射液）。

（3）给予局部热敷或按摩。

3.预防措施

（1）确认干体重的设定值是否正确，透析超滤量是否适当。

（2）透析液中的钠浓度与钙浓度设置是否合理。

（3）透析患者均存在不同程度的钙磷代谢异常，日常观察患者纠正钙、磷代谢异常的疗效，及时与医师通报非常必要。

六、体温异常

1.发生原因　通常在透析治疗时患者体温无明显变化。但是血液透析患者本身存在中性粒细胞功能低下，淋巴细胞不仅功能低且数量少，使得透析患者细胞免疫与体液免疫均功能低下；常有患者自身存在感染，在透析治疗中发生体温升高的情况，多表现为寒战、高热。

体温升高还与透析相关因素有关：①直接因素，如透析器与血液回路在连接操作中被污染。②间接因素，如透析液有污染使内毒素过膜等引起血行的污染；在治疗中输血或血浆制剂等。另外，透析治疗中患者体温降低，往往由超滤量过多、循环末梢血管收缩及机温过低引起。

2.护理措施

（1）严格执行无菌操作制度，阻断感染途径，特别是连接透析器及回路、皮肤消毒等各个环节。

（2）严格执行工作操作规程，如机器消毒和酸洗，防止污染与交叉感染。

（3）患者自身合并感染者要遵医嘱应用抗生素。

（4）物理降温或药物降温等对症处理。

（5）对于体温降低者在处理上可适当提高机器温度，纠正血容量不足，给予适当的热水袋及保暖处理。

第三节　血液透析中对机器的监测及处理

血液透析治疗时与护理有关的透析机常见报警有：静脉压过高报警、静脉压过低报警、动脉压过低报警、漏血报警、气泡监测报警、肝素注射器报警、跨膜压过高报警。透析机器发生报警，护士应首先消除报警鸣音，以减少对该患者及周围患者的不良刺激，即刻观察机器报警提示的内容，排查原因，做出相应处理。同时要安抚患者，消除其紧张情绪。

一、压力报警

（一）静脉压力

静脉压监测传感器安装在透析器后，监测返回患者体内静脉管路血液压力。静脉压与穿刺针型号、患者血流量及血管条件等有关。静脉压报警包括静脉压高限报警和静脉压低限报警。

1. 静脉压高限报警

（1）常见原因

1）静脉穿刺针位置不佳，或针尖抵触血管壁。

2）静脉穿刺失败，透析过程中患者活动导致穿刺针移位，血液渗出或注入血管外，发生局部肿胀。

3）血液管路或透析器凝血。

4）静脉回路受阻，管路受压、扭曲、打结；静脉管路及静脉穿刺针夹子未打开。

（2）护理对策

1）穿刺前评估血管，避免在血管瘢痕、血肿、静脉窦部位穿刺。

2）注意观察穿刺部位有无血肿、渗血。

3）适当调整穿刺针位置或针斜面。

4）检查透析管路有无受压，折叠、扭曲，管路各夹子的状态。

5）协助患者在治疗中改变体位，并注意管路通畅情况。

6）对于无肝素透析治疗，预冲时应用肝素盐水预冲，治疗中定时用生理盐水冲洗透析器及管路，观察静脉壶、静脉滤网、透析器等血液颜色及有无血凝块。如有大量凝血块，同时跨膜压升高，则应及时更换管路或透析器。

2. 静脉压低限报警

（1）常见原因

1）静脉管路与血管通路管连接不紧密或穿刺针脱出。

2）动脉穿刺针位置不当（穿刺针未在血管内或贴于血管壁），引出的血液流量不足。

3）动脉管路扭曲、折叠、受压。

4）患者内瘘血管功能差流量不足、深静脉置管功能障碍。

5）血液管路或透析器凝血。

6）患者超滤过多导致有效血容量不足，低血压。

7）静脉压检测口夹子未打开、保护罩破损、阻塞等原因导致的静脉压传感器故障。

（2）护理对策

1）检查透析管路各连接处是否紧密，有无受压、折叠、扭曲，穿刺针须妥善固定。

2）检查静脉压力外传感装置夹子是否开启、保护罩有无进血液，若已进液体，则应及时更换。

3）透析器及管路若有破损、凝血，则应立即更换。

4）动脉血流不足时适当调整穿刺针位置或针斜面，可在动脉穿刺针后方扎止血带提高血流量；但若是患者血管功能问题，通知医师做相应处理。

5）透析中严密观察患者病情变化，当患者出现症状性低血压临床表现时，应立即减少超滤量、通知医师后，按透析低血压并发症处理。

（二）动脉压力

动脉压监测是机器对血泵前动脉血流量的监测，主要监测从患者体内泵出血液的压力。动脉压低限报警的原因及护理对策基本同静脉压低限报警。

（三）跨膜压报警

跨膜压是指透析器半透膜血液侧和透析液侧的压力差。使用压力传感器测量静脉压力和透析液压力的方法并经过计算而来。临床实际工作中常见跨膜压高限报警。

1.常见原因

（1）透析器选择不当如超滤系数过小。

（2）单位时间内超滤过量过大。

（3）患者血流量不足致透析器及管路凝血。

（4）透析液管路折叠、受压。

（5）连接透析器的透析液卡口连接不严，漏气、松动。

2.护理对策

（1）选择适宜的透析器。

（2）正确设置患者单位时间内超滤量，透析结束前30min内不宜过多增加超滤量。

（3）检查透析液接头连接有无漏气，透析液管路有无扭曲、折叠。

（4）跨膜压突然升高，应查看透析器有无凝血，如血液颜色有无加深改变，用生理盐水冲洗并观察。

（5）机器故障，如透析液压力传感器损坏等，应请技术人员维修。

二、肝素注射器注入报警

1.常见原因

（1）肝素注入泵未开启，未设置用量。

（2）肝素注入泵虽开启但肝素管处于夹闭状态。

（3）肝素注射器未安装到位。

2.护理措施

（1）肝素注入泵确认安装到位。

（2）核对医嘱，确认肝素的用法及用量，在透析机上正确设置。

（3）检查肝素管处于开放状态，保证肝素的应用。

三、漏血报警

漏血检测是利用测量透析废液管路里的透光强度来分析废液里是否混有血液。如废液中混有血液，则透光度减弱，光电效应改变后引发报警，是机器通过对透析液的监测而发现透析膜有否破损的一种警报。

1.常见原因

（1）透析器中的透析膜破损：常与机械原因有关，如透析器储存条件不宜、运输过程粗暴搬运，以及透析器复用中损坏等原因，或预冲操作有误造成。

（2）透析器质量不合格、出厂检测失误。

（3）透析器重复使用次数过多、复用时未做透析器破膜检测，致使用时出现漏血报警。

（4）透析液中有空气、除气不良、短时间内超滤量过大、漏血感应器被废液污染或发生故障时易出现假报警。

2.护理对策

（1）出现漏血报警时先用肉眼观察透析器动脉端透析液出口处透析液颜色是否变红，或透析液出口处管腔内下面有无血液附壁沉着等。如有血液漏出，应立即回血更换透析器。更换透析器时，回输血液应根据跨膜压（TMP）的变化，据情况可只回透析器内血液。如果在跨膜压0以上说明破膜较小，膜内仍为正压，透析液没有进入膜内，可回输血液。如果跨膜压在0或0以下说明破膜较大，有反超的危险，可废弃血液。

（2）当透析器破膜需更换透析器时，先关泵，夹闭动脉管路并与透析器分离，抬高原来的透析器，用重力将透析器内血液回输入患者体内，当血液末端到达静脉管路时，关闭静脉管路夹子，并将静脉管路端与动脉管路端分别连接到用生理盐水冲洗好的新透析器上，开放关闭在动静脉端的夹子，开血泵使治疗回归正常运转，重新设置患者血流量及超滤量等透析参数。

（3）单位时间内超滤量要适中，不可过多，不要超过跨膜压极限。

（4）复用透析器次数应按卫生部要求，使用有容量检测和压力检测功能的复用机及专用于透析器的消毒液。

四、电导度报警

电导度是指透析液中阳离子的总和，钠离子在透析液中占绝大部分，故电导度主要反映的是钠离子浓度。透析液的钠离子浓度为135 ~ 145mmol/L，当高于或低于此钠浓度的3% ~ 5%时，机器就会进入自动保护状态并报警。

1.常见原因

（1）A、B浓缩液配比、成分不正确；浓缩液供应不足；A、B液反接；浓缩液吸管接口处漏气、阻塞；A、B液比例泵故障，未工作或工作异常。

（2）供水系统水压低、水流量不稳定、透析用水未达使用标准。

（3）机器报警阈限设置过高或过低。

（4）机器零配件损坏或钙结晶。

2. 护理对策

（1）专人负责浓缩液的配制与管理，一般由技师负责。

（2）透析过程中检查浓缩液的使用情况，及时更换。

（3）检查A、B液吸管的功能状态、接口有无漏气。

（4）检查透析液流量、报警阈值设置是否正确；查看浓缩液管接头是否紧密、漏气，滤网是否阻塞，浓缩液管有无扭曲折叠。

（5）发现A、B液泵故障，立即通知技术人员维修并记录。故障维修后应测透析液浓度，符合透析液标准后才能使用。

（6）每班透析后应做透析机的酸洗脱钙、消毒，并定期维护。

五、气泡报警

气泡监测是建立在超声波原理基础上的，超声波在液体和固体内的传播速度比在气体内快，因此在静脉血液管路的两侧分别安装上超声波发射器和接收器来捕捉经过静脉管路的气泡。静脉壶或下段中如有气泡就可能出现报警，同时静脉管回路上的静脉夹会同时关闭，血泵停止。空气报警敏感性很高，当静脉壶与空气探测器不紧密时会出现假报警，故在透析中要密切检测，保证患者透析安全。

1. 常见原因

（1）血液管路安装不到位。

（2）动脉端管路与患者血管通路连接处松动、脱落或动脉穿刺针脱出，动脉管路侧支管口未夹紧、关闭或输液完未及时关闭夹子。

（3）血流量不足致大量气泡产生。

（4）空气检测装置中的静脉壶、管路与超声探头有空隙或探头感应器故障。

（5）空气形成细小泡沫附着管壁，静脉壶液面过低。

2. 护理对策

（1）先停止血泵运转，检查血液管路有无上述情况，寻找原因，排除报警后开启血泵，血流量减至100 ~ 150ml/min，将透析器静脉端向上，将透析器内空气排至静脉壶内，调节液面。

（2）护士加强责任心，在输液或输血时严密监控，输注结束需及时关闭输注口夹子，防止空气进入。

（3）保证充足的血流量。

第四节　血液透析中特殊情况的应急处理

一、相关并发症的应急处理

（一）低血压的应急预案

1. 发生原因

（1）患者干体重制订过低。

（2）透析间期体重增长过快，导致超滤率过大。

（3）体重数值记录不准确。

（4）使用低钙、低钠或乙酸盐透析液。

（5）心功能不全或心包积液。

（6）严重的自主神经病变。

（7）透析前服用降压药物。

2. 临床表现　表现为头晕、心慌、出汗、恶心、呕吐，收缩压较透析前下降30mmHg和（或）收缩压低于90mmHg。重者可出现反应迟钝、意识模糊或昏迷等表现。

3. 处理原则

（1）停止超滤脱水。

（2）将患者置于头低足高位，并给予吸氧。

（3）立即回输生理盐水200～300ml，观察血压及临床症状，直至症状消失，血压恢复正常。

（4）必要时使用升压药物。

（5）分析低血压的原因并调整治疗方案。

4. 预防措施

（1）确定合适的干体重，需根据情况适时再评估。

（2）对患者进行健康教育，避免透析间期体重增长过多。

（3）可根据患者的具体情况采用调钠、序贯透析、血液透析滤过等方式。

（4）透析前停服降压药物。

（5）改善存在的营养不良，纠正贫血。

（二）患者对透析膜发生过敏反应的应急预案

1. 发生原因　透析膜反应与膜的生物相容性有关，但也可能与消毒剂、药物、补体等有关。既可以发生在使用新透析器时，也可发生在复用透析器时。

2. 临床表现与处理　透析膜过敏反应分A型与B型。

（1）A型反应。①表现：多发生在透析开始后几分钟，表现为呼吸困难、烧灼感、发热、荨麻疹、流涕、流泪、腹部痉挛、血压降低、虚脱、心搏骤停等，主要是过敏所致。②处理原则：立即停止透析治疗，给予氧气吸入，同时给予肾上腺素、抗组胺药或糖皮质激素等药物。

（2）B型反应。①表现：较轻微，常出现在透析开始后20min左右，通常表现为胸痛、背痛。原因尚不清。②处理原则：一般不需终止透析，可给予氧气吸入和抗组胺药等。

3. 预防措施

（1）选择生物相容性好的透析膜进行治疗，若出现过敏反应，一定在病历处做显著标识。

（2）怀疑对环氧乙烷过敏者可换用蒸汽法消毒的透析器。

（3）按血液净化操作规程充分预冲透析器。

（三）透析中发生失衡综合征的应急预案

失衡综合征是透析过程中或透析结束后不久出现的以神经系统症状为主要表现的综合征。

1.危险因素

（1）新透析患者，特别是BUN水平明显升高者。

（2）严重代谢性酸中毒。

（3）有精神疾病患者。

（4）合并中枢神经系统疾病患者。

2.临床表现

（1）轻症：头痛、头晕、恶心、定向力异常、烦躁、视物模糊、共济失调、肌肉痉挛。

（2）重症：意识模糊、癫痫样大发作、昏迷，甚至突然死亡。

3.应对措施

（1）轻症病例：可对症治疗，一般于数小时可缓解。

（2）重症病例：①停止透析治疗并保持气道通畅；②吸氧；③密切监测生命体征；④表现严重痉挛的患者可用50%葡萄糖20 ~ 40ml，或10%氯化钠10 ~ 20ml，或20%的甘露醇50 ~ 60ml，静脉注射。

4.预防措施

（1）对于初次透析者，应采用低血流量、短时间（一般2h）进行诱导透析，诱导透析期间不要使用膜面积大的透析器，首次透析过程中尿素下降不超过30%。

（2）对于存在发生失衡综合征危险因素者，可采取短透、频透的方法。

（四）透析中发生透析器（滤器）和（或）管路凝血的应急预案

1.发生原因

（1）血流速过慢。

（2）透析过程中动脉血流量不足，反复出现动脉压低限报警。

（3）抗凝血药剂量不足或行无肝素透析。

2.临床表现

（1）透析器内血液颜色变暗。

（2）透析机显示静脉压和（或）跨膜压升高。

3.应急措施

（1）若透析机显示静脉压升高达200 ~ 300mmHg，立刻打开动脉管路上的补液通路回输生理盐水，观察透析器、管路的阻塞情况，阻塞严重时立即回血。

（2）认真分析凝血发生的原因及修订治疗方案。

4.预防措施

（1）保持适当的血流量。

（2）随时检查动脉及静脉管路情况，机器报警及时查找原因并及时处理。

（3）调整抗凝血药的剂量。

（4）加强透析过程中的监测，争取早期发现凝血的征象并及时处理。

（5）行无肝素透析时，透析前常规用肝素盐水冲洗管路及透析器，并遵医嘱定时用生理盐水100ml冲洗循环管路。

（五）透析中发生空气栓塞的应急预案

1.发生原因

（1）操作者违反操作程序。

（2）机械装置故障所致，如透析管路及衔接破裂而导致漏气，空气探测器装置故障。

（3）预冲管路中有混杂的空气。

（4）人为消除空气检测报警装置。

2.临床表现　患者突然出现呼吸困难、咳嗽及发绀等表现，严重者可出现昏迷乃至死亡。

3.应对措施

（1）立刻停止血泵的运转，检查静脉除泡器及其以下的管路，在保证没有气体的情况下，回输血液，然后停止透析。

（2）同时将患者置于头胸部低位、左侧卧位。

（3）支持治疗：吸100%纯氧。

（4）密切观察生命体征及听诊心脏、肺部情况，必要时需摄胸部X线片，有条件可进行高压氧舱治疗。

4.预防措施

（1）严格按照操作规范进行操作，以保证患者的安全。

（2）安装管路时严格检查管路的完整性。

（3）预冲管路及透析器必须彻底。

（4）加强对透析机的检查、维护，不得私自消除空气报警检测系统。

（六）透析中发生溶血的应急预案

1.发生原因

（1）透析液温度过高、透析液浓度异常、渗透压偏低。

（2）透析用水或透析液污染（如铜、锌、氯胺等超标）。

（3）复用消毒剂未冲洗干净。

（4）血泵转动时红细胞受机械性破坏。

（5）低磷血症，当血磷＜0.323mmol/L时，红细胞脆性增加。

（6）异型输血所致。

2.临床表现

（1）血路内血液呈淡红色。

（2）患者表现为胸闷、气短、腰痛、低血压，严重者昏迷。

（3）检验指标：血红蛋白急剧下降，可以出现高钾血症。

3.应对措施

（1）立即停止透析，夹闭血路管道。

（2）由于红细胞被破坏后血液中钾的含量很高，因此血液不再回输至体内。

（3）观察生命体征，吸氧，急查血常规、电解质，并予以积极对症治疗。

4.预防措施

（1）定期检测透析机，防止恒温器及透析液比例泵失灵，血泵松紧要适宜。

（2）定期进行透析用水化学污染物的检测及水处理设备的维护、检修。

（3）透析器使用前要按规范进行充分的冲洗，尤其是使用复用透析器时。

（4）低磷血症患者必要时需在透析液中添加磷。

（5）认真实施核对制度，防止异型输血。

二、相关耗材突发事件的应急处理

（一）透析器破膜的应急预案

1.发生原因

（1）复用透析器未按相应的操作规程进行，如冲洗透析器压力过大、消毒剂浓度过高等因素。

（2）短时间内超滤量过大、透析器内凝血。

（3）动静脉内瘘狭窄或血栓形成，导致静脉回路受阻对透析膜产生的压力损害。

（4）透析器质量不过关。

2.临床表现　透析机报警，提示漏血（blood leak），观察透析液，颜色变红。

3.应对措施

（1）停止透析治疗，记录已完成的脱水量及时间。

（2）按照血液透析常规重新使用新的透析管路及透析器开始透析治疗。

（3）暂时保留旧透析器，并认真分析破膜的原因，吸取教训。

（二）透析管路破裂的应急预案

1.发生原因

（1）管路质量不合格。

（2）血泵的机械破坏。

（3）各接头衔接不紧。

（4）止血钳钳夹造成的破损。

2.应对措施

（1）发现管路渗血应立即结束透析，即刻回血，但应注意防止发生空气栓塞。

（2）若需继续治疗，立即更换新管路进行治疗。

（3）注意观察患者的生命体征。

（4）急查血常规，以了解失血量，对症处理。

（5）对于出现失血性休克的患者，在积极输血、补充血容量的同时，还可给予相应药物治疗。

（6）保留出现破裂的管路，并认真分析其原因，从中吸取教训。

3.预防措施

（1）安装管路时仔细检查各衔接部位是否紧密。

（2）密切观察机器及管路的运转情况，观察患者的症状。发现渗血、漏血时及时处理。

（3）定期检查维护透析机，发现异常及时通知技师进行维修。

（4）定期检查止血钳的完好性。

（三）穿刺针脱出

1.发生原因

（1）穿刺针固定不牢固。

（2）患者躁动致穿刺针在血管内改变方向。

2.应对措施

（1）立即停止血泵，压迫穿刺部位。

（2）尽快找到血管重新穿刺，必要时用三通进行血液循环或先回血。

（3）安抚患者，及时报告医生。

3.预防措施

（1）妥善固定穿刺针，一定用宽胶布固定。

（2）对于躁动患者适当给予约束。使用约束带应事先征得患者或监护人或家属同意，并在同意书上签字。

（3）加强巡视，勤观察穿刺部位。

三、不可抗力情况的应急处理

（一）透析中突然停电的应急预案

1.发生原因

（1）医院供电线路故障。

（2）用电量增加，负荷过重或线路故障导致跳闸。

2.应对措施

（1）医护人员应保持镇静，并告知患者发生的情况，嘱患者勿惊慌，立即报告技师、护士长、科室主任。

（2）按“消音”键：断电时，机器的数据将保持不变，护士首先要将机器消音。

（3）打开备用电池开关或人工转动血泵，保证透析患者血液在体外的正常循环。

（4）迅速报告动力处，询问并通报有关情况。

（5）暂时停电的处理：如果确认停电时间＜20min，可暂时不用回血，透析机配备的储备电池可保证血泵正常运转20～30min，保证透析患者体外循环的正常运行。对于没有备用电池的透析机，用手摇血泵以避免凝血。具体应根据各种机器的说明书进行操作。短时间供电恢复后，应观察透析机的工作情况、参数变化等，发现问题及时处理。

（6）长时间停电的处理：如果预计停电时间＞20min，则应该回血，停止透析治疗。

3.预防措施

（1）血液透析中心应双路供电。

（2）尽量不使用与血液透析治疗无关的高耗电设备。

（3）要求相关部门（如动力处）在维修电路或停电前一定通知透析室。

（二）透析中突然停水的应急预案

1.发生原因

（1）供水系统压力过低。

（2）水处理机发生故障。

（3）其他原因造成的突然停水如供水管路的突然断裂。

2.应对措施

（1）立刻将常规透析程序进入单超程序。

（2）寻找故障原因，首先检查水处理机的工作情况，水处理机故障时应立即维修，水处理机低压报警确定是自来水停水时，应及时与相关部门取得联系，报告情况，了解停水时间，当停水时间＞20min或水处理机故障短时间内无法修复时，可考虑终止本次透析治疗。

（3）供水恢复后，透析机水路启动，待透析液温度、电导率报警解除后可进入透析治疗状态。

3.预防措施

（1）定期对血液透析中心供水系统进行压力检测并记录。

（2）定期对水处理系统进行检查及维护，并记录。

（3）要求相关部门（如后勤处）在停水前与透析室协商停水时间。

（4）经常停水的单位可安装前置水箱。

（三）透析中突然发生地震、火灾的应急预案

1.发生原因

（1）地震属于不可抗力的自然现象。

（2）火灾的常见原因包括线路老化、人为纵火，以及对易燃易爆物品管理不善等。

2.应对措施

（1）全体工作人员应按医院消防预案积极行动起来，保护患者生命安全和国家财产。

（2）护士长立即报告医院主管部门，如遇火灾同时拨打院内消防电话及报火警119。

（3）遇火灾时，护士长或主管医生应立即进行人员安排，组织人员迅速打开灭火器灭火，以及用水灭火。同时，应该为患者准备湿布护住口、鼻。

（4）立即停止透析：紧急情况下，可迅速拔出动、静脉穿刺针，然后捆绑穿刺部位。

（5）做好患者及其家属的安全疏散，有序地撤离或躲在安全的地方。

3.预防措施

（1）保证安全通道的畅通，让患者熟悉环境及安全通道的位置。

（2）定期检查仪器设备的运转情况及灭火设施的有效性及完好性。

（3）对全体工作人员进行防火的安全教育及地震、火灾预案的演习。

（4）对患者进行突发情况的应对流程教育。

参考文献

西慎一,平泽由平,1992.心功不全.日本临床,1992(增刊):695-699.

翟丽,2003.血液透析治疗中患者血压观察与护理.中华现代护理杂志,9(8):601-603.

第6章 血液透析患者常用药物与检验

第一节 血液透析患者常用药物

一、概述

（一）肾功能不全患者的药物治疗

由于在肾功能不全时，体内毒素及代谢产物发生蓄积，水、电解质、酸碱平衡发生紊乱，使得各器官系统发生功能上或器质上的改变，导致药物在肾功能不全患者中的体内过程与正常人相比发生了显著变化。尽管肾功能改变对药动学的影响主要在于降低了药物的清除排泄，但其同样也可改变药物的吸收、蛋白质结合、分布及代谢转化等过程。

1. 肾功能不全患者药物的负荷量和维持量　初始剂量的目的是使药物很快地达到治疗浓度。如果患者细胞外液容量正常，其负荷量与肾功能正常者相同。如果药物的负荷量不清楚，则可通过以下公式计算：

$$负荷量=Vd \times IBW \times Cp$$

式中，Vd为药物的分布容积（L/kg），IBW为患者的理想体重（kg），Cp为稳定状态下药物的血浆浓度（mg/L）。

在给予负荷量之后，为维持一定的药物浓度，需间歇追加药物，其计算公式为：

$$肾衰竭时的剂量=正常剂量 \times Df$$

式中，Df=正常的$T_{1/2}$/肾衰竭时的$T_{1/2}$

肾衰竭时减少药物总量的方法有：①为延长给药间歇时间而每次药物剂量不变；②为减少每次药物剂量，但不改变给药时间。前者是一种简便方法，这种方法特别适用于那些治疗浓度范围广和血浆半衰期长的药物。其计算公式为：

$$间歇时间=正常间歇时间/Df$$

这种方法在使用标准或正常剂量时，有可达到治疗浓度及便于计算的优点。减少每次剂量的方法适用于需保持稳定血清浓度的药物，其优点是药物浓度稳定。缺点是易导致医源性不良反应，如氨基糖苷类药物的肾毒性及耳毒性。临床上常常把这两种方法结合起来使用。当每天平均的剂量确定后，可将其分成几个简便的剂量间隔，间歇时间根据24h内所需药物峰谷水平而定。能被透析清除的药物应在透析治疗后给予。

假设药物的一级动力学、清除率及Vd值固定，峰值与谷浓度可用于估计半衰期。浓度与时间的关系曲线可描于半对数图纸上（X轴为时间，Y轴为浓度的对数值），连接两个浓度点，其中点即为峰值的1/2，经此点做一垂直线与X轴的相交处即为$T_{1/2}$。如果 Vd值确定，知道 $T_{1/2}$后就可计算出清除率（清除率=0.693Vd/$T_{1/2}$）。一般达到稳定状态所需的时间为3 ~ 5个半衰期，完全清除药物所需时间为5个半衰期以上，这样就可以估计剂量的间隔。半衰期只在 Vd确定的情况下反映药物清除的指标。药物负荷量和补充量计算方法如下。

（1）负荷量的计算

负荷量（mg/kg）=期望达到的血清水平（mg/L）× 分布容积（L/kg）。

实际的负荷量=期望达到的血清水平 ×Vd× 体重（kg）

例如，妥布霉素期望值为6mg/L，Vd为0.25L/kg，则负荷量=6mg/L×0.25L/kg=1.5mg/kg。

（2）补充量的计算

补充量（mg/kg）=水平差值（mg/L）×Vd（L/kg）（水平差值=期望值－目前水平值）

例如，妥布霉素期望值=6−1.5=4.5mg/L，则补充量=4.5g/L×0.25L/kg=1.125mg/kg。

2.肾功能不全对药物敏感性的影响　区分药物的分布容积及药物敏感性两者的改变常较困难，药物敏感性与所作用部位药物的浓度及药效有关。药物浓度在作用部位的改变是药物的分布容积的改变。尿毒症及酸中毒可通过改变屏障与药物或药物与蛋白质的相互作用而改变药物的分布容积，与蛋白质结合少及增加穿透血－脑屏障的药物都能改变药物的分布容积。电解质及酸碱平衡紊乱可影响药物的敏感性，高血压可增加强心苷、奎尼丁、普鲁卡因和吩噻嗪等药物在心脏传导系统的作用，碱中毒、低血钾及低血镁可使用洋地黄的患者更易发生心律失常。

（二）血液透析对药物代谢的影响

血液透析对溶质的清除主要通过弥散。由于透析液中不含药物，血与透析液之间就存在药物浓度梯度，有利于药物的清除，不与血中蛋白质或细胞结合的药物是可透析的。另外，透析清除只在血中药物负荷分数相当大的情况下才较显著。如果体内药物负荷分数较小，即使经透析器的抽提率为100%，透析清除也是不明显的（如地高辛）。但是，如果药物在血浆中能很快达到平衡，则药物可能为可透性。透析液是水剂，不溶于水的药物无法透出。尿毒症时，药物固有的血浆清除受到影响，如果透析清除能增加机体清除率的30%，那么，其重要性是显而易见的。

1.血液透析　透析膜孔为均一的圆柱形孔，当分子容量（分子量+离子价）增加时，药物经膜孔的弥散减少。对于一种药物或溶质来说，透析值的对数与分子质量的对数间呈负相关关系。根据这一关系，药物或溶质的分子质量如果超过500，在使用常规透析膜时则难以透出，而分子质量低于500者透析清除则很显著，主要取决于血和透析液流量及透析器的表面积。当分子质量增加时，透析器清除率与流量关系不大，而是取决于透析器表面积的超滤量。

2.腹膜透析　腹膜的清除率与分子质量之间呈半对数反比关系，如果药物的生化特性不是很特殊的话，非结合药物的腹膜清除率可通过尿素分子质量的平方根与药物分子质量平方根的比值乘以尿素清除率（20ml/min）来估算。小分子物质的清除率相对较高，主要取决于腹膜透析液的流速，而大分子质量的溶质与透析液的流速关系不大。

带电荷溶质的弥散速度较中性溶质慢，离子化药物的反向弥散入血量较少。肠系膜血流量减少、血管疾病及低血压等均会影响溶质的腹透清除。大量的容量交换，以及将等张交换改为高张交换都可增加溶质的清除，当透析液流量4L/h时，小分子溶质的清除率最大。在腹膜透析的快速交换过程中，提高透析液温度使其接近体温将有助于小分子溶质的清除。在行 CAPD时，由于透析液在体内滞留时间较长，透析液温度的升高不能增加溶质的清除率。

在慢性腹膜透析过程中改变药物的清除率是很困难的，血液透析能清除的药物，腹膜透析则不一定能清除，反之则不尽然。例如，一次血液透析通常可清除2/3达负荷量的氨基糖苷类抗生素，而24h的 CAPD则只能清除1/3负荷量的1/4。即使增加腹膜透析的交换周期或形式，也无法在相同的时间内达到血液透析的清除量。如果全天做强化的腹膜透析，有些药物则可能成为可透性的药物，它们多数为蛋白质结合率低和分布容积小的药物。

众所周知，腹腔内药物的转运主要从腹膜透析液进入血中。腹膜透析液中加入常规胰岛素对行 CAPD的糖尿病患者的血糖水平是很有效的。胰岛素吸收后直接进入门静脉，比传统的皮下注射途径有较明显的优点。腹膜透析管插入后或在发生腹膜炎时，进入腹透液的蛋白量增加，纤维蛋白类物质就容易堵塞导管，在这种情况下，腹腔内使用肝素的剂量为100 ~ 1000U/L。由于肝素分子的强正电荷会阻碍其吸收入血。肝素和胰岛素不会影响抗生素的稳定性和药理活性。对于联合应用的抗生素如头孢菌素联用妥布霉素等，肝素也不会影响它们的稳定性。

（三）血液透析患者常用药物的使用

药物根据其清除部位、肾衰竭时的半衰期、血浆蛋白结合率、分布容积、使用方法和肾衰竭情况进行调整，特别是血液（和腹膜）透析对其产生的影响，确定其透析后是否需要补充。

1.常用抗生素

（1）需补充的药物：如丁胺卡那、妥布霉素、头孢克洛、头孢拉定、复方新诺明、呋喃妥因；青霉素、阿莫西林和氨苄西林（后两者腹膜透析不需补充）；氟胞嘧啶、阿昔洛韦和阿糖腺苷（均指血液透析）等。

（2）不需补充的药物：如头孢哌酮和头孢曲松，环丙沙星（腹膜透析）、林可霉素、红霉素、万古霉素；邻氯和甲氧西林、苯唑西林、萘夫西林；四环素类，两性霉素、酮康唑、咪康唑等。

2.降血压药

（1）需补充的药物：如甲基多巴、卡托普利、依那普利；阿替洛尔、美托洛尔、索他洛尔；二氮嗪、米诺地尔等。

（2）不需补充的药物：如可乐定、哌唑嗪，拉贝洛尔、普萘洛尔、噻吗洛尔；肼屈嗪、硝普钠等。

3.心血管药

（1）抗心律失常药：①需补充的药物，如乙酰卡因尼、美西律、普鲁卡因胺、奎尼丁；②不需补充的药物，如胺碘酮和利多卡因。

（2）钙通道阻滞药：血液透析时硝苯地平及维拉帕米均不需补充。

（3）强心苷、洋地黄毒苷及地高辛均不需补充。

4.利尿药 血液透析时呋塞米和依他尼均不需补充。

5.抗凝血药　血液透析时肝素不需补充；腹膜透析时尿激酶、华法林均不需补充。

6.抗组胺药　氯苯吡啶血液透析时需补充，腹膜透析时不需补充。

7.糖皮质激素　血液透析时甲泼尼龙和泼尼松需补充；可的松（血液透析）和泼尼松龙（血液透析、腹膜透析）不需补充。

8.降血糖药　血液透析时氯磺丙脲和甲苯磺丁脲均不需补充。

9.其他药物　需要补充者为：雷尼替丁（血液透析）、茶碱（血液透析、腹膜透析）；不需补充者为：西咪替丁（血液透析、腹膜透析）；甲氧氯普胺、秋水仙碱、吲哚美尔、萘普生、保泰松（血液透析）。

二、肾衰竭患者常见并发症及药物治疗

（一）肾性贫血

在慢性肾功能不全患者中，许多机制可导致或加重贫血，其中最重要的是肾脏促红细胞生成素（EPO）分泌的减少，这一原因是可纠正的。在肾功能进展的过程中，早期阶段就已经有了贫血，但严重的红细胞计数及血细胞比容降低出现较晚。贫血与左心室扩张、代偿肥厚所致的心血管疾病之间是有关的，并会导致终末期肾病患者病死率的增加。血红蛋白浓度与左心室舒张末期容量及左心室的质量呈负相关。左心室舒张末期容量及质量随着血红蛋白浓度的下降而增加。

欧美的治疗指南中，进行性发展的慢性肾功能不全患者，在心脏结构发展至不可逆转或仅有部分可逆转之前必须给予促红细胞生成素治疗。目前越来越明确，贫血所致的心脏损害程度越重，就越难逆转，即便是应用冲击疗法治疗，也收效甚微。

血红蛋白浓度＜110g/L是促红细胞生成素治疗的指征。但是理想的血细胞比容水平应是多少，目前仍有争议。最近研究认为血细胞比容保持在40%没有危险，相对于部分纠正贫血来说，这样更有利于控制左心室的肥大。2007年K/DOQI肾性贫血治疗的目标值来自前瞻性随机对照的临床研究，提出目标值血红蛋白110～120g/L。

显然在促红细胞生成素治疗前应评估体内铁的含量，因为缺铁可导致促红细胞生成素的抵抗。转铁蛋白饱和度＜20%和血铁浓度＜100ng/ml提示铁缺乏。一旦有缺铁的证据，应在促红细胞生成素治疗前静脉补铁以保证应用最小剂量的促红细胞生成素发挥最大的作用。铁剂的注射速度和单次剂量取决于铁剂的剂型。由于促红细胞生成素价格昂贵，即使在西方国家透析前应用也是一个经济负担。越来越多的证据显示，因持续的、未经治疗的贫血所致的心血管并发症会导致随后的医疗费用进一步增加。常用改善肾性贫血的药物如下。

1.促红细胞生成素

（1）剂型、剂量：针剂，剂量为每支1500U、2000U、3000U、4000U、10 000U。

（2）用法：初始剂量为每周80～120U/kg体重，分2～3次皮下注射；维持剂量依据血细胞比容或血红蛋白水平调整，大多数患者维持性治疗需要的促红细胞生成素的剂量约为初始剂量的75%。

（3）药理作用：本品主要作用在于与红系祖细胞的表面受体结合，促进红系细胞增殖和分化，促进红母细胞成熟，增多红细胞数和血红蛋白含量；稳定红细胞膜，提

高红细胞膜抗氧化酶功能。

（4）注意事项：①主要不良反应是血压升高，偶可诱发脑血管意外，癫痫发作；其次为透析通路血栓、高血钾、纯红细胞再生障碍性贫血；其他如瘙痒、发热、恶心、头痛、关节痛等。②血液透析难以控制的高血压患者，某些白血病、铅中毒患者及孕妇禁用。对本品过敏者禁用。癫痫患者、脑血栓形成者慎用。③应用期间严格监测血压、血栓情况及血清铁含量。

2. 铁剂　有口服铁剂和静脉用铁剂。

（1）复方硫酸亚铁（福乃得）。

1）剂型、剂量：复方片剂，含硫酸亚铁525mg。

2）用法：初剂量为每天1片口服；维持剂量为每2～3天1片，根据促红细胞生成素用量调整。

3）药理作用：提供造血原料。

4）不良反应：①有胃肠不适、腹痛及腹泻等；偶可致便秘。一般饭后服为宜。②粪便可能呈黑色，需预先告知患者。

5）注意事项：①服时忌茶，也不宜与鞣酸蛋白及抗酸药碳酸氢钠等同服，以防阻碍铁的吸收。②稀盐酸与维生素C能促进铁剂吸收，常合并使用。③铁剂与四环素类药物可形成络合物，可互相阻碍吸收。

（2）琥珀酸亚铁（速立菲）

1）剂型、剂量：片剂，100mg。

2）用法：初剂量为200mg，每日3次口服；维持剂量0.1～0.4g/d，根据促红细胞生成素用量调整。

3）药理作用：补充造血原料。

4）不良反应及注意事项：同硫酸亚铁片。

（3）多糖铁复合物（力蜚能）

1）剂型、剂量：片剂，150mg。

2）用法：初始量为每日300mg；维持剂量为每日150mg。

3）药理作用：补充造血原料。

4）不良反应及注意事项：较复方硫酸亚铁和琥珀酸亚铁胃肠道反应小。

（4）右旋糖酐铁（科莫非）

1）剂型、剂量：针剂2ml，每支含100mg铁。

2）用法：静脉滴注，100～200mg右旋糖酐铁用0.9%氯化钠注射液或5%葡萄糖注射液稀释至100ml。给予首次剂量时，应先缓慢滴注25mg至少15min，如无不良反应发生，可将剩余剂量在30min内滴注完毕。

3）适应证：适用于不能口服铁剂或口服铁剂治疗不满意的缺铁患者。

4）不良反应及注意事项：右旋糖酐铁的主要不良反应为过敏性反应，可在给药后的几分钟内发生。因此建议在给予患者初次剂量前先给予0.5ml右旋糖酐铁（相当于25mg铁），如60min后无不良反应发生，再给予剩余的剂量。急性过敏反应表现为呼吸困难、潮红、胸痛和低血压，发生率约0.7%。缓慢静脉注射可降低急性炎症反应。过敏反应一般出现在给予试验剂量时间内。最常见的不良反应是皮肤瘙痒（1.5%）、呼吸困难（1.5%）。其他不良反应有胸痛（1.0%）、恶心（0.5%）、低血压（0.5%）、淋巴结肿大（0.5%）、消化不良（0.5%）、腹泻（0.5%）、潮红（0.3%）、头痛（0.3%）、心脏停搏（0.2%）、关节肌肉疼痛（0.2%）等。偶有注射部位的静脉疼痛和感染的报道。

任何右旋糖酐铁的肠道外给药都可能引起致命性的过敏反应。对药物有过敏史的患者这种可能性增加。给有自身免疫病或有炎症的患者用药，可能会引起Ⅲ型变态反应。静脉注射过快可能引起低血压。对有感染的儿童可能会产生不利影响。有动物和人体的资料显示，在同一部位反复肌内注射可出现肉瘤。

（5）蔗糖铁（维乐福）

1）剂型、剂量：针剂，每支5ml，含100mg铁。

2）用法：在新患者第1次治疗前，应按照推荐的方法先给予一个小剂量进行测试，成年人用1 ~ 2.5ml（20 ~ 50mg）铁，应备有心肺复苏设备。如果在给药15min后未出现不良反应，继续给予余下的药液。1ml本品最多只能稀释到20ml生理盐水中，稀释液配好后应立即使用（如5ml本品最多稀释到100ml生理盐水中），100mg铁至少滴注15min；200mg至少滴注1.5h。铁蛋白＜200ng/ml时，每次100mg，透析结束后使用，连续10次，以后根据铁蛋白水平每1 ~ 2周1次。

3）适应证：用于口服铁剂效果不好而需要静脉铁剂治疗的缺铁性贫血患者，如口服铁剂不能耐受或吸收不好者。

4）不良反应及注意事项：罕见过敏性反应，偶尔出现金属味、头痛、恶心、呕吐、低血压。极少出现副交感神经兴奋、胃肠功能障碍、肌肉痛、发热、在输液部位发生静脉曲张或痉挛。

有支气管哮喘、铁结合率低和（或）叶酸缺乏症的患者，应特别注意过敏反应的发生。有严重肝功能不良、感染、过敏史的患者慎用。如注射速度太快，会引发低血压。谨防静脉外渗漏。妊娠前3个月不建议使用，妊娠中、晚期慎用。

（二）骨与矿物质代谢的改变

钙磷代谢紊乱及骨病是慢性肾衰竭（CRF）患者的重要并发症之一，它可发生在其早期，并贯穿在进行性肾功能丧失的过程中，且受到各种治疗因素的影响。大量证据表明，慢性肾衰竭时的钙磷代谢紊乱及继发性甲状旁腺功能亢进与增加的发病率及病死率相关。

1. *骨与矿物质代谢的改变主要原因*　①高磷血症；②活性维生素D_3水平降低（及随后出现的低钙血症）；③骨骼对甲状旁腺素（PTH）产生抵抗，从骨骼中释放到血中的钙离子减少。血钙降低和血磷增加均可导致甲状旁腺功能亢进。

高磷血症可刺激甲状旁腺素分泌，主要由于慢性肾衰竭时维生素D缺乏，尿磷排泄减少。此可导致高转换和低转换性骨病。

2. *骨与矿物质代谢的改变治疗原则*　为纠正和预防这一并发症，在肾功能不全的早期必须应用两种主要治疗措施。

（1）通过合理的饮食，以及磷结合剂的应用减少磷的吸收：饮食中磷的摄入应该为800 ~ 1000mg/d，CKD5期血磷应＜1.78mmol/L。每日摄入含钙的磷结合剂中离子钙的剂量不要超过1500mg，每日总离子钙的摄入不要超过2000mg。透析患者如果连续

2次化验均有高血钙（校正的血钙＞2.54mmol/L）或血浆全段甲状旁腺素＜150pg/ml，不要使用含钙的磷结合剂。

司维拉姆：磷酸盐结合剂　（sevelamer）是一种非吸收性的阳离子聚合物，通过离子交换和氢化结合磷酸根离子，在消化道中结合食物中的磷。用法：每日3次，餐中服用，每次2 ~ 4片，临床研究已证明：其有效降低血磷，降低高钙血症发生率。碳酸镧（lanthanum carbonate）可有效控制血磷，高钙血症发生率低于碳酸钙。

至于骨化三醇及维生素D的类似物，长期使用会增加高钙血症的危险性。如果高磷血症未充分纠正，同时使用碳酸钙作为磷酸盐结合剂最终会加重高钙血症，这可能导致血钙磷乘积的升高，钙在各个组织，包括血管壁和冠状动脉中隐匿性沉积，导致严重并发症。

（2）通过饮食和活性维生素D治疗纠正低钙血症。

实际上，在肾功能不全的进展过程中出现高磷血症，用活性维生素D控制血钙以前，是比较容易先通过饮食和磷酸盐结合剂来纠正的，如果血钙在正常范围（2.3 ~ 2.4mmol/L）以下，尽管控制了高磷血症，甲状旁腺素水平仍然呈增加趋势，这时必须给予口服骨化三醇纠正血钙水平，钙磷乘积不超过55。如果存在超过最大正常值的危险，可使用新型维生素D类似物（这类药物目前只能在少数国家买到）抑制甲状旁腺素的分泌，并且对血清钙和磷的影响非常小。

（三）脂质代谢异常的纠正

慢性肾功能不全中脂质代谢的异常主要因肾损害所致。如患者无长期的严重蛋白尿或肾病综合征，血脂代谢异常主要表现为三酰甘油（甘油三酯）、富含三酰甘油的β极低密度脂蛋白胆固醇、ApoB、ApoC Ⅲ和脂蛋白的升高，高密度脂蛋白胆固醇和Apo-AI的水平降低。尽管小颗粒低密度脂蛋白胆固醇比例偏高，低密度脂蛋白胆固醇-C可在正常范围。患者通常有富含三酰甘油的脂蛋白如中间密度脂蛋白微粒增多。上述成分均为高密度脂蛋白胆固醇-C、低密度脂蛋白胆固醇-C之外的致动脉硬化的独立危险因素，目前它们是低密度脂蛋白胆固醇之外，作为非高密度脂蛋白胆固醇的研究目标。法国Necker医院有一项回顾性研究显示，未出现心肌梗死的97例慢性肾衰竭患者与41例发生心肌梗死的患者相比，后者高密度脂蛋白显著高于前者，三酰甘油、低密度脂蛋白胆固醇、ApoB和脂蛋白水平显著低于前者。脂质的异常非糖尿病肾病患者的肾损害作用几乎等同于糖尿病肾病患者。

改变不良的饮食习惯和生活方式对于纠正脂质异常是非常有效的。目前一致认为，无论低密度脂蛋白胆固醇升高还是富含三酰甘油的残余脂蛋白微粒蓄积时，都必须使用降血脂药物。

低密度脂蛋白升高时，首选他汀类药物。但是，富含三酰甘油的残余脂蛋白微粒和中间密度脂蛋白蓄积时，应该如何治疗，目前仍存在争议。以往应用最多的是纤维衍生物一类的药物，尤其是吉非贝齐（gemfibrozil），这类药物可引起多发性肌炎，这一不良反应可通过减量降低其发生率。越来越多的研究表明，他汀类药物如阿托伐他汀（atorvastatin）可显著减少动脉粥样硬化。

（四）高血压

1.慢性肾功能不全患者的高血压　慢性肾功能不全，尤其是终末期患者高血压发生率高达90%。主要机制有：①水钠平衡紊乱，水钠潴留；②肾素-血管紧张素-醛固酮系统（RAAS）及自主神经系统活性增高。高血压可加快肾疾病的进展，特别是糖尿病肾病和尿蛋白阳性的慢性肾小球肾炎。高血压在心血管疾病的进展中起重要作用，这种作用的机制可能是病肾单位数量的减少导致的肾小球内血流动力学改变，如小球内高压、高滤过。

在上述情况下入球动脉呈扩张状态，动脉的高血压直接传递至小球毛细血管壁，增加了球内压力，加剧了小球损害。肾素-血管紧张素-醛固酮系统抑制药如血管紧张素转化酶抑制药（ACEI）和血管紧张素受体Ⅰ拮抗药（ARB）可以扩张出球小动脉，不仅能拮抗血管紧张素-Ⅱ导致的全身性血管收缩，还可以减轻小球的高滤过，保护肾小球结构，减轻高血压的肾损害。

由于肾小管腔内蛋白运输量增加可加剧小管损伤的恶化，上述药物可显著减少患者的尿蛋白量，从而延缓肾功能不全进展。这一保护作用已在中度肾功能不全的糖尿病和非糖尿病蛋白尿患者中得到证实。因此，ACEI或ARB是轻中度肾功能不全患者的首选抗高血压药物。低钠饮食，合用利尿药（即使是小剂量），均可增加其作用，还可促进肾小管泌钾，防止ACEI类药物对抗醛固酮所致的高血钾。由于其保钾作用，在合并高钾的重症肾衰竭中，ACEI必须慎重使用。且ACEI对肾素-血管紧张素系统有拮抗作用，对肾大动脉阻塞所致的缺血性肾病的老年患者可能会导致肾功能不全的急剧恶化。在这种情况下及所有非小球性疾病中（包括多囊肾），应选用钙离子拮抗药，而在其他疾病中可合用ACEI。

应用上述3种药物（ACEI、钙离子拮抗药、利尿药），必要时加用β受体阻滞药，可使血压得到良好控制。目前，有关高血压在肾功能不全快速进展中的作用的研究显示：目标血压值必须低于以前的标准，血压应在130/80mmHg以下（有蛋白尿者，120/70mmHg以下更好）。

2. *血液透析中的高血压* 以下因素可以引起透析中的高血压：①失衡综合征；②硬水综合征或高钙透析液；③脱水可能导致血液中某些缩血管活性物质浓度增加；④低钾或无钾透析液；⑤降压药物的清除。可以被透析清除的药物包括多数ACEI和β受体阻断药，而钙离子拮抗药和α受体阻断药一般不被透析清除。

对透析中发生高血压的患者，要仔细寻找原因，以预防为主。对于服用抗高血压药物的患者，将抗高血压药物改为透析前服用，或根据情况增加透析前抗高血压药物剂量。如果透析中发生高血压，可舌下含服硝苯地平或卡托普利，必要时使用静脉抗高血压制剂，以防透析中发生心脑血管意外。

（五）心血管病变

心血管疾病有两种主要表现，即左心室肥大（可致心力衰竭）和冠心病。可发生在肾衰竭早期，在向终末期肾衰竭进展过程中或其后正规透析治疗过程中逐步加重。

高达50%的慢性肾功能不全患者在终末期肾衰竭之前有左心室肥大。心血管疾病是透析前及透析患者死亡的首要原因，防止其发生是肾病学家的主要目标。

多种因素可诱发心血管疾病，如高血压、血脂异常、动脉硬化、贫血和血容量扩张，体液潴留的毒性作用可能也参与其中。含硫氨基酸（同型半胱氨酸）由于可增加血管平滑肌细胞的增殖（动脉硬化最显著的特征），也是心血管疾病的独立危险因素。

最近发现慢性肾功能不全中有活性氧生成增加，因此，低密度脂蛋白氧化增加和糖基化终末产物（AGE）生成的氧化应激可加剧血管和内皮功能异常及动脉硬化。

左心室肥大可由压力超负荷（导致张力增加）或容量超负荷（导致切应力增加）引起。第一种情况可出现向心性肥大。然而，当容量超负荷同样存在时，就可出现心室扩张（离心性肥大伴扩张）。

缺血、毛细血管床的减少、间质纤维化的加重、超声心动图显示的左心室扩张和射血分数降低可导致心肌功能障碍，进而导致急、慢性心力衰竭。

由于内膜中层增厚，即使在动脉硬化损伤尚未出现时尿毒症患者也经常出现大动脉顺应性（弹性）下降。在肾功能减退的患者，特别是伴发长期的重度蛋白尿和高胆固醇血症的患者，动脉粥样硬化形成的风险增加，甚至在发生终末期肾衰竭前也易发生冠心病和心肌梗死。在肾功能不全进展的各个阶段能防止或延缓左心室肥大和冠心病恶化的主要治疗措施如饮食、纠正贫血、纠正血脂异常、控制甲状旁腺功能亢进、控制血压等是治疗的里程碑。蛋氨酸饮食可增加同型半胱氨酸的水平，而叶酸的应用可降低它们的水平：笔者推荐联合应用叶酸（5mg/d）、维生素B_{12}（0.4mg/d）及维生素B_6（50mg/d）。另有两种措施必须要提到：①戒烟，因为吸烟是尿毒症患者心血管疾病发生的高危因素。②适度的体育锻炼，就如向普通人群推荐的，即使透析开始也应坚持锻炼。

三、血液透析中抗凝血药物的使用

血液透析时，必须使用抗凝血药，其目的是防止透析器和血液管道中凝血，又不引起体内出血。Abel、Rowntree和Turner于1913年开始研究血液透析，最早使用水蛭素抗凝，因其毒性，一直未能广泛应用。Mclean1916年发现肝素，同样因其毒性未能用于临床。20年后，随着肝素制剂的改进，Thalhimer首先成功地把肝素用于血液透析抗凝。从而解决了血液透析技术中的一大难题。迄今60余年，肝素仍是血液透析抗凝治疗的主要药物。

（一）监测血液透析的抗凝指标

血液透析时，使用抗凝血药预防体外循环管路的凝血。如果抗凝血药用量不够，循环管路将发生凝血，透析效率降低，血液丢失；抗凝血药过量，患者在血液透析时及透析后有出血的危险。由于每个患者对抗凝血药敏感性和排泄率不同，为达到均一和足量的抗凝，必须建立可靠反映抗凝程度的试验，根据试验结果，调整抗凝血药的用量。

1.循环血路眼观检查　若出现血液呈深暗色、透析器出现黑色线条、滴壶和静脉空气捕捉器有泡沫及透析器动脉端出现血块等情况，均提示体外循环可能发生凝血。此时，阻断血液入口，用生理盐水冲洗，便可判断整个体外循环血路有无凝血。

2.循环血路压力测定　透析机动脉压和静脉压变化可反映体外循环凝血部位。泵后动脉压增高，静脉压降低，说明两侧压口之间的血路有凝血。泵后动脉压和静脉压均增高，说明静脉测压口回心血路有凝血。泵后压急剧升高，静脉压轻度升高，说明循环血路广泛凝血。

3.透析器凝血程度　通常将透析结束、回血后透析器凝血程度分4级（表6-1）。

0 ~Ⅰ级为抗凝效果好，Ⅱ级以上说明抗凝不足。

表6-1 透析器凝血程度分级

分级	凝血表现
0级	无凝血或数条纤维凝血
Ⅰ级	部分凝血或成束纤维凝血
Ⅱ级	严重凝血或半数以上纤维凝血
Ⅲ级	透析器静脉压明显增高或需要更换透析器

4.凝血试验　理想的凝血试验必须在治疗剂量范围内，凝血时间延长与肝素剂量呈线性关系，凝血发生快而安全；试验要敏感，不仅反映常规剂量肝素作用，而且反映小剂量肝素的作用；试验出结果要快，透析护士在床边做，很快能出报告。

用于凝血试验检查的血样本应取自动脉血路，在输入肝素部位的近端，以反映患者体内而不是体外循环的凝血状态。

（1）全血部分凝血活酶时间（WBPTT）：是通过加入某种反应剂加速凝血过程的试验。方法为取血液透析患者动脉血0.4ml，注入盛有0.2ml肌动蛋白反应剂的小试管中摇匀，在37℃水浴中孵育30s，取出试管，每5秒倾斜试管1次，观察凝块形成时间，并做记录。在一定范围内，全血部分凝血活酶时间与血中肝素浓度呈线性关系。

（2）活化凝血时间（ACT）：活化凝血时间试验与全血部分凝血活酶时间相似，但使用硅藻土加速凝血过程。活化凝血时间重复性比全血部分凝血活酶时间差，尤其血中肝素浓度较低时。现有自动倾斜试管和检查凝块形成的仪器出售，这些仪器利于全血部分凝血活酶时间及活化凝血时间的标准化及重复。

（3）凝血时间试管法（LWCT）：取血0.4ml注入小玻璃试管中，在室温下，每30秒倾斜试管1次，观察血液是否流动，直到血液凝固。凝血时间试管法的缺点是耗时长、标准化及重复性均差。它是监测血液透析凝血指标中最不理想的一种方法。

（二）肝素抗凝的方法

1.肝素的药理作用特点　普通肝素（heparin）为分子质量5000 ~ 20 000的黏多糖蛋白，具有大量的阴电荷。肝素作为抗凝血酶Ⅲ（ATⅢ）的辅助因子，能增强ATⅢ与凝血酶、活化型凝血因子Ⅸa、Ⅹa、Ⅺa、Ⅻa和激肽释放酶结合，并抑制其活性；并且在肝素存在下，ATⅢ可与Ⅶa结合，抑制组织因子/Ⅶa复合物的形成。因此，肝素在体内具有很强的抗凝活性。普通肝素的抗凝作用依赖于体内抗凝血酶Ⅲ的存在，是目前国内血液透析时最常用的抗凝血药。

2.凝血时间目标值　无出血倾向的稳定患者，透析时常规给予肝素，无促发出血之虞。透析时抗凝目标值为全血部分凝血活酶时间或ACT在基础值加80%水平，透析结束时，全血部分凝血活酶时间或活化凝血时间在基础值加40%水平，以免拔出穿刺针后，穿刺点出血。患者的全血部分凝血活酶时间或活化凝血时间基础值延长超过正常时，在此基础上再加肝素延长80%，可伴有出血。因此，透析时全血部分凝血活酶时间或活化凝血时间不应超过基础值加80%。

3.常量肝素抗凝法　常量肝素抗凝有两种用法：①为常量肝素持续输入法，即首剂肝素静脉注射，追加量由肝素泵持续输入；②常量肝素间歇注入法，即首剂肝素静脉注射，根据需要间歇注入肝素。举例说明如下。

（1）常量肝素持续输入法：首剂肝素2000 ~ 3000U，静脉注射，3 ~ 5min开始透析，同时启动肝素泵，以1000 ~ 2000U/h速率输入动脉血路；每小时监测凝血时间1次，调整肝素输入速率，以维持全血部分凝血活酶时间或活化凝血时间在基础值加80%范围内或凝血时间试管法在20 ~ 30min；透析结束前30 ~ 60min停止肝素输入。

（2）常量肝素间歇注入法：首剂肝素2000 ~ 4000U静脉注射，每小时监测凝血时间1次，全血部分凝血活酶时间或活化凝血时间小于基础值加80%或凝血时间试管法＜20min时，追加肝素1000 ~ 2000U，30min后复查凝血时间。透析期间一般追加1 ~ 2次肝素。

首剂肝素持续输入量小于间歇注入法，是因为持续输入法要求首剂肝素量延长全血部分凝血活酶时间或活化凝血时间至基础值加80%，而间歇注入法则要求首剂量一开始延长凝血时间在基础值加80%以上。

（3）调整首剂肝素量指征

1）增加剂量：持续输入法将全血部分凝血活酶时间延长至基础值加80%水平往往需要500 ~ 4000U肝素，这取决于各个患者对肝素的敏感性及使用肝素制剂的实际活力。全血部分凝血活酶时间或活化凝血时间可在首剂肝素2000U静脉注射后3min检查，如凝血时间未达到目标值，立即再注射1次。全血部分凝血活酶时间或活化凝血时间延长与肝素量成正比，如首剂肝素量延长全血部分凝血活酶时间40s，再给首剂的一半，全血部分凝血活酶时间将增加20s。

2）减少剂量：出凝血基础时间延长，严重尿毒症患者的血小板功能不全可延长出血时间，应减少首剂肝素用量，其他凝血基础时间延长者，也应减量。

间歇注入法短程透析时，如2h，透析患者接受间歇注入肝素，首剂量应减少，以免抗凝过度和拔针后穿刺点出血不止。

体重在50 ~ 90kg的成年患者，对肝素的敏感性相差无几，因此在这组患者，不需要依体重调整剂量。

（4）肝素输入速率的确定及调整：维持全血部分凝血活酶时间或活化凝血时间在基础值加80%所需要的肝素输入速率在500 ~ 3000U/h，平均1200U/h。肝素输入速率取决于患者对肝素的敏感性和肝素的半衰期。一旦达到稳定状态，肝素输入速率与全血部分凝血活酶时间或活化凝血时间延长成正比，如果肝素输入速率600U/h，全血部分凝血活酶时间延长30s；输入速率1200U/h，全血部分凝血活酶时间延长60s；输入速率1800U/h，全血部分凝血活酶时间延长90s。

1）患者出凝血达到稳定状态的重要性：如果患者没有达到稳定状态，即患者凝血时间变化不定，调整肝素输入速率是困难的，尤其当首剂肝素量使用不准确时。

2）终止肝素输入时间：透析患者肝素半衰期在30min至2h，平均50min。因全血部分凝血活酶时间延长与血浆肝素水平成正比，故已知全血部分凝血活酶时间延长值，可根据患者肝素半衰期计算任何时间的全血部分凝血活酶时间。例如，某患者全血部分凝血活酶时间基础值为75s，现延长60s，达135s。该患者肝素半衰期为1h，那么1h后，患者血浆肝素浓度下降50%，全血部分凝血活酶时间延长30s，再过1h，全血部分凝血活酶时间仅延长15s。因此，根据肝素半衰期，可精确计算停用肝素时间。一般说来，透析时全血部分凝血活酶时间或活化凝血时间延长到基础值加80%，大约在透析前1h停用肝素，到透析结束时全血部分凝血活酶时间或活化凝血时间达到基础值40%。

（5）常量肝素抗凝效果：肝素血浓度达到0.2U/ml，透析器凝血发生率＜5%。

（6）常量肝素法出血并发症：全身抗凝可引起20% ~ 50%出血性胃肠病（胃炎、消化性溃疡，血管畸形），近期手术、心包炎或糖尿病视网膜出血，也可引起中枢神经系统、腹膜后和纵隔出血。尿毒症相关的血小板聚积、黏附和释放障碍，以及内皮异常可加重肝素引起的出血。

4.*小剂量肝素法* 轻、中度出血危险的患者血液透析时，需小剂量肝素抗凝。有些患者，全血部分凝血活酶时间或活化凝血时间基础值延长超过正常值，其目标值不应大于透析中心患者平均基础值的140%。

一般均用小剂量肝素持续输入法，可避免间歇注入法引起的凝血时间过大波动。

（1）小剂量肝素持续输入法：①测定基础凝血时间；②首剂肝素750U，静脉注射；③3min后，重测全血部分凝血活酶时间或活化凝血时间；④全血部分凝血活酶时间或活化凝血时间未延长至基础值加40%，再静脉注射1次；⑤开始透析，肝素输入速率600U/h；⑥每30分钟监测凝血时间1次；⑦调整肝素输入速率，以保证全血部分凝血活酶时间或活化凝血时间在基础值加40%水平，但不要长于平均值的140%。继续输入肝素，直到透析结束。

（2）首次最佳剂量的决定：延长全血部分凝血活酶时间或活化凝血时间至基础值加40%所需的首剂肝素量为300 ~ 2000U。在给首剂肝素750U 3min后，再测全血部分凝血活酶时间或活化凝血时间，如未达目标值，应再给补充量。

（3）调整肝素输入速率：维持全血部分凝血活酶时间或活化凝血时间在基础值加40%水平所需要的平均肝素输入速率大约为600U/h，但值在200 ~ 2000U/h。如首剂肝素750U引起全血部分凝血活酶时间比目标值长得多或短得多，应修正肝素输入速率。

举例：首剂肝素750U使全血部分凝血活酶时间延长20s，未达到目标值30s，应再给400U肝素，然后以1200U/h输入，而不是通常的600U/h。如首剂肝素750U使全血部分凝血活酶时间延长60s，而不是目标值30s，应开始透析，但不给肝素，再定期监测凝血时间。一旦全血部分凝血活酶时间下降至30s（基础值加30%），开始输入肝素，速率减至300U/h。

5.*局部肝素化* 是使透析器及动静脉管路抗凝，在血液回入患者体内之前，用硫酸鱼精蛋白中和肝素，以减少患者出血危险的方法。

（1）方法：①开始透析不给首剂肝素。②动脉端用肝素泵持续注入肝素，每小时肝素量（mg）=0.003 × QB × 60（QB为每分钟血流量）。可维持透析器内LWCT在30min左右。③静脉端用注射泵持续注入鱼精蛋白，鱼精蛋白量根据中和试验，一般情况下，肝素与鱼精蛋白的比例在急性肾衰竭时为1∶1，慢性肾衰竭时为1∶（1.2 ~ 1.5）。透析中需根据反复测定的凝血时间，调节剂量。

（2）缺点：①反跳现象。根据研究，肝素–鱼精蛋白复合物是一种不稳定的复合物，在血浆蛋白酶作用下，鱼精蛋白分解速度较肝素快。结果，游离的肝素抗凝作用再现，引起出血，此称反跳现象。多发生在透析3 ~ 4h，可长达18h。②鱼精蛋白的不良反应。过量由抗凝作用引起出血，有时出现过敏性皮疹，注射过快可引起血压下降，脉搏缓慢和呼吸抑制。

由于局部肝素化有以上缺点，故已被更简单、安全和有效的其他抗凝技术所替代。

6.肝素的不良反应

（1）血小板减少：病因可能与肝素依赖性血小板聚集因子释放有关。该因子促进血小板聚集，引起透析患者血栓栓塞性疾病，同时导致血小板减少。

（2）自发性出血：如硬脑膜下出血、出血性心包炎、腹内出血和出血性浆膜积液。

（3）过敏反应：出现荨麻疹、皮疹、哮喘、心前区紧迫感。

（4）其他：脱发、骨质脱钙、高脂血症等。

（三）其他抗凝血药

肝素虽然使用广泛，但不是最理想的抗凝血药。由于监测血中肝素浓度困难，用药后血小板激活聚集，引起血栓-栓塞性疾病，以及加重危重患者出血等种种原因，迫使人们寻找新的抗凝血药。

1.枸橼酸局部抗凝血　在体外循环动脉端输入枸橼酸盐，结合血中的离子钙，然后在静脉端输入氯化钙补充血循环中的钙离子，这种抗凝方法称为枸橼酸局部抗凝。大约1/3枸橼酸盐被透析，2/3被迅速代谢。

由于枸橼酸盐局部抗凝主要用于有高度出血危险的患者，因此，当给这类患者做常规血液透析时，必须将氯化钙溶液输入静脉管路中，这样既不会引起管路凝血，也不会加重全身出血。然而，有高度出血危险患者接受连续性肾替代治疗（如连续性血液滤过等），使用局部枸橼酸盐抗凝时，氯化钙溶液必须直接输入患者周围静脉内。可避免连续性肾替代治疗时血流缓慢引起的静脉路凝血。局部枸橼酸盐抗凝优于无肝素透析的原因主要为血流量不需要很大，透析器凝血发生率很低。其主要缺点是需要两个输液泵及监测血钙水平。因枸橼酸在体内代谢产生碳酸氢根，故用枸橼酸盐抗凝可引起血浆碳酸氢盐浓度增高，碱中毒患者使用时要格外小心。具体方法如下。

（1）溶液：枸橼酸盐配成5%溶液，氯化钙配成10%的溶液，取10%氯化钙溶液50ml加入生理盐水100ml，稀释后使用，最终浓度为3.33%。用输液泵将枸橼酸盐溶液输入动脉血路，氯化钙溶液输入静脉血路。

（2）透析器和透析液：无论何种透析器均可使用，但透析膜水通透性应足以清除300ml/h液体。由于局部枸橼酸盐抗凝主要用于心血管系统不稳定、重症监护患者，所以一般均用碳酸氢盐无钙透析液。

（3）使用方法：以下操作均以血流量200ml/min为例，如血流量改变，枸橼酸盐及钙溶液须相应调整，具体步骤如下：①测定基础凝血时间（全血部分凝血活酶时间或活化凝血时间）和血钙水平。②开始透析，血流量200ml/min，枸橼酸盐以270ml/h初速度输入动脉血路，使透析器枸橼酸盐浓度达3.0mmol/L。③立即以30ml/h速度将氯化钙输入静脉血路，血流量200ml/min，氯化钙输入速度可使血钙增加0.6ml/L（1.2mEq/L）。④透析开始30min，再测定患者血浆总钙水平，以后根据需要复测。调节氯化钙输入速度，保持血浆总钙浓度在正常范围内。⑤定时从动脉血路输入枸橼酸的下游取血测定凝血时间。输入枸橼酸下游的全血部分凝血活酶时间或活化凝血时间应延长大约200%，短于200%，应增加枸橼酸盐输入速度；长于200%，应减少输入速度。⑥若因温度、电导等引起透析液旁路，此时无钙透析液作用消失，应立即停止氯化钙输入，枸橼酸盐输入速度降低50%，待透析液恢复流经透析器，再将氯化钙及枸橼酸盐调整至原先状态。

2.低分子肝素（LMWH） 目前，临床应用的标准肝素（standard heparin，SH）相对分子质量为2000～25 000，如用分级分离法或亚硝酸解聚法后，可得到相对分子质量4000～6000的低分子肝素。低分子肝素抑制凝血因子Ⅹa、Ⅻa和血管舒缓素，但对凝血酶、凝血因子Ⅸ、Ⅺ几乎无影响，因而部分凝血活酶时间和凝血酶时间很少延长，减少了出血。

Henny1983年首次报道急性血液透析中使用低分子肝素抗凝。Lane等（1986年）和Ljungberg等（1987年）分别采用一次静脉注射低分子肝素抗凝，均取得满意透析效果。与标准肝素相比，低分子肝素具有抗凝作用强、出血危险小、生物利用度高，药动学长，使用方便及更加安全等优点，是一种比较理想的血液透析抗凝血药。

低分子肝素在血液透析抗凝中的用法：透析前一次静脉注射50～100U/kg体重，根据抗凝效果增减剂量，一般不需要在血液透析中追加剂量。低分子肝素对脂质代谢及血小板功能影响小，剂量过大可引起出血，个别患者可出现发热、皮疹等反应，因此低分子肝素是血液透析中的一种较安全、有效、更适宜长期应用的抗凝血药。

3.前列环素 通过增加血小板内腺苷环化酶活力，使血小板内cAMP增多，从而抑制血小板聚集和黏附，防止血栓形成。前列环素对内源性凝血系统和纤维蛋白形成没有作用。血液透析中使用前列环素可取得满意抗凝效果，但不良反应发生率高，约80%患者出现低血压、面部潮红、恶心、头痛和腹痛等不良反应，停药后很快消失。

前列环素在血液透析中的用法，透析前10min，开始输入前列环素每分钟4ng/kg，然后开始透析。在透析过程中，持续输入前列环素（423±91）ng/kg体重。

虽然前列环素在急、慢性血液透析中具有一定地位，但由于价格昂贵，溶解后性质不稳定、不良反应发生率高等原因，限制了它的临床使用。

4.水蛭素 是多肽凝血酶抑制药，由医用水蛭咽旁腺产生。水蛭素阻断凝血酶诱导的纤维蛋白原凝集和血小板聚集。与肝素不一样，水蛭素不需要内源性辅因子，如抗凝血酶Ⅲ，不引起血小板激活及聚集，因而避免了血小板减少或血栓形成。水蛭素已能基因重组生物合成，在动物实验血液透析中，取得良好的抗凝效果，但尚未在人体使用。

四、抗凝血药在有出血危险患者透析中的应用方法

有活动性出血或有高度出血危险，禁忌使用肝素的患者，需要采用无抗凝血药透析。

（一）无抗凝血药透析的方法

1.肝素冲洗 用含肝素3000U/L的生理盐水预先冲洗动、静脉血路管和透析器，开始透析，放掉预冲液。

2.高血流量 只要患者能耐受，血流量尽可能高，至少250～300ml/min。对于身材小、透析前血浆尿素氮很高和易出现失衡的患者，应该用局部枸橼酸盐抗凝。

3.定时生理盐水冲洗 每15～30分钟，用100～250ml生理盐水匀速冲洗透析器

1次。冲洗的目的是检查。

4.调节跨膜压　去除冲洗透析器进入体内的液量。

（二）无抗凝血药透析注意事项

1.透析膜和透析器的选择　虽然没有证据肯定一种透析膜优于另一种透析膜、平板型透析器优于空心纤维型透析器，但目前平板型透析器已不常见，一般认为，无肝素透析应选择聚丙烯腈膜、聚乙基乙烯基甲醇膜、聚砜膜等疏水性与亲水性材料配合较好，生物相容性良好的，对血小板、凝血系活化作用轻微的透析器为好。

2.透析器凝血发生率　透析器完全凝血发生率大约5%，这种发生率比高危患者使用肝素出血的危险性要小得多。因此，值得开展。

无抗凝血药透析时不应同时输入血浆蛋白制剂及使用脂肪乳剂，因两者均可增加透析器凝血的危险。

迄今，虽然理想的抗凝血药尚未问世，但肝素是应用最广泛的抗凝血药。应根据患者出凝血情况，选择不同的抗凝血药和使用不同抗凝方法。这些方法的指征和优缺点总结见表6-2。由于没有一种抗凝方法适合于所有血液透析患者，因此，血液透析患者必须定期地由医生评价其出凝血情况，并根据结果选择抗凝方法或调整抗凝方案。

表6-2　血液透析抗凝血方法

抗凝方法	指征	优点	缺点	首剂肝素（U）	血液透析时抗凝指标（min）		
					WBPTT	ACT	LWCT
全身肝素化	无出血倾向者	有效预防体循环凝血、护理工作轻	诱发出血	2500	1.8	1.8	20 ~ 30
小剂量肝素	出血倾向大者	最小的肝素量	护理工作重、体外凝血增加	1000	1.4	1.4	7 ~ 16
局部肝素化	出血倾向大者	维持患者正常凝血时间	技术护理操作复杂、抗凝反跳	1000	1.0	1.0	3 ~ 6
局部枸橼酸	出血倾向大者	不需要全身抗凝	补钙，监测钙钠血气	0	1.0		
低分子肝素	轻至中等出血倾向者	全身抗凝	初步试验中	50 ~ 100/kg	1.2	1.2	—
前列环素	出血倾向大者	不给肝素，半衰期短	初步试验中	0	1.0	—	
无抗凝血药	出血倾向大者	不给肝素	体外凝血增加	0	1.0	1.0	9 ~ 16

第二节　血液透析患者常用检验

（一）首次血液透析患者

必须要有肾功能、电解质、血常规，以及血型、乙型肝炎、丙型肝炎病毒学检查、艾滋病抗体及梅毒血清学测定。

（二）长期透析患者

1.一般每个月复查1次的实验室项目及参考值

（1）血常规：见表6-3。

表6-3　血常规

内容	参考值	意　义
白细胞	（4.0 ~ 10）$\times 10^9$/L	若升高，近期有无感染
血红蛋白	110 ~ 120g/L	贫血程度，指导促红细胞生成素用量（K/DOQI目标值）
血细胞比容	0.33 ~ 0.36	K/DOQI目标值
血小板	（100 ~ 300）$\times 10^9$/L	有无出血征象，指导肝素用量

注：若三系均降低，需排除血液系统疾病，检查血型，以备重度贫血时输血。

（2）尿常规：适用于有尿量的尿毒症患者。若有血尿，需排除泌尿系肿瘤及获得性肾囊肿；白细胞尿观察有无尿路感染。

（3）粪常规及粪隐血试验：血液透析患者有不明原因血红蛋白下降，必须查粪常规及粪隐血，了解有无消化道慢性出血。

（4）凝血指标（有高凝状态或出血时检查）：见表6-4。

表6-4　凝血指标

内容	正常值	意　义
凝血酶原时间（PT）	11 ~ 15s	延长提示 Ⅱ、Ⅴ、Ⅶ、Ⅹ因子缺乏，纤维蛋白原减少，维生素K缺乏或利用障碍，肝炎、肝硬化、DIC等
凝血酶原活动度（PTA）	80% ~ 120%	同上
纤维蛋白原定量测定（FIB）	2 ~ 4g/L	减少提示纤维蛋白原缺乏症，肝损伤、DIC等。增加提示存在肾病综合征、心肌梗死、血栓症等
活化部分凝血活酶时间测定（APTT）	26 ~ 38s	延长见于纤维蛋白原，凝血酶原，凝血因子Ⅴ、Ⅷ Ⅸ、Ⅹ、Ⅺ、Ⅻ缺乏，抗凝物质增多等

（5）肝功能：见表6-5。

表6-5　肝功能指标

主要指标	正常值	意　义
丙氨酸氨基转移酶（ALT）	0 ~ 40U/L	肝损害、心肌损害等均可升高
天冬氨酸氨基转移酶（AST）	0 ~ 42U/L	肝损害、心肌损害等均可升高
碱性磷酸酶（ALP）	40 ~ 150U/L	肝胆疾病、骨病时可升高
γ-谷氨酰转肽酶（γ-GT）	0 ~ 52U/L	肝胆疾病时可升高，尤其对胆道疾病更敏感

续表

主要指标	正常值	意 义
总胆红素（TBIL）	5.1 ~ 19μmol/L	增加提示有肝损害、溶血等；减低提示再生障碍性贫血、某些继发性贫血及长期使用苯巴比妥等
直接胆红素（DBIL）	0 ~ 34.2μmol/L	结合总胆红素判断黄疸的类型
总蛋白（TP）	60 ~ 80g/L	血清总蛋白增高，主要由于白蛋白增高所致，常见于免疫性疾病、血液系统疾病等；血清总蛋白降低，主要由于白蛋白减少，见于肝病时白蛋白合成减少、肾病综合征时白蛋白丢失增多、营养不良时摄入减少等
白蛋白（ALB）	35 ~ 55g/L	同上

（6）血脂：见表6–6。

表6–6　血脂

	胆固醇（mmol/L）	三酰甘油（mmol/L）
期望值	＜5.2	＜3.9
临界高值	5.226 ~ 5.7	＞3.9

注：血液透析中应及时纠正脂质代谢紊乱，减少危险因素及心血管并发症的发生。

（7）肾功能：①长期血液透析患者要求透析前血尿素氮在30.345mmol/L左右。尿素氮是蛋白质的代谢产物，是衡量蛋白质的摄取情况及透析效果的一个指标。一般每次透析可下降60% ~ 65%。②血肌酐透前要求在442 ~ 795.6μmol/L。正确反映肾小球的滤过功能，也与肌肉含量和活动度有关，透析后下降60%左右。③血 BUN/Cr比值为10左右。④血尿酸在150 ~ 494μmol/L也反映氮质代谢情况，升高还可见于痛风病，透析时可清除每天产生和摄入总量的1/2。⑤血糖正常值3.89 ~ 6.1mmol/L。观察变化，可适当调整透析液中葡萄糖的含量。

（8）血清离子：①总钙正常值2.0 ~ 2.75mmol/L（尽可能在正常水平的低限，如2.1 ~ 2.4mmol/L）。血钙指矫正的总钙。低白蛋白血症患者需矫正。②磷正常值0.87 ~ 1.45mmol/L。③钙磷乘积应＜4.52mmol^2/L^2（K/DOQI）。慢性尿毒症患者常有低钙、高磷血症，此时可补钙，同时降磷；若高钙高磷，停止补钙，同时应用低钙透析液及不含钙的磷结合剂；合并继发性甲状旁腺功能亢进症，需活性维生素 D冲击治疗及应用低钙透析液时，应每2周复查1次钙磷；钙磷乘积若＞4.52mmol^2/L^2，易造成钙磷的异位沉积及继发性甲状旁腺功能亢进症、肾性骨病等。

（9）电解质：见表6–7。

表6-7 电解质

电解质	正常值	说明
钾	3.5 ~ 5.5mmol/L	反映饮食摄入及利尿药、ACEI类药物的应用是否合适；以选择合适钾离子浓度的透析液
钠	135 ~ 145mmol/L	钠盐的摄入，调整透析液中钠的浓度
氯	90 ~ 110mmol/L	
CO_2CP	25 ~ 35mmol/L	二氧化碳过低，酸中毒较重，可适当补碱及调整透析液B液浓度

2.一般每3 ~ 6个月检查的项目及参考值

（1）铁的检查：①血清铁蛋白（Fet），正常值15 ~ 200ng/ml，反映体内铁潴留的情况，若Fet＜100ng/ml应补铁。②血清铁生化见表6-8。

表6-8 血清铁生化

	正常值	说明
血清铁（FE）	11 ~ 30μmol/L	
不饱和铁结合力（UIBC）	30 ~ 48μmol/L	
总铁结合力（TIBC）	45 ~ 86μmol/L	
转铁饱和度FE/TIBC	20% ~ 55%	反映体内铁利用的状况

（2）血$β_2$-微球蛋白：正常值＜2.4μg/ml，若长期大于正常值的15 ~ 20倍时，易形成透析相关性淀粉样变，此时应选择高效透析器或血液滤过透析。

（3）血浆全段甲状旁腺激素（iPTH）：正常值为10~65pg/ml尿毒症透析患者，要维持正常的骨转化与代谢需要比正常人高的血浆全段甲状旁腺激素，此时应维持在150 ~ 300pg/ml（K/DOQI）。若大于此值，需活性维生素D维持或冲击治疗，此时应每个月复查1次全段甲状旁腺激素。若＜65pg/ml，需注意有无低动力骨病。

（4）影像学检查

1）胸部X线：观察有无肺部感染、胸腔积液，测量心胸比，若心胸比＞50%透析脱水不足，存水可能性大；髋、肩及手指关节放大像，观察关节腔隙是否增宽，有无纤维性骨炎，周围血管及软组织的钙化。

2）必要时行B超、CT、MRI、核素及血管造影检查，及时发现甲状旁腺增生结节和血管钙化程度。

（5）心电图、心脏超声观察心脏情况：①心电图，观察有无心律失常及心肌缺血。②超声心动，观察心脏结构及功能有无异常。

参考文献

马序竹,2003.NKF-K/DOQI慢性肾脏病贫血治疗的临床实践指南//王海燕.王梅译.美国NKF-K/DOQI工作组.慢性肾脏病及透析的临床实践指南.北京:人民卫生出版社:283-317.

戎殳,梅长林,2003.透析抗凝//梅长林主编.实用透析手册.北京:人民卫生出版社:97-115.

左力,2010.常用药物的应用原则和合理用药//王海燕主编.肾脏病临床概览.北京:北京大学医学出版社:591-666.

D' Haese PC,Spasovski GB,Sikole A,et al,2003.A multicenter study on the effects of lanthanum carbonate (Fosrenol) and calcium carbonate on renal bone disease in dialysis patients. Kidney Int,2003(85):S73-78.

第7章 血液净化治疗中血管通路的建立及其护理

第一节 概　　述

一、体外血液循环的建立

实施各种血液净化治疗方法，均需建立患者体外的血液循环。即将血液从患者体内引出，在抗凝技术的支持下灌入人工肾等血液净化器，经过清除代谢产物及致病因子，又将血液还回患者体内的过程。这里体外血液循环中血液回路和血管通路，组成了血液透析治疗中的血液循环途径。

血液在体外血液通路里流动所使用的管路，是血液净化治疗所专用的血液管路，称为血液回路。根据各国制造的透析机的大同小异而配套使用，是人工材料制造，无毒无害，具有生物相容性（图7–1）。

血液中凝血机制的触发在体外血液循环中非常敏感，特别是当血液灌入透析器中一万多根中空纤维的狭细部位时，由于压力的改变、血液的浓缩、血流的减缓，均增加了发生凝血的可能性。为了使血液在这种人工肾及血液回路的流动中不致发生凝固，不仅需要使用抗凝制剂及适合于该患者的抗凝技术，还需要有良好的血液流量来保持血液的循环状态。血液良好的循环状态依赖于机械血泵的正常运转，血液引出和还回需要血液流量每分钟应能够达到200 ~ 300ml，这就需要良好的血管通路来支持。血管通路功能的好坏直接影响血流量的多少，血管通路功能差，治疗中引血困难，血液流

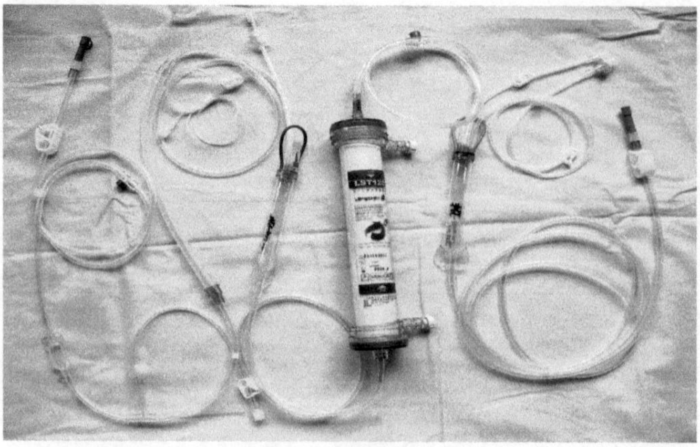

图7–1　血液回路

量低使凝血易于发生，影响治疗的顺利与有效。

保持体外血液循环良好状态的三大因素见图7–2。

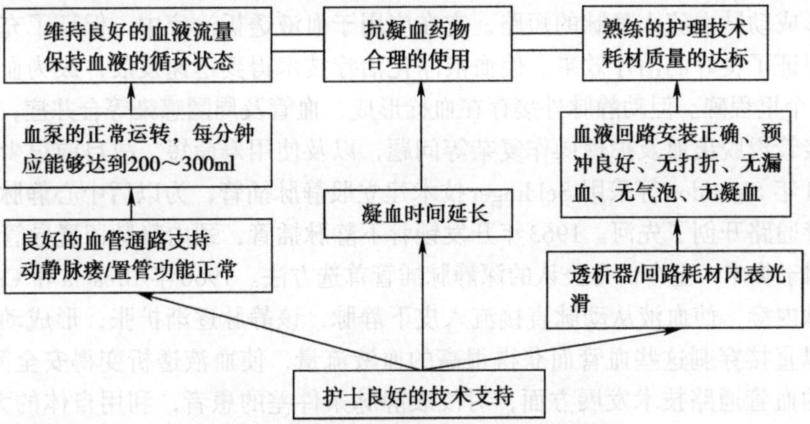

图7–2　保持血液循环良好的三大因素

血液回路是血液在体外流通的管路，它的良好状态是管路无打折、无漏血、漏气，管路内无凝血、无气泡，这些依赖于护士良好的技术操作及耗材质量。

血管通路是患者身体上将血液引出与还回的途径，它的良好状态是血流通畅，血液流量充足。血管通路的建立和维护，依赖于医、护、患的共同努力。

血管通路是将血液从患者身体某部位引出和还回的途径，是需要通过手术或穿刺等技术手段，在患者身体内制作并建立起来的。血管通路是专门为血液净化治疗而使用的，并能与体外血液循环回路相连接的血液出入途径。血管通路包括在患者肢体远端用手术方法制作的自身血管或移植血管的动静脉内瘘；用穿刺方法建立的中心静脉留置导管及动、静脉的直接穿刺等。按照使用目的与时间长短，把它分为临时性血管通路和永久性血管通路。根据患者具体情况，选择建立长期还是临时血管通路。建立一条有效而畅通的血管通路，可以保证在血液透析治疗当中有足够的血液流量运行，是患者得以接受有效的透析治疗，维持长期存活率的基本条件。因此称血管通路是血液透析患者的生命线。如果血管通路发生问题，会影响透析治疗效果，给患者带来附加的痛苦，致使透析不充分导致合并症的发生。并且还会增加患者透析生活的不稳定性，加大医疗费用的开支。

血液透析护士是血管通路的使用者和维护者，血管通路护理的好坏直接影响治疗的顺利进行。血液透析护士能够很好掌握正确的护理方法和相关知识十分重要，在血管通路护理中应能正确解决通路存在的各种问题。只有认真维护好血管通路的功能，才能更好地对患者进行有效治疗，降低合并症发生率，保证患者生活质量，进而维持患者长期存活率。

二、血管通路发展史

血管通路的发展伴随血液透析技术的进步经历了漫长的时期。1943年Kolf发明了血液透析疗法，为建立体外血液循环途径采用直接穿刺法，但每次透析后结扎动静脉，导致血管破坏，限制了临床的使用。1950年以后，一些医生开始使用血管插管的方法为患者进行血液透析。1960年 Quinton和 Scribner创建了反复应用于血液透析治疗的动静脉外瘘，在上肢两个相邻的动静脉各插入一个细管，再用一小段中间接管将两细管对接，形成动脉血流入静脉的短路，它在应用于血液透析治疗中，保证了充足的血液流量，保证了良好的治疗效果。使血液净化治疗技术得到迅速发展，成为血液透析发展的第1个里程碑。但动静脉外瘘存在血栓形成，血管及周围感染等合并症，并且潜在致命性接管滑脱出血及护理操作复杂等问题，以及使用寿命短，故目前很少建立和使用。1961年 Shanldon等采用 Seldinger技术建立股静脉插管，为以后中心静脉留置导管建立血管通路开创了先河。1963年开发锁骨下静脉插管，颈内静脉留置导管，1965年开始应用于临床，至今仍是公认的深静脉插管首选方法。1966年 Brescia和 Cimino建立了动静脉内瘘，使血液从动脉直接流入皮下静脉，该静脉逐渐扩张，形成动脉化。操作者可以直接穿刺这些血管而获得很高的血液流量，使血液透析变得安全简单易行。在后来的血管通路技术发展方面，对浅表静脉条件差的患者，利用自体的大隐静脉，保存的尸体动脉进行移植血管搭桥，从而建立了移植血管通路。1972年开始应用小牛颈动脉的异种血管移植，以及人工血管聚四氟乙烯（PTFE）问世并应用于临床。20世纪80年代，半永久性皮下隧道带涤纶套的抗感染留置导管应用于临床，随着血液透析技术的不断发展，血管通路技术日趋完备。

三、血管通路的分类与选择

（一）血管通路分类

根据血管通路的使用目的与时间，将血管通路分为两大类（图7-3）：临时性血管通路和永久性血管通路。临时性血管通路包括动静脉直接穿刺、中心静脉留置临时导管。永久性血管通路包括：自身动静脉内瘘、移植血管内瘘及中心静脉留置长期管。目前临床上常用的有动静脉内瘘、中心静脉留置导管、血管移植物。

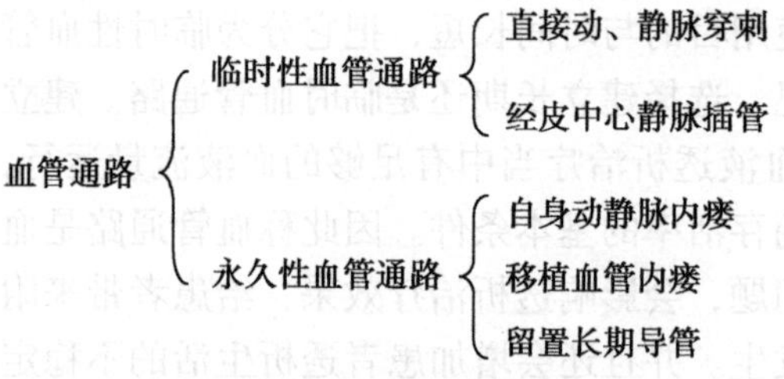

图7-3　血管通路分类

临时性血管通路主要是通过动脉和静脉穿刺建立的临时应急的血液出入途径，用于应付紧急血液净化治疗。长期需要血液净化治疗患者和靠血液净化治疗维持生命的患者，应当建立永久性血管通路。

永久血管通路包括自身动静脉内瘘、移植血管内瘘（人工血管、异体血管移植物）、留置长期中心静脉导管。

1. 自体血管动静脉内瘘　适用于自身血管条件好的慢性肾衰竭维持性透析患者。自身动静脉内瘘对患者生活自理影响小，手术费用便宜，使用方便，危险性小，感染率低，是长期维持性血液透析患者建立血管通路的首选方法。动静脉内瘘能够使用，需等待成熟期，为1 ~ 6个月。

2. 移植血管瘘　适用于血管硬化狭窄、糖尿病肾病等血管损害、外周血管条件较差，无法选择自身合适的血管进行吻合造瘘的患者。不能建立自身血管瘘做血管通路者，可进行移植血管造瘘。目前移植血管造瘘多采用人工血管进行，使用寿命平均为2年。人工血管瘘成熟期短，为2～3周，红肿消退后即可使用。在血液透析治疗中血液流量充足，治疗效果好，造价昂贵。但是对于既需要长期血液透析治疗维持，又无好的自身血管通路，又不愿意留置长期导管的患者无疑是个福音。

3.永久性中心静脉留置管　经皮下隧道留置CUFF导管适用于心肌病变或血压低不能维持血管瘘足够的血流量；自身血管条件差又需要临时血液通路超过3个月、生命期有限的患者。患者自身血管条件不良又没有能够造瘘的血管；心功能差不能耐受造瘘所增加的心脏负担，血压过低不能维持动静脉内瘘的功能；或不能提供血液透析治疗所需要的血液流量；在短时间需要使用临时血管通路并且使用很长时间，都需要建立相对较长时间的血管通路，这种情况就需要留置长期导管。长期导管在使用中血流量充足，没有穿刺带给患者的痛苦，透析治疗效果也很理想，根据相关报道最长使用了5年。

（二）临时性血管通路与永久性血管通路的适应证

慢性肾衰竭的患者一般定期到正规医院就诊，在肾功能代偿晚期，血肌酐高于353.6μmol/L时，即肾衰竭应接受血液透析治疗开始前的4～6个月，医生就会根据患者病情的进展情况建议患者建立血管通路，即在非惯用手臂做动静脉内瘘成形手术。一旦肾功能恶化并衰竭，代谢产物在体内滞留时，能够顺利接受肾的替代疗法，平稳纳入血液透析治疗。如果患者顺从医疗计划创建了永久性血管通路，既可以减轻不必要的痛苦，又可节省不必要的医疗费用开支。但是一些患者没有经过前期准备就进入了尿毒症期，或各种原因造成肾功能急剧恶化，短时间内代谢产物在体里大量蓄积，使机体处于酸中毒的状态，水分在体内大量潴留，致使患者发生心力衰竭。不清除毒素和水分就有生命危险，需要紧急的透析治疗缓解症状支持生命。在这种病情危重情况下，就需要建立临时性血管通路。

1.临时性血管通路主要适应证

（1）急性肾衰竭。

（2）慢性肾衰竭尚未建立永久性血管通路。

（3）内瘘未成熟或因阻塞、狭窄血流不足、感染等暂时不能使用者。

（4）危及生命的并发症，如高血钾、急性左侧心力衰竭，或酸碱平衡紊乱需紧急透析或超滤者。

（5）中毒抢救者。

（6）腹膜透析患者发生腹膜感染。

（7）肾移植术后急性排异等情况需紧急透析。

（8）其他疾病需血液净化治疗支持等。

临时性血管通路中直接动静脉穿刺与经皮中心静脉插管方法的选择应当根据患者血管通路使用时间及血管状况进行具体考虑。

2.永久性血管通路的主要适应证

（1）各种原因造成肾衰竭靠血液透析治疗延续生命者。

（2）长期维持性血液透析治疗的慢性肾衰竭患者。

（3）其他疾病需血液净化治疗支持很长一段时间者。

（4）无预期的等待肾移植患者。

在血管通路建立时，常需要向患者及其家属告知使其知情同意。因此血管通路的建立与选择，也受患者的知情同意及经济状况的影响。

第二节　动静脉穿刺建立临时血管通路方法及其护理

血管通路的建立一般要求使用方便、安全快捷，保证充足的血液流量。在透析治疗中血液的重复循环少，能够保证良好的治疗效果，并且要考虑到给患者造成的痛苦小，位置舒适等，对长期透析患者要考虑血管通路使用中的并发症要少，使用寿命要长等方面。对于临时接受血液净化治疗并且疗程短暂的患者，一般采用动脉和静脉直接穿刺的方法，建立临时性应急血管通路。

建立临时血管通路的顺序：①首先选择和穿刺静脉，成功建立血液返回通路；②确认静脉穿刺针在血管内并且畅通后，选择和穿刺动脉，建立血液引出途径。

一、直接动静脉穿刺方法

直接动静脉穿刺法是使用血液透析专用穿刺针在动脉和静脉上各穿刺一针并保留固定，与血液回路相连接，形成体外血液循环途径用于透析治疗。治疗结束后拔除动脉与静脉的穿刺针，压迫止血。

（一）直接动静脉穿刺方法的优缺点

1. *直接动静脉穿刺方法优点*　①操作方法简便快捷，动脉血流量大，可以立即使用和进行有效透析治疗。②治疗结束后指导患者和家属压迫止血的方法简单易于掌握，适用于各年龄组。③在无条件的边远地区医院也有在桡动脉上反复穿刺形成动脉瘤，当作内瘘使用的。

2. *直接动静脉穿刺方法缺点*　①动脉血管神经分布较多，比较敏感，穿刺给患者带来疼痛刺激的感受比较强；②针刺血管后，血管收缩明显，不仅对操作人员穿刺技术的水平要求高，而且还会因血管收缩使血液流量减少；③穿刺时由于动脉血管压力大，易发生穿刺部位血肿和出血；④透析中限制患者肢体活动，还经常出现血液流量的不足、出血或皮下血肿，后期血肿吸收差易形成动脉瘤；⑤如透析中形成血肿透析后止血困难；⑥反复穿刺易导致血管损伤，并与周围组织粘连，影响永久性通路的建立。

（二）直接动脉穿刺方法

动脉穿刺是紧急血液透析治疗时，建立的引出血液的途径。由于动脉压力较高，易发生出血或血液沿穿刺针漏出形成皮下血肿，因此穿刺顺序应按照静脉的还回途径首先建立，并且经过抗凝处理，确认无问题之后，才可进行动脉穿刺。动脉穿刺成功后马上连接血液透析回路的动脉端，建立血液引出途径，引出血液进行治疗，减轻穿刺血管的压力，防止因血管内压力高从针孔处漏血，引起皮下血肿的发生。

1. *动脉穿刺部位*　动脉穿刺部位有手腕部位的桡动脉（图7–4）、上肢肱动脉、下肢足背动脉。上肢肱动脉由于弯曲和位置较深，触摸感觉不明显，在穿刺上有一定的难度并且止血困难，易形成血肿，在实际操作中不作为首选。

桡动脉或足背动脉位置表浅，触摸感觉明显，穿刺成功率高，压迫止血便捷，对

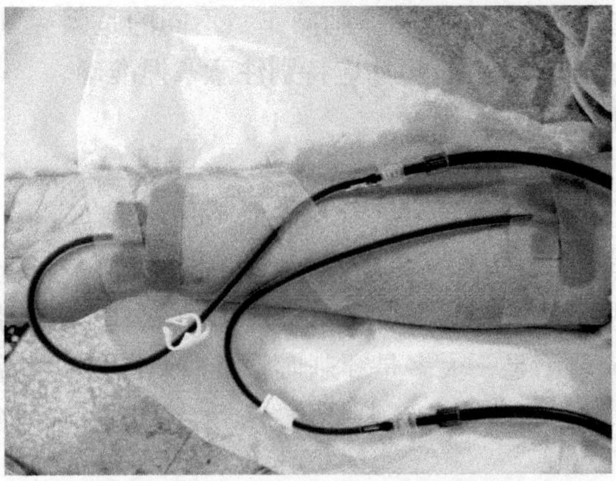

图7-4 桡动脉穿刺下建立血管通路

患者肢体行动无妨碍，是我们在应急时经常使用的首选部位。

2.动脉穿刺方法

（1）物品准备：透析专用16G穿刺针2根；创可贴2片；胶布；消毒碘伏棉签；治疗巾。

（2）血管选择：桡动脉、足背动脉、可选择股静脉做动脉使用，尽量不选择肱动脉。

（3）无菌操作步骤（同于普通静脉穿刺）

1）穿刺前患者评估：神志是否清醒，配合程度，对疼痛耐受性；穿刺部位皮肤是否完整，有无出血或皮下出血、破溃、感染灶；选用的动脉搏动强弱，深浅度、血管走向、曲直度等。测量血压、心率，脉搏弱、血压低者不宜行动脉穿刺。

2）让患者采用舒适体位，意识不清者做好穿刺肢体固定。

3）充分显露预穿刺血管部位，避开病灶，摸清血管走向，考虑好进针角度、走向、深浅度。

4）准备好消毒物品、胶布和固定物品，连接好血液管路和穿刺针。

5）消毒选定的穿刺部位，从中心向外环形消毒2次，直径10cm。

6）消毒后进行穿刺，见有搏动冲击力的回血后固定针翼，固定穿刺针软管，及时将穿刺针连接口与血液回路动脉端连接旋紧，开血泵引血，并将已备好的静脉穿刺针与血液回路静脉端连接，开始进行治疗。

7）根据患者情况做肢体部位的固定，以免影响血液流量，防止穿刺针的移位、脱出及出血的危险。

（4）治疗结束操作：①先拔出动脉针，即刻压迫止血；②回血，将透析器和血液回路内血液还回患者体内；③拔除静脉穿刺针，压迫止血；④压迫止血时间为动脉4～6h，静脉为30min。

（三）直接静脉穿刺法

静脉穿刺是紧急血液透析治疗时，建立的净化时血液还回的途径。静脉穿刺可选择部位是四肢显露的浅表静脉，但尽可能选择与动脉穿刺同侧的肢体，便于观察和固定。静脉在皮下较为表浅，无脂肪组织包裹易于观察和触摸，穿刺静脉的选择上应当以静脉窦少，血管粗直易于穿刺、易于固定的血管部位为佳。

静脉穿刺的操作方法同普通静脉穿刺操作，不同的是因穿刺针较粗（16 ~ 18G），在静脉选择上、进针角度、进针长短均应特别注意拿捏准确。

治疗结束后拔针压迫止血30min。

二、直接动静脉穿刺法护理及注意

1.合理选择穿刺点，进针方向、角度、穿刺针固定的难易程度。选择合适的针型，针的粗细、长短，掌握进针深度、针尖的位置。不宜反复穿刺，以免引起出血及皮下血肿。

2.动脉穿刺后血流量不足，大多是穿刺血管疼痛刺激血管痉挛的影响，在确认穿刺针在血管内情况下，不必立即调节穿刺针位置，避免反复刺激血管，血流量可随疼痛逐渐缓解而改善。

3.透析过程中应加强巡视，严格限制穿刺肢体活动，发现针体移位或血肿、渗血应及时处理。

4.透析结束后应做好穿刺点的止血，动脉穿刺点先指压30min，再用纸球弹性绷带固定4 ~ 6h。对穿刺点的压迫力度应当适度，以既达到止血目的，又无穿刺肢体指端缺血症状为佳。在压迫止血操作过程中，注意观察患者指端有无发绀、体温低等缺氧状况，患者有无主诉被压迫的肢体趾或指尖麻木疼痛等，如有应稍放松压迫，防止因缺血造成肢体的损害；但放松的力度仍以表面不出血，皮下无血肿为宜。发现异常情况及时与医师联系。

5.透析结束后做好宣教，告知患者应压迫止血的时间和去除止压迫止血球的操作手法，教会患者治疗后穿刺部位的观察，发生再出血的压迫止血处理方法，以及出现血肿后当天如何冷敷的具体方法。

6.压迫止血注意：因动脉可穿刺的范围较短，操作时往往穿刺针进皮后直接进入血管的居多，长圆形压迫止血球长径2 ~ 2.5cm，一般沿血管走行压迫止血能够覆盖皮肤穿刺点和血管穿刺点。如穿刺针进入皮肤后没有马上进入血管而在皮下穿行后进入血管，皮肤穿刺点与血管穿刺点形成距离，压迫止血球要压迫的位置应当注意覆盖血管穿刺点，防止因压迫位置不当造成皮下血肿的发生。

7.因治疗中使用抗凝血药，穿刺点在去除压迫后会又有出血或出现皮下血肿的可能性，对于再度出血应立即同前法实施加压止血30 ~ 40min，一直压迫至不出血为止。如患者动脉穿刺部位肿胀疼痛，说明虽然皮肤表面没有出血但皮下血管针孔处还在漏血。应立即用3个手指并拢在穿刺点处沿血管走行并排加压止血，适当抬高患肢，按压直至不出血为止。对当天穿刺后形成的皮下血肿，禁止热敷。

8.直接动静脉穿刺的方法应当避开准备建立永久性血管通路的肢体，防止由于血管损伤造成血管狭窄，影响永久性血管通路的功能。

第三节　中心静脉留置导管建立血管通路及其护理

中心静脉留置导管建立血管通路由医师操作，护理人员以配合穿刺、观察功能和留置导管的使用为主。

中心静脉留置导管适用于应急透析治疗、自身血管条件或功能差、生命预期有限、等待内瘘成熟、等待肾移植术等需要进行一段时间的血液净化治疗，又缺乏血管通路支持的患者。

一、中心静脉导管的种类

1.早期是使用临时性血管通路专用套管针穿刺大静脉，如股静脉做血液引出途径，长度7 ~ 10cm，不能留置，治疗后要立即拔除。优点是套管能在患者肢体位置改变后随血管弯曲，在固定好后对患者不必严格限制肢体活动，患者感觉舒适。但在使用中存在有效长度不足易于脱出，患者体位改变后血液流量不足等缺点。目前这种套管针的改良品种，作为普通动静脉内瘘的穿刺针在国外仍有使用（图7-5）。

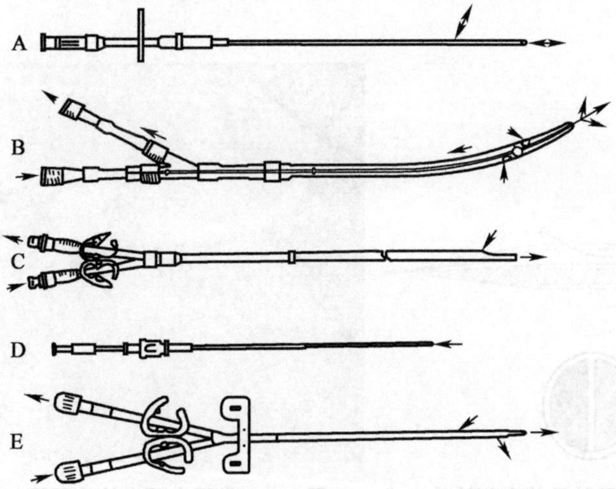

图7-5　导管种类

A.单腔导管需要建立静脉通路；B、C.永久性带CUFF中心静脉留置管；
D.套管针需要建立静脉通路；E.普通中心静脉留置管

2.临时单腔或同轴双腔中心静脉导管，是在局部麻醉下通过穿刺血管后引入导管，并将导管临时留置在血管内。导管的后端两翼缝合固定在皮肤外，增加了使用的安全性。并采用管夹和肝素帽的双重封闭导管措施，使用肝素抗凝封管和在严格无菌操作下，使导管能够安全使用一段时间。导管有效长度为12 ~ 20cm，一般采用股静脉穿刺留置或选择颈内静脉，建立血液引出和还回途径。留置期3 ~ 7d，有时也根据患者病情、有无感染及血管或费用的情况而决定延长使用时间的。这种方法较动静脉直接穿刺血流量充足，透析效果充分，一般适用于肢体血管条件不好的患者和临时需要接受一定疗程血液透析治疗的患者。

如果穿刺置管的位置是股静脉，由于股静脉在腹股沟，位置比较低，易被尿液所污染，因而存在着易感染的问题。另外还因费用及其他问题置管延长使用时间情况下，固定置管的缝线因机体排异而长出，患者穿脱衣裤时，存在不慎将管拽出等危险因素。

3.同轴双腔不带涤纶套中心静脉导管（图7-6），有效长度20cm，深静脉留置，血流量良好，留置期为30 ~ 45d。

4.永久性带涤纶套（CUFF）同轴双腔中心静脉留置导管，有效长度36cm，比临时导管稍长（图7-7）。目前使用的这种导管均为进口产品，导管由硅胶材料制成，质地柔软、韧性又强，对血管内壁刺激性小，需要采用再撕开式鞘管技术帮助插入静脉。一般用于颈内静脉和锁骨下静脉穿刺留置，管上有1cm左右的特殊结构。CUFF能与皮下组织生长在一起，从而起到内固定作用，增加了安全性并使患者生活较为方便。置管方法较前两种操作复杂，技术性要求高，有一定的危险性。治疗中血液流量充足稳定，透析效果理想，没有每次治疗时穿刺所带给患者的痛苦，有较好的抗感染和生物相容性，不失为一种好的建立血管通路的方法。由于留置导管做一段皮下隧道，导管的位置不妨碍患者活动，使用时间又长，因此也被一些经济条件好、外周血管条件差的患者所接受。但长期导管来自进口价格较贵，并且不能够重复使用。长期导管一般使用0.5 ~ 3年，也有中途换管的情况，最长使用超过5年。

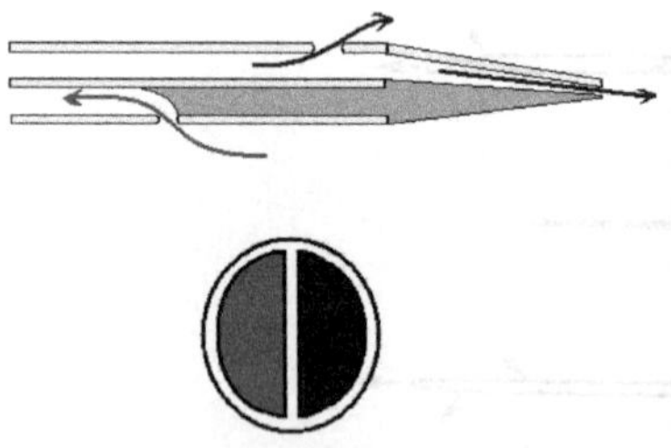

图7-6　同轴双腔导管内部结构模式

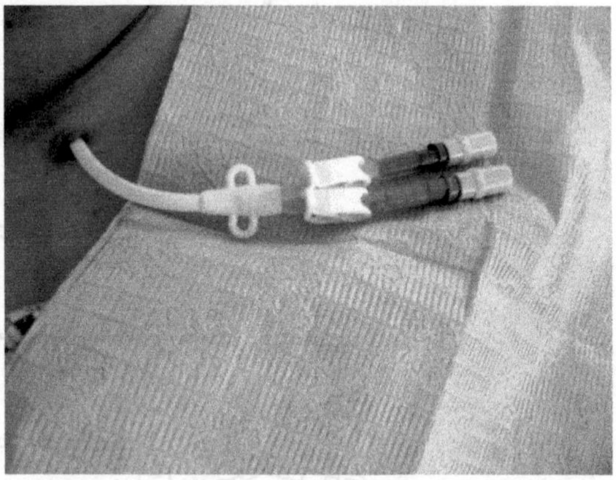

图7-7　常见右颈内静脉留置长期UCFF管

二、中心静脉穿刺置入导管建立血液通路的方法

中心静脉导管的留置方法通常是静脉穿刺后用钢丝导引置入的（Seldinger技术），如果是留置永久性袖套双腔CUFF导管还需做皮下隧道。

血液净化治疗专用的中心静脉留置导管优点是血流量充足，避免了反复穿刺血管的痛苦，治疗时操作简单易行，在导管置入后立即就可以使用，永久性中心静脉留置管的置管位置较临时管舒适，使患者生活方便。具有在抗凝技术的支持下可以反复使用的优点。并且不必反复穿刺破坏血管，在临床上应用广泛。常用的导管置入静脉有颈内静脉、锁骨下静脉和股静脉。留置永久性袖套双腔CUFF导管选择的中心静脉有颈内静脉、锁骨下静脉。

（一）颈内静脉穿刺留置导管

1. *体位*　仰卧位，头后仰15°并转向穿刺对侧。

2. *注意点*　因右侧肺尖和胸膜低于左侧并静脉较直，穿刺右侧较左侧更为安全。为避免伤及颈动脉，穿刺针方向不可朝向中间。

3. *方法*　颈内静脉穿刺留置导管方法分为三种：中心法、后部法、前部法，以中心法最为常用（图7-8）。

（1）中心法：由胸锁乳突肌与锁骨组成的三角顶端进针，颈总动脉前外侧，与额平面成45°～60°，针刺朝向同侧乳头。

（2）后部法：由胸锁乳突肌外侧下1/3，锁骨上5cm进针，针朝向胸骨上切迹。

（3）前部法：由胸锁乳突肌前缘，锁骨上5cm处进针，针刺朝向同侧乳头，与额平面成35°～45°。

4.进针深度　常规1.5～3cm，肥胖者2～4cm；置管长度男性13～15cm；女性12～14cm。

（二）股静脉穿刺留置导管

1.患者体位　仰卧位、大腿外展。

2.穿刺点　腹股沟韧带下2～4cm（图7-9）。

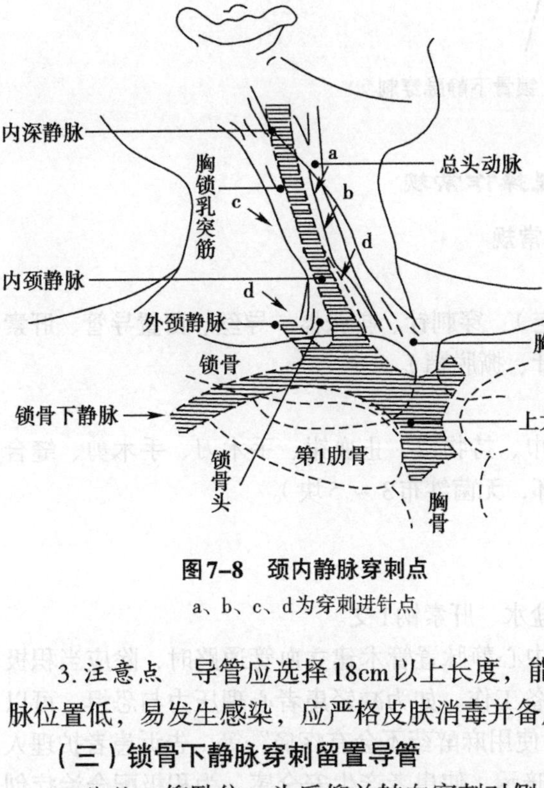

图7-8　颈内静脉穿刺点

a、b、c、d为穿刺进针点

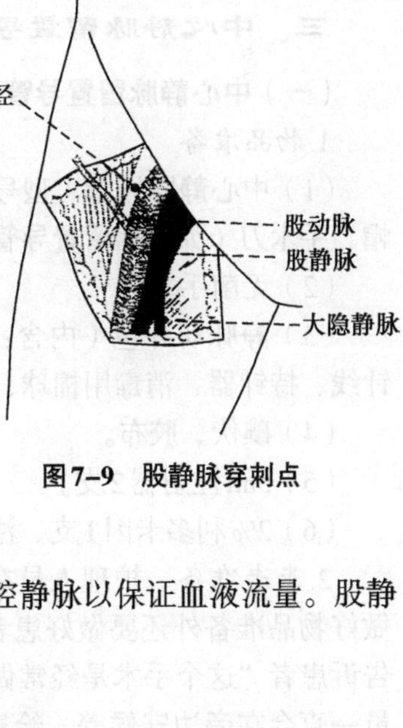

图7-9　股静脉穿刺点

3.注意点　导管应选择18cm以上长度，能够达到下腔静脉以保证血液流量。股静脉位置低，易发生感染，应严格皮肤消毒并备皮。

（三）锁骨下静脉穿刺留置导管

1.体位　仰卧位，头后仰并转向穿刺对侧，成45°。

2.方法　穿刺点位于锁骨中部内1/3处，朝向颈静脉切迹，穿刺点靠外会有发生气胸和损伤动脉的危险（图7-10）。

不同位置的静脉置管的优缺点比较见表7-1。

表7-1　不同位置静脉置管比较

静脉位置	优点	缺点
股静脉	插管容易、危险性低	患者活动不便，管长18cm以下易重复循环
锁骨下静脉	患者感觉舒适、使用时间长	插管危险性高、狭窄、血栓发生率高
颈静脉	危险性低、使用时间长	插管技术要求高

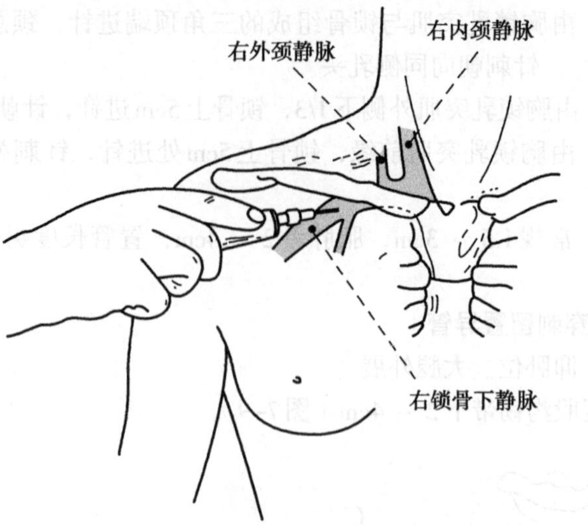

图7-10　锁骨下静脉穿刺

三、中心静脉留置导管的护理操作常规

（一）中心静脉留置导管的护理操作常规

1. 物品准备

（1）中心静脉导管（型号因患者而定）：穿刺针、扩张器、导丝、留置导管、肝素帽、手术刀（如长期留置导管还需隧道针、撕脱鞘）。

（2）无菌手套。

（3）静脉切开包（内含：无菌治疗巾、持物镊、止血钳、手术刀、手术剪、缝合针线、持针器、消毒用棉球、弯盘小药杯，无菌纱布3 ~ 5块）。

（4）碘伏、胶布。

（5）5ml注射器2支。

（6）2%利多卡因1支、注射用生理盐水、肝素钠1支。

2. 患者准备　护理人员在患者接受中心静脉置管术建立血管通路时，除应当积极做好物品准备外还要做好患者方面的准备工作。如为减轻患者心理压力与恐惧，可以告诉患者“这个手术是经常做的”“因为使用麻醉药不会有疼痛”等，告诉患者护理人员一直会在旁边守候等，给患者以心理暗示，使患者产生安全感，为积极配合治疗创造条件。同时应当注意规避医疗风险，检查家属承办的费用手续等是否齐全，置管术同意书上患者或家属是否已签名确认。

3. 置管术的护理配合

（1）置管术前：①为患者测量血压心率；②帮助患者摆好体位；③做好皮肤准备；④心力衰竭患者做好吸氧及抢救准备等。

（2）置管术中：首先医生选择血管，如留置永久性袖套双腔CUFF导管，在超声波引导下进行置管可提高准确率。

1）置管时协助患者保持正确体位，尤其是昏迷患者。

2）消毒皮肤，核对并准备好局部麻醉药，铺治疗巾。

3）在医师注射麻醉药和刺探血管时，将导管和导丝浸泡在无菌生理盐水中，排出气体。将准备好的5ml注射器内盛生理盐水（高凝患者应使用肝素盐水），衔接穿刺针备用。

4）麻醉完毕立即递送穿刺针，当医生穿刺血管成功后插入导丝，退出穿刺针时，递入扩张管，扩张后协助医师将导管穿入导丝，当导管沿导丝进入血管至合适的位置时，撤出导丝，关闭导管动静脉端，防止出血和空气进入，并用生理盐水冲注留置管的动、静脉管，防止管内凝血。操作过程中应严格无菌操作避免导丝、导管及管口的污染。在导管不立即使用的情况下，以5ml注射器抽取注射用生理盐水冲注导管，并抽取肝素抗凝血药，遵医嘱用量封管，防止留置导管内凝血，并关闭导管。

5）在医生缝合固定好留置导管后，再消毒，盖敷料，以无菌纱布包裹导管。

6）注意操作干练、准确，及时递送器械、物品，严密配合，严格执行无菌操作制，辅助医师把血管通路建立好。

（3）置管术后：①如患者需要马上治疗，应及时与已备好的血液透析回路对接进行治疗，注意将导管内肝素液抽吸出来，不使之进入患者体内，防止肝素使用过量。②如穿刺不顺利，可遵医嘱给予低分子肝素或无肝素透析防止出血。③透析中应巡视穿刺部位有无渗血，有出血情况下酌情使用明胶海绵压迫止血，及时报告医师遵医嘱使用鱼精蛋白等量中和肝素，出血严重时，遵医嘱拔管。④如不立即进行治疗或在治疗后，要遵医嘱用抗凝血药封管，防止血液在导管中凝固。⑤留置导管的当天应观察敷料有无渗血、置管周围有无血肿疼痛，特殊情况应及时与医师联系。

（4）操作完毕及时整理物品，做好护理记录和记账，保持治疗记录完整。

（5）医疗废弃物按医用垃圾处理，利器归入利器废物盒。

（6）适时做好健康宣教，向患者家属讲解注意事项，教会患者及其家属对新建血管通路的自我观察和护理，防止意外事件发生的基本常识等。

（二）透析治疗时使用中心静脉导管的护理操作常规

1.治疗前观察导管周围是否有渗血、渗液、红肿、脓性分泌物，皮肤是否完好。

2.每次透析治疗时严格执行无菌操作，取下导管外端敷料，铺无菌治疗巾，取下肝素帽，严格消毒导管口并用注射器回抽导管内肝素液，以免肝素大量进入患者体内造成出血（图7–11）。同时应检查回抽液中是否有血凝块，防止注入形成血栓。

3.在打开导管的肝素帽连接血液回路与断开时必须连接注射器，不使顶端和管腔持续暴露于空气中，应先从静脉导管注入首次肝素量后，再连接血液回路（图7–12）。连接操作完毕，应用无菌敷料将连接部位包裹，并立即开始透析治疗。同时，将平铺的治疗巾回折覆盖已包裹的连接部，使连接部处于无菌治疗巾的对折无菌面内。

4.在患者衣服上就近固定透析的血液回路，以免患者翻身不慎将管带出。

5.每次透析时检查导管缝线是否牢固，有无断裂，发现问题及时通报医生请示处理，避免发生导管滑脱或漏血现象。一般如果导管少量脱出情况下，应严格消毒后方

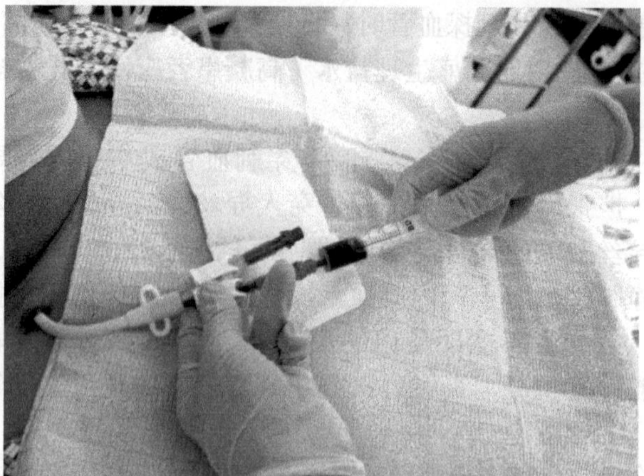

图7-11　抽吸中心静脉导管内的封管液

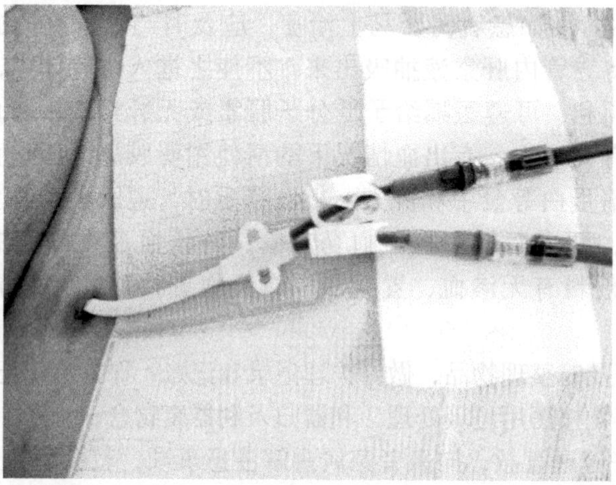

图7-12　常见颈内静脉留置长期CUFF管与血液回路对接

可顺势送入；如脱出较多不可送入，须拔出重新插管。

6.在分离肝素帽或分离血液回路操作时，注意关闭导管，防止空气进入血管造成气体栓塞。

7.治疗结束时消毒导管口，将肝素液分别推注动、静脉管腔内，封管肝素量为1000 ~ 5000U/ml。关闭导管夹、拧紧肝素帽，防止漏血、进气，消毒肝素帽及导管后以无菌纱布覆盖包扎固定，保持干燥。

8.非永久性导管血流量不足时，可局部消毒后调整导管，寻找最佳位置固定。

9.导管使用时，如用注射器抽吸管内肝素液困难，注入生理盐水尚可，则疑有血栓或纤维蛋白鞘形成，要及时通报医师，遵医嘱进行溶栓治疗。一般用尿激酶40 000U溶于生理盐水2ml中注入阻塞侧管，15min后抽吸出所注入的溶栓剂并观察有无血凝块。注意应根据导管容积的不同，按照管内容量来溶解预注入的尿激酶。尿激酶有效期短，应该现用现配。

10.每周3次或按透析治疗次在透析治疗结束时，在无菌操作技术操作下使用肝素抗凝血药封管，并更换覆盖伤口及包裹管口的纱布敷料。对于处在血液高凝状态的患者，应每日用肝素封管1次，以防凝血。如透析间隔3～4d时，即便中间不做透析治疗，嘱患者应到医院重新封管换药1次。

11.封管操作时，应严密无菌操作、准确使用抗凝血药。

（三）中心静脉置管的患者日常护理

1.对于浅昏迷或不能控制行为的患者，应有专人看护。必要时应限制其双上肢的活动。

2.股静脉置管的患者，应尽量减少下床走动的次数，以免压力过高，血液回流进入导管，血液长时间积存于管口造成管内凝血阻塞。患者坐姿不宜前倾，身体与腿的夹角不应小于90°，以防止导管变形打折。并注意保持会阴部清洁、干燥，防止尿液濡湿敷料。

3.穿脱衣裤时动作轻柔，避免不慎将导管拔脱，如果在医院外导管被不慎拔出时，应立即以原有敷料内面覆盖原留置导管处的伤口以手按压止血30min，并及时到医院进行处理。

4.禁止使用留置导管做输液、输血治疗。这类导管是进行血液透析治疗专用导管，不能作为他用。因为：①导管里都封有特定量的抗凝血药物，输液时如果把管内的抗凝药物冲进体内，会发生全身的抗凝反应，使凝血时间延迟，有发生出血的危险。②中心静脉导管一般都留置在大静脉，药物的刺激会引起静脉发炎，造成狭窄、血栓，影响今后导管的留置。③这种专用导管的封管技术及抗凝血药物用量不被其他科室所熟悉，常常会造成导管内的凝血废弃，影响治疗。

5.指导患者每日测体温，以观察是否存在导管感染及留置导管局部感染。局部有无疼痛，皮肤有无红肿伴有发热等炎性反应，发现问题应及时与医师联系，及时换药并进行抗菌治疗。

6.指导患者日常注意个人卫生，养成良好的卫生习惯，保持插管局部皮肤清洁、干燥。勤换内衣，指导洗澡方法。洗澡时应避免浸湿敷料，防止细菌在管口局部沿导管进入体内的感染，如果敷料被浸湿应当及时更换无菌敷料，预防感染发生。

（四）中心静脉留置导管的常见并发症及护理干预

中心静脉留置导管无论临时或长期留置，穿刺置管时均存在着穿刺困难、出血、皮下血肿、空气进入血管发生气栓，甚至锁骨下静脉穿刺还存在气胸、血胸等危险。留置导管后均存在着发生感染、漏血、脱管、空气栓塞、管内血栓形成、凝血阻塞等合并症的危险。

1.中心静脉置管术后并发症观察护理

（1）穿刺部位出血：是常见并发症之一，指由于穿刺不顺利，反复穿刺易导致血管损伤造成出血。观察穿刺部位有无出血和皮下血肿，及时进行处理非常重要。护理干预措施是发现出血立即指压20～30min，或敷盖止血药加压包扎直至出血停止，告知患者静卧。及时通知医师肝素减量，或使用肝素的拮抗药鱼精蛋白中和。

（2）局部皮下血肿：常常伴随患者疼痛主诉被发现，应急的处理为用力压迫穿刺部位止血，注意观察血肿有无继续增大，30min以上无继续出血，局部加压包扎并密切观察。

（3）锁骨下静脉穿刺留置导管存在气胸、血胸等危险，术后应密切观察生命体征。及时发现问题和通报医师，及时处理。

2.置管远期并发症的护理

（1）血栓形成：留置导管由于使用时间长、患者高凝状态、抗凝血药用量不足，少量空气泡进入管内均易引起血栓形成。

护理措施：在护理操作中首先认真评估导管是否通畅，每次治疗使用导管应遵循一个原则：先抽吸管内抗凝液，并观察导管是否畅通，在很通畅后才可注入生理盐水。如不通畅切忌向管内注入液体，以免血凝块脱落导致栓塞。发现导管不畅时应用尿激酶加生理盐水按导管容量注入导管，保留15 ~ 20min，再抽出被溶解的纤维蛋白或血凝块。若一次无效可反复进行。

（2）感染：是留置导管的主要并发症。感染原因为：①导管连接部或导管外部污染；②使用时治疗中或输液致使管腔污染；③身体其他部位的感染灶经血液循环所致。其分为导管出口感染、皮下隧道感染、血液扩散性感染。局部表现红肿热痛、隧道有脓性分泌物、全身感染致使体温升高、白细胞增多等。感染是导致拔管的重要原因，减少感染重在预防。

护理干预措施：①局部换药，置管处的换药每天1次，一般用安尔碘由内向外消毒2次，换药时观察皮肤周围或隧道表面有无红肿热或脓性分泌物溢出等感染迹象。②尽量用纯肝素封管，延长抗凝液保留时间，减少封管造成污染机会的次数。③观察患者体温变化，每日测体温2次，导管出口或皮下隧道等局部感染，一般无全身症状，应用抗生素治疗，同时做导管细菌培养，发现致病菌株和寻找有效抗生素。经过抗感染治疗2周后，感染仍然不能很好地控制时，应及时拔管或酌情更换留置管。特别是永久性留置导管，感染得不到控制会发生严重并发症如菌血症、化脓性静脉炎、心内膜炎、骨髓炎等，应当引起高度重视。

（3）导管功能不良：颈内静脉与锁骨下静脉置入的中心静脉导管，顶端应位于第2 ~ 3肋间，顶端动脉孔应朝向静脉腔中心；股静脉置入的导管应当进入下腔静脉，这样才能保证血液流量充足。导管位置不良或贴血管壁，会导致中心静脉导管功能的障碍，使血流不畅，血液流量不足，甚至完全无血液引出。

导管置入时损伤血管内壁或导管贴血管壁，使血管内皮完整性受损引起内皮生长因子释放，致使内皮增生，中心静脉狭窄，内皮不光滑形成血栓，附壁血栓脱落形成栓子会引起导管阻塞及血栓并发症的发生。血栓形成状况下单侧管阻塞常见，多为静脉侧阻塞。由于引出血液流量不足影响患者透析治疗效果。

护理干预措施：①轻轻转动导管调整位置，在导管位置不良或贴血管壁情况下，导管位置一旦合适，立即可以改善血液流量的不足。②导管内血栓形成时，溶栓方法：尿激酶5000U/ml按管容量注入，闭管保留15min后抽吸回血4 ~ 5ml，如重复2次效果不佳应考虑换管。③导管内纤维蛋白套和附壁血栓形成时，表现为盐水注入容易抽吸困难。可遵医嘱进行全身溶栓（尿激酶2000U/h，持续6h静脉滴注。）、圈套器导管剥离或更换导管。如果血栓较多或顶部血栓形成时，溶栓与更换导管，以更换导管更为安全。在完全血栓阻塞情况下需拔管，重新建立血管通路。④单侧管血栓形成并阻塞状况下取一侧通畅导管作为引血途径，另行穿刺外周静脉建立血液还回途径，以保证透析治疗效果。

（4）导管脱出：临时性静脉留置导管是将导管侧的两翼，缝合在患者皮肤上进行固定的。由于患者活动过多、突然体位变化使导管抻拉，或机体排异使线头长出体外，造成导管缝线断裂或脱离皮肤。当患者再度不慎活动时，会将导管抻拽发生脱出，严重时会造成出血。

护理干预措施：①导管脱出较少时，首先应该判断脱出的导管是否还在血管内，步骤是常规消毒后用注射器抽取管内抗凝液，如回血流畅证明导管还在血管内，然后进行严格消毒，顺势插入到先前的刻度，重新缝合固定。②若留置的导管脱出较多，抽吸时未见回血或X线等检查已证实导管不在血管内，应拔除导管局部压迫止血30min，重新建立血管通路。

（五）中心静脉导管拔管护理

1.严格消毒局部皮肤。

2.拆除导管两翼缝线。

3.以无菌纱布球预放置在导管穿刺部位，敏捷拔出导管后局部指压30min止血。

4.观察无出血迹象后，2次消毒以无菌纱布敷盖，胶布固定。

5.禁止取坐位拔管。

（六）中心静脉导管自我护理及卫生宣教

1.置管后避免剧烈运动，以平卧为宜。

2.避免搔抓置管部位，以免将导管拽拖出。

3.作为血管通路的留置导管，是护士以无菌技术来进行操作的，患者和家属均不应随意打开纱布敷料的包裹以免感染，不能随意打开导管肝素帽，防止漏血、进气等情况的发生。

4.每日测体温，观察置管处有无红肿热痛等感染征兆。

5.中心静脉导管只供透析专用，不可输液或用于其他操作。

6.做好个人卫生，保持局部清洁干燥，预防感染。

第四节　永久性血管通路自体动静脉内瘘的建立及其护理

动静脉内瘘是用手术的方法在患者肢端皮下建立的一种安全并能长期使用的永久性血管通路，包括自身动静脉内瘘和移植血管内瘘。

自身动静脉内瘘是在患者非惯用手臂的远心端，将自身肢体血管的动脉与相邻近的静脉吻合，使这支动脉血管的部分动脉血液流入吻合后的静脉，使静脉发生动脉化。这支动脉化的静脉不仅血流充足且明显暴露于体表，用手触摸静脉能够感觉到血流的震颤。在血流的冲击下，血管扩张变粗，管壁逐渐增厚、形成血管瘘，便于血液透析治疗时的穿刺使用。以患者自身血管造瘘建立血管通路的方法，称为自体血管动静脉内瘘。

自身动静脉内瘘的方法，适合慢性肾衰竭依赖血液透析治疗维持生命的患者及无预期的需要血液净化治疗的患者。

一、动静脉内瘘的制作原则与选择时机

（一）动静脉内瘘的制作原则

制作动静脉内瘘会破坏血管，甚至对以后肢体的血供及血液回流产生影响，为保护患者血管，在选择动静脉造瘘时须遵循一个原则，即“由远而近、由左到右、先上后下、先自身后移植血管”。也就是说位置应先从肢体远端开始选择合适的血管，不可选择近心端的动脉和静脉；肢体应先选择非惯用手臂，无合适血管才可以做患者惯用手臂；先选择上肢，无条件才选择下肢；血管条件好的应先做自体血管内瘘，并在患者自身血管条件差不能保障内瘘功能情况下选择人工移植血管。要根据患者病情合理选择，根据血管情况周密设计并计划使用。

（二）建立动静脉内瘘方法的时机与禁忌

1.一般慢性肾功能不全患者，血肌酐＞353.6μmol/L，内生肌酐清除率＜25ml/min时，即应制作内瘘。

2.病情危重需紧急透析的患者，应先采取临时性血管通路。经数次透析病情好转时，建立动静脉内瘘，待人工血管瘘2周、自身动静脉内瘘4周，内瘘形成后使用。

3.未控制的心力衰竭及血压过低者不宜造瘘。

4.预造瘘肢体近心端血管有畸形、血栓、狭窄等状况不宜造瘘。

二、动静脉内瘘吻合手术方法

（一）常用部位

1.腕部　尺动脉-贵要静脉。

2.前臂　桡动脉-头静脉。

3.肘部　肱动脉-贵要静脉、肘正中静脉、头静脉等。

4.其他　也有在鼻烟窝处，主要是根据患者具体情况，从保护患者血管出发，来分析确定。第1次造瘘手术选择应从非惯用手臂，前臂腕部远端的头静脉-桡动脉吻合开始。

（二）手术制作方法

1.侧-侧吻合　动脉血管与静脉血管在最靠近处侧面吻合（图7-13A）。由于较高的血液压力灌入静脉形成静脉高压，使肢端血液回流受阻造成肢体水肿。

2.端-端吻合　动脉端的近心端与静脉端的回心端的断端相吻合（图7-13B），形成动脉短路，瘘功能良好。但大量血液从静脉流走，会发生末梢缺血，再加上末梢动脉血管的抵抗增加，肢端缺血会更为严重，此称为“窃血综合征”。糖尿病、高龄及外周血管病变的患者，会加重末梢缺血，发生坏死及神经损害。

3.端-侧吻合　是静脉断端与所选动脉侧相吻合（图7-13C），既可避免高压力的血液灌入静脉，又对肢端的血供无严重的影响，可避免上述合并症。从长期透析患者动静脉瘘的观察来看，端-侧吻合的方法更为理想。也是临床上最常采用的方法。

（三）动静脉内瘘手术前准备

1.物品准备　手术包、1%利多卡因、消毒物品、缝合针线、肝素注射液、注射用

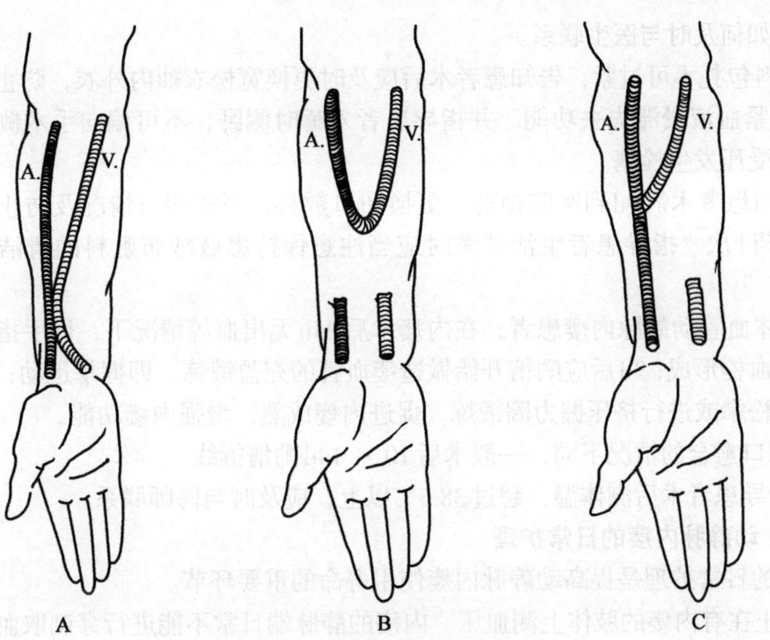

图7–13　动静脉内瘘吻合方法

A.侧–侧吻合；B.端–端吻合；C.端–侧吻合

生理盐水、5ml注射器。

2.患者准备

（1）术前向患者介绍建立内瘘的目的、意义，解除患者恐惧心理，使其能够配合治疗。

（2）告知患者，准备做内瘘的手臂禁止做动静脉穿刺，防止血管损伤。维护好皮肤的完整，以免术后感染。

（3）评估预做血管通路的血管状况，做血管超声检查，了解预吻合的动、静脉血管走行、内径和畅通情况。

三、自体动静脉内瘘的护理

（一）自体动静脉内瘘的术后护理

1.造瘘手术后应卧床休息24h，观察患者血压、心率、心律、呼吸及体温。

2.观察内瘘是否通畅，每日3次或更多触诊或听诊造瘘血管的回心侧静脉，感觉血管内血流的震颤或轰鸣声有否减弱，发现异常及时通报医师。

3.观察肢端有无缺血情况，了解患者手指有无麻木、疼痛等感觉，并观察手术肢体末梢的温度与健侧比有无降低冰冷、色泽有无发绀等缺血状况。

4.观察切口有无渗血、血肿情况，保持敷料清洁干燥，发现渗血应与医师联系。

5.观察手术肢体静脉回流状况，适当抬高患肢，促进静脉回流，减轻造瘘肢体的水肿。

6.教会患者术后对动静脉内瘘的观察方法，会触摸内瘘局部的血管震颤、会听内瘘血管内血流杂音，了解内瘘通畅和堵塞的表现。告知发现问题如声音减弱、血管震颤消失时，如何及时与医生联系。

7.敷料包扎不可过紧，告知患者术后应及时更换宽松衣袖内外衣，防止动静脉内瘘因约束过紧血液淤滞失去功能。并指导患者入睡时侧卧，不可偏向手术侧患肢，防止造瘘肢体受压发生栓塞。

8.通知患者术后3d到医院换药，更换切口敷料，观察切口情况及防止感染，并且每3天换药1次。指导患者生活洗漱时应当注意保持患肢纱布敷料的清洁干燥，防止污染。

9.自体血管动静脉内瘘患者，在内瘘术后24h无出血等情况下，做手指运动和腕部活动防止血栓形成；3d后应酌情开始做造瘘血管的充盈锻炼，即握拳运动；术后5～7d交替握拳松拳或进行挤压握力圈锻炼，促进内瘘成熟，增强内瘘功能。

10.切口愈合的情况不同，一般术后10～14d酌情拆线。

11.指导患者术后测体温，超过38.5℃以上，应及时与医师联系。

（二）动静脉内瘘的日常护理

良好的日常护理是提高动静脉内瘘使用寿命的重要环节。

1.禁止在有内瘘的肢体上测血压。内瘘的静脉端日常不能进行穿刺取血、输液等血液净化以外的静脉治疗，以免造成出血。不能静脉注射高渗液体如高张糖、高张钠等及有刺激性的药物，以防止静脉炎的发生。

2.内瘘成熟时间一般为1～6个月，成熟早晚与患者自身血管条件和术后锻炼有关，术后4周在没有其他血管通路情况下也可提前开始酌情使用，但由于此时动脉化的静脉尚未扩张，血管壁尚未增厚，还未形成瘘，只是血流量充足，因此对穿刺技术要求非常高，应当慎重。穿刺失误会导致血管周围血肿，血管的损伤会影响今后瘘的功能。4周之前需进行血液透析治疗，应建立临时血管通路。一般待8～12周瘘较为成熟再开始穿刺使用，对延长内瘘使用寿命，维护内瘘功能更佳。

3.指导新患者保护内瘘的自我护理方法。

4.压迫止血不当还会造成瘘管的闭塞，操作中应当十分谨慎小心。同时指导患者注意压迫止血时间，特别是治疗中有透析失衡综合征，血压偏低的患者。

5.透析过程中要经常巡视，观察患者穿刺点有无渗血、肿胀；询问患者有无不适，做好心理护理，消除其紧张情绪。

6.发现内瘘堵塞，立即用尿激酶50万U溶于20ml生理盐水，慢速推注堵塞的血管内，滞留20～30min，待内瘘通开后，再静脉注射肝素盐水10ml（含肝素25mg）或皮下注射低分子肝素1支以达到全身肝素化，保持内瘘通畅。

四、动静脉内瘘的穿刺技术

为了建立血液透析治疗时的体外血液循环途径，利用患者动静脉内瘘进行穿刺引血并回血，其中引血侧称为动脉针，回血侧称为静脉针。

（一）穿刺前准备

在穿刺前应当做好各项准备工作。

1.*治疗准备*　透析器与回路预冲完毕、透析机处于透前准备状态、抗凝血药准备并安装完毕等。

2.物品准备　治疗巾、16G穿刺针、消毒物品、胶布、无菌纱布和创可贴。如有化验还应准备试管。

3.患者准备　测量体重和除水量计算完毕、测量血压心率完毕、透析医嘱已开出。

在各项工作准备完毕后，才可进入穿刺步骤。

（二）穿刺前评估

1.皮肤是否清洁完整，有无破溃、红疹、疮疖等感染灶。

2.认真触摸清楚血管走向、深浅度、血管弹性，选择合适的进针点、进针角度，进针长短。感觉血流震颤强弱，必要时听诊，评估动静脉内瘘的功能。

3.询问患者是否做好治疗前准备，如是否需要如厕、是否测过体重，并帮助患者摆好穿刺体位，避免治疗中过于疲乏，频繁变换体位，导致穿刺针刺破血管引起皮下血肿。

（三）穿刺部位、穿刺点选择

1.动脉穿刺部位：一般在肢体远心端，迎着回心血流方向建立血液引出途径。穿刺点距离内瘘吻合口3 ~ 5cm或以上，在血管上方偏左或右，在血管侧面不利于压迫止血。根据患者血管情况，穿刺方向也可酌情离心或向心。正常情况下禁忌穿刺吻合口，以免造成血管内壁损伤，影响动静脉内瘘功能。

2.静脉穿刺部位：一般在肢体近心端，穿刺方向是向心顺血流方向。如选择动静脉内瘘的引伸静脉，穿刺点距离动脉穿刺点应在10cm以上，以减少治疗中的再循环。也可以选择其他普通体表较直、易于穿刺静脉作为血液还回途径的静脉。

3.使用锐针应注意更换每次穿刺点的部位，反复穿刺同一点会造成局部组织损伤发生出血和止血困难。进针角度、深度据患者血管具体情况而定。

4.穿刺针一般使用16 ~ 17G型号，针体较粗造成的局部皮肤组织损伤较一般穿刺针大。如果注意进针角度与皮肤切割面，可减轻疼痛，易于针眼愈合。

（四）穿刺技术

1.针斜面向上穿刺方法　使用尖锐穿刺针斜面向上成15°穿刺，是最普通且正规的穿刺方法，是在日常的操作中最惯用的手法，因此能够保证穿刺的准确率。但是由于血液透析专用穿刺针比较粗，穿刺时因皮肤组织有弹性并产生向下的压力，穿刺针斜面向上会在穿刺瞬间取走局部穿刺点的部分组织，造成拔针后无皮肤组织覆盖的圆形创伤。日常可见针孔粗大呈圆形，显示创面大。隔2日患者再次透析时针孔周围红色炎症浸润明显（1 ~ 3mm），自愈修复差，修复期长不易愈合。在患者长期透析治疗下，沿血管走行可见穿刺瘢痕密布，穿刺的反复损伤使皮肤与血管粘连，弹性减弱，在内瘘血流的压力支撑下变薄，容易发生出血和止血困难。因此，使用尖锐穿刺针要充分利用内瘘的长度，合理选择穿刺点，避免在同一部位穿刺，切忌定点穿刺，每个穿刺点应保持0.5 ~ 1cm距离，尽量采用“纽扣”或“绳梯状”穿刺方法，防止动脉瘤的形成。

2.针斜面向下穿刺方法　使用尖锐穿刺针斜面向下，是从保护患者动静脉内瘘出发，在工作中观察和产生出的操作方法，是非常规操作并且在日常的操作中非惯用手法。要能够保证穿刺的准确率，对穿刺技术要求比较高，如穿刺角度、进针力度的判断要非常准确，手法要非常轻巧。但是由于穿刺时穿刺针斜面向下挑起皮肤，虽然有皮肤组织向下的压力，但是斜面向下不会在穿刺瞬间取走局部穿刺点的部分组织，拔针后皮肤的皮瓣覆盖针孔，皮肤损伤日常可见针孔细小呈弯月形，创面小，修复期短，非常易于愈合，并且患者疼痛感觉与斜面向上穿刺无异。在隔日透析治疗时，穿刺局部皮肤无红色炎症浸润，只留下穿刺针痕。对防止内瘘感染，保护内瘘功能，延长使用寿命非常有利。

3. *皮下隧道穿刺法（纽扣通道穿刺法）* 皮下隧道穿刺法是在2 ~ 3次血液透析治疗时，使用尖锐穿刺针斜面向上，在相同部位、同一穿刺点、同一深浅度和同一角度、方向，进行穿刺。在以后的治疗中每次先用针头将上次穿刺孔上结痂剥离去除，然后使用钝针试探着沿前几次治疗时做成的穿刺通道进入，在进入血管时有轻微的突破感。这样多次治疗后形成皮下隧道（图7–14），既便于穿刺又便于止血，可以防止动静脉内瘘由于反复穿刺形成动脉瘤，并且抗感染能力强。从外观看只是一个针眼，但与定点穿刺有着本质的区别。这种方法在日本、加拿大均有使用，称为“纽扣通道”（图7–15）特别是家庭透析患者，可以进行自我穿刺做治疗。皮下隧道穿刺法适合于血管条件不理想患者及人工血管内瘘的穿刺。皮下隧道穿刺法在同一针眼，进针的深浅度

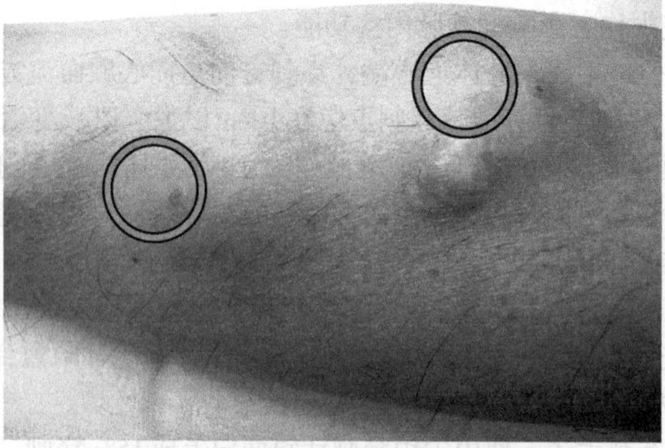

图7–14　两端针孔是建立的皮下隧道

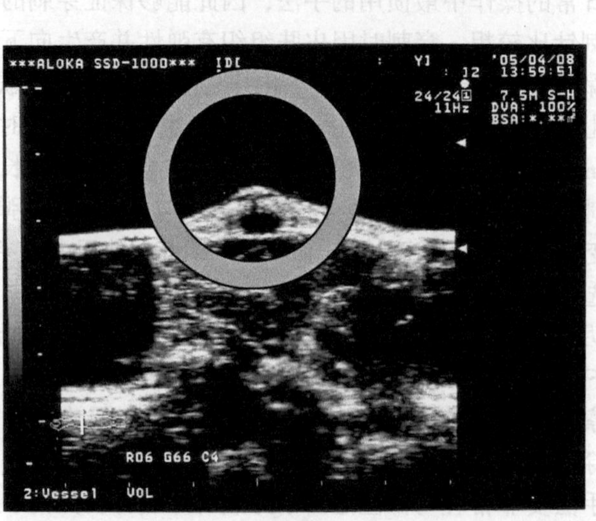

图7–15　B超下可见的纽扣通道

和方向角度及绷紧皮肤同样力度。因此，在开始建立隧道时的穿刺通常是穿刺技术熟练的1～2名护士操作，在隧道形成以后才可以换人穿刺。在已成形的皮下隧道禁忌用锐利穿刺针（图7–16），以免破坏已形成的隧道。目前透析专用钝针国内没有生产，使用进口消耗品会增加治疗费用。但是减少了对患者血管的损伤，增加了穿刺的便利，无疑是非常好的操作方法。隧道穿刺法损伤小（图7–17），易于压迫止血，隧道形成后提高了穿刺的准确率，使穿刺操作变得更为容易。

4.定点穿刺法　定点穿刺从表面上看外观与皮下隧道穿刺相同，只见一个针孔，但实际在内里有着本质的区别。定点穿刺易形成动脉瘤，仅适用于新使用的动静脉内瘘穿刺困难者，仅仅几次，一旦瘘功能状况好转，应及时改变穿刺方法，减少对内瘘皮肤与血管的损伤。

5.穿刺顺序　血液透析治疗时首先应建立静脉回路即先穿刺静脉，成功后根据医嘱推注肝素盐水进行肝素化，然后再建立动脉引血通路即穿刺动脉端。一些患者自体血管条件差，形成动静脉内瘘的血管比较短，需要寻找普通静脉做血液返回通

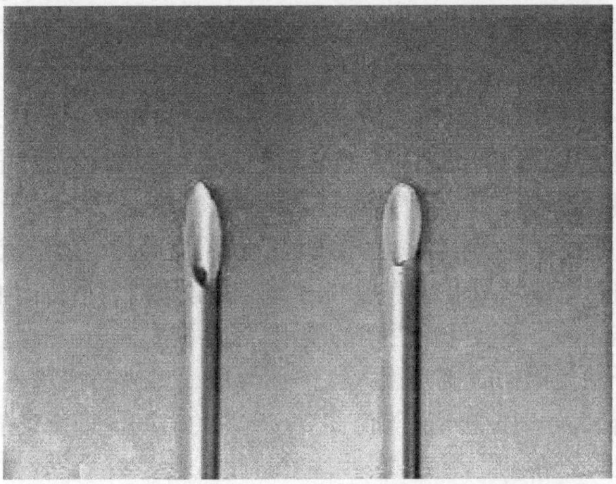

图7–16　左侧为普通穿刺针，右侧为皮下隧道专用钝针

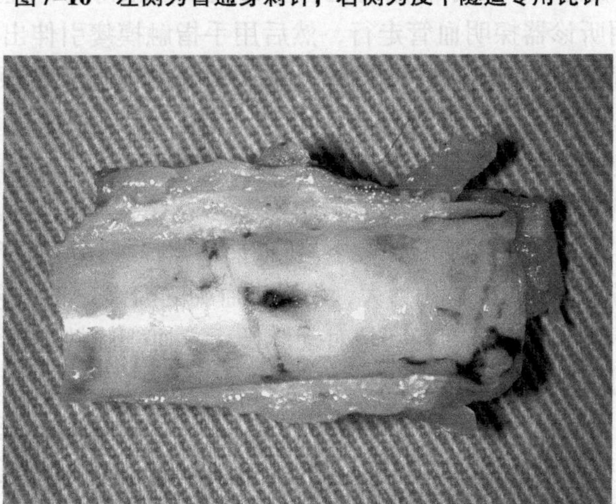

图7–17　纽扣通道穿刺法使用3年的人体血管组织

路，在穿刺难易程度上较动脉端穿刺困难。如果还没有建立静脉回路就已建立了动脉引血通路，静脉穿刺很容易还尚可及时接血建立血液循环，如穿刺困难就会处于被动状态。

6.拔针与压迫止血方法

（1）拔针前消毒针孔，应用无菌止血贴覆盖，用大小适度的纸球或纱布压迫穿刺点将针拔出。将压迫止血球固定在针孔部位，注意敷盖血管进针点防止皮下出血。

（2）拔针力度适当和平稳，针尖不可上下翘，以免拔针时划伤血管内壁，造成以后血管狭窄，影响内瘘长期使用。压迫止血球的压迫开始是拔针后的瞬间，针在血管内时禁止向下加压用力。

（3）拔针时采取正确的止血方法，压迫力度以不渗血和在回心侧能听到血管杂音或触及震颤为宜。

（4）压迫止血时间为15 ~ 20min。如果患者凝血时间长，压迫时间可适当延长。如患者血压低血流缓慢不可压迫时间过长、力度过大，防止内瘘阻塞。

（5）拔针后注意观察内瘘静脉的搏动和血管震颤状况，放松压迫止血球15 ~ 20min取下，止血敷料12h后方可取下。同时注意观察有无出血发生。

（6）患者回家当天不做血管充盈锻炼，防止针孔处再度出血。如果穿刺后发生皮下淤血，在透析24h后穿刺点周围可涂抹喜疗妥等活血化瘀药物。24h内禁止热湿敷，因为热湿敷可以使血管扩张加重出血。血压低、血流缓慢的患者禁止冷敷，以防凝血。

（五）穿刺注意点

1.新内瘘的穿刺注意点：自体动静脉内瘘的使用要等待内瘘的成熟，即在动脉血流的冲击下，静脉血管管壁增厚和扩张形成内瘘。动静脉内瘘形成后血管隆起便于穿刺，便于提高穿刺的准确率，不会降低内瘘的使用寿命。

事实上内瘘开始使用的时机是因人因事而异的，患者病情恶化，需要肾替代疗法来维持生命、缓解症状，往往不能等待2 ~ 6个月的时间。如果动静脉内瘘充盈度好、血流的震颤明显也可以在4周后使用。

2.新瘘穿刺部位选择：由于新瘘的血管壁和皮肤还很薄弱，应选择距离内瘘稍远部位。方法是先用听诊器探明血管走行，然后用手指触摸瘘引伸出来的静脉。从远心端向近心端沿血管寻找血流震颤的最弱点，再从最弱点向远心端倒回1 ~ 1.5cm，在评估有把握情况下作为穿刺点。穿刺成功后作为动脉使用，另选择一处较好的普通静脉作为血液的回路使用。如果选择的穿刺点距离吻合口不到5cm，最好放弃穿刺该部位，在肘部寻找瘘引伸出的静脉进行穿刺以保护内瘘。

3.要保证新成熟内瘘的穿刺一针成功，操作前一定仔细评估血管。要考虑到新瘘血管壁薄，比较脆弱，血管内血流压力大，易发生血肿的因素，要杜绝失败。

4.系止血带松紧力度适当，特别是对动脉硬化、血管脆性强的老年患者，不可过强，阻力过大穿刺时易发生皮下出血。

5.进针力度应当平稳，沿血管走行轻巧进入，不可划伤血管内壁。

6.首次使用内瘘时禁止强行提高血流量，应根据患者血流量状况逐渐开至治疗量。

（六）穿刺特殊情况处理

1.动静脉内瘘穿刺后发生肿胀的处理方法　穿刺动静脉内瘘时发生局部肿胀均为

皮下出血所致，说明穿刺失败，应及时处理。皮下血肿过大容易发生感染或压迫内瘘造成内瘘阻塞，影响使用功能应特别注意。

（1）新内瘘穿刺失败出现血肿应立即拔针压迫止血，同时另建血管通路进行透析，血肿部位用小冰袋适当冷敷，待血肿消退后再行穿刺。

（2）成熟内瘘穿刺出现小血肿情况下，如考虑血肿是由于血管内压力大，针刺破时血冲出造成，并且穿刺针确在血管之内，应马上松止血带，开泵引出血液使局部血管压力降低。如引血后不再继续出血可继续治疗，并在穿刺部位顺穿刺针的两侧放置止血棉球施加适当压力固定，防止继续出血，并随时观察。当血肿继续增大，加压止血不能奏效时，即使能够维持透析流量也应立即拔针，压迫止血，防止血肿再度增大诱发感染并影响内瘘的功能。

（3）静脉穿刺失败出现血肿，由于静脉穿刺针是为了建立血液的还回途径，有大量血液要经此回输入体内，静脉有损伤会漏血形成皮下血肿，因此即使估计穿刺针仍在血管内，也要拔除，重新建立血管通路才安全。

2.动静脉内瘘穿刺后发生血流不畅的处理　动静脉内瘘穿刺后发生血流不畅的特点为：远心端不畅表现为血液流量的不足，近心端不畅表现为静脉压升高。

（1）穿刺的动脉端血流不畅：新动静脉内瘘穿刺后发生血流引出不畅主要原因是内瘘功能欠佳或血管痉挛，穿刺前听诊或触诊为血管震颤及杂音较弱，在治疗上机后血液流量＜200ml/min。也有随着透析治疗的开始而血液流量逐渐改善者，治疗时如血液流量能够达到180 ~ 200ml/min，可以继续治疗。

成熟内瘘穿刺后发生血流引出不畅者，往往与内瘘狭窄、血栓形成、血管不全阻塞或穿刺针位置不当有关。透析治疗时伴有血液流量降低＜200ml/min，当血泵运转的引血速度大于内瘘血流速度时，血液回路内形成负压，使静脉压与动脉压降低，压力频繁报警，动脉空气捕捉器内液面上下波动，严重时有大量泡沫析出。如内瘘完全阻塞，则血液引出不能，无法建立体外血液循环，影响治疗。

内瘘狭窄、血栓形成的临床表现为患者动静脉内瘘搏动、震颤及杂音减弱或消失，在穿刺前评估时就可以发现。穿刺针位置欠佳仅仅是血液流量不足，变换穿刺针位置或角度时常常可以改善。

在血液透析治疗中，也有患者因血糖降低、血压降低发生血流量不足，应全面观察患者情况，引起高度注意。

（2）穿刺的静脉端血流不畅：在临床治疗时表现为回心阻力增加使静脉压增高频繁报警。当把血泵调慢时，静脉压下降，在＜200ml/min的某一血流量时回落到正常范围，并且穿刺针周无血肿。说明所穿刺的血管不全阻塞或狭窄；或者穿刺针位置不佳，靠近静脉窦或在夹层涡流等地方。

血管不全阻塞发生狭窄往往伴随着血管的炎症和硬化，在穿刺评估时，触诊发现内瘘引伸静脉的近心端条索状硬化炎症状态时，应当另选择静脉做回心血液通路。

如果穿刺前评估时听诊、触诊没有内瘘搏动、震颤及杂音减弱，可将穿刺针拔出一部分，在血管内顺血管腔轻轻进入主腔。如退针时出现皮下血肿应立即将针拔除，重新建立回心血液通路，压迫止血20 ~ 30min。

五、动静脉内瘘的功能维护与合并症

（一）动静脉内瘘功能与维护

成功的动静脉内瘘的制作应该是功能良好、血流充盈，能够使血液流量达到600 ~ 800ml/min，以保证透析治疗效果。并且血管管径足够粗以便于穿刺，血管有足够的长度，便于双针在一定距离下穿刺；位置比较好易于使用、固定，以及感染、血栓等并发症少，使用寿命长久。

动静脉内瘘虽然称为永久性血管通路，可否终身使用或使用时间长短，根据患者自身血管情况及动静脉内瘘的维护程度的不同而各异。有患者使用了20年还能继续使用，也有患者的动静脉内瘘一两年甚至几个月就不能继续使用了。主要原因有血管狭窄、栓塞、使治疗中血液流量不足，影响到透析治疗的效果。局部感染引起静脉炎或全身感染等，经过消炎治疗仍控制不住感染。还有血管过度膨胀，动静脉内瘘超大，影响到心脏功能，增加了出血的危险性，不结扎会危害到患者生命情况下，用手术方法终止了这样内瘘的使用。由此可见，去除医师的造瘘手术因素以外，更为重要的问题是护理人员和患者对动静脉内瘘的共同关注与维护。

护理方面应当注意穿刺方法技巧，提高穿刺技术，减少对内瘘血管的损伤。严格执行无菌操作原则，防止感染发生。同时在工作中加强健康教育，注意指导患者动静脉内瘘的注意事项与功能锻炼，随时纠正患者对动静脉内瘘的错误认识和护理方法。由于患者治疗以外的时间均在家中，脱离了护理监管，因此抓紧在治疗时段对患者进行观察、护理和有针对性地进行指导教育，使患者对内瘘的关注与维护变被动为主动非常重要。某糖尿病肾病患者在经历第1次内瘘失败后，成功将第2次动静脉内瘘维持了14年。这对血糖高损害心血管系统的糖尿病患者不是件容易事，他的经验就是在透析治疗以外的时间每天洗手后，用自己的另一只手示指、中指并拢，推划动静脉内瘘引伸出来的静脉（避开穿刺孔），向上、向下各来回推划50次、上下来回推划50次。结果不仅动静脉内瘘血流充盈而且皮肤完好细腻（图7-18）。该患者面对疾病所采取的

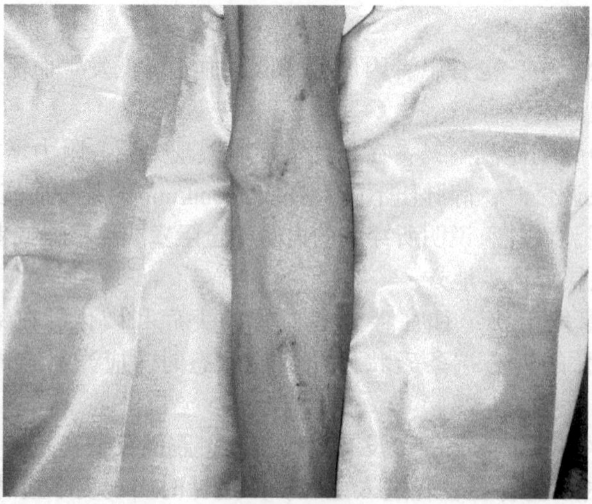

图7-18　动静脉内瘘应用14年照片

主观的积极应对态度及对自身动静脉内瘘的关注程度和持之以恒的关注所取得的成果证明，提高血液透析患者自身对动静脉内瘘的关注度，充分调动患者积极性是维持内瘘使用寿命非常重要的因素。在护、患的共同努力下，才能维护动静脉内瘘功能，延长使用年限。

（二）动静脉内瘘的合并症及护理干预

1.动静脉内瘘出血　表现为创口处渗血或穿刺部位的出血，皮下血肿或手臂肿胀。

（1）出血发生原因：①术后早期出血；②内瘘未成熟，静脉壁薄，穿刺失败导致皮下血肿；③压迫不当或时间短；④内瘘手臂外伤出血；⑤透析后内瘘肢体提重物或抻拉用力；⑥动脉瘤感染引起的破裂出血。

（2）预防出血和护理干预：①术后严密观察伤口有无渗血及时处理；②应急时，需建立临时血液通路，避免过早使用内瘘；③根据患者具体情况应用抗凝血药；④提高护理穿刺技术，避免同一部位反复穿刺及定点穿刺；⑤治疗结束时止血力度适当；⑥指导患者学会处理出血及血肿的方法。

（3）预防出血护理注意点

1）血液透析当日治疗后动静脉内瘘穿刺处出血，是患者常发生的问题。表面出血多发生于老年患者皮肤血管壁穿刺点愈合差，和压迫止血时间不够长的患者。皮下出血多发生于拔针后压迫止血的位置不准确，或皮肤松弛患者手的翻转使压迫用球错位。

2）在治疗结束后，拔针按压止血时间为15～20min，对于凝血机制不好的患者应注意观察，指导患者适当延长压迫的时间。

3）止血后应当指导患者有瘘侧上肢不要提重物，防止过度用力后血管怒张，使闭合的针孔再度发生出血。如发生出血，用手示、中两指按压穿刺部位20min，所施加的压力以皮肤表面不出血，皮下内瘘的血管震颤仍然能感觉到存在为度。要点是压住皮肤与血管的穿刺点，而不是封闭血管内血流。止血的效果是表面不出血，皮下无血肿或已有皮下出血的血肿无扩大为宜。

4）如果每次治疗后常规压迫止血效果均差，应当及时与医师沟通，检查患者凝血机制是否正常。如进行凝血4项的检查，请医师根据患者情况及时调节抗凝血药物的使用量。

5）在非透析治疗日动静脉内瘘发生出血的情况较少，多见于患者动静脉内瘘皮肤过薄，穿刺孔愈合不好，不注意用力以后发生出血。或动静脉内瘘血管上穿刺点的创伤较大结痂脱落，也会发生出血。指导患者在紧急情况下用手指压迫止血的方法，嘱患者随身携带一块无菌透明敷料或创可贴以备用。发现出血时不要惊慌，先将创可贴敷在针孔上，然后以手指压迫止血，止血后消毒针孔以预防感染。在治疗穿刺时，应避免穿刺动静脉内瘘血管上皮肤过薄的隆起部位。

6）关注患者日常生活，指导患者注意避免动静脉内瘘血管处的意外性伤害。内瘘附近的外伤有引发炎症，或造成瘘感染的危险，如伤害到血管内瘘会发生大出血，甚至有生命危险这点一定要让患者知晓。

7）指导患者对动静脉内瘘的自我保护，有内瘘的部位应套“护腕”。护腕过紧会压迫血管，使动静脉内瘘失去功能。过松会失去效果。护腕的松紧度最好是既贴着皮肤无缝隙，又没有紧箍的感觉为宜，这样可以起到保护作用并减缓动静脉内瘘的过度充盈。

2.动静脉内瘘感染　动静脉内瘘感染的临床表现，为内瘘局部或沿静脉走行的红肿热痛。如果是手术后在吻合口部位发生感染，还会有破裂出血的可能性。动静脉内瘘的局部感染严重会发生脓肿或蜂窝织炎，还会因感染的失控上行引起静脉炎及全身感染，发生败血症。除了局部症状以外，严重的感染还会伴有头痛、发热、寒战等感染症状。如果引起败血症还会出现弛张热，造成机体代谢增强营养物质大量消耗。对年老体衰的血液透析患者，这种打击有可能是致命性的。动静脉内瘘是透析患者的生命线，只要有感染的发生就会影响到透析治疗，并且由于抗感染治疗和重新建立血液通路会增加医疗费用，为患者增加经济负担。

（1）动静脉内瘘感染发生原因：①未严格执行正确无菌操作技术，手术切口感染，静脉穿刺感染；②穿刺部位皮肤过敏，局部瘙痒，被患者自身破坏了皮肤完整性；③透析治疗后穿刺部位消毒不彻底；④压迫不当引起皮下血肿或假性动脉瘤导致感染。

（2）感染预防和护理干预：①严格执行无菌操作制度，防止医疗污染。②避免在血肿感染或皮肤破溃等感染灶处穿刺。③在动静脉内瘘出现疼痛等异常现象时，应注意观察局部是否有红、肿、热的情况，并应及时通报医生进行相应处理。④一般动静脉内瘘感染初期存在红、肿、热、痛时，可以做局部冷敷以防止炎症扩散和减轻疼痛，并且应用抗生素等药物进行治疗。动静脉内瘘发生感染应立即停止使用，以防止炎症的扩散。⑤酌情建立临时血液通路，以保证透析治疗顺利进行。查找感染源并依照医嘱及时全身应用抗生素，进行消炎治疗控制感染。⑥做好卫生宣教，保持内瘘手臂皮肤清洁，穿刺孔未愈合时避免淋湿。

（3）预防感染护理注意：在每次治疗时对动静脉内瘘使用穿刺，破坏了皮肤血管的完整性，即使小的损伤也能增加发生感染的机会。内瘘发生感染，炎症可以是皮肤、皮下组织、血管、血管内壁，甚至引起血行感染，有引发败血症等全身感染的危险。如果感染引起内瘘的破溃，还有出血的危险，后果不堪设想。

因此预防感染从两方面着手。①减少污染环节：指导患者保持皮肤和内衣的清洁卫生很重要，嘱患者养成每次来医院治疗前更换内衣，并把有动静脉内瘘的肢体清洗干净的习惯；治疗后覆盖在针孔上的无菌敷料24h后才可摘掉，减少感染的发生；同时，指导患者增加营养摄入，改善营养状况，提高自身抵抗力。患者营养状况好，对疾病和感染的抗病能力强，动静脉内瘘发生感染的危险性就小。②杜绝感染途径：动静脉内瘘感染预防与护士的无菌操作严格和穿刺技术良好密切相关，如皮肤消毒范围不规范、消毒不彻底，以及手或穿刺针有污染；反复在同部位穿刺使穿刺孔过大，结痂下易有细菌生长等都易发生感染。感染发生还与动静脉内瘘血管狭窄血流不通畅、血流阻塞有关，从护理环节上防微杜渐，应引起高度重视。

在动静脉内瘘存在感染的情况下，应暂时停止瘘的应用，待炎症控制后情况许可而酌情使用。如炎症初期控制不利，患者持续高热，在发生败血症及发生化脓性感染之前这个内瘘就应当放弃。因此我们说动静脉内瘘的感染是以预防为主的，重在预防。

3.动静脉内瘘发生血栓　动静脉内瘘阻塞原因是多方面的，分为部分阻塞和完全阻塞。临床表现为患者的动静脉内瘘搏动、震颤及杂音减弱或消失，动静脉内瘘阻塞后局部会产生疼痛，不全阻塞时由于血流缓慢，抽出的血色暗红，透析使用时远心端不全阻塞表现为血液流量的不足，近心端不全阻塞表现为静脉压升高。完全阻塞时震颤及杂音消失，不能由此建立血液通路。

（1）发生血栓原因：①自身血管条件差，血管内壁不光滑，有瘢痕及狭窄部位；②患者全身原因如糖尿病、高凝状态、药物影响等；③透析失衡，除水量过多，低血容量和血压降低；④内瘘使用不当，反复定点穿刺或穿刺失败等；⑤压迫止血力度不当，时间过长；⑥肢体温度过低，冷敷时间过长。

（2）预防栓塞护理干预：①严格进行无菌操作，预防感染。②尽量等待内瘘成熟8周后再使用。③杜绝穿刺失败，切忌定点穿刺。④避免透析过程中失衡，除水不宜过多，血压不宜过低，血容量降低速度不宜过快。血容量过度降低，会造成血压的过低，由于机体代偿使得外周血管收缩以提高血压，动静脉内瘘血液流量减少，充盈度降低。血管充盈不佳时，在拔针后的加压止血会使动静脉内瘘中血流更加缓慢，而发生血凝栓塞。⑤注意内瘘的保护，避免有瘘肢体长时间上举。治疗除水后患者血容量有不同程度的降低，动静脉内瘘血流缓慢、充盈度差有动静脉内瘘的肢体上举，会使血管充盈再度减弱，常常易发生血栓形成。⑥如果患者凝血机制无问题，治疗结束拔针后，压迫止血时间为15 ~ 20min，不宜过久，时间过久会因血流不畅发生凝血。压迫力度不宜过大，止血加压的力度以皮肤表面不出血，皮下无血肿，能够触摸到下面血管中血液仍能流动的震颤，既不出血又不过大为宜。⑦高凝状态要根据医嘱服用抗凝血药，并进行充分透析，防止尿毒症毒性物质对身体的损害，出血及血肿发生时及时处理。⑧早期血栓可用尿激酶溶栓，24h后可手术取栓。⑨重造内瘘。

（3）预防栓塞护理注意事项：①诱导期患者刚刚开始接受血液透析治疗，穿刺处压迫时间要适当。因为最为常见的栓塞原因是治疗后穿刺点压迫止血时间过长、压力过大，使动静脉内瘘中血流不畅造成瘘内血液淤滞发生凝血。②长期维持性血液透析患者，常常因为摄入水分过多，治疗中大量除水，致使患者血容量降低，血压低下，使患者动静脉内瘘的血液不充盈，瘘中血流缓慢形成凝血。因此，治疗中除水要适当。③患者日常注意睡觉时内瘘肢体受压时间不可过长，工作时有瘘肢体上举时间不可过久。要患者注意个人卫生，常更换内衣，清洗有瘘肢体，预防因动静脉内瘘发生感染及内瘘血管内皮炎症、增生发生静脉内瘘栓塞。④护理操作要谨慎，避免反复穿刺同部位而造成血管损伤，或血管内皮划伤，血管内皮增生形成狭窄或夹层，使血流在这些部位流动缓慢形成涡流，逐渐形成血栓造成阻塞。⑤患者在发现动静脉内瘘阻塞之后应当立即与医师联系，在24h内及时使用尿激酶等药物进行溶栓。

对于阻塞时间过久的动静脉内瘘溶栓很困难，有时即使溶开了效果仍不理想，表现为血液流量的降低和透析治疗的不充分。并且发生过血栓的动静脉内瘘，由于血管内壁不光滑已经狭窄，在血压低下血流缓慢时，还会再次发生栓塞。最终通过手术治疗重新建立血管通路。因此在动静脉内瘘阻塞的问题上，最佳的办法是预防为主。

4.动静脉内瘘使用中血流量不足　主要临床表现是血管震颤及杂音减弱，透析治疗时伴有血液流量降低＜200ml/min，静脉压及动脉压低压频繁报警，动脉空气捕捉器内液面上下波动，严重时有大量泡沫析出。

（1）发生原因：①制作的动静脉内瘘功能不佳；②反复穿刺固定位置引起血管壁损伤和纤维化，发生狭窄；③内瘘过早使用，穿刺困难造成穿刺部位血肿压迫血管；④患者本身血管条件不佳如动脉炎，内膜增厚，血管痉挛，血管结构异常，血管狭窄、动静脉内瘘有部分血栓形成；⑤穿刺针穿刺的位置欠佳，不在主要的血管腔内。

（2）预防及护理干预：①内瘘成熟后再使用；②提高穿刺技术，端正操作方法，找准进针位置，减少血肿发生；③使用尖锐穿刺针避免相同部位反复穿刺及定点穿刺，防止血管结构因血管损伤发生改变；④平时加强患者内瘘功能锻炼；⑤在必要时手术取栓或重建内瘘，进行经皮血管内成形术或放置支架扩张。

（3）护理注意事项：从护理角度讲一个好用的动静脉内瘘，需要从新内瘘开始有计划的穿刺和维护，如这次进针点在哪儿，下次准备穿刺的部位都需进行评估和计划，哪个位置对血管隆起有利，哪个位置最好不穿刺，哪个位置应急备用，都应该心中有数。如果执行穿刺的不是同一人，应在记录上有提示，做到对患者负责。

5.窃血综合征　临床表现为动静脉内瘘成形术后，患者出现肢体末端的缺血症状，轻者活动后出现手指端苍白、发凉、麻木、疼痛，严重者出现指端缺血性溃烂、坏死等症状。

（1）发生原因：桡动脉－头静脉侧侧吻合口过大，造成血流短路，动脉血液直接从头静脉返回，引起肢体远端缺乏血液供氧。

（2）预防及护理干预：①适度活动患肢，促进血液循环；②严重者手术修复治疗，以改善血液循环。

6.动静脉内瘘发生动脉瘤　由于动静脉内瘘引伸的静脉已动脉化，静脉内血液压力高，在静脉薄弱环节发生局部扩张并伴有搏动，称为真性动脉瘤。穿刺部位出血后，在穿刺周围形成血肿，部分机化并与内瘘相通伴有搏动，为假性动脉瘤。临床表现为局部明显隆起或呈瘤状，严重扩张可影响心脏功能。

（1）发生原因：内瘘使用过早；反复穿刺局部组织损伤，血管壁与皮肤粘连变薄，弹性减弱；反复定点穿刺；穿刺损伤后形成血肿，又与内瘘相通。

（2）预防及护理干预：①从内瘘成熟开始有计划地使用内瘘；②避免反复穿刺同一部位，提高穿刺技术；③压迫止血力度适当；④禁止在血管瘤处穿刺，防止感染破溃；⑤血管瘤明显增大可采用手术治疗。

（3）护理注意事项：动静脉内瘘在长期使用过程中，多次反复同部位穿刺使皮肤、血管壁损伤并有瘢痕形成，弹性减弱形成薄弱环节（图7-19）。在动脉血流的冲击下动静脉内瘘的这些薄弱环节会逐渐隆起、越来越大，血管壁和皮肤越来越薄，形成动脉瘤体。如不能很好控制会增加心脏负担，增加出血的危险，还会使瘘上的皮肤生存受到威胁。因此，在动静脉内瘘隆起的过程中，就要密切观察，适当地加以保护，治疗时严格避免穿刺薄弱环节，防止动脉瘤继续膨胀影响心功能。

7.肿胀手综合征　发生于动静脉内瘘吻合术后，手背出现肿胀、血液淤滞，严重时会出现炎症、破溃、坏死（图7-20）。

（1）发生原因：常见侧－侧吻合术后在动脉血流的高压灌注下，静脉血液回流受阻，致使远心端手部静脉血液淤滞，造成水肿。

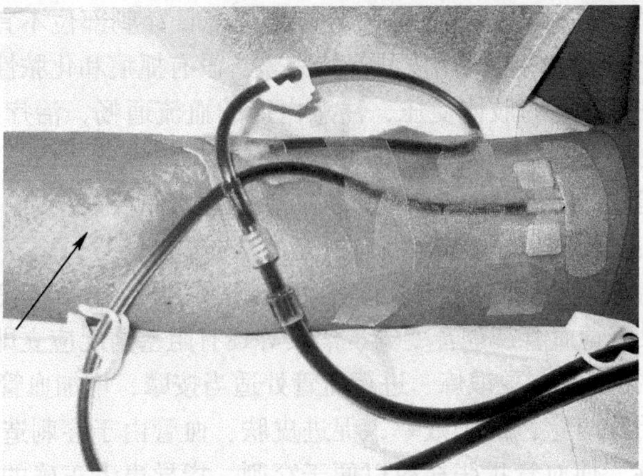

图7-19　过度充盈的动静脉内瘘

动静脉内瘘过度充盈，皮肤和血管壁特别薄弱

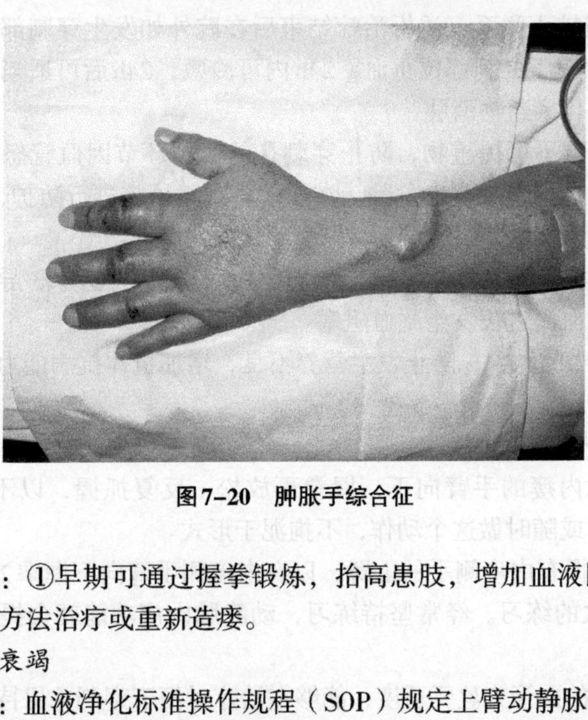

图7-20　肿胀手综合征

（2）护理干预：①早期可通过握拳锻炼，抬高患肢，增加血液回流；②长期肿胀严重，可通过手术方法治疗或重新造瘘。

8.充血性心力衰竭

（1）发生原因：血液净化标准操作规程（SOP）规定上臂动静脉内瘘吻合口直径不应＞7mm，当吻合口内径过大，回心血量增加，在原有心血管疾病和贫血的基础上会引起心力衰竭。主要表现为心悸、呼吸困难、心绞痛、心律失常等。

（2）护理干预：①密切观察，确认心力衰竭发生原因；②当医师确认是由于内瘘造成心力衰竭时，应加压包扎内瘘，减少通过内瘘的血液流量；③手术方法缩小吻合口内径。

六、动静脉内瘘患者指导内容

（一）新血液透析患者动静脉内瘘的常规指导

1.保持皮肤清洁是防止感染的前提。督促患者讲究卫生，保持有内瘘肢体清洁，在每次治疗之前清洗动静脉内瘘的肢体，透析结束当日穿刺部位不宜水洗，以防感染。平日勤换内衣保持清洁，内瘘周围皮肤保持完整，没有抓痕和化脓性疮、疖等感染灶。

2.防止有动静脉内瘘的肢体受压，注意内瘘的血流通畅，治疗后不忘压瘘止血时间，及时去除压力，防止因压迫止血时间过长，血流缓慢造成内瘘的血栓。平日衣袖宽松、睡眠卧于健肢，保持动静脉内瘘的血流畅通非常重要。

3.防止有内瘘肢体长时间上举，使血液充盈减弱。

4.教育患者养成早晚检查动静脉内瘘是否通畅的习惯，学会自我判断内瘘血流是否通畅等方法，如果感觉血管震颤音变弱、消失等疑有阻塞情况应立即通知医师。

5.非治疗日坚持血管充盈锻炼、进行血管处适当按摩，增加血管充盈度和皮肤、血管壁弹性，减低治疗时穿刺的失败率，促进皮肤、血管由于穿刺造成损伤的愈合。平时应加强手臂锻炼，使血管扩张充盈以便于穿刺。指导患者正确的锻炼方法，如手臂下垂、攥拳松拳等，每天坚持，养成习惯，以保持动静脉内瘘的功能。

6.嘱患者在透析治疗中消除紧张情绪，经常注意穿刺点有无渗血、肿胀、疼痛感觉，有问题及时与护士联系。透析治疗结束后在院外如发生穿刺部位血肿或出血，应立即用示指、中指按压穿刺部位止血，24h内可冷敷，24h后可适当热敷，还可以涂布药膏喜疗妥等活血化瘀药物消肿。

7.患者造瘘手臂不可提重物，防止穿刺孔的薄弱环节因血管怒张而出血。避免内瘘的外伤，防止大出血造成生命危险。在非透析时戴护腕进行防护，护腕应松紧适宜，防止过紧造成内瘘阻塞。

8.平日应控制水分过多的摄入，避免透析治疗日的大量除水，导致血容量过低和血压过低，致使瘘内血流过缓发生凝血阻塞。

9.注意摄取适当的饮食，防止发生营养不良，增加机体抗病能力，防止内瘘感染的发生。

（二）动静脉内瘘的功能锻炼

1.使有动静脉内瘘的手臂向下，握拳再放松，反复抓握，以不累为度，每天早、中、晚进行锻炼；或随时做这个动作，不拘泥于形式。

2.以健侧手紧握有内瘘侧手的上臂，以有内瘘侧手臂向下握拳2次，再同时双手放松，这样反复多次的练习。经常坚持练习，动静脉内瘘功能就会提高，血管就会逐渐充盈起来。

3.动静脉内瘘的血管充盈要适度，能够在治疗时便于穿刺并保持足够的血液流量即可，因为静脉没有脂肪组织包裹，被动脉化以后在很高的动脉血液压力冲击下，如果没有其他问题很快就会充盈起来。过度的扩张会增加心脏负担，在适当的时候要戴护腕加以保护。

（三）预防动静脉内瘘感染指导

1.应注意个人卫生，勤洗澡更换内衣，洗澡时最好淋浴，避免盆浴浸泡，沐浴后不忘消毒穿刺针孔。每次来治疗前清洗一下有瘘的肢体，保持皮肤的清洁。

2.保持皮肤的完整性，预防动静脉内瘘周围的皮肤感染，避免各种原因造成的外伤。皮肤干燥引起瘙痒的患者可使用一些中性护肤脂，防止局部瘙痒时抓伤皮肤形成感染灶。

3.在做内瘘周围皮肤按摩及涂药日常护理动静脉内瘘时，一定注意先洗手后操作。

4.如需要热敷或冷敷时不宜用湿毛巾直接敷于穿刺孔处，最好避开穿刺部位。

5.随时观察动静脉内瘘状况，发现穿刺针眼红肿、附近有红疹或疑似感染灶时，应及时用碘伏消毒并与医护人员沟通。

6.注意营养摄取，增强机体抵抗力，提高患者抗病能力。

（四）动静脉内瘘的冷敷与热敷指导

内瘘情况正常时无须做冷敷或热敷，在血液透析治疗穿刺失败后，为减轻患者疼痛，促进淤血消散，可进行适当地冷敷或热敷。

1.冷敷

（1）冷敷作用：冷敷可以使血管收缩，血流减缓，减轻疼痛，防止炎症扩散。对由于炎症引起的局部红、肿、热、痛，有使炎症局限化的作用。对治疗中由于穿刺失败造成的血管损伤，有防止出血的作用。

冷敷不适宜动静脉内瘘功能差的患者实施，本身动静脉内瘘功能不好，血流量差，血管不充盈，容易发生瘘的栓塞。

（2）冷敷方法：冷敷时，先将保鲜膜覆盖在患处，在保鲜膜上平铺一小毛巾，再将小冰袋置于毛巾上，20 ~ 30min，注意防止冻伤。

2.热敷

（1）热敷作用：热敷可以使血管扩张，加速血液循环，促进炎症的吸收。对于治疗中造成的陈旧性皮下出血（青紫淤血），有促进吸收的作用。

热敷不适宜凝血机制差及针孔愈合不佳的患者，特别是人工血管的患者，因为人工血管不是自身组织，针孔闭合较差，极易发生出血和皮下出血。因热敷可以造成血管的扩张，对于刚刚发生的皮下出血患者禁止做热敷，以免加重出血。

（2）热敷方法：热敷时，先将保鲜膜覆盖在患处，毛巾浸入热水中2min后捞出拧干约40℃，置于保鲜膜上。一般20 ~ 30min，注意温度不可过热，防止烫伤。

无论冷敷与热敷，都不应直接将湿毛巾放置在穿刺针孔上，防止动静脉内瘘的感染。

第五节　永久性血管通路人工移植血管内瘘的建立及其护理

前面我们已经阐述，在血液透析患者建立永久性血管通路过程中，首先要选择患者自身动静脉内瘘。对自身血管条件差，疾病或多次输液已使体表静脉硬化，无法找到合适的血管建立自体动静脉内瘘的患者，可选用移植血管搭桥方法来建立血管通路，即人工移植血管内瘘。

在患者的非惯用手臂上，用手术的方法将一段人工血管或异体血管移植物的两端，分别吻合于患者自身血管的动脉和与其保持一段距离的静脉上，使被吻合的动脉血液分流一部分，从人工移植血管经过并灌入被吻合的静脉，透析治疗时使用这段人工血管进行穿刺引血。同时，移植血管的特殊结构很快与周围组织生长在一起。人工血管内血流量充足，在皮肤外面能够触摸到稍硬的血管走行，并感觉到血流的震颤，如果手术将人工血管埋的较浅，或皮下组织较薄的患者甚至看到很明显的管型隆起。这种用移植血管造瘘的方法，便于透析治疗时穿刺引血使用，称为人造血管内瘘。

移植血管的种类分为：人工合成的多聚四氟乙烯血管（expanded polytetrafluoroethylene，E-PTFE）、生物异体血管（牛颈动脉）移植物，目前还有从患者的下肢截取一段较粗的静脉（如大隐静脉），移植到患者的上肢前臂制作的自身血管移植动静脉内瘘。人工合成血管较生物异体血管更具优越性，因此更多地被临床所使用。人工血管较正常血管粗，表面积大穿刺时触摸明显，便于治疗时穿刺引血，从而提高了穿刺的准确性，并解决了患者血管细穿刺困难的痛苦，没有针穿刺血管的疼痛感。血液流量充足，能够充分保证透析效果。在国外也有使用人工血管修复内瘘的情况，如患者动静脉内瘘过度扩张形成动脉瘤部分较长影响心脏功能后，用手术方法切除动脉瘤部分以人工血管替换连接动脉端和静脉端，形成人工血管瘘。

人工血管瘘的使用寿命一般平均为2年，目前是进口产品，制作的费用比较昂贵，这些也限制了患者的选用。

一、制作及其护理

（一）人工移植血管内瘘制作

1. 手术方法部位　一般在患者非优势手臂的前臂部位（图7-21）。

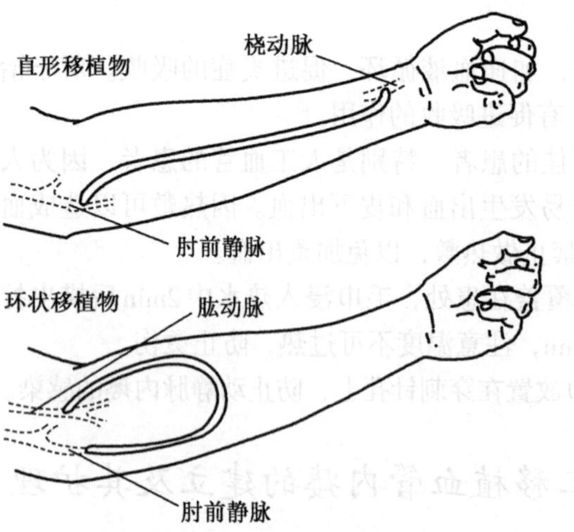

图7-21　人工移植血管制作

（1）直形人工血管：与患者桡动脉-贵要静脉或正中静脉等肘前静脉的侧端分别吻合后植于皮下。

（2）环形人工血管：患者肱动脉与贵要静脉或头静脉等的侧端分别吻合后植于皮下。

人工血管内瘘成熟期短，术后2～3周待红肿消退，血管震颤杂音明显即可使用。

2. 移植血管内瘘功能与评价　功能良好的移植血管内瘘，通常瘘内流量为1000ml/min，血液透析治疗中血泵流量>350ml/min。

当瘘内流量为600～800ml/min时，往往提示制作的移植血管内瘘功能不良，或移植血管内出现血栓。

首次使用移植血管内瘘时，应注意记录治疗中静脉压基础值即每分血流量、穿刺针型号及5min内测定的静脉压，作为以后使用移植血管内瘘时评价移植血管瘘功能的对比。连续3次治疗中的静脉压均超过基础阈值时，有临床意义。透析治疗中同等条件下静脉压测定值的升高，可提示静脉吻合部位的狭窄，方法简便易行。

（二）人工移植血管术后护理

1. 移植血管造瘘术后护理

（1）血管移植术后次日移植部位水肿明显，2～4周减轻或消退，在术后48～72h应抬高术侧肢体，以促进回流减轻肿胀。

（2）观察手术部位有无渗血，保持敷料干燥，防止切口感染。

（3）手术部位包扎敷料不宜过紧，胶布切忌环形粘贴，防止肢体水肿时局部受压；造瘘侧血管严禁静脉输液、取血，以免出血或压迫造成移植血管内瘘闭塞。

（4）术后应及时更换袖口宽松的内衣。

（5）造瘘肢体术后3 ~ 5d应适当做握拳动作或腕关节运动，以促进血液循环，防止血栓。

（6）高凝状态患者应遵医嘱服用抗凝血药。

（7）每日检查人造血管功能状态，观察有无震颤或血管杂音。如有异常立即通知医师。

（8）人造血管理论上可在手术后立即使用，但术后2周内常有明显血肿，一般在术后3 ~ 6周肿胀消退后开始使用。过早使用易出现血肿、血栓、出血、假性动脉瘤。

2. 日常人工血管患者自我护理指导

（1）指导患者判断瘘管是否通畅，每日定时触摸瘘管有无震颤、搏动及血管杂音。

（2）注意瘘侧肢体不提重物，不能受压。

（3）保持手臂清洁，透析当日穿刺部位避免接触水，止血敷料覆盖24h，防止感染。

（4）指导高凝患者根据医嘱服用抗凝血药。

（5）指导患者定时测血压，防止低血压对移植血管内瘘的影响。

（6）指导患者透析后穿刺点压迫力度适宜，防止长期重压使移植血管变形，发生血栓。

（7）人造血管出现局部血肿时，应立即指压并冷敷，切忌热敷。

二、穿刺技术及使用

（一）穿刺前评估

1. 充分显露人造血管侧手臂，观察是否清洁，血管有无搏动、震颤，判断血管弹性及充盈度。摸清血管走向、深浅。首次使用可根据彩超判断。

2. 穿刺前先听诊，判断血流方向，根据医嘱及手术示图了解并确认移植血管内瘘的动脉端与静脉端，穿刺后压力大的一侧为动脉，反之为静脉。

（二）移植血管内瘘穿刺要点

1. 严格执行无菌操作，穿刺时可不使用止血带。

2. 穿刺角度以皮肤与移植血管内瘘的间距深浅判断，一般为35° ~ 45°穿刺。

3. 穿刺针方向，动脉可以顺血流或逆血流，静脉穿刺方向以顺血流的向心方向为原则。如透析治疗时，动脉穿刺人造血管，静脉选用穿刺周围血管，可延长人造血管寿命。

4. 穿刺针的斜面大多选用斜面朝上原则。

5. 在国外有使用纽扣隧道穿刺方式者，可延长人工血管使用年限。

6. 穿刺点的选择，透析中使用锐针必须经常更换穿刺点，防止穿刺点集中造成人工血管的损伤，发生皮下出血。穿刺点距人工血管与患者自身血管的吻合口不可＜5cm，动静脉穿刺针两点距离不可＜5cm。如动脉穿刺点及两针距离选择后，静脉穿刺点距离吻合口＜5cm，最好选择其他普通血管做静脉穿刺回路，切忌损伤吻合口血管（图7–22，图7–23）。

7.穿刺针进入移植血管内瘘有明显突破感，并且回流血通畅，跳跃样波动明显，患者无局部肿痛为穿刺成功。

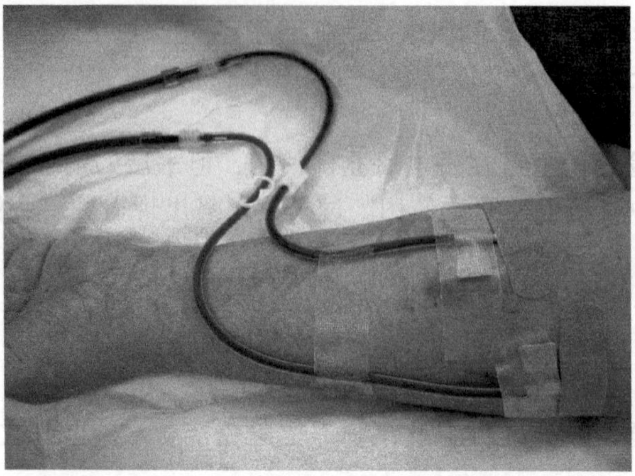

图7–22　人工移植血管内瘘穿刺

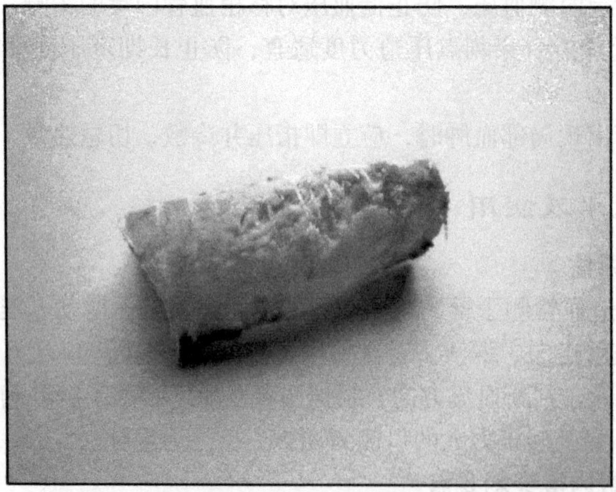

图7–23　使用普通穿刺针穿刺1年的人造血管

（三）人造血管使用后的止血方法

1.拔针后，用手加压15 ~ 20min。时间不宜过长，力度适中，胶布牵拉不宜过紧，不宜使用止血绷带。以免造成人工血管变形、闭塞。

2.去除压迫时，应先松开静脉侧减轻血流阻力后，再松开动脉侧，防止由于阻力压力造成的再度出血。

三、人工移植血管内瘘的合并症及其护理干预

移植血管内瘘的合并症有血管通路的狭窄、血栓、感染、出血、动脉瘤或假性动

脉瘤及充血性心力衰竭、窃血综合征与静脉回流受阻。

(一)狭窄

移植血管内瘘发生狭窄血液流通不畅，不仅影响治疗的充分性，还易发生阻塞。

1.狭窄好发部位　①移植血管与静脉吻合处或相邻部位，多与血管内皮增生有关；②随着人工血管使用时间的延长，在定点穿刺的部位也会发生狭窄或附壁血栓。

2.护理干预　①避开穿刺吻合口及相近部位，切忌定点穿刺；②治疗完成拔针后切忌压迫止血用力过度，多次的强力压迫使血管变形；③预防移植血管内瘘的感染。

(二)血栓

移植血管内瘘血栓形成，表现为治疗中血液流量的不足与静脉压力的升高，影响透析治疗。

1.血栓发生原因　①选择的血管条件差；②手术本身问题，手术后血管内壁不光滑；③术后感染；④敷料包扎过紧，内瘘受压；⑤使用促红细胞生成素等生血药物使血红蛋白增高过快；⑥血液呈高凝状态、抗凝血药物使用不足；⑦血压低，血流速度缓慢；⑧患者脱水过多、低血容量；⑨穿刺损伤血管壁等多种原因。

2.护理干预　①在手术前应选择较好的血管并且手术操作要细致；②术后包扎不可过紧；③平日体重增长不可过多，以免治疗中的大量除水发生低血容量的情况，及时纠正脱水过量所致的低血容量；④避免过早使用内瘘，避免定点穿刺，更换穿刺部位；⑤纠正贫血不宜过快使血红蛋白浓度过快提高等；⑥常规给予扩张血管药物和抗凝血药物。

最初的血栓形成使血小板更易于聚集，使本来已经狭窄的管腔变得更加狭窄，致使血液淤滞甚至阻塞，一般的溶栓治疗在48h之内进行，如仍不能奏效需要手术取栓重新建立血液通路。

血栓的形成还会使感染易发，一旦发生感染不仅需要抗菌治疗，防止败血症的发生，严重感染还要外科共同处理。所以狭窄、血栓、感染互相关联，在血管发生狭窄时就应积极处理，是防止血栓形成的关键。

(三)感染

1.感染原因　①多为穿刺部位消毒不严格、透析后压迫止血不严格遵守无菌操作原则；②其他病灶或周围皮肤感染；③全身抵抗力低下；④患者个人卫生习惯不良及透析后淋浴方法不当；⑤血管发生狭窄或血栓形成等。

2.护理干预　①在严格无菌操作下穿刺；②控制瘘管周围皮肤感染及其他病灶感染，保持皮肤完整性；③合理使用抗生素；④培养患者良好的卫生习惯；⑤加强营养的摄取，提高自身的免疫力。

(四)出血

由于人工血管的血流速度较快、压力较高，血管的愈合不如自身血管，因此比普通自身动静脉内瘘更容易出血，常发生在治疗后24h内。

1.常见出血原因　①穿刺失误或拔针后止血方法不当；②肝素用量过多。

2.护理干预　①采取正确的止血方法，对穿刺点进行适度压迫止血，要注意避免压瘘的力度过大造成内瘘闭塞；②位置要准确，要警惕皮肤表面无出血但皮下血管穿刺点漏血形成皮下血肿的危险；③避免过早使用人工血管内瘘，血管周围水肿，穿刺后针孔不易愈合；④穿刺技术要提高，对每次治疗后的出血情况进行记录和总结；⑤根据出血情况与医师沟通，调整抗凝血药物用量；⑥在特殊情况下的出血，以常规手段不能止血时，需要手术方法进行处理。

（五）动脉瘤或假性动脉瘤

人工血管内血流量大、压力较高，在薄弱环节有血液或血浆渗出并积聚形成动脉瘤（图7-24）或假性动脉瘤。

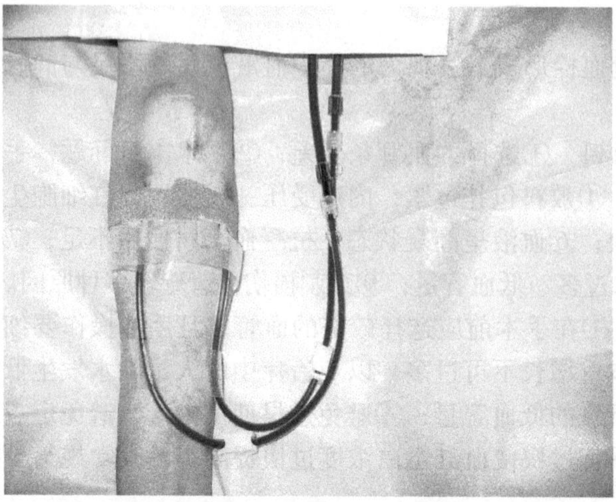

图7-24 人工血管与自体血管吻合部位的动脉瘤

1. 发生原因 ①连接人工血管的自体血管本身有薄弱环节，通透性增加、人工血管内压过高、静脉狭窄等；②反复在同一部位或小范围内穿刺；③穿刺损伤后反复形成血肿；④与手术方法有关，如人工血管在移植前用肝素盐水灌洗压力过大。

2. 护理干预 ①预防上采用绳梯式穿刺法，不做定点穿刺，穿刺点之间相距1cm以上；②提高穿刺的准确率，止血压迫时位置准确，防止皮下血肿的发生；③手术制作移植血管内瘘时，人工血管灌注切忌过快和施压。

3. 手术干预 动脉瘤直径＞12mm、迅速扩张，表面皮肤生存受到威胁时，手术治疗。

（六）其他

由于人工血管比患者自身血管粗，与末梢动静脉不易吻合，因此与患者动静脉吻合位置稍高，有发生末梢血供不足的可能性。老年动脉粥样硬化、糖尿病、周围血管病变的肾病患者，更易于发生。表现为指端冰冷、苍白、麻木、疼痛，甚至发生溃疡并且不易愈合。临床上称为窃血综合征。也有患者出现肿胀手综合征，静脉回流不畅造成水肿所致。也有患者移植血管内瘘血流量过大还会增加心脏的负担，发生充血性心力衰竭。这些合并症的护理干预与患者自体动静脉内瘘相同，不再赘述。

四、人工移植血管内瘘患者指导内容

移植血管内瘘造价高，又是人工血管，应当切实指导患者在日常生活当中的注意事项与护理。人工血管内瘘注意事项基本与自身动静脉内瘘相同，与自身动静脉内瘘的不同之处是进行动静脉内瘘的充盈锻炼没有意义。

1. 预防感染，如注意个人卫生、勤换衣服和洗澡，保持局部清洁以防感染。

2. 指导患者自我护理，每天观察内瘘，触摸血管震颤有无，以及常听血流的振鸣声有无变化。

3. 定期检测血液抗凝指标预防血栓形成。

4. 护理上注意血液透析治疗后压瘘止血时间和压瘘力度适当，避免力度不够引起出血，以及用力过度使人工血管变形、狭窄等情况发生。

5. 人造血管手臂不能提重物、不能受压，不可测血压。

6. 局部出现血肿立即压迫止血及冷敷，并随时注意观察，第2天酌情热敷并涂布活血药物（如喜疗妥），避开穿刺部位轻轻按摩（凝血机制不佳患者禁止热敷与按摩）。

7. 严密观察血压以保持内瘘通畅；发生低血压时注意触摸血流震颤和听血流杂音。发现杂音减弱或消失立即到医院处理。

血管通路的功能维护和良好状态依赖于医、护、患的共同关注。护理人员对血管通路的使用与维护，不仅需要扎实的护理理论知识和熟练的技能，正确判断、及时处理，还要具备爱心和高度的责任感。同时由于透析治疗的特殊性，对患者进行健康指导，提高患者的自我护理意识也显得更为重要。通过医、护、患的共同努力，保护好血管通路的功能，帮助患者顺利治疗，减少痛苦，达到延长患者生命，提高生活质量的目的。

参考文献

陈香美,2010.血液净化标准操作规程.北京:人民军医出版社:26-40.

日本肾不全看护学会,2005.透析看护.2版.日本:株式会社医学书院:71-78.

第8章 血液透析患者体液平衡的管理

肾衰竭患者因体液大量滞留，形成外周水肿进而循环血量增多，甚至发生腔隙积液、心力衰竭。血液透析治疗作为肾替代疗法，不仅清除患者代谢毒素，在治疗中清除患者体内多余水分也是治疗目的之一。究竟清除多少水分更适合于某患者，是治疗中较为关键的问题。既要清除多余水分，又要使患者不因体液的过度丢失而发生失衡，不仅需要操作人员熟练的技术和丰富临床经验相结合，以及对患者整体情况的了解和综合评估，还需要对体液相关因素、知识和透析设备的性能有更多的了解，以及日常对患者的多方面管理。因此，血液透析患者体液平衡的管理，看似简单却是从事血液净化工作护士每天都能遇到的和常常疑惑的问题。

患者体液增长的多少，最基本和简便的评价指标是体重测量。因为肾衰竭患者食欲差、无尿或少尿，不可能在很短的时段内由于营养状况改善而使体重增长几千克，往往体重增长是由于水钠在体内潴留造成的结果。因此，在患者接受血液透析治疗时，把患者体重的增长重量作为血液透析治疗除水的目标量。但是在实际工作中并不是患者体重长多少，就能除多少水那么简单。由于患者接受透析治疗时间的长短不同，对透析治疗的耐受程度不同，患者体内血红蛋白、血浆蛋白浓度、血浆渗透压、血液黏滞度等高低的不同，对除水的耐受性、透析的安全性存在着很大差异。同时要根据患者年龄、心功能、营养状况、血浆蛋白浓度的高低、血压情况等做具体分析。为了提高血液透析患者的生活质量与长期存活率，降低危险事件发生率，血液透析患者体液平衡的管理是不能忽视的问题。

第一节 人正常体液相关知识与血液透析

了解人体水分分布区域、血液成分与血液性质，与正确计算透析治疗中患者的除水量关系密切。

一、体液与血液透析

1.正常人的体液量　人的体液的多少是按体重的百分比来计算的，以50kg体重的成年人来计算，约有30kg的体液，就是说成年人体液占体重的60%。

婴幼儿体液多于成年人，占体重70%，随着年龄的增长会逐渐减少。高龄者较成人为低，水分占体重53%，以细胞外液减少为主，占体液的16%。人的体液男性多于女性，瘦人多于胖人。当体液丢失量超过体重15%时，可引起死亡。

2.体液分布平衡与血液透析　在人的体液当中细胞内液占40%，细胞外液占20%。

细胞外液中血浆占5%，组织间液占15%。

（1）细胞外液水分平衡：在细胞外液当中，血浆与组织间液间有一层毛细血管壁相隔，体液的交换除蛋白质以外的物质都可以自由通过。血容量得以维持是由于以白蛋白为主的血浆蛋白质维持了血浆胶体渗透压，吸引水分在血管中，致使血容量与组织间液间能够保持相对稳定，因此血浆胶体渗透压在维持正常血容量中起着重要作用。

在血液透析治疗中的除水是利用负压隔半透膜将血液中的部分水分清除，血容量的降低会引起组织间液向血液的补充及细胞内液水分的移动。血浆蛋白低下的患者，对除水的耐受性降低。

（2）细胞内液与组织间液水分平衡：组织间液与细胞内液之间有细胞膜相隔，细胞内外水分平衡得以维持，并保证了细胞的正常形态与功能，是细胞膜上的钠泵通过耗能和主动转运将细胞外的钾泵入细胞内，同时将细胞内的钠泵出细胞外，引起水分的移动。钠在细胞内外体液平衡中起重要作用，因而维持了细胞的正常形态与功能。

在血液透析治疗中，透析液中钠浓度的高低通过弥散作用都会引起患者细胞内外液的改变和血液细胞形态的改变，过高或过低会使红细胞膨胀或皱缩，严重时会影响红细胞功能。

（3）血浆渗透压对体液和血液透析的影响：血浆渗透压是血液的理化性质之一，血浆渗透压是血浆中溶质颗粒对水吸收力的总和，正常为280 ~ 310mOsm/L。分为胶体渗透压和晶体渗透压，在保持血液容量和细胞形态中起重要作用。胶体渗透压是维持血容量的重要因素，白蛋白因分子质量大不能透过血管壁，在维持血浆胶体渗透压中起关键作用，调节着血管内外水分的平衡，维持着血容量的相对恒定。晶体渗透压维持细胞正常形态，钠离子在维持血浆晶体渗透压中起主要作用。因晶体物质不易透过细胞膜，因而维持了细胞内外水分的交换与平衡，因此保持了细胞正常形态与功能。

在血液透析治疗中血浆渗透压随体液量的减少和透析液钠浓度的改变而发生变化，过高或过低均会使血液理化性质发生改变。例如，血液黏滞度、红细胞形态发生改变导致凝血、溶血的发生。血浆渗透压的变化与除水量的多少呈正相关，透析治疗中大量除水，除水速度超过了细胞间液向血管内补充体液的速度时，单位容量中的颗粒数相对增加，血液相对浓缩，血浆渗透压就会增高，血液黏滞度就会增高。因此，应当很好地掌握透析中对患者的除水量和除水速度。

二、血液成分及理化性质与血液透析

1.血液成分　血液占体重的8%，由血浆和悬浮于其中的血细胞（红细胞、白细胞、血小板）组成。血细胞比容男性为40% ~ 50%，女性为37% ~ 48%。

肾衰竭的患者，由于代谢产物的蓄积对造血功能的损害及促红细胞生成素的减少，使血红蛋白降低，血细胞比容低于正常值。

2.血浆成分　血浆91% ~ 93%是水分，其余为蛋白质（白蛋白、球蛋白、纤维蛋白）、无机盐（Na^+、K^+、Ca^{2+}、Mg^{2+}、Cl^-、HCO_3^-、HPO_4^{2-}、SO_4^{2-}）、小分子有机化合物（糖、脂肪、维生素、激素）等和一些气体。

3.血液透析清除物质　血液透析治疗是用人工的方法模拟肾小球膜滤过的原理，

使血液隔半透膜与透析液进行物质交换，通过透析、弥散、渗透、物质对流，浓度差、压力差的机械作用，清除体内滞留物质和水分。透析用半透膜根据膜孔径的大小来筛选清除物质，普通的血液透析治疗，血液中有形成分和蛋白质不能被透过，小分子质量和部分中分子质量物质可以自由跨膜。血液中的水分在压力的作用下通过半透膜被清除，其中代谢产物的尿素氮、肌酸、肌酐、胍类化合物；电解质的钾、钠、氯、钙、镁、磷；营养物质中的葡萄糖、水溶性维生素等，中分子物质维生素 B_{12} 等，随着水分被不同程度清除了。有的代谢产物因为分子量大和一些未知的尿毒症的毒性物质等，不能被清除。

4. 血液透析对血液黏滞度的影响　血液具有黏滞性是血液的另一理化性质。血液的黏滞性是血液中分子或颗粒相互摩擦造成的。黏滞度的高低受血浆中蛋白质含量、红细胞数量、变形能力及红细胞聚集性等因素的影响。血液黏滞度为4 ~ 5；血浆黏滞度为1.6 ~ 2.4。

在血液透析治疗中过量除水或血液流量不足产生部分血液的再循环，血液中水分大量丢失，血液浓缩，使血液黏滞度增高；当血压降低血流缓慢时，红细胞叠连或聚集成团也使血液黏滞性增高。血液黏滞性的改变会增加血液透析治疗中和治疗后患者出血、凝血的危险性。

第二节　血液透析治疗中患者体液的变化

一、体液的改变

血液透析治疗是通过半透膜首先从血液内清除多余的水分，由于血液容量的降低引起细胞内液、组织间液向血管内补充，因此我们说血液透析中除水会引起体液在身体各区域的分布发生变化。

水、钠潴留的肾衰竭患者血液被稀释，血浆蛋白低，血浆渗透压低，水分大量潴留在细胞间，细胞外液显著高于正常人，组织间液是潴水与除水的缓冲带。当水分的增多超过组织间液的储蓄能力，会使血容量增多，引起左侧心力衰竭。据报道，透析患者如水钠潴留伴血压升高，血浆量则多于常量；但水潴留而血压正常的透析患者血浆量与正常人无异。

血浆胶体渗透压是维持血容量的重要因素，透析患者在治疗前与正常人几乎无差别，组织间液渗透压因水分潴留比正常人低3mmHg，治疗后两者均升高，但前者大大超过正常人水平，以此来维持相对稳定的血容量。

二、体液变化对体液调节因素的影响

1. 心房钠尿肽（atrial natriuretic peptide，ANP；atrial natriuretic factor，ANF）是心房肌细胞合成并释放的生物活性多肽类激素，除了调节心功能以外，还有强烈的排水、排钠，舒张血管平滑肌、降低血压的作用。受血容量增多的影响，对体液量的变化有很强的依赖性。血容量的增加会使心房组织分泌心房钠尿肽增多，使肾小管回收减弱，加速排水排钠，舒张血管，降低血压。

血液透析患者体液过剩使心房扩张时，心房钠尿肽的分泌增加对患者体液与钠的平衡进行调节，对血压控制起很重要的作用。当患者体重增至干体重的3%以上时，血液中心房钠尿肽显示明显增高。而随着透析后体重减少血容量降低而急剧下降，临床上常据此判断血液透析患者体液潴留状况，以及评价是否达到干体重。

2. 肾素（renin） 是由肾小球旁器细胞分泌的一种酸性蛋白水解酶，能催化血管紧张素原转变为血管紧张素 Ⅰ，在转化酶的作用下降解为血管紧张素 Ⅱ，并可被氨基肽酶水解为血管紧张素 Ⅲ。使阻力血管容量血管收缩，还刺激交感神经更多地释放神经递质，增强对血管的效应，使血压升高。血管紧张素 Ⅱ、血管紧张素 Ⅲ还刺激肾上腺分泌醛固酮增加，加强肾小管的重吸收作用，增加血容量。肾素分泌受多方面因素的调节，当动脉血压降低，循环血量减少，肾入球小动脉的血压和血流量减少，肾小球滤过率降低，流过致密斑的钠离子浓度减少时均促进球旁细胞释放肾素。球旁细胞受交感神经支配，交感神经兴奋，增加肾素释放。

肾素的分泌对体液量的变化有很强的依赖性，平均动脉压降低5 ~ 10mmHg，肾素活性上升30%。如用生理盐水增加负荷使体重上升1.7kg，血浆容量增加0.4L时，平均动脉压升高10 ~ 15mmHg，肾素活性降低40%。在血液透析治疗中，对患者大量的快速除水也会导致肾素分泌的增加，使血压升高。透析患者在治疗中经过大量除水，血压不降反而升高的情况，多与血容量的快速降低刺激肾素等升压物质分泌增多有关。

3. 抗利尿激素（ADH） 是下丘脑视上核、室旁核神经元分泌，对血管平滑肌有强烈的收缩作用，同时刺激肾小管回收增加，降低排钠，使血压升高。抗利尿激素的分泌受血浆晶体渗透压及血液容量的影响，血浆晶体渗透压升高，可引起抗利尿激素分泌增多，使肾对水的重吸收活动明显增强，导致尿液浓缩和尿量减少。循环血量的改变，能反射性地影响抗利尿激素的释放：血量过多时，左心房扩张，刺激了容量感受器，动脉血压升高，刺激颈动脉窦压力感受器，冲动沿迷走神经传入中枢，抑制了下丘脑–垂体后叶系统释放抗利尿激素。血量减少时，发生相反的变化，可反射性地抑制抗利尿激素的释放。

这些生物活性物质对体液的变化有很强的依赖性，血液透析治疗使患者体液量发生改变，由于血液透析除水或使用高钠透析液，这些物质的分泌量也会随之发生很大变化，同时影响到血压的变化。有报道，血液透析患者的抗利尿激素水平较正常人高。

第三节　体液失衡对患者血流动力学的影响

体液在维持机体新陈代谢，保持机体正常生命活动所需内环境的相对恒定起着重要作用，体液的过多或过少均会引起严重的病理生理改变。

一、体液失衡

（一）体液过剩

血液透析患者因肾衰竭，大多存在不同程度的水钠潴留。水分首先由于机体代偿，潴留在组织间隙，同时大量的水分潴留也会使血容量增加进而加重了心血管负担。患者出现血压增高、心率加快，心功能代偿。当血容量的增加超过心脏代偿能力时，患者会呼吸困难、不能平卧而端坐呼吸、咳泡沫样血痰，发生小循环淤血肺水肿，导致急性左侧心力衰竭的发生。透析患者长期水、钠潴留；血浆蛋白低下还会发生腔隙积液，如胸腔积液、腹水、心包积液，甚至有发生心脏压塞的危险。因此，透析治疗主要目的除了有清除体内代谢产物，还有清除体内多余的水分，用以维持机体内环境稳定，保护心血管功能正常的运行。

（二）体液丢失

透析治疗在清除患者机体代谢产物同时清除体内多余的水分，以维持机体内环境相对稳定，保护心血管正常功能。但是透析治疗的体液清除不能恰到好处，在短时间内体液丢失过多同样会影响心血管系统、改变机体内环境的相对稳定使患者发生危险。治疗中主要表现为体液的丢失，因此，应当对脱水有明确的认识。人体水分丢失分为高渗性脱水和低渗性脱水两种类型。

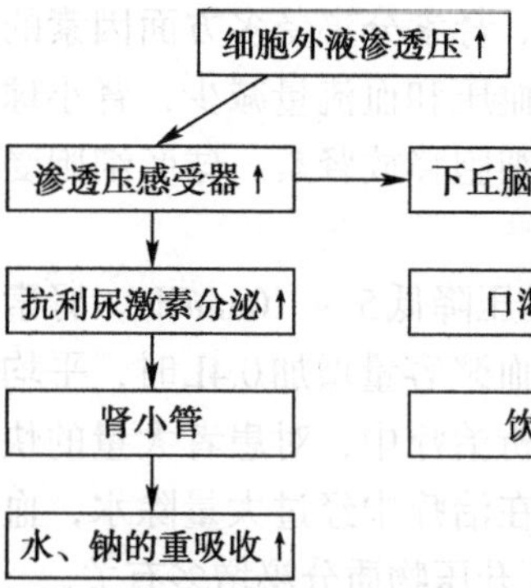

图8–1　高渗性脱水

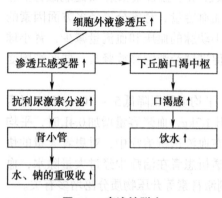

1. 高渗性脱水　患者血钠＞150mmol/L，渗透压＞300mOsm/L的脱水称高渗性脱水，是细胞外液渗透压升高引起细胞内水分外移而产生的细胞脱水（图8–1）。

高渗性脱水的危害是可以导致脑细胞脱水，引起脑体积缩小、颅压降低、脑血管扩张淤血，在静脉窦形成血栓及造成脑软化。血液透析治疗中患者因短时间大量除水（＞1000ml/h），或使用高钠透析液，使患者血渗透压增高，虽然有些患者能够耐受达到除水目标值，但血容量降低，细胞外液渗透压升高，增加了细胞脱水及心肌梗死、脑梗死发生的危险性。

高渗性脱水分三度。①轻度：缺水量占体重的2%～3%，口渴感；②中度：缺水量占体重的6%，口渴感强烈，口腔黏膜及皮肤干燥、弹性降低，全身软弱无力，心率快；③高度：缺水量占体重的7%～14%，除上述症状外，出现脱水热、血压降低、肌张力增高，甚至谵妄狂躁、昏迷惊厥。失水超过15%可引起死亡。

2. 低渗性脱水　患者血钠＜130mmol/L，渗透压＜280mOsm/L的脱水称低渗性脱水，是细胞外液渗透压降低引起细胞外水分向细胞内转移，致使细胞内液增多形成细胞肿胀，而细胞外液量降低甚至引起外周循环衰竭。

低渗性脱水表现为眼窝凹陷，皮肤弹性降低、呈现花纹状，血压降低，四肢厥冷。严重者可影响酶的活性，引起脑细胞水肿造成神经功能紊乱。

透析治疗中由于透析液的使用，透析液的钠浓度对血液、细胞内外液均产生影响。学者Kimura曾做过模拟试验，得出结论：在血液透析治疗中细胞内液的变量与透析液钠浓度和透析开始时患者血清钠浓度成负线性相关。透析液钠浓度比血清钠浓度低，水向细胞内移行，细胞内液增多；透析液钠浓度比血清钠浓度高，水从细胞内移出，细胞内液减少。

细胞外液的变量是向外滤过量（超滤量）与细胞内液移出量之和，受血液透析除水机制超滤量影响，血液透析中血浆变量与细胞外液的变化是平行的。同等条件在透析液钠浓度低的情况下，细胞外液与血浆减少的量大，容易发生血压降低事件（图8-2）。

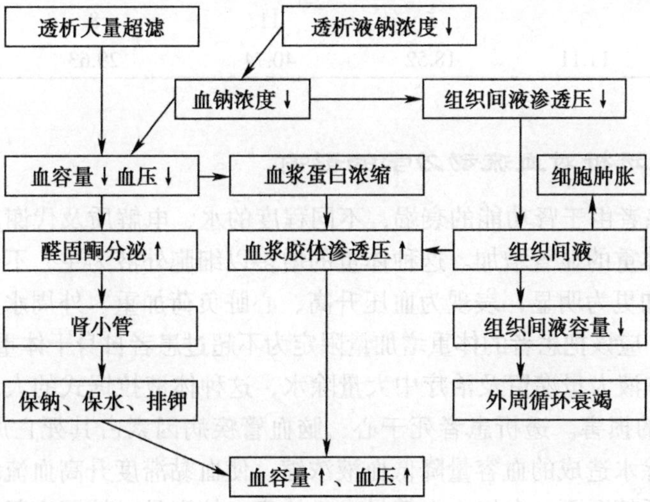

图8-2　低渗性脱水

低渗性脱水分三度。①轻度：缺钠0.5g/kg体重，表现为头晕、倦怠、直立时发生晕厥；②中度：缺钠0.5 ~ 0.75g/kg体重，表现为厌食、恶心、呕吐、收缩压降低、起立时晕倒、心率快、面容消瘦、皮肤弹性降低；③重度：缺钠0.75 ~ 1.25g/kg体重，除上述症状外，表现为表情淡漠、昏迷，甚至周围循环衰竭。

3.血液透析治疗中患者脱水症状与特征　血液透析治疗中患者脱水的临床表现有声音嘶哑、恶心、呕吐、肌肉痉挛、血压降低、起立时昏倒、脉搏细数、心率增快或心律失常、表情淡漠，甚至抽搐昏迷。主诉有明显的口渴感，头晕、倦怠、四肢酸软无力。应急处理是及时补充生理盐水，还应根据透析液钠浓度来决定是否补充10%氯化钠。有些无尿的慢性长期维持性透析患者在治疗前故意多报饮水量，使预除水目标值过多，造成治疗过度的除水。由于患者勉强能够耐受而未做相应处理，治疗后数小时甚至可发生心肌梗死、脑梗死。因此在血液透析治疗前对患者的除水量准确计算非常重要，在治疗中段进行核算，并且随时观察患者的症状体征，发现心率增快、血压降低、表情淡漠等失衡状况要及时处理，以确保治疗的顺利和安全，防止失衡的发生。

血压是治疗中观察透析患者体内是否存在水钠潴留的间接指标。笔者曾对373例次血液透析治疗中的血压进行观察，发现血压＜90/60mmHg（11.97kPa/7.98kPa），需要进行紧急处理的为27例次，占总例次的7.24%。在治疗的4 ~ 4.5h中，发生在前2h的体液失衡大多与除水速度过快超过机体耐受性或除水量过多及误算引起；在第3、第4小时低血压的发生率占70.37%，提示血液透析治疗经过2h的清除毒素和除水后，使渗透压和血容量同时降低，患者存在着体液失衡的危险，观察血压对防止体液失衡尤为重要。发生血压＜90/60mmHg例次与治疗时间分析见表8-1。

表8-1 透析中血压＜90/60mmHg发生例次与治疗时间分析

项目	治疗时间段变化				总计
治疗时间（h）	1	2	3	4	4
例次	3	5	11	8	27
发生率（%）	11.11	18.52	40.74	29.63	100

二、血液透析对血流动力学的影响

血液透析患者由于肾功能的衰竭，不同程度的水、电解质及代谢产物在体内的潴留，造成患者体重的显著增加。这种体重的增多以细胞外液为主，不仅血容量增高而组织间液的增加更为明显，表现为血压升高、心脏负荷加重、外周水肿。日常为控制合并症的发生，应该把患者的体重增加量限定为不超过患者自身干体重的3% ~ 5%。

透析患者体液大量潴留及治疗中大量除水，这种体液拉锯式的大出大入加重了患者心血管系统的损害。透析患者死于心、脑血管疾病因素占其死亡原因的第1、第2位。同时过度除水造成的血容量降低血液浓缩，使血黏滞度升高血流缓慢，小动脉收缩。在血压降低情况下，在细小血管易发生栓塞，特别是对糖尿病肾病与小动脉炎血管内膜病变的透析患者，更易造成末梢循环的供氧不足，加重了组织与神经的损害，构成末梢的缺血性损伤和坏死的重要因素。除水量维持在患者干体重的3% ~ 5%，对患者心血管系统影响小于其他。

第四节 血液透析患者体液潴留的除水方法与护理

一、干体重与心胸比

明确干体重的标准与意义，加强宣教使患者提高控制体重的自觉性，减少水分的摄入，使患者体重增长控制在干体重的3% ~ 5%。

笔者通过对373例血液透析分析发现：在27例次发生低血压的患者中，除水量超过干体重5%以上者23例次，占85.19%的需要处置的发生低血压者，与大量除水超过机体耐受性有关（表8-2）。

表8-2 27例次低血压发生率与透析除水量占干体重百分比分析

例次 / 平均动脉压降低（mmHg）	除水量占干体重的百分比（%）				
	＜3	3 ~ 5	5.1 ~ 5.9	6.0 ~ 6.9	7.0 ~ 7.9
10 ~ 20		3	3	7	3
21 ~ 30		1		2	2
31 ~ 40			2	1	
41 ~ 50			1	2	
分计		4	6	12	5

由此可见，在治疗中体液失衡是可以避免的，不应认为血液透析中体液失衡是常见现象而忽视预防，积极进行血液透析患者体液平衡管理，及时评价水钠潴留程度，控制患者体重增长范围不超过干体重的5%尤为重要。

（一）干体重概念

干体重（DW）是针对透析患者的专用名词，是评价患者体液是否潴留的特定指标。透析患者干体重不同于正常人的标准体重，由于肾衰竭水钠潴留及营养不良，日常患者实测显示的体重并不是真实的体重。经过一段时间的血液透析治疗清除体内多余的水分，治疗后体内无水钠潴留时的体重称为干体重。由于患者普遍存在着营养不良，干体重往往低于标准体重。

衡量干体重的标准是患者外周无水肿，腔隙无积液（无胸腔积液、心包积液、腹水），胸部X线片显示心胸比正常，血压接近正常，每次除水至此体重值时继续除水会出现血压低下、心率增快不能耐受继续除水等失衡情况。干体重不是一次治疗就达到的体重值，而是在为透析患者多次治疗的过程中逐渐为患者摸索出来的实际数值。

透析患者在治疗中，除水使体重越接近干体重时越易出现失衡现象，因此把握除水量非常重要。干体重的指标随着透析治疗时间的延长，患者营养状况的改善或恶化会发生改变。在一段时期的充分治疗后，患者食欲增加，营养状况好转，体重会增加；相反会降低，不是一成不变的。因此在评估患者干体重时，要根据患者的血压与营养状况改变等具体情况来进行分析，同时还要参考心房钠尿肽等检验及心胸比等指标。对于干体重的评估，血液透析标准操作规程（SOP）建议2周评估1次。

患者干体重是需要维持的，特别是透析诱导期的新患者，还没认识到干体重的重要意义，不知道如何维持干体重，在透析治疗前症状重、食欲差，经过几次治疗后情况有所改善，便自然引起多饮多食。但当治疗除水时为了使患者适应透析治疗往往不能大量除水，体重一直不能达到干体重。体液过多在很长一段时间一直得不到纠正，过多的血容量由于压力、低蛋白质等原因使水分漏在身体的腔隙中，出现心包积液、胸腔积液、腹水，致使患者感觉胸闷憋气、不能平卧、端坐呼吸。在治疗上欲将腔隙中的水分清除出来非常不易，除了治疗手段，从健康教育方面使患者体重增长控制在干体重的3%～5%，可以减轻治疗除水与日常体重增长水的大出大入对机体内环境及心血管系统的影响，减轻透析治疗中由于大量除水造成的失衡，使患者尽快平稳地适应透析治疗和生活。

（二）心胸比概念

心胸比（CTR）是心功能评价指标也是评价体液有否潴留的重要指标。患者体液大量潴留，血容量的增多，增加了心脏的射血阻力。引起心肌肥厚。心胸比是通过X线片观察和计算患者的心脏与胸腔比例，估算心脏大小。用人体胸部正侧位X线片显示心脏与胸腔的影像，测量影像中心脏的最宽距离除以胸腔的最宽距离（a），得出的数值乘以100称为心胸比（图8-3）（正常心胸比应＜50%）。

$$\text{心胸比}（\%）=（b+c）\div a\times 100\%$$

当患者水钠潴留血液容量过多使血压增高时，便增加了心脏泵血的阻力，使心肌发生肥厚。从胸部X线片上我们常可以见到：心界扩大，心胸比＞50%（图8-4）。

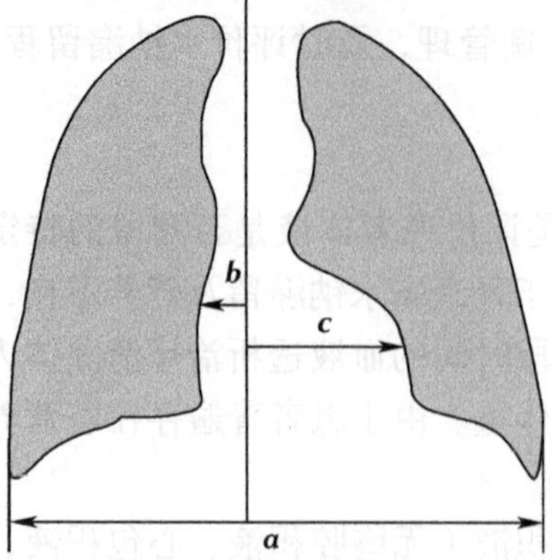

图8-3 正常心胸比

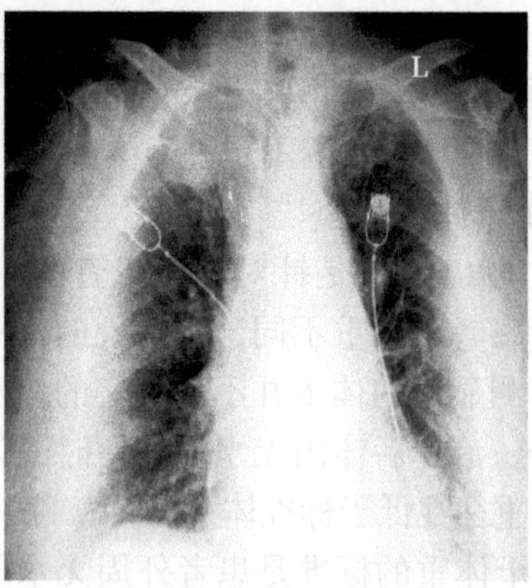

图8-4 心胸比＞50%的心力衰竭患者胸部X线片

透析治疗后体重低于干体重以下时，患者会感觉全身乏力、血压低下、心慌恶心、脉搏细数，如透析治疗使患者经常处于过度除水状态下，摄胸部X线片会发现心脏变小。由此可见，心脏随着体液的变化而增大、变小。因此心胸比也是指导我们为患者适当除水的指标，由于考虑放射线的影响，一般3个月摄1次X线胸片，帮助评价患者是否达到干体重。

二、除水的方法与选择

（一）除水方法

在血液透析中除水方法很多，如利用机器性能所采取的除水方法：高钠透析、单纯超滤、程序除水等，以及通过护理干预采取的措施。应当根据患者原发病不同，生活习惯不同，对治疗耐受程度的不同采取不同的治疗方法和治疗频率。

1.高钠透析　指提高透析液钠浓度，这种方法适用于需要大量除水和对除水不耐受的患者。

高钠浓度透析液与血液隔半透膜进行物质交换时，提高了血浆渗透压使细胞外液形成高渗状态，使细胞内水分外移，减轻细胞水肿。在水分移动的同时，增加了溶质的清除率。通常使用钠浓度为145～155mmol/L的透析液，透析3h同时增加除水速度。在治疗最后1h使高钠浓度透析液降至常规透析液钠137mmol/L，以防止患者体内钠的潴留。在高钠透析治疗方法的基础上还有高-低钠序贯血液透析，可以进行细胞清洗。高钠透析的优点是最大限度地提高患者对除水的耐受性，维持血压。目前使用的血液透析机，一般均具备钠调节程序及除水程序的调节。

2.程序除水　是针对水钠大量潴留，不除水会发生心力衰竭的患者，在血液透析治疗开始，按照患者除水总预除量设定一个除水程序。一般使除水速度先快后慢，尽可能快地减轻心血管负担。经过除水减少体内大量水钠潴留后，减慢除水速度，使患者慢慢适应继续清除剩余部分的体液。通常程序除水与透析液钠浓度的调节程序相配合，快速除水同时使用高钠透析液，以减少透析治疗中体液失衡的发生。

3.单纯超滤（isolated ultrafiltration，IUF=ECUF）是在血液透析治疗中在不使用透析液进行置换的情况下，利用机械原理对透析膜施加负压，使血液中的水分通过半透膜在压力的作用下被排除。这种方法由于不使用透析液因而物质清除率低于普通血液透析治疗。在一般治疗中常使用序贯透析，即单纯超滤1～2h清除大量水分以后，改为常规的血液透析治疗直至结束。单纯超滤因不进行血液置换，患者机体内环境不受透析液物质浓度梯度的影响，血浆中代谢产物随体液被清除，无浓度梯度的变化使血浆渗透压无明显改变，因而使患者血压能够维持稳定。

4.护理干预

（1）对体重增长较多、血浆蛋白低并且不耐受大量除水的诱导期患者还可以选择膜面积小、超滤率低的透析器，短时间治疗2～3h，适量除水增加透析治疗的频率。一般第1周进行3～5次治疗以后根据患者状况逐步纳入常规治疗，经过1～3个月使患者血液透析后体重达到干体重。

（2）对每次透析治疗除水均不能将体重降至干体重的患者，还要结合护理健康宣教督促患者在非透析日控制水分的摄入量。

（3）为了减少患者对透析治疗的抵触与恐惧，可以通过计算除水量，每周有1次治疗使患者体重回落到干体重，来达到维持透析患者干体重的目的。

（4）要使患者明白维持干体重的意义，将被动的控制体重转变为自觉行为。

长时期的治疗仍然不能使体重达到干体重的患者，特别是透析诱导期患者，血压不能得到很好的控制，心血管危险事件发生率高，心包积液、胸腔积液的发生概率高，预后往往不佳。

（二）除水速度设定

1.对大量除水的设定　在大量除水情况下，单位时间除水速度快，水分的被清除使血容量急剧降低。在机体代偿状况下全身毛细血管收缩以加速血液的回流，增加心排血量。同时血容量减少，血浆胶体渗透压增高，加速了组织液的回流以补充血容量。通常人体组织液的回流速度[毛细血管再充盈率（CRR）]为每分钟0.25ml/kg体重，即60kg体重的人900～1000ml/h。因此，首先在不采取其他措施的情况下，一般普通血液透析的除水速度不应＞1300ml/h，速度过快会使血容量急剧降低，引起血压低下，出现体液的失衡。

但是除水速度也是可以调节的。例如，对由于血容量增多引发心力衰竭的患者，我们可以将患者多量的预除水量分成两份，在前2h快速除水2/3，减轻心脏负担，后2h减慢速度清除1/3，缓解血容量降低过快的矛盾，防止失衡。还可以在4h治疗中先快后慢、稳速地进行除水，这些方法在透析机中都有固定程序的设置，可以根据患者情况进行选择。

2.均速除水量设定　一般除水速度是以总的预除水量除以透析总时间，得出除水速度。以血液透析治疗时间是4h，患者体重增长在其干体重的3%～5%者为例，除水速度设定应是除水总量在4h的平均分配，均匀的速度进行除水（图8-5）。

这样在一定单位时间内清除一定量的水分，使除水量与除水速度呈相互制约关系。为了达到除水目标，单位时间内除水量大，除水速度就必须加快，除水量小速度就要减慢。为了使患者更加适应透析治疗，减少透析不耐症的发生，一定要依据患者的具

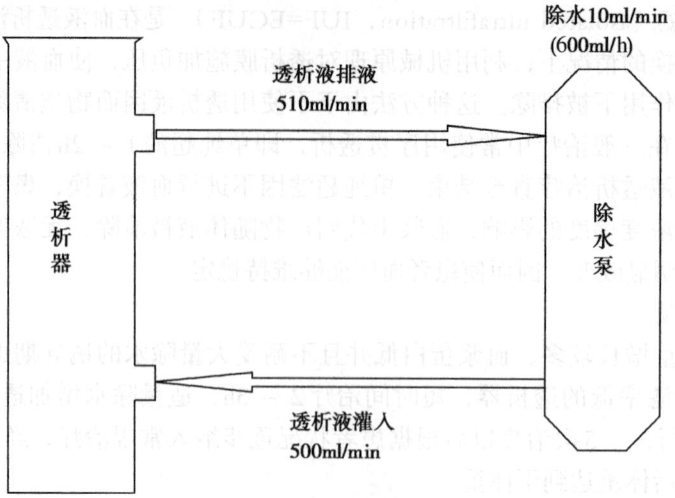

图8-5　除水机制

体情况，酌情合理调节除水速度，是非常重要的治疗手段。

除水速度虽然可调，但除水量应恰到好处。如果超过干体重的6%，患者失衡常常在所难免。目标除水量大，清除速度慢完不成目标值，要想完成目标值，得承受患者失衡的危险，因此除水量的设定成为透析治疗顺利的关键。

（三）患者不同情况的不同处理

在透析治疗中需要护理人员对患者的密切观察，除水的过程中患者原发病不同，对治疗除水的耐受性亦不相同，应根据患者的不同情况具体实施除水计划。

1.糖尿病肾病患者的体液管理　糖尿病肾病的患者在血糖控制不理想的情况下，患者饮入量多在无尿状况下却排出不能，水分在体内大量潴留。在透析治疗除水的同时过高的血糖浓度随之降低，使患者对除水的耐受性更低于慢性肾衰竭等其他患者，致使除水在每次治疗中不能达到目标值。很长一段时间达不到干体重，久而久之，过剩体液越积越多导致血压升高和心力衰竭的发生。并且每次大量除水的结果使血容量一度降低，微循环灌注减少加重了末梢组织与神经的损害，影响患者生活质量及长期生存率。患者在治疗中常因末梢组织的疼痛麻木不能忍受，甚至要求终止透析。糖尿病透析患者发生肢端缺血性坏死导致截肢发生，已成为护理工作中防治透析合并症的重要课题。因此对糖尿病肾病患者的除水目标与方法的设定，不仅要考虑体重的增长，还应对非透析日水分摄入量及日常胰岛素等降糖药物的使用情况及疗效、食欲、进食量及生活细节进行了解，及时与医师沟通。在与医师、营养师的共同配合下，合理控制饮食和血糖，避免由于血糖的低下而引起血压的变化，防止由于除水失衡等因素引起的一系列透析合并症的发生。

2.对低血压患者的体液管理　在对低血压患者的体液管理方面，除了选择除水方式方法，注意除水量与除水速度，更强调透析以外的生活指导与治疗手段相结合。增加营养特别是蛋白质的摄入量，改善贫血及低蛋白血症等状况，提高患者机体对透析治疗的耐受性。使其保证优质的生活质量，控制水、钠摄入量特别是对心脏功能差、不能耐受血容量增多的患者和高龄并且体液大量潴留的患者尤为重要。对其中不除水会发生心力衰竭的水钠大量潴留患者，以增加透析次数，少量多次的除水逐步使体重回落到干体重为好。对高龄患者尤要注意观察，避免因血容量的快速降低，血流缓慢而发生血管栓塞及心肌供血不全。

（四）除水量的计算

透析除水是血液透析疗法的一项重要功能，是利用血液透析机产生的负压，通过半透膜从患者血液中将体内潴留的水分吸引出来，由此会引起血容量的降低和组织间液向血液的补充。肾衰竭患者大多存在少尿或无尿，代谢产物在体内大量滞留的同时，水分、电解质也在体内大量或不同程度潴留。对周身水肿、血容量增多，血压升高，心脏血管负荷重，更严重时会导致急性左侧心力衰竭，患者此时除水势在必行，除水方法前面已经阐述。但有些患者仍然保留部分残余肾功能，有一定尿量。代谢产物在体内大量滞留的同时，没有水分或仅有少量的水分在体内潴留。为了提高患者代谢产物的清除率和减少超滤作用对机体血容量的影响，对尿量在正常范围的患者，在治疗中也会清除200 ~ 400ml水，同时在治疗中段静脉补充注射用生理盐水200ml。因此透析除水量计算是因人而异的，除水多了不行少了也不行，应该个体化准确计算除水量。一般透析诱导期新入患者的除水量的多少要严格遵医嘱，长期维持性血液透析患者的除水量，为体重增长量加上回血用200ml生理盐水量。

1.除水量的计算公式（以kg为单位）

除水量=治疗前体重－干体重+0.2

（1）患者减少衣物情况下：除水量=治疗前体重－（干体重－减衣的重量）+0.2。

（2）患者增加衣物情况下：除水量=治疗前体重－（干体重+加衣的重量）+0.2。

2.举例

（1）某长期维持性血液透析患者干体重50kg，因天热减去毛衣1件，秤重为1kg，透析前实测体重52kg，该患者预除水量？

减衣后实际干体重应为：50–1=49（kg）

预除水量=治疗前体重－干体重+0.2=52–（50–1）+0.2=3.2（kg）

（2）如果该患者因天冷增加绒衣1件（1kg），之前干体重50kg内没有包括绒衣的1kg，加衣后实际干体重应为50+1=51（kg），预除水量=52–（50+1）+0.2=1.2

三、防止体液失衡的护理干预

1.注意观察患者体重测量的准确性　患者在血液透析治疗前应进行体重测量，除水量的计算是以体重增长量为计算基数的，因而需要关注透析治疗前患者在体重测量时的准确性。

（1）在透析治疗前的准备中，应当注意嘱咐患者在体重测量时除去厚重衣服，穿较为固定并秤过重量的衣物（如内衣或睡衣）来测量，尽量保持可变因素的稳定性。尤其在季节变化因天气冷暖要增减衣物时，指导患者将欲更换的衣物预先秤量重量以后再增减，将其衣物重量与患者现实体重合算以后再计算除水量，以保持计算的准确性。秤重前还应嘱咐患者先去厕所排尿、排便，想饮水进食的患者应先饮水进食后再称重。同时，在秤体重时除必要物品（如心脏起搏器）外，都应取出（钥匙、手机、提包等）另行放置后再秤重。并且要注意观察患者（特别是高龄患者）手里有无持着的物品（背包或水壶等），应先放置一边再秤重，以保证体重测量的准确。

（2）透析治疗中，如果患者自带饮用食物，打算在透析治疗中摄入，应在除水量上附加饮食水量。如果患者在治疗中准备进餐，还应该加上已备饮食及水的重量（图8–6）。在治疗中间对患者饮食量进行核实，除水量还应减去患者未摄入的饮食量，以保证除水量的准确性。

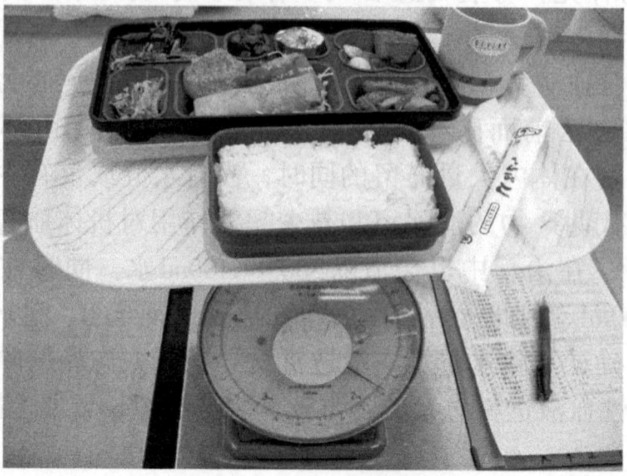

图8–6　透析饮食测量

（3）应当关注人为因素，也有长期维持性透析患者，为了非透析日能多饮入一些水而多报体重的情况等均应引起注意。只有体重准确无误，才能确保治疗中除水适量，不致发生透析失衡，才能做到既没有使患者发生失衡痛苦和危险也没有水潴留情况的发生。

2.执行治疗中护理核对制度

（1）在操作完毕血液透析治疗开始后操作人员在离开患者前，应对自己的操作进行安全检查和透析量核对，其中包括对除水量与除水速度进行的核查。检查所设定的除水量是否与计算量相一致；除水速度与除水量在单位时间里是否吻合。

（2）在治疗第1小时测量血压做记录的同时，应对已除水量与除水速度进行比对，观察透析机的除水功能是否良好，并且询问患者有无不适，观察患者对所设定除水速度的耐受性，发现问题及时调整，特别是对除水设定与计算错误的纠正，实施补救措施还勉强来得及。

（3）在治疗第2小时，治疗过半应对已除水量与总预除水量进行核实，预测治疗是否能够达到目标值。并且根据观察患者症状对能否完成除水目标值的耐受性进行评估，在必要的情况下请示医嘱对除水量进行调整，同时对所设定的除水速度进行修正。

这两次的核查是保证治疗顺利的关键，不可忽视和省略，其重要性在于对防止患者在治疗中体液失衡，防止护理人员的差错事故，纠正工作中的不足，起到举足轻重的作用。

第五节　患者的饮水量管理与健康教育

患者体液平衡的管理也是一个复杂的护理问题，既要有护理操作技巧还需要对患者进行心理疏导和健康教育。需要指导患者改变以往的生活习惯来适应透析治疗，控制暴饮暴食防止体重增长过多。在护理上注重以教育患者为主，指导家属为辅，从5个方面实施健康教育来达到对患者饮入量的管理目的。

一、饮水量的管理

（一）对血液透析患者饮水量管理的告知要点

1.饮水限量　以正常人水出入量作为参考，限制患者水的摄入量。特别是对少尿与无尿患者，使他们清楚地知道食物含水量及每日最大饮入水的量。

2.限制钠的摄入量　钠为细胞外的主要阳离子，吸引水分在血管与组织间液中，增加外周水肿及血容量。因此为减轻患者心血管负担，控制钠摄入很重要，一般血液透析患者摄取钠量为5 ~ 8g/d。

3.改变不适宜透析的生活习惯　指导患者家属共同参与患者饮食控制，避免暴饮暴食和改变以往不适应透析治疗的生活习惯，如全家喝茶应回避患者及改变全家吃咸的习惯等。

4.增加营养　指导患者增加营养物质摄入，督促患者对治疗的依从性，使其血浆蛋白、血红蛋白含量接近正常水平，增加对除水的耐受性。

5.适当增加活动量　指导患者适当增加活动量，适当参加生活活动与社会活动，减轻对饮水的渴望。

肾衰竭患者特别是无尿患者没有尿液的排出，每喝一口水都会在体内潴留起来，再加上食物的摄入，体重就是这样一点点累积起来的。如果不加以限制，体重增长5kg以上也时有发生。患者在认识上往往比较模糊，称量时在高体重的事实面前仍然不承认自己喝水多，甚至回答“没喝水”的也不在少数。在细细盘问之下发现患者对粥、汤、奶，甚至酒都不认为是水。因此，在对患者进行体液平衡管理中，应当很好地掌握相关知识。不仅要告知患者饮水过多的危害，更要让患者知道自己每天能够摄入饮水量的限度，饮入水的量在一天当中怎样分配，以及各类食物中含水的量。

（二）血液透析患者一日饮入水的量

正常人每天24h中，从外界摄入人体的水分和内生水分及排出的水分见表8–3。通过此表，了解人体水的出、入量，就是掌握控制水分的关键。

表8–3　正常人体水分出入量表

水的入量（ml）	水的出量（ml）
内生水200 ~ 300	肺、皮肤无感蒸发850 ~ 1200
固体食物含水800 ~ 1000	粪便50 ~ 200
饮用水500 ~ 1700	尿量600 ~ 1600
总量1500 ~ 3000	总量1500 ~ 3000

由表8-3可见，水的出量中从呼吸、体温散热等无感蒸发及出汗等方式排出的水分，加上由粪便排出的水分与由尿液排出的水分合计1500 ~ 3000ml。

入量中摄入的固体食物中含水量（不包括饮水量），加上身体内的细胞代谢产生水合计为1000 ~ 1300+饮入水量（每日摄入水分的量，因人而异）。

这样不难看出，出入水量在前两项大致平衡，不同的是尿量与饮入水量。在正常人饮入过多的水分可以被肾排出，肾衰竭无尿或少尿患者就会在体内积蓄。因此要告知患者有多少尿就能喝多少水的道理，无尿患者每天摄入水分不应超过1000ml，其中包括汤、粥、牛奶、各种饮品、服药用水。要按照饮入水的指导计划严格控制水的摄入量，无尿患者水的摄取量为15ml/（kg·d）。

由于患者的文化水平、年龄、理解力等存在着差异，患者按15ml/（kg·d）的标准计算饮入水量，在一天当中如何分配，在掌握和实施中存在一定的问题。应当为患者提供可行方案，有利于患者进行自我管理。举例如下，仅供参考。

1.第一步　计算饮水量（以体重为60kg的患者计算）：每日饮水量15ml × 60=900ml。

2.第二步　把900ml的饮水量在一天当中进行分配。

（1）早、中、晚各1杯水或淡茶（包括服药用）：150ml × 3=450ml。

（2）在患者喜欢的时间：一杯奶（或粥、汤等）250ml；一个水果200g（苹果、梨、西瓜等）。

如果患者因某种原因出汗较多，则可适当增加饮水量100 ~ 200ml。在900ml当中饮入时间及饮入物质可以根据患者自己的喜好和生活习惯来互换，或早餐不喝，晚餐与人聊天时来喝。随着患者心情饮入水分减轻患者被水限制的束缚感，增加患者对限水的顺应性与自觉性。

（三）食物含水量控制

为了使患者准确了解每日饮水量，应对每种食品的含水量列出详细表格，以方便患者查表。固体食物含水已在计算之内，还应对患者强调对含水分较多的食物或水果在进食时应该警惕水分的过多摄入，如粥、水果、新鲜蔬菜含水量约90%；蛋羹、菜泥、冰激凌等含水量约80%；薯类、肉类、鱼虾、蛋等含水量约70%；面包、馒头等含水量约30%。

水是会在患者不留意之间大量摄入的，应当教会患者合理安排好生活，养成每晚测量体重的习惯，避免大量摄入水分以致发生心力衰竭的危险。

二、维持干体重的健康教育

（一）教育原则与实施

血液透析患者体重的增长是较难控制的问题。我们通常的教育原则是“吃好、喝少”。吃好是要求饭要吃好，即是营养要合理，保证充足的营养摄取以补充透析治疗所丢失的营养物质。喝少是为了减轻心血管的负担，根据患者具体情况限量喝水。患者体重不可增长太快，隔1d透析时，体重增长不应超过干体重的3%，隔2d透析时，体重增长不应超过干体重的5%。这样才能防止体液的大量增加和透析治疗时的大量除水，减轻患者体液负荷对心血管系统的影响。

许多患者存在对饮水的渴望与对限水的逆反心理，产生的一些行为会导致体重管理进入误区，值得警惕。如患者避开家属饮水，或为了少长体重就少吃、多喝，问题严重的是后者。看起来体重增长是在范围之内，实际上营养摄取不足，从近期来看患者没有什么问题，短时间也不会引起注意，随着时间的延长，不仅心血管系统因长期不能减负发生问题，而且身体还会因为营养物质消耗、摄取不足发生营养不良。久而久之患者会引发心力衰竭、营养缺乏，血红蛋白降低、血浆蛋白降低，体重下降，抵抗力降低易感染，最终出现透析合并症，逐渐进入恶性循环，影响患者长期存活率。对透析患者饮食的关注和指导，是从事透析医护工作人员的一项不可忽视的重要工作。

对于体重增长较多的透析患者，治疗的除水每周至少要有一次使患者的体重回落到干体重，这种维持非常重要。不仅需要医护人员的管理，家属的监督，更需要患者自己主观能动性的大力配合。如果患者没有意识到这个问题，家属和医务人员都是无能为力的。对患者除水重要性的教育是关键性问题，把血液透析治疗中的除水，是利用半透膜原理从血液中把水分除出后，引起组织间液向血液的补充过程的这个原理告知患者。同时把这个过程受患者血钠的高低、血浆蛋白的多少、血液渗透压的高低、水潴留状况、血压状况、心功能、除水量和除水速度等诸多因素的影响，并不是体重增长多少就能除去多少那么简单。如果除水量超过干体重6%以上，组织间液向血液的补充速度低于除水速度，患者血液容量会降低，会引起血压降低和心功能的代偿，心率会加快，继续除水有危险，患者就有无法耐受除水的情况等这些事实，要为患者讲解清楚。对患者不仅要告知如何应对患者体液过多导致心力衰竭发生的措施，还应消除患者对透析机械的依赖心理，在饮水时有一定的心理底线，控制水分的摄入。在使患者了解体重增长与除水问题的同时，建立护患的相互信任，在除水量多达不到目标值时，能够相互谅解，从中吸取教训，提高自我管理的自觉性。

（二）在特殊情况下的工作方法

有些患者因为参加一些活动或偶尔饮食过量，我们应当根据患者能够适应的情况，选择适当的除水方式，积极帮助他们除去体内潴留的水分。在患者不能耐受的情况下，将所剩部分在以后的2 ~ 3次透析治疗时附加除去，使用这种“少长多脱”的护理干预，需要指导患者每天注意控制饮入量，使患者体重在周末回落到干体重。切不可言语责备，伤害患者自尊，使其产生顾虑或逆反心理，对患者形成自我管理意识和适应今后透析生活极为不利。

患者中也有恐惧治疗者，畏惧除水太多不能适应，严格控制“入量”，使体重增长低于3%，笔者认为这种自我管理状况也是不正确的。如果把这种患者的饮食列表，就会发现他们在控制了水分摄入的同时，也控制了营养物质的摄入，长久下去会发生营养不良。患者的低营养状态又会易发感染，增加透析合并症发生的危险系数，影响患者生活质量与长期生存寿命。因此需要心理疏导，以及更适合于该患者个体的饮食指导与健康教育。

维持患者干体重的护理干预，需要针对患者不同年龄、营养状况、心功能状况、接受透析治疗时间长短、对透析治疗的耐受程度的不同，对除水的耐受性不同，做具体分析，制订个体的护理计划，进行指导实施。在维持血液透析患者干体重的同时，也会提高对治疗的耐受性。

教育患者控制水分摄入量的目的，是使患者知道维持干体重的重要性，积极配合治疗，在保证营养的状况下从控制水分摄入着手，减少患者体重增长从而减少除水量。帮助患者克服对治疗的恐惧感，顺利度过透析诱导期，平稳进入维持期。为了提高血液透析患者的生活质量与长期存活率，降低危险事件的发生，要把血液透析患者体液平衡的护理管理工作做好。

参考文献

陈香美,2010.血液净化标准操作规程SOP.北京:人民军医出版社:53.

小高通夫,1992.预后与死因.血液净化疗法(下卷).日本临床,1992(增刊):943-950.

Kimura G,1989.Quantitative assessment of sodium and water metabolism in hemodialyzed patients.Int J Artif Organs,12:749-754.

第9章 血液透析患者的整体管理

第一节 管理概述

血液透析治疗是替代部分已衰竭的肾功能，使患者像健康人一样步入社会和生活的奠基治疗，不是治愈而是以延长患者生命为目的。血液透析治疗的体外血液循环对人体有很大的影响，并且有一定的危险性。血液透析治疗不能完全清除所有的代谢产物，有一定的局限性，因此需要患者从饮食生活上控制进行弥补。

血液透析护理不同于一般护理，是在一般护理的定义之上从系统化护理观点出发建立和形成的新的护理体制。血液透析护理的根本是在药物治疗和实施透析处置以外，尽可能将患者生命力的消耗降至最小。接受肾功能不全必须要进行透析治疗是对患者和家属的沉重打击，评定患者和家属对疾病的反应和接受能力，使其在依靠仪器装置的状况下，以争取恢复健康为目的，使其圆满纳入透析治疗轨道的专科护理。

开展以使患者回归社会为目的的整体管理，是从生理、心理、社会各方面对患者进行护理管理并且是非常必要的。进而使透析护理不仅仅停留在为延长患者生命的护理领域，而应使患者看到生存的意义，使患者能以更好的状态面对现实，把战胜疾病作为人生的新起点，因而能积极应对。因此对患者进行整体管理护理，是对血液透析患者进行整体护理的精髓。

血液透析患者的整体管理是以提高患者生存率和良好生活质量为目的，以提供高质量的医疗护理服务及透析治疗相关的健康教育为前提，达到维持透析患者良好的治疗和生活秩序，使他们乐于接受透析治疗，乐于接受相关教育，从而提高自我管理能力和生活能力，达到回归社会和家庭生活，维持较好生活质量和延长其生存期，明确生存意义的工作方法。

一、管理路径

临床路径（clinical pathway）是指针对某一疾病建立一套标准化治疗模式与治疗程序。血液透析患者管理路径是以透析患者为中心，规范诊疗和护理行为的一种新的模式，是针对肾衰竭透析治疗特定阶段的诊疗护理流程、是特定医疗护理的协同运作并产生共同治疗效果的新模式，这种新的工作模式正处在探讨和尝试阶段（图9–1）。

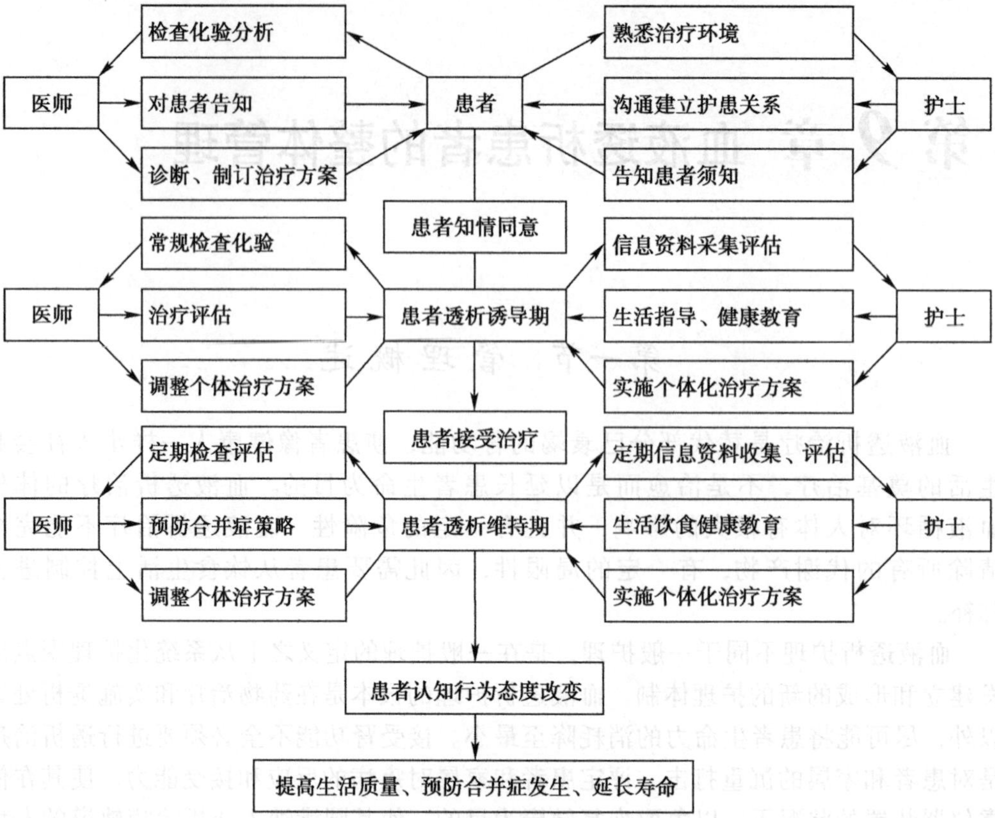

图9–1 管理路径

二、管理内容

血液透析患者护理管理内容：①遵医嘱进行治疗。②在治疗中不断地收集和整理患者信息。③在掌握完整情况后进行综合分析评估。④制订出针对患者个体的护理管理计划（包括实施方法和阶段评价标准；内容有医疗护理、生活饮食指导、健康教育、心理护理、用药与检验指标指导等）。⑤根据患者需求分先后、主次实施。⑥在实施中分阶段和对实施效果进行评价。

1. 血液透析患者的总体护理管理　见表9–1。

表9–1 血液透析患者总体护理管理内容

护理步骤	具体内容
（1）护理技术实施	遵从医嘱对护理服务对象实施个体化的医疗护理服务（HD、HF、HDF、CRRT、透析器、透析时间、血流速度、透析液种类等）。在严格执行医疗原则和制度约束下，以娴熟的护理技术、护理技巧，对需要者进行相应的医疗护理操作及服务
（2）护理档案整理	针对护理管理对象进行血液净化治疗同时，建立健全患者病历等护理档案，保持基础记录及资料的完整，以备临床总结、检查提高、健康教育、指导借鉴等工作

续表

护理步骤	具体内容
（3）护理评估	根据治疗的质量，掌握完整的患者情况，定期对护理管理对象躯体（透析充分性、干体重、血管通路、贫血问题、心血管疾病、血压问题、饮食营养问题、骨病问题、电解质、酸碱平衡）、心理（焦虑、抑郁、语言障碍、意识障碍、思维混乱、人格缺失等）、社会（工作、人际交往）、生活质量（经济状况、医疗费用、参加娱乐和健身活动等）进行评估，对其治疗和护理需求、医学知识、生活常识的需求和理解进行评估
（4）护理计划	制订针对护理对象个体的护理工作计划、宣教计划、康复计划及实施方法措施、评价标准
（5）实施护理计划、宣教和康复计划	运用科学管理方法把血液透析护理的目标人群分类组织起来，按照透析治疗分期不同、健康知识需求不同，文化水平层次的不同、接受知识的能力和理解能力及年龄不同，分别展开不同类型、不同内容、不同形式、不同方法的健康宣教活动，按个体情况实施护理计划
（6）护理评价	科学评价护理计划实施效果，实事求是总结经验教训，对整体护理实施综合评价并修正工作计划，以护理理念、目标、工作原则衡量护理工作实施效果，提高患者管理工作质量和水平

护理计划要围绕医疗的个体治疗方案和治疗计划来制订，配合医疗完成好治疗任务。目的是为了给患者提供优质充分的个体治疗，提高患者生活和工作的体能。

2. 血液透析患者的具体管理　透析前准备及用药、生活饮食管理分别见图9-2~图9-4。

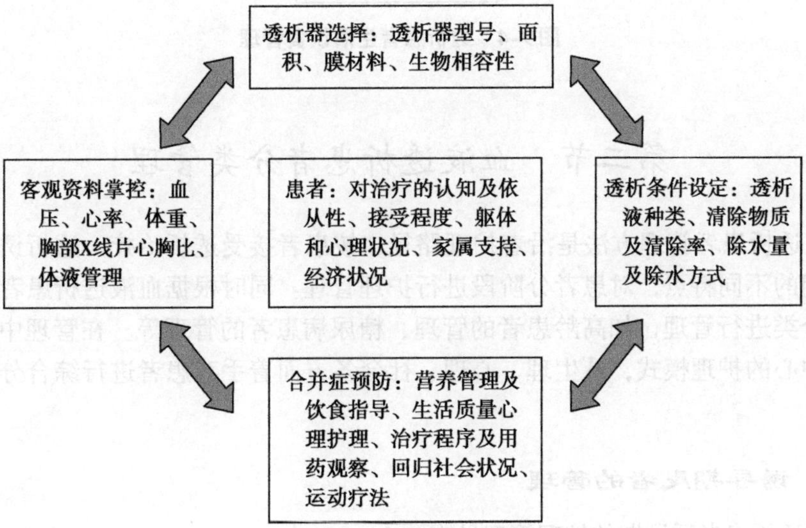

图9-2　患者透析前管理

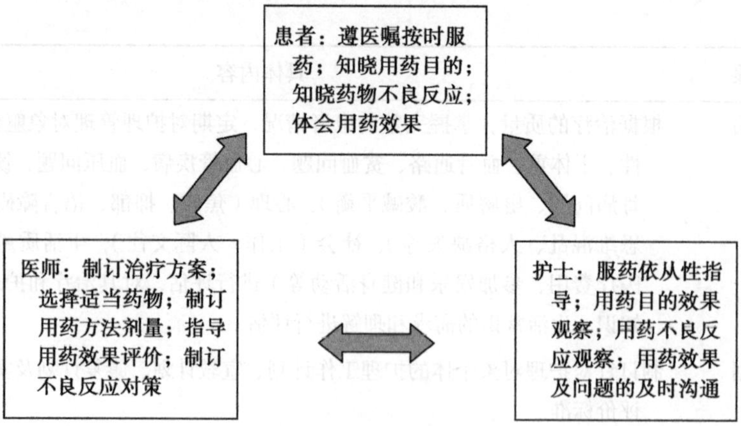

图9-3　透析患者用药管理

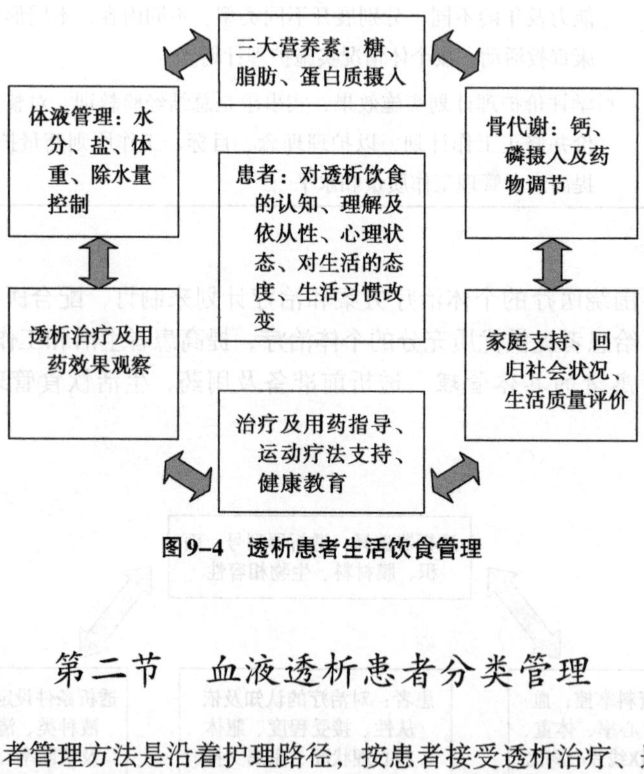

图9-4　透析患者生活饮食管理

第二节　血液透析患者分类管理

血液透析患者管理方法是沿着护理路径，按患者接受透析治疗、透析诱导期、透析维持期的不同特点，对患者分阶段进行护理管理。同时根据血液透析患者的特殊性把患者分类进行管理，如高龄患者的管理、糖尿病患者的管理等。在管理中，应用以患者为中心的护理模式，从生理、心理、社会各方面着手对患者进行综合分析和整体的护理。

一、诱导期患者的管理

血液透析患者诱导期的护理管理见表9-2。

表9–2　透析诱导期患者护理管理

管理	指导项目	评价考察患者和管理内容	管理者与方法
接受透析治疗	①透析中心（室）参观增加感性认识；患者须知、规章制度介绍；认识依从性及自我管理好的患者。②肾结构、肾功能；肾功能损害对机体的影响，以及血液透析原理、透析器、透析液	建立护患关系；使患者熟悉治疗环境、了解人体肾及血液透析原理	责任护士 引领参观、讲解
透析治疗管理	①检查结果阅读：尿素氮、肌酐、尿酸、血钾、钠、钙、磷、血红蛋白；心胸比。②治疗中合并症预防：高血压、低血压、失衡综合征、心功能不全等。③日常生活的注意事项，来医院方法、医保的建立及联系方法	教会患者看检验结果；知道重要意义；透析治疗适应状况	责任护士、主治医师、护士、医师 讲课、座谈、宣传册、视听材料
体液平衡与饮食管理	①饮水量的控制方法；②心脏、血液与饮入水的关系；③摄入盐分与体内水的关系；④食物含水量表、食物含盐量表	除水量、饮水量、心胸比、血压、心功能状况	责任护士、医师 治疗时观察和指导
	①营养指导和调整；②透析营养指标；③食物营养量表；④营养自我管理重要意义	一周饮食记录核查，饮食控制方法、实例	责任护士、营养师 个别或集体指导
	①控制高钾食物摄入的方法；②食物含钾量表；③高钾的危害、预防与紧急处理	查血液检验结果	医师、护士、营养师 个别或集体指导
	①控制高磷食物摄入的方法；②食物含磷量表；③高磷的危害		
药物管理	主要服用药物：降血压药、升血压药、活性维生素 D_3、磷吸附剂等，以及药物服用方法、时间、剂量 药物保管	了解药物服用状况，查血液检验结果	责任护士、医师 个别或集体指导
血管通路管理	①动静脉内瘘观察和护理方法；②内瘘出血情况的处理方法；③内瘘堵塞情况的处理和联系方法；④内瘘感染的预防；⑤新内瘘的功能锻炼	观察内瘘功能，了解内瘘血管结构情况，了解患者对内瘘护理知识的理解	责任护士、医师 个别或集体指导

二、维持期患者的管理

血液透析维持期患者的管理见表9–3。

表9-3 维持期管理

管理	指导项目	评价考察患者和管理内容	管理者与方法
维持透析管理	①检查结果阅读：尿素氮、肌酐、尿酸、血钾、钠、钙、磷、血红蛋白；心胸比等。②透析合并症预防：心血管合并症、贫血、营养不良、钙磷代谢紊乱、透析性骨病、感染	①患者知道检验结果；②精神、心理、身体状况评估；③血液检查结果评估；④患者症状观察	责任护士、医师讲课、座谈、宣传册、视听形成材料
水平衡与饮食管理	①饮水量的控制技巧方法；②摄入盐分控制技巧；③食物含水量表；④食物含盐量表	除水量、饮水量、心胸比、血压、心功能状况	责任护士、医师治疗时观察和指导
	①营养指导和调整；②透析营养指标；③食物营养量表；④营养自我管理方法	一周饮食记录核查，饮食控制方法、实例，体重变化	责任护士、营养师个别或集体指导
	①控制高钾食物摄入的方法；②食物含钾量表；③高钾的危害、预防与紧急处理	查血液化验结果	医师、护士、营养师个别或集体指导
	①控制高磷食物摄入的方法；②食物含磷量表；③高磷的危害		
药物管理	主要服用药物：降压药、升压药、活性维生素D_3、磷吸附剂、生血药、铁剂、降糖药、心血管药以及药物服用方法、时间、剂量，药物保管	了解药物服用状况，查血液检验结果	责任护士、医师个别或集体指导
血管通路管理	①动静脉内瘘观察和护理方法；②内瘘出血情况的处理方法；③内瘘堵塞情况的处理和联系方法；④内瘘感染的预防方法	①观察内瘘功能；②了解内瘘穿刺情况、血管结构走形情况；③了解患者对内瘘护理方法的掌握	责任护士、医师个别或集体指导
心理问题管理	①透析治疗依从性；②血液透析患者的精神心理问题；③如何面对透析治疗和饮食限制带来的压力；④怎样应对经济、社会问题所带来的压力；⑤如何面对死亡的威胁；⑥透析患者如何面对现实、融入社会；⑦如何保持乐观向上的情绪；⑧透析患者带病健康生活的意义	观察患者行为，分析患者心理，疏导患者不良情绪	责任护士、医师个别或集体指导

三、高龄患者的管理

随着社会的老龄化，高龄透析患者日益增多，并且普遍存在着全身状况差，对治疗耐受性低的特点。在透析治疗中易发生血压和心率的改变，透析生活中出现精神心理问题、合并症问题，产生较多的管理困难，成为护理工作中广泛关注的问题。

（一）高龄患者在透析治疗和生活中存在的问题

1.大多高龄患者患有动脉硬化、冠心病等基础心血管疾病，肾衰竭后往往存在体液的大量潴留，更加重了心血管的负担。在血液透析治疗中动静脉内瘘的使用、体液的大出大入对心血管系统产生很大的影响，处理不慎会引起心力衰竭的发生。

通过分析透析患者死亡原因，发现心血管疾病[心力衰竭或猝死（CVD）]占死因的首位，其次为脑出血、全身衰竭[营养不良–炎症–动脉粥样硬化综合征（MIA）]，均与患者管理不良有关。将前3位死因与年龄、透析龄进行比较发现，死于营养不良–炎症–动脉粥样硬化综合征和死于心血管疾病患者与脑出血患者比较呈现明显的高龄状态（$P<0.05$）（表9–4）。

表9–4　前3位死因与年龄、透析龄比较分析

死因	例数	比例（%）	平均年龄（岁）	平均透析龄（月）
CVD	43/112	38.39	64.81 ± 9.59*	52.93 ± 46.16
MIA	24/112	21.44	71.52 ± 6.08*	56.52 ± 30.50
脑出血	26/112	23.21	61.80 ± 9.57	50.11 ± 28.50

*与脑出血组相比 $P<0.05$。

据2003年日本透析医学会统计患者死因与年龄分析：死于心功能不全和感染患者随年龄增加，危险度明显增加（表9–5）。

表9–5　透析患者死因与高龄关系

死因	60岁以下（%）	60 ~ 75岁（%）	75岁以上（%）
心功能不全	19.9	24.0	27.7
感染	14.0	18.8	19.7
脑血管障碍	17.2	10.9	8.4
恶性肿瘤	8.4	9.2	7.7
恶病质	1.3	2.5	3.4
心肌梗死	7.1	6.5	5.7

2.老年透析患者由于衰老牙齿缺如，胃肠道功能低下，以及多年养成的饮食生活习惯难以改正，不能服从透析饮食的指导原则。因此，普遍存在营养不良问题和免疫功能低下，易感染，并且合并症多。

3.有些老年患者因动脉硬化思想固执，缺乏对治疗计划的依从性，不按医嘱用药、不服从透析治疗，使治疗处于困难状态，透析不充分。同时，由于高龄患者各个器官功能退化，视力听力均受影响，有些患者脑萎缩还患有老年痴呆，并且伴随精神、心理方面的问题，使健康教育与生活指导的进行非常困难。

4.生活习惯对高龄透析患者治疗的影响也不容忽视，如有些老年患者有饮浓茶的习惯，很难控制水的摄入量。并且由于味觉细胞退化，饮食偏咸，这样吃咸喝水造成水分的大量摄入，严重增加了患者心血管的负担，使血压增高、心脏扩大。在治疗中为了减负不得不进行大量的除水，又会使患者血容量减少。高龄患者心脏血管的适应性差，血管反应性降低不能及时收缩血管增加回心血量，会使血压急剧降低并易发低血压。高龄患者既不能耐受除水造成血容量的降低，又不能耐受除水不足的体液蓄积，因此使得心脑血管合并症发生的危险性增加。也有治疗中大量除水发生低血压的患者在数小时后发生脑梗死偏瘫、智力减退、认知困难，以及心肌梗死、猝死的情况。这种骨牌效应状况依赖于医疗与护理干预，但患者固执不配合时往往很难奏效，增加了护士对患者管理的难度。

5.高龄患者骨质疏松、肌力低下、活动力差、易骨折。

（二）高龄患者的管理

随着透析患者不断老龄化，为了积极配合医疗、预防合并症的发生，加强对长期维持性血液透析患者中高龄患者的护理管理，针对患者的不同特点进行相应的个体化护理及指导显得尤为重要。

总体来看高龄透析患者的管理分几个方面（表9–6）。

表9–6 高龄患者透析的管理

管理项目	管理内容	观察评估	管理者与方法
预防营养不良	①饮食指导（同维持期透析患者）；②饮食制作方法（适合高龄特点）	①体重变化；②了解饮食状况；③计算饮食处方	责任护士、营养师个别指导
预防感染	①生活指导；②季节性流行性感冒的预防；③进入公共场所的注意事项	患者状况、血液指标的观察	责任护士 个别或集体指导
预防心血管事件	①水钠平衡管理（限制盐分摄入和饮水量）；②限制水钠摄入的方法；③治疗中除水量的管理；④治疗中血流量的注意；⑤血压及用药管理；⑥动静脉内瘘的管理；⑦心血管状况的应对处理	①观察体重变化；②除水量准确计算；③准确计算干体重；④观察降压药的使用；⑤观察内瘘功能；⑥观察心血管症状体征	责任护士、医师个别指导
预防骨折	①指导适当运动和功能锻炼的方法；②指导预防直立性低血压；③预防钙磷代谢紊乱的方法；④指导生活注意事项	观察患者行动、生活规律，注意血糖、钙、磷变化	责任护士 个别指导
预防精神心理问题	①指导家属护理技能和患者应对方法；②心理护理、不良情绪疏导方法	①观察患者行为心态；②了解患者家庭状况、家庭结构、存在问题	责任护士 个别指导

在护理管理中要注意营养管理，改善患者营养状况非常重要，以避免由于营养不

良进入微炎症状态进而导致恶性循环。还要注意指导患者家属在家庭中对应患者的护理方法，来自家庭的关爱和细心照料对患者延长寿命、提高生活质量非常有益。

四、糖尿病肾病患者的管理

由于人民生活水平的提高，不良生活习惯和不良饮食结构的形成，使得糖尿病患者日益增多，糖尿病肾病已经上升为慢性肾衰竭患者原发病的第2位。预防糖尿病的发生，已经成为世界性的公共卫生问题。糖尿病肾病患者由于高糖致使血管发生病变，在血液透析治疗中也是问题频发，成为血液净化护理上极为关注的问题。

（一）糖尿病肾病患者在透析治疗和透析生活中存在的问题

1.糖尿病肾病患者很大程度上是由于体液大量潴留及高血压、低蛋白血症，发生肾病综合征进入透析治疗的。据日本东京医科大学病院2000年统计：151例糖尿病患者导入血液透析治疗中，33.8%的糖尿病肾病患者因中度水肿及胸腔积液被纳入透析治疗。

在患者的透析生活中，血糖控制不佳是造成患者饮水量增多，体重控制困难的原因。糖尿病肾病患者在透析治疗中对除水耐受性差，经常是体重增长多而实际能够耐受的除水量不抵水分的摄入量，使部分水分在体内潴留。由于患者仍旧不能控制水分的摄入量及每次治疗体液持续不断的蓄积，使患者体重上升，血容量逐渐增多，血压升高，在低蛋白血症的情况下形成胸腔积液、腹水或心包积液。过高的血容量又使心肌收缩阻力增强，致使心肌肥厚心脏扩大，从而使患者发生心力衰竭进入危险的恶性循环。

2.治疗中的大量除水，会使血容量在短时间内迅速降低。血容量的减少又会致使末梢血管收缩，使末端肢体氧供不足造成缺血性损害和末梢神经的损害，加重了糖尿病患者原本因动脉硬化和阻塞造成指、趾端缺氧性溃疡和坏死的危险，给患者带来截肢的伤残和更大的痛苦。并且小血管的收缩及张力的改变增加了心脑血管合并症的危险，提高了猝死的危险度，造成了心肌梗死、脑梗死，失明、失聪，眼底出血、脑出血等合并症的发生，并严重影响了患者的生活质量。

3.过高的血糖损害患者的血管，使血管发生硬化，弹性减弱，动静脉内瘘功能不良。在治疗中内瘘血流量的不足影响透析效果，使透析不充分。

4.在治疗中患者过高的血糖会被透析所清除，而患者透析日与非透析日的胰岛素等降血糖药物用量不变，是导致患者治疗中发生低血糖的原因。在控制高血糖的同时，要提醒患者警惕低血糖的发生。为此应当提示医师更改透析日患者的胰岛素使用剂量，或根据胰岛素使用量而变动患者进餐时间或饮食量。有些患者在透析治疗中因饮食不当或应用降糖药过量出现低血糖状况，如面色苍白、出冷汗、视物不清甚至晕厥等，增加了治疗的危险性，使除水停止甚至因此停止治疗，致使透析不充分。同时，一些胃肠功能紊乱的糖尿病肾病患者，营养物质的吸收不良，热量摄入不足，也会使降血糖药物的效应相对增高出现低血糖，同时，机体燃烧脂肪、蛋白质来氧化供能，出现负氮平衡使代谢毒素的产生增多。

（二）糖尿病肾病患者的管理

1.对糖尿病肾病患者的管理，在适应透析治疗方面较其他肾病患者更为困难。通过日常对糖尿病肾病患者的护理观察，认为管理糖尿病透析患者最为重要的是使其遵从治疗方案，控制血糖在正常范围（空腹血糖3.5 ~ 5.5mmol/L；餐后血糖5.7 ~ 7.0mmol/L；

糖化血红蛋白<7.0%)。并且在控制过高血糖的同时，还要注意避免患者低血糖的发生。把控制血糖，保护血管，稳定病情，定为我们对糖尿病肾病患者进行管理的护理目标。加强对患者的饮食管理，灌输预防合并症的医学常识，取得患者和家属的大力配合，要求患者坚持遵医嘱用药，合理控制血糖，提高其对治疗依从性。只有这样才能保持患者病情稳定，逐步顺利地将患者纳入透析治疗与透析生活的轨道。

2.糖尿病透析患者中80%以上合并高血压，其中90%以上都是体液依赖性高血压。在透析治疗中伴随除水量的增加，血压会逐渐下降。由于透析患者65%～85%并发自主神经功能障碍，极易发生透析治疗中的低血压和治疗后直立性低血压。因此对糖尿病肾病患者在透析治疗前使用降压药应当慎重。防止因降压药物使用过早在治疗中发生低血压，影响透析治疗的进行。一般降压药物的使用在透析治疗中主要针对肾素依赖性高血压，即血液透析治疗2h后经过除水血压非但不降反而升高的患者。并且要根据患者的具体情况，遵医嘱进行处理。

3.护理管理中要指导糖尿病肾病患者注意增加营养，提高生活质量，改善不良生活习惯。在营养师的指导下进行合理膳食，增加适当的运动，改善全身状况提高机体抗病能力，保持生活的稳定。

4.注意观察患者末梢循环状况，指导患者改善末梢循环的方法，如每晚用温热水泡脚舒筋活血。指导患者控制饮水量和维持干体重的方法、意义，治疗中防止过度除水，防止糖尿病足的发生和恶化发展，避免伤残。

在对透析患者的护理管理是非常重要和复杂的工作，涉及心理护理、营养指导、生活指导、医学知识的普及、健康教育及方法模式、家庭扶助支持及家庭护理、患者回归社会指导、心血管合并症预防、钙磷代谢紊乱的控制、水钠平衡的管理等多种问题，有些超出血液净化专业技术护理的范围又是不可或缺的护理内容。因此对透析患者的护理管理工作应当得到同行业共识及提升，其工作任务、目的、范畴、方法、程序是今后非常值得研究的问题。

第三节　血液透析患者的生活管理与心理护理

一、血液透析患者的生活管理

（一）血液透析患者普遍存在的问题

血液净化护理工作有着专业的特殊性，因此，对患者的管理与其他科室和病房有着明显的不同。血液透析的患者是具有特殊性的患者群体，问题多而复杂，有着长期治疗、长期管理的特点。

1.血液透析患者不同于普通患者靠用药进行治病，而是依靠透析器及其透析设备，以及他人的操作治疗来维持生存。患者感到生命掌握在别人手里，认为非常缺乏安全感。如果不进行肾脏移植，那么透析生活将伴随其一生。如果接受了肾移植，在移植肾失控排异后，又会返回到血液净化治疗这个原点。透析患者明白自己逃脱不了透析治疗这个命运，常感到很绝望。因此许多患者存在着心理和精神问题。

2.由于透析器不能完全替代人体肾的功能，长期治疗使得一些不易排除和滞留在患者体内的代谢产物积蓄致使合并症的发生，造成患者存在着许多生理问题，使生活质量下降。

3.患者长期生病失去工作、失去朋友，甚至夫妻离异失去家庭，这种社会脱离对患者心理产生一定的影响。有些患者性情怪僻，言行过激，重返社会困难，存在着许多的社会问题。

4.透析患者因为有病而停止工作，经过治疗好转后从体力到精神都达不到病前状况，每周还要透析治疗2～3次使工作受到影响，患者提前退休、被迫辞职很普遍。年轻患者病情好转后再想就业非常困难，患者体力对工作强度、工作时间的耐受程度降低是用人单位拒绝的原因。失业使患者经济收入下降，生活水平降低。特别是中年男性患者家庭负担尤其重，除负担医疗费用以外，还要负担孩子上学、老人供养费用等，因此会有相当的经济负担和精神压力。

如上述原因造成患者的生理、心理、社会和经济问题使对患者进行护理管理变得非常复杂，对血液透析护理工作有很大的挑战性，如患者生命的延续、生活质量的提高、合并症的预防等，除治疗以外还要依靠医护人员的诸多帮助。患者的心理护理、生活指导、饮食管理、健康教育，甚至争取社会与福利支持等，这些工作的进行不是在治疗护理之余，而是应当纳入护理的系统工作程序之中。对血液透析患者管理的目的是更好地为患者提供医疗护理服务，教育和普及有利于患者透析生活的医学常识和科普知识，维持透析患者治疗的良好秩序。使他们从被动接受治疗到乐于接受治疗；从被动接受教育到主动学习知识提高自我管理能力。减少合并症的发生，减少医疗费用，提高患者生活质量和生活能力，延长生存期，能够较好地度过今后的透析人生。

（二）实施生活管理的意义及内容

1.生活管理的意义　血液净化方面的知识对患者是比较陌生的医学领域，对血液净化知识缺乏了解，是患者中普遍存在的问题。肾衰竭以后，血液透析治疗将替代肾，伴随着患者走过很长一段路。面对现实患者才真正开始认识“血液透析”。针对慢性肾衰竭患者的病程长，给个人、家庭、社会带来较大的经济与心理负担，以及血液透析治疗的特点，医疗机构有责任为患者和家属提供学习血液透析相关知识的条件和机会，医务人员有义务使他们明白血液透析治疗的最基本的原理，使他们明白医学知识是开启幸福生活之门的金钥匙。只有掌握它和运用它才能战胜疾病、走出沼泽。患者也有权利选择今后的透析生活和人生道路，知道今后怎样做对自己更有利。

在这当中，指导患者接受和顺从透析治疗非常重要，因为治疗是帮助患者清除代谢产物，是生存的必要条件，是生活的一部分。只有接受治疗，把它溶于生活中去，把被动治疗变成主动的治疗行为，才能减轻疾病带来的痛苦和心理负担，驱除那种被机器设备捆绑的不安全感。只有患者相信医学科学并学习运用和自我管理才能提高生活质量，进而预防合并症的发生，重返正常生活的轨道和延长寿命，这是家属和他人所不能取代的。

2.生活管理的内容　根据透析患者对医学知识的需求、透析生活中产生的问题和血液透析治疗的特殊性，对患者进行生活管理。内容如下：①血管通路的护理管理；②透析饮食的方法、内容、注意事项；③透析治疗中会遇到的问题；④治疗相关检验值的读取；⑤饮水量和除水量与干体重的意义；⑥相关药物的服用剂量、时间与方法；

⑦生活中注意事项和运动方法；⑧自我管理的意义与如何进行自我管理；⑨心理疏导与心理护理。

通过生活管理使最初接受透析治疗的患者和家属，了解血液透析治疗的方法和与治疗相关的知识，消除恐惧与陌生心理，能够勇敢面对生活。能够勇于改变固有的不适应透析生活的习惯和不健康行为以适应治疗需要，从而达到预防透析合并症的发生，减少医疗费用的目的。要使患者和家属明白，要想顺利走好今后的人生道路，必须要学习透析相关医学知识和生活常识，并运用医学知识指导自己的生活并进行科学饮食，服从治疗，顺应透析生活，防止合并症的发生。医学知识可以给患者带来光明，通过我们对患者医学知识的传播、灌输和指导，使他们学会保持健康的科学方法，在医护人员的扶助下使患者能够带病健康生活，步入良性生活轨道。

（三）患者日常生活管理的原则与方法

血液透析患者日常生活中应当注意的问题有许多，归纳起来为6个主要方面，对透析患者实施管理也是从这6个方面进行，为了患者记忆方便，编成“六句歌”就是：心情要舒畅，治疗要服从，饮食要节制，生活要规律，劳逸要结合，家庭要温馨。

1.指导患者和家属建立治疗的信心　建立患者和家属的治疗信心是主要矛盾，抓住主要矛盾其他问题会迎刃而解。患者肾萎缩、功能衰竭、身体有病是无可挽回的事实，只有鼓励他们积极面对，坚强起来无所畏惧，才能树立起战胜疾病的信心。只有坚强才会心情好转，才会和家人共同与疾病作斗争，才会调动积极因素提高机体的抗病能力。

2.指导服从治疗　患者有了战胜疾病的信心，才能不怕疾病不回避问题，才能自觉提高对治疗的依从性。要鼓励和指导患者积极服从治疗，遵守治疗计划，按时检查、按时服药，鼓励患者掌握自己的疾病动态，积极反馈信息，及时取得治疗方案，预防合并症的发生，用以阻断疾病向不利的方向发展，提高生活质量和延长寿命。

3.指导科学饮食　指导和鼓励血液透析患者自我管理，要根据透析原理和营养师的指导有节制地控制饮食。按照营养指导量来约束自己，不可暴饮暴食，更不能饮食无规律。既要保持足够营养，又要保持营养量的均衡，避免饮食不足和过量，特别是限制含高钾食物的摄入，防止高血钾等危险情况的发生。在饮食中还要注意饮食卫生，防止消化道疾病的打击，自我管理好的患者，往往病情就会稳定。

4.指导规律的生活　指导患者保持有规律的起居生活和进行适当的运动，这是提高机体抵抗力从而适应透析治疗和透析生活，保证患者健康状态的重要手段。规律的生活和适当的运动还可以使患者心情愉悦，保持良好的心态，促进生活和谐。鼓励患者在医师的治疗计划、指导和评估下适当运动，达到增强患者体质，增强抗病能力，使其生命更具有顽强的活力。

5.指导劳逸结合　患者经过一段充分的血液透析治疗，清除了代谢产物和纠正了酸中毒以后，有些患者感觉自己状态很好，不注意休息，彻夜工作，也有通宵打牌娱乐，随心所欲地痛享人生者，这样体力透支对患者极为不利。会引起患者体内代谢产物的增多，加重对患者机体内各个脏器的损害。应当指导患者劳逸结合，无论是运动与工作、家务与娱乐都不能过劳，做事时不要使患者有疲劳的感觉，要让患者保持体力和机体的抗病能力。

6.指导患者保持家庭的和睦　指导患者保持家庭的温馨和睦对血液透析患者来说非常重要。家庭使患者得到精神上的安慰和生活上的支持帮助，同样，患者也是家人的精神支柱或经济来源。透析患者和家属从健康平静或甜美的生活到患病后的生活，再过渡到透析生活经历了从肉体到精神上的痛苦考验，甚至经历了经济、社会、家庭地位角色转换的痛苦考验，需要患者和家属心理上的承受和适应过程。家庭成员间互敬互爱，互相体谅、互相扶助，才能保持家庭的稳定。要指导鼓励患者和家属坚强起来，正确认识血液透析治疗只是生活支撑的一部分。指导患者不要把透析当成自己和家庭的全部生活，力所能及地从心理和精神上承担起家庭角色，分担亲人的心理负担，给家人以心理安慰。同时，鼓励患者家属勇敢地面对亲人有病的现实，挑起生活的重担，使他们珍惜家庭。有了家庭的支撑，患者才会坚强起来，才会有战胜疾病的勇气和力量。只有患者坚强起来，才能够维系和稳固家庭正常的生活。

只有做到这6个方面，患者的生活和家庭才会稳定，患者的身体才会逐渐好转，患者家庭也会逐步回归正常生活的轨道。

（四）生活管理的重点问题

1.患者重返家庭与生活的问题　有许多慢性疾病患者，当病情发展的急性期被控制以后，症状缓解，在治疗、护理及社会医保的支持下是可以带病健康生活的。对于血液透析患者来说，像正常人一样的生活不是极其困难的事情。许多透析患者在发生尿毒症接受血液透析之初，肉体上的痛苦和疾病的折磨使患者还顾不上思想，但是经过透析治疗症状减轻以后，一些患者就出现了心理问题，用他们的话说：一想到今后的生活压力，还要靠透析机器来维持生命就很无助、很惧怕，甚至很绝望。他们所担心的是还能够活多久，还能否像健康人一样正常生活。因此，从护理角度对患者进行心理疏导，帮助患者建立战胜疾病的信心和为新患者介绍自我管理较好的患者做朋友，帮助患者憧憬未来，唤起对生活的希望很重要。此时患者需要毅力来战胜疾病，需要时间来适应透析治疗的生活。护士需要时间来了解患者生理和心理的健康需求，帮助患者清除毒素、缓解症状，帮助患者维持机体内环境的稳定从而适应透析治疗，以使患者回归到健康人的生活中。因此，新患者一经被纳入透析治疗就要启动护理管理，对患者进行全面评估，制订和执行护理计划。

诱导期的护理管理像晨曦中透出的一缕阳光，是患者在冰冷的谷底中感受到的一丝温暖，在万般无奈下抓住的一线希望。留给患者的印象非常深刻，甚至是铭心刻骨。要抓住这段重要时期，通过我们的护理管理给透析患者建立生的希望和活的信心。使他们忽略一些不利因素重新燃起生命之火，热爱生活，热爱家庭，平稳度过透析诱导期。在管理中应注意建立护患的相互信任，拉近护患距离，培养患者对治疗护理的依从性。等患者耐心地经过一段血液透析治疗情况好转以后重返家庭，生活能够自理了，又能够帮助家里做些家务，如买菜、做饭，能陪家人做各种力所能及的事情的时候，患者的想法又会发生新的改变。如此要抓住患者在各个时期的不同特点，抓住患者主要矛盾和对医疗、护理、知识及心理的需求，有的放矢地进行护理管理、护理干预、指导教育等使患者治疗顺利、精神振作、以平和心态面对透析治疗，以坚强毅力面对疾病。放下思想包袱，用更多的时间和精力与家人一起享受充实的生活。

2.透析治疗和饮食限制带来的压力　当血液透析患者度过了透析诱导期，迎来了透析维持期，频繁治疗会给患者带来压力引发一系列问题。主要分为治疗束缚感和饮食限制。

（1）规定的治疗次数与时间、特定的治疗地点带给患者的束缚感：如血液透析治疗一般每周2～3次，每次4h多，虽然是治疗的需要，但对有些患者来说，常产生厌烦心理。想不来又不得不来，这种很强的约束力使一些患者在心理上产生很大的反感。特别是中青年患者社会活动多一些或者还在上班，就会感到很不自由。

（2）饮食生活方面的诸多限制，使患者产生逆反心理：血液透析患者要限制食盐摄入量，无尿患者还要限制水分的摄入，限制高钾及高磷食物的摄入等，患者知道这样做有利于自身但还会感到厌烦。再有家属从旁监督，但他们缺乏技巧与艺术性，常使患者产生腻烦心理，例如越不让喝越想喝的心理长久盘踞在患者心头，这种现状持久下来患者难免产生焦虑情绪甚至心理抑郁。在这种状况下家属也同样感受到压力，又想让患者吃好喝好，又怕吃多喝多，又怕亲人受罪，又怕病情变化，心里很困惑，也很纠结。

人工肾的特殊结构与功能没有变，透析治疗的时间因此不能减，所以饮食上的限制也不能变，能变的只能是人的思想随环境的改变而改变。在减轻患者和家属的压力的过程中，思想转变是解决问题的主要矛盾方面。只有从护理方面耐心指导血液透析患者接受事实，正视有病这一现状，理解治疗原理。帮助患者逐渐适应透析生活，才能变被动为主动，减轻治疗和饮食限制带给患者的压力。如果患者能够积极转变观念，自觉适应透析治疗与生活，自我进行饮食管理，不仅患者自己的压力和腻烦心理会减轻，同时还会减轻家属的压力。

在患者和家属发生困惑和纠结之时，可以运用心理疏导的方法引导患者注意力转移或换个角度来思考问题，以减轻治疗对患者的约束感。指导患者充分利用治疗4h的时间，如休息、读书、欣赏音乐，还可以与其他患者聊天、交流经验等，让患者明白治疗的重要性。指导患者在治疗以外的时间里做些力所能及的工作、家务，进行适当的体育锻炼。根据体力参加一些社会活动，把生活过得充实或丰富多彩，忽略被透析设备捆绑束缚的感觉。并且指导患者的同时开导家属放下思想包袱，学习应对患者的方法和护理方法，更主要的是应当使其明确治疗目的，积极配合患者的治疗和护理。

在饮食限制方面，指导患者按照营养师的饮食处方摄取食物，学习饮食自我管理方法，培养做菜的兴趣，学习做菜的方法。在少放食盐的情况下，可以使用其他调味料如醋、香油、辛辣调料进行调剂。做到营养搭配、色鲜味美，符合透析饮食营养指导标准，我们鼓励患者创造血液透析患者自己的菜谱。对食品的选择方面指导患者在采购食品时，注意阅读包装上标注的各种成分含量，尽量少吃不明成分的食品。

在适应透析生活的过程中，开始时患者都会有受束缚的感觉，但坚持下来患者病情稳定了，生活习惯了，种种因治疗带来的压力都会随着时间的流逝逐渐消减。为了让患者能够很快适应透析生活，还应注意周围环境事物对患者的影响。有时指导患者全家改变不良的饮食生活习惯，如改正有些家庭偏重吃咸的习惯，改正喝浓茶并且反复让茶的习惯等。如果全家甚至朋友都来帮助患者适应透析生活，而且方法得当，会有助于患者较好地纳入透析生活的轨道。

3. 血液透析患者的性生活问题 和谐的性生活是维系家庭的重要因素。对血液透析患者性生活的问题，我国缺少这方面的调查。根据日本医学界对此调查显示：日本血液透析患者当中对性无兴趣占36.9%，性欲减退占72.9%，正常性生活为28.4%，无性欲但能性交者占47.5%。

男性患者中存在性欲减退、阴茎不能勃起或疲软，睾丸输精管萎缩或硬化、间质水肿，精液量少、精子数量少、活性低、畸形率高，血液中睾丸素浓度低下，乳房女性化等问题。女性患者中也存在月经失调、停经、功能性子宫出血、性欲减退、卵巢功能减退等情况。这些都与肾衰竭、性激素水平异常和代谢产物蓄积对身体的损害有关，只有接受肾移植后才能够缓解这种状况。

除此以外影响性功能的因素还有精神心理方面、家庭婚姻方面、社会经济方面、个人情感方面等。不仅仅是透析患者，健康人群也会有这方面的问题。有些患者希望借助某些药物解决此类问题，由于尚不清楚这些药物对透析患者的影响，希望能在医师的指导和监护下使用以确保安全。

血液透析患者经过充分的治疗，患者情况好转病情稳定以后，贫血得到很好的改善，缓解了水、钠潴留，并且没有心、脑血管合并症，在患者自身状况比较好的情况下，部分患者会有这方面的生理要求和能力。

4. 血液透析患者的运动 有些透析患者患病后一直卧床，情况好转后因为体力差仍然认为自己不能活动，形成对他人的依赖心理，一切均由家属照料。但长久的不活动产生的结果是关节僵硬、肌肉逐渐萎缩失去弹性，再想活动时肢体软弱无力，站立非常困难，不仅降低了生活质量，也增添了家庭负担。应当指导患者进行适当运动，指导长期卧床患者的功能锻炼和重返家庭患者的户外运动，防止患者肌力减退和肌肉萎缩。血液透析患者如果康复较好，具有运动的体力和要求，应当指导他们进行一些适当的有氧运动。适当的运动可以促进血液循环，增加肌力，增进健康，有助于长期维持性血液透析患者肌力减低的改善。

（1）适合于患者的运动：①伸展运动，伸展腰身活动肢体、做体操；②散步、慢走；③练太极拳、太极扇之类；④游泳，打羽毛球、飞盘、快走或骑自行车等有氧运动。适合于自身状况好的患者或根据自己的爱好。

适当运动可以改善睡眠，缓解紧张情绪，减轻焦虑，防止抑郁，放松心情，运动后给患者带来愉悦的情绪。

适当的不过劳的运动，可以减少骨钙流失，防止肌肉萎缩，使骨骼肌肉强健起来。运动还可以提高机体免疫系统的功能，增加机体抵抗疾病的能力。对患者提高生活质量和生活信心，预防合并症的发生，防止致残非常重要。

（2）运动的方法：指导患者在最初开始可以每3天1次到每天1次地适当运动，从散步开始练习。长期卧床患者可以从站立开始进行锻炼。

（3）运动时间：开始可以运动3 ~ 5min，休息10min，直至逐渐适应。

（4）运动量：指导患者在运动时量力而行，先从少量、轻量开始，逐渐增加运动量。如果出现胸闷、呼吸困难、感觉疲乏或疼痛就要停下来，防止过劳出现其他问题。

（5）运动的禁忌：运动虽然有许多长处，但不是所有患者都可以运动。透析患者的运动应当在医师对患者体力的评估之后再进行，有些患者不适合运动。例如，①血液透析治疗不充分；②患者贫血；③有消化道等症状、食欲差、精神弱、不具备运动的体力；④血压高，水、钠潴留严重，心率快；⑤严重的钙磷代谢紊乱、骨质疏松严重、易发生骨折；⑥心功能差、血压不稳定；⑦有急性感染或出血的患者。

因此，患者能否运动和运动量与运动强度，应当通过主管医师的评估和指导，得到治疗方案后，再指导和帮助患者进行锻炼，避免盲目硬性运动。

5.血液透析患者出游应注意的问题　随着人民生活水平的提高，增加了部分患者的文化娱乐需求。有些患者希望走出去到外面开阔眼界，放松心情，提高生活的信心。由于血液透析患者的特殊性，应该对患者提供可行的建议和指导。

（1）在旅游之前患者应先得到医师对该患者的体能评估：①评价患者现阶段的身体状况能否承受旅途的颠簸劳累；②旅游目的地及旅游内容是否适宜血液透析患者；③交通是否方便；④有无透析医院及医院透析治疗能力与抢救能力；⑤游玩起来不是很累的地方。

旅游的时间如果较长，应当帮助患者联系当地能够接受患者血液透析治疗的医院，并做好患者出游带药的准备，以及备好医师出具的病情介绍和联系信件。

（2）交代患者旅游注意事项：①药物服用方法，旅游之前不能忘记带好必备药品和常规服用药物，并放置在随手可取的地方；②注意保护动静脉内瘘，注意旅游安全；③饮食注意，切忌暴饮暴食，避免大量进食含钾高的食物；④无尿患者应控制水分的饮入量，避免增加心血管的负担，增加旅游的危险性；⑤紧急情况应对和联系方法；⑥游玩时与患者同去的朋友或旅游团的负责人应当知道患者的状况，知道应急措施，以避免在突发事件面前束手无策。

（五）对血液透析患者家属的管理

透析患者的家属，是对患者进行护理管理的主要影响因素。要充分利用他们对患者影响力的优势，在对患者实施健康教育、饮食指导等护理管理中发挥辅助作用和信息传递和反馈作用，使他们充当好护理帮手。为此，在对患者进行健康教育、生活指导时，家属也是教育和培养对象。特别要注意以下几个方面的问题。

1.指导患者家属学会观察动静脉内瘘的功能，发现问题时及时与医师联系的方法。

2.指导掌握饮食原则及制作方法，能够协助患者管理好透析饮食。

3.介绍透析患者用药的种类，按时服药的必要性，药物的服用时间、剂量、方法，使其能够协助和督促患者顺从治疗。

4.指导与患者的沟通方法技巧及家庭护理的方法。

5.掌握简单的一些应急处理：①动静脉内瘘出血；②心前区不适；③跌倒与骨折；④高血钾发生时症状及来院治疗的联系方法；⑤糖尿病患者预防低血糖；⑥预防高血压。

通过指导教育，使患者家属掌握初级护理患者的方法和了解科学健康的生活方式方法，学会照顾透析患者，真正成为患者的健康伴侣使患者终身受益。

二、血液透析患者的心理护理

（一）常见心理问题

众所周知血液透析患者是特殊的患者群体，如果不接受肾移植，血液透析治疗将伴随患者的一生。由于人工肾不能完全替代人体肾功能，因此患者受到饮食生活上的种种限制，并将患者的生存捆绑在人工肾及透析设备上，托付给医护人员，使他们产生不安、恐惧，甚至绝望，长期疾病及病情的发展，使他们面对死亡，这种无助的心理状态和精神压力是产生心理问题与精神问题的根源。由于失业与再就业的困难等社会问题，使他们当中有些患者存在生活困难、治疗费用不足等经济问题；由于患者的心理异常导致亲人离异的家庭问题、朋友厌弃等脱离社交的孤独寂寞的心理情绪。各方面压力都对患者心理产生影响，使患者情绪低落、心情抑郁、焦虑，更严重者甚至产生厌生想法，出现自杀倾向、精神错乱等。因此，血液透析患者的心理问题不容忽视，它直接影响患者生存质量与长期存活率，影响护理工作和效果的重要问题。患者精神心理问题的遏制在于对患者密切的观察，及时发现及时处理。在发现苗头后及时进行心理疏导、解惑介绍和灌输医学科学知识。使患者看到希望，树立恢复体能的信心。一旦患者产生了精神症状，及时的药物控制和长期的药物维持非常重要，同时进行适当的心理护理。

血液透析患者主要的精神心理问题表现在抑郁、焦虑、智力减退、精神异常与人格异常，大多与尿毒症及血液透析治疗有关。

1.与尿毒症有关的精神症状表现为 ①神经衰弱，神经活动整体低下，反应迟钝；②神经过敏，烦躁、焦虑、易激惹；③意识障碍，幻觉思维混乱；④精神分裂，躁狂；⑤痴呆，生活不能自理。

2.与血液透析有关的其他症状 ①烦躁状态：患者烦躁不安，很不以为然的小事或一句话便大发脾气、大喊大叫。夜间不能入睡或睡后多梦，失眠、徘徊。②长期透析患者出现退行性脑病引起的语言障碍，吐字含糊不清、智力减退、意识障碍、思维混乱、痴呆。③心理压力造成的精神症状，精神错乱、抑郁、焦虑、固执、出现反医疗行为、人格缺失。④首次透析的失衡综合征、颅内水肿引起的头痛、呕吐、不安、乏力、全身痉挛、意识障碍持续数小时或数日，一般在透析后8 ~ 24h出现，这种情况比较少见。

（二）心理护理

1.指导患者应对经济问题与社会问题的压力 在护理工作中通过观察和分析我们发现，在社会竞争如此激烈的现实面前，透析患者常是弱势群体。

透析患者因为患病而停止工作，经过治疗病情好转，体能恢复后重返工作出现问题：①从体力到精力都不能达到患病前的状况；②需要时间接受常规的透析治疗，因而使工作受到影响；③患者提前退休、甚至被辞退，失去工作是意料之中的事情；④再就业非常困难，有些患者自认为能够工作，却遭到用人单位的拒绝。这样状况使患者经济收入降低，生活质量和水平下降。特别是一些中年男性患者承担家庭主要经济责任，除了负担医保以外的医疗费用，还要负担孩子上学、老年人供养费用，无疑是很重的经济负担和精神压力。人们常说：“经济基础决定上层建筑”。从患者层面来看可以说：“经济基础决定家庭构架，动摇爱情根基”。过重的经济负担与患者生理、心理的改变一并引发家庭矛盾，导致离异的发生。

在这当中一些高学历的白领和自谋职业者由于工作强度不大，身体能够耐受，工作时间伸缩性强，受透析治疗的影响小，能够返回工作岗位的较多而且收入颇丰。体力劳动者因工作强度较大体力不能承受，工作时间固定受到透析治疗的影响，往往返回工作岗位较困难，在这方面矛盾更为突出。

如何帮助患者重返社会不仅是护理思考问题，更主要的是社会问题。从护理层面一方面要提高患者的身体素质与耐受力，另一方面是规劝和鼓励患者根据自己的体力和能够耐受程度做些力所能及的工作。还可以再学习提高技能，做一些技术含量高、工作轻省的事情。对于完全丧失工作能力的患者，为了解决生活问题还可以为其寻求政府及福利部门的帮助。

从医疗保障层面来看，过去我国是公费医疗，尽管医疗费用完全报销，但是能够被医保覆盖的人群较为局限，少数人享用。没有工作的居民、农民和边远地区缺医少药甚至根本治不起病。现在的医疗保险虽然自费一部分，但低水平广覆盖使广大人民都能享受到医疗保障。现在我国正在高速发展，综合国力正在增强，福利事业正蓬勃发展，税收制度正在完善，相信在不久的将来会迎来工农业全面发展，科学技术突飞猛进，人民生活富裕、社会高度文明和谐、医疗健康有保障的崭新国家。那时，相信国家会为患者提供更好的医疗福利与社会福利待遇。这点我们要告诉患者，使患者对未来充满信心，能够度过眼前的困难时期。

2.*指导透析患者如何面对死亡的威胁*　直面死亡每个人都会产生恐惧和对生的留恋，透析患者同样也不能例外。因为人生是美好的，生命是宝贵的。当人的生命即将离去的时候会有许多割舍不掉的东西，如子女、至爱亲朋、财产等。但当生存与病痛交织结合在一起的时候，这些想法都会发生改变。在心理调查时一些透析患者说：在患病最重的时候，多感到死亡的威胁，恐惧与痛苦交织在一起，非常惧怕死亡。在接受透析治疗之后，一年又复一年的生存下来，面对死神也就无所畏惧了。与死亡相比，他们说病痛的折磨更可怕一些。因此减轻患者痛苦是医护人员义不容辞的责任，要帮助患者在有生之年尽可能幸福快乐的生活。激励患者要意志坚强，与亲人幸福快乐地过好每一天。

3.*指导透析患者重返与融入社会*　长期慢性肾病患者，病情得到控制症状缓解后，除了体力差以外，常与健康人没有什么区别。长期维持性血液透析患者，如果注意生活饮食上的控制，积极按时治疗，充分透析和预防合并症的发生，使病情稳定不再发展，是可以带病健康生活的。问题的关键是要指导血液透析患者融入社会，进行良好的自我管理，提高生活质量。

在调查中发现，许多患者自从血液透析以后一直是两点一线，往来于医院与家庭之间，很少外出，即使是在身体状况好的时候也很少与人交往。这当中有许多心理问题，最为明显的是自暴自弃、自卑心理。例如，比起来身体不如人，同学还在工作呢，自己却已干不了了；经济不如人，同年进厂的同事挣钱都很多了，自己拿劳保了；地位不如人，过去风风光光当干部，现在出来进去没人问，自尊心承受不了……许多想法使他们回避社会，不愿意面对现实生活，他们的自卑和心理的不平衡，使他们无法进入正常生活的轨道。

医护人员要及时进行心理干预，使患者保持常态，从角色、地位转换的束缚中解脱出来，要像以往健康时那样与人交往和直面生活。指导他们在身体和心情都比较好的情况下，找同学、同事、朋友聊天，享受生活乐趣和了解信息，取得帮助，指导他们沟通技巧，不要拒人于千里之外。要使患者明白在亲人以外，还有许多关心他们的同事和朋友。指导患者在情况好的时候，做些力所能及的事情，使生活充实一些。要让患者知道在与疾病作斗争的过程中他们是强者，他们已经战胜了疾病，走过了危险，他们的坚强已经赢得了大家的敬佩，使患者找回失去的尊严和自身价值感，正确对待别人出自善良、发自内心的怜悯同情，以平常心态重返社会。

4.透析患者社交问题　由于患病，患者远离社会和工作岗位，缺少正常的人际交往，常会很孤寂并影响患者的心理健康，使患者性情孤僻。常言说得好："一个好汉三个帮，一个篱笆打三桩"，人不能没有朋友，透析患者也是一样。在长期的透析生活中透析患者更需要从朋友那里得到帮助，这种帮助是友情、是理解、是经验的交流、是压力的释放等，是多方面的精神的东西。没有朋友的关心、理解、相互支持和友爱，就会使患者增加无助感并缺少心灵的慰藉。

从护理方面新透析患者开始治疗时，在情况的许可下，要为患者介绍几个"老"透析患者，相互聊聊天，帮助患者建立友情。老患者会热情地告诉新患者，他们刚来的时候是什么样，现在又如何。最后总不忘了说："别怕，没事，慢慢都会好起来"。

在患者之间有着共同的语言，新老患者的经验交流与传授无论正确与否，都比医务人员的指导更具有说服力。因此我们要因势利导，为新患者寻找自我管理比较好的患者做现身说法，他们会帮新患者暂时忘却痛苦和无助，建立起战胜疾病的信心。并且新患者与素质比较高的老患者交流，对我们更有利。与此同时，要注意新老患者交流的内容，对这种无组织无系统、无约束，又必然存在的交流形式进行管理。用提示和引导的方法使这些经验的传授有益于护理和治疗工作，有益于患者，有益于医疗机构，不要走向反面。善良与同情是人的天性，要通过护理管理使患者感受到人间的温暖，以及患者间互相关心，互相爱护，互相帮助。给患者的心灵找到归属感，为他们创造友好氛围，减轻孤独寂寞感，使患者能够保持愉悦的心情。

5.血液透析患者心态问题　悲观是患者较为普遍的情绪，特别是刚刚接受血液透析治疗的患者，他们认为"人都病成这样了还有啥希望"，他们不了解肾衰竭，也不知道现代医学科学对这个病的治疗现状，没有治病的信心，因而满心的悲观情绪。保持乐观向上的心态对透析患者很重要，只有保持乐观，患者才能有与疾病抗争的勇气，才会调动积极因素，提高免疫力，增加机体抗病能力。

乐观向上的心态会增加人们求生的欲望，日本有位叫三浦的血液透析患者，接受透析治疗已经30多年了。她经常给新患者介绍透析生活的经验，她说，"医学科学的发展一日千里，只有活的长久才会有机会，因此要树立战胜疾病的信心"。她透析生活的经验就是笑对人生，就是具有强烈的求生欲望和勇气。

在护理管理方面要让患者了解治疗现状和治疗方法，使患者知道随着医学的进步和发展，不但有了透析这种肾脏替代疗法，还能肾移植。克隆器官用于医疗，也并不是很遥远的事情。帮助患者树立信心保持积极向上的乐观情绪。使患者自觉约束自己，遵从医嘱，自觉地进行饮食疗法，运动疗法，保持高度的治疗依从性。要为患者指明今后生活的道路，支撑和帮助患者充分治疗。在医师、技师、营养师的共同协力下扶助和支撑患者和家属步入圆满的透析生活，与患者共渡难关。

6.透析患者承担家庭责任问题　有些患者患病时间长了往往会产生自私心理、人格缺失和失去生活中的责任感。比较注重自我，不注意他人的感受。在生活中以我为中心，对家属要求苛刻。在病重时家属都能理解，在病情缓解后又常年如此就会超出家属的承受能力。使家庭中矛盾丛生，出现家属采取了回避态度的情况。这些并不是儿女不孝、亲人不亲，只是患者附加给他们精神上的负担太多、太重。在长期的护理工作中时常见到有些患者面对疾病心理失去平衡，对待亲人横眉立目甚至打骂，使他们共同生活的根基发生动摇，爱情、亲情打的云消雾散，只剩下道义上的同情和怜悯，有些连这个也没有剩下，日常也能见到家属打患者的情况，患者结局也很悲惨。疾病只能在身体上打倒一个人，而来自亲情与家庭的危机才是真正打倒患者的意志使其走向绝望的原因。

在护理管理上要对患者进行心理疏导，使患者明白在面对有病这一事实上家属与患者是共同进退的，家属承担的是与患者同样的痛苦和感受，看着患者忍受着病痛，他们心理所承受的压力难以想象，甚至比患者还多一些心痛和恐惧，怕失去得更多。为了使患者能够得到来自家庭的更好的照顾、支持和理解，得到来自亲人的关爱，在患者重返家庭的过程中要劝导患者关注家庭和亲人，尽自己的可能承担起家庭责任。通过沟通指导使患者明白有舍才能有得，给予家庭更多的爱，才会得到亲人的挚爱及家庭的和睦温馨，才能维护家庭的稳定。对于长期维持性透析患者要鼓励他们像健康人一样生活和思维，拿出勇气意志，勇敢地去面对生活，为了今后的幸福生活施爱于家人，鼓励他们做生活的强者，力所能及地担负起家庭角色和人生应尽的责任。

第四节 血液透析管理工作方法

一、管理工作原则及技能要求

1. 增加护理工作的理性原则——恪守职责 护理服务对象是患者，因此在护理工作中的服务宗旨是患者至上，护理人员无论在护理治疗与护理服务中都要尽职尽责。对待患者无论贫富贵贱，无论相识与否或是至爱亲朋都应一视同仁。要使患者享受到护理人员的尊重和热情照顾，能够得到最为适合的护理治疗，最优质的护理服务，最贴切的护理关怀，最大限度地护理保护。保护患者权利和隐私，保护患者人身安全和尊严不受侵犯是医护人员的责任。在为患者进行治疗和护理服务前应当告知和征求患者同意，在做各项护理操作时应当严格遵守操作规程与原则，杜绝疏忽与差错事故的发生，这就是尽到职责。工作中护理人员与患者沟通拉近护患距离，是为了便于管理，不是为了跟患者“套关系”“套近乎”，为了一己私利。为患者服务提倡对待患者不是亲人胜似亲人，是要求护理人员像照顾亲人一样照顾患者，尽人道主义义务，但是与对待亲人的随意性有着本质的区别，这就是恪守职责。应当提倡护理工作的理性原则，对待患者要有感情却不能感情用事，以职业道德的良好素质维护护理工作的神圣性，以高尚的情操和护理工作职守维护职业的理性原则。履行职责、遵守职业道德，这就是职业理性护士应当具有的品德。

2. 避免管理误区 正确对待长期维持性血液透析患者与诱导期患者管理的不同点，对待不同时期的患者管理应有不同的护理重点，不能千篇一律。对透析诱导期的患者管理，管理侧重于患者对透析治疗的依从性教育及医学科学知识的普及。使他们能够认识疾病、熟悉环境、治疗和顺应治疗，为今后透析生活打下基础。对长期维持性血液透析患者，护理管理重点在于预防合并症的发生发展，纠正不良生活饮食习惯，解决不断发生的心理与生理问题。护理工作是非常复杂的脑力劳动与体力劳动相结合的工作，在患者管理中应当注意具体情况具体分析。要把护理理论与实践相结合，把理想与现实相结合，踏踏实实一步一个脚印地做好血液净化护理，摸索出最适合透析患者的护理管理工作方法和手段。

3.灵活的工作方法　透析患者很长时期内在固定的治疗机构接受治疗，与治疗单位形成了长期的管理与被管理关系，在患者管理工作中处理好管理与避让问题。

（1）管理：没有规矩不成方圆，对患者也是一样。要让患者遵守治疗机构的秩序非常重要，如患者须知中规定的患者来院和离院时间、垃圾倾倒在污物桶内、不得随地吐痰、不大声喧哗等。否则工作会出现无序或混乱状况。要使患者遵守治疗机构的规章制度，关键的问题是一定要在患者刚刚进入透析场所时的告知教育，以及日常的沟通技巧和持之以恒的不可松懈的一贯的管理。治疗场所的氛围对患者影响非常重要，一个非常安静的场所，某人的大声喧哗会引起他人的反感和自己的警觉与反省。一个非常嘈杂的场所，患者相互间的交流自然一个比另一个更声高。因此注意环境与氛围的管理，从心理上会对患者和家属产生一定的影响，是可以充分利用的。

（2）避让：患者与职工不同，患者的管理不是简单地用制度规章就可以约束的问题。在对待一些低素质的患者或病情较重、年龄较长的患者时，在一些情况下，不得已也需要迁就和退让，避免冲突和医疗纠纷。可以在日后适当的时间、场合、条件下进行说服教育，争取患者理解和遵从。

4.患者管理中对护理技能与质量的要求　对血液透析患者进行管理，是一项长期的持续的护理工作，一个问题解决了又会迎来下一个问题。对不同的人如不同年龄、不同文化水平、不同层次、不同理解力并且存在不同程度心理问题的患者灌输医学知识和生活常识，引导他们遵从治疗秩序，使他们提高对治疗的依从性，不是进行简单的单纯的说教可以了之的问题，而是将现代医学及护理学理论与实践相结合，用通俗易懂的语言，深入浅出的道理对患者进行有目的、有计划、有方法、有针对性的个体化的指导和教育。护士不仅需要掌握沟通技巧、教育方法及护理学、心理学、社会学等方面知识，还需要对患者全面深入的了解，这些都需要科学的管理知识。这种内在理性的护理工作是靠多年护理工作的经验积累，以及不间断的新知识、新理论的充电学习。同时也靠平日对患者信息的收集整理和全面的掌握，靠沟通技巧与教育功底。这些工作包括透析患者的整体护理、血液净化知识普及教育、患者营养管理与生活指导、治疗效果的观察与反馈、透析护理的共性与特殊性分析、护理经验的总结和护理计划的修正措施等。

日常评价这样的护理工作质量，很难用具体的公式或尺度标准来衡量是不争的事实。但是从患者对健康认识、态度和行为的改变，患者的从医行为的改变可以直接反映护理管理质量、水平。

二、管理中的注意事项

在综合医院的血液净化中心，治疗患者中有2/3～3/4为门诊透析治疗的患者，对门诊患者的指导与管理都要在透析治疗这4h之内进行。因此，抓住和利用有限的治疗时间对患者实施管理，就显得非常紧要并且需要技巧。无论对患者进行心理护理、生活指导，还是饮食管理、健康教育，都需要合理安排及管理对象的互动，没有互动就达不到管理效果。有些干扰因素影响实施效果，应注意如下问题。

1.患者的状况　患者上机后情况稳定、无其他不适时可以进行。

2.患者的情绪　患者情绪稳定，愿意与护士交谈方可进行。

3.患者的意愿　交谈时间不宜太长，防止患者疲惫，在交谈中患者出现疲乏或表示不愿意再继续交谈时应当立即停止。适时停止谈话非常重要，防止患者产生反感，影响下次交谈。

4.患者出现不适时　应当立即停止交谈，进行处置。

5.其他　交谈应有准备，主题应当明确，切忌涉及许多问题使患者无头绪。

在治疗的前2h，患者状况较好，是交谈的最佳时机。第3个小时后由于除水等原因患者会出现血压改变而引起不适，影响患者的体力和情绪。要观察患者个体的特殊性，掌握最佳教育与管理时机。

三、血液透析患者日常治疗安排

（一）患者常规治疗排班表制作

1.患者排班规则

（1）根据医师对患者的治疗计划进行安排。

（2）照顾患者特殊情况，如工作或不可回避的家务（如照料小孩）等，有需要必须使用的时间。

（3）如血液净化中心配备接送患者班车，居住在同一范围的患者，尽量安排在同一治疗时间段，既方便工作又可降低成本。

（4）排班的频率每周排1次非常紧促，班次改变常来不及通知患者使工作被动；每个月排1次对应经常变动的患者情况和工作情况，使治疗排班表改动太多，使班表较混乱易于出错。一般患者较多的治疗中心，每个月2次较为符合工作规律，即排双周治疗表。

2.患者排班表模式　常规治疗患者2周透析治疗排班表模式举例见表9–7及表9–8。

表9–7　第1周排班

周一（9月1日）	周二（9月2日）	周三（9月3日）	周四（9月4日）	周五（9月5日）	周六（9月6日）	周日（9月7日）
a	b	a	b	a	b	
c	d	c		d	c	
e	f	g	e	f	g	

表9–8　第2周排班

周一（9月8日）	周二（9月9日）	周三（9月10日）	周四（9月11日）	周五（9月12日）	周六（9月13日）	周日（9月14日）
a	b	a	b	a	b	
d	c	d	e	c	d	
e	f	g	e	f	g	

注：排班表中患者每周治疗次数说明：①每周透析治疗3次者的安排（表9–7，表9–8a、b）：周一、周三、周五，或者周二、周四、周六；②每周透析治疗2次者的安排（表9–7，表9–8e、f、g）：周一、周四，或者周二、周五，或者周三、周六；③2周透析治疗5次者的安排（表9–7，表9–8c、d）：第1周：周一、周三（周四）、周六，第2周：周二、周五；或者第1周：周二、周五，第2周：周一、周三（四）、周六；④如果患者增多可以开展上、下午两班治疗，同样安排，多容纳1倍患者数量。

表9–7，表9–8排班的方法既可以将患者治疗次数均匀安排，有利于患者掌握和身体适应，又能在最大限度地将患者安排进来，最终达到饱和。只是在周三或周四时，患者治疗人数会减少，尽量将患者排在一天，可以安排护士休息，以做到人员的合理配备。

（二）特殊患者特殊护理任务的治疗安排

1.抢救患者的安排　一般在三级甲等大型综合医院常备有1～3张设备单元待用，以备急救之需，人员可以临时调配。

2.特殊患者治疗的安排　特殊患者的治疗常需要进行使用物品与设备的准备，在物品齐全准备充分后，可以安排在护理组中进行。在人员安排上由于是特殊治疗需要特殊操作技术，往往人员需要调整并要权衡被抽调组中的技术力量。

这些特殊情况的具体安排，应当根据工作的具体情况而定。

3.特殊工作安排　在三级甲等医院或教学医院经常有科研课题、药物临床应用观察、临床医疗护理问题或项目的观察等科研任务，需要实施某种治疗或留取血液标本进行检验。一般情况下根据需要将患者分组，把条件入围的患者按透析治疗日划分为如：A组周一、三、五，B组周二、四、六，便于观察、治疗、检验、集中运作。

4.特殊日期的利用　对于特殊项目的检查如肿瘤筛查每年1次的，如可以选择患者的生日来做，就不会有遗漏的情况。如果一时性的成批大量的留取标本，还有需要与相关科室商量的问题。

由于血液透析的特殊性，对血液透析患者的管理不仅仅是对患者躯体方面的疾病的管理，如预防长期合并症与短期合并症等的护理管理，还应当从社会、心理方面进行全方位的管理。血液净化护理的精髓不仅仅是为了延长患者的生命，而是在医护人员精心护理下，使他们能够像健康人那样圆满幸福的生活，使患者在治疗之外能够有更健康的生活，能够走好今后的透析之路。这些为透析护理专业提出了新的探讨和课题，激励护士在实施这些护理工作当中，不断地学习和掌握理论并用于指导实践，不断地总结提高和完善护理计划，不断地在脚踏实地护理工作中，提炼出自己的规范化、具有普遍性的、实用的、不是形而上学的、完整的血液透析护理管理，为后人留下成功的经验。

参考文献

宋岩,2002.慢性透析患者脑血管并发症的研究进展.中国血液净化,4(1):51,52.

王质刚,2003.血液净化学.2版.北京:北京科学出版社:604–619.

余华,2004.慢性血液透析患者死因分析.中国血液净化,6(3):331,332.

第10章 血液透析患者的营养管理

第一节 营养管理概况

随着血液透析疗法的广泛开展及医疗保障的日趋完善，血液透析患者在逐年增加；透析设备技术不断进步、透析器的不断改良及透析质量的逐步提高，使透析患者生存年限逐渐在延长，提高患者的生活质量和与之相关的营养问题越来越引起广泛的关注。

慢性肾功能不全患者，在导入透析治疗之前的保守治疗期，由于肾功能障碍使代谢产物在体内潴留并对各个脏器进行损害，需要严格控制饮食和蛋白质摄入量，为减轻心脏负担特别是要对食盐和水分进行限制。患者进入透析治疗以后根据治疗原理和特点，需要补充营养，对营养指标进行调整，如增加蛋白质的摄入量，并且饮食限制与管理将伴随患者一生。同时，伴随透析治疗的进行，患者尿量会逐渐减少，使控制水、钠摄入量逐渐变得严格，患者易产生抵触情绪，使得饮食管理工作难以开展。为了预防透析合并症的发生并使这项工作进行顺利，我们需要有计划有步骤的护理运作和管理，根据患者进入透析治疗后的特点和产生的问题有针对性地进行指导，一步步把患者纳入饮食管理计划。

饮食管理对长期维持性血液透析患者非常重要，关系到患者在接受透析治疗后，如何预防合并症和提高生活质量，能否回归社会和是否有恢复工作的体能，关系到患者今后生存及预后的方向。饮食管理这项工作在目前仍然缺乏营养师参与管理和指导，许多工作有待完善，为了患者今后更好的生存，饮食管理已经成为护理工作不容忽视的任务。

一、营养不良表现

透析患者营养状况不容乐观，患者在接受血液透析治疗的同时，体内氨基酸等小分子营养物质也会丢失。透析治疗清除代谢产物以后，随着患者症状得到缓解，活动量增加又造成营养物质的消耗，并且高氮质血症的减轻，代谢亢进造成的负氮平衡加之营养摄入不足，使透析患者普遍存在着营养不良问题。营养不良的发生致使透析合并症患病率高，增加了患者死亡危险系数。据报道，国外维持性血液透析患者轻至中度营养不良占33%，重度营养不良占6% ~ 8%；国内研究结果显示营养不良发生率达53.6%，其中轻至中度占39.3%，重度为14.3%，远高于国外。患者的营养不良状态促进炎症反应，增加患病危险度，促进了动脉硬化，影响到透析患者长期存活率与生存质量。因此对透析患者的饮食管理至关重要，已囊括在我们护理工作范围并成为不容推辞的工作内容及责任。透析患者营养不良主要表现如下。

1.人体测量指数的降低　体重指数（BMI）降低；肱三头肌皮褶厚度、肩胛下角皮褶厚度减少；上臂围减少等显示肌肉、脂肪含量的减少。

2. 钙磷代谢异常　其异常状况得不到很好的纠正，还会存在骨钙异位沉着及身高的降低。

3. 血清蛋白质异常　如白蛋白、转铁蛋白等浓度的降低。

4. 血浆氨基酸浓度的改变　必需氨基酸减少；非必需氨基酸浓度增加。

二、营养不良原因

（一）血液透析患者自身因素对营养状态的影响

1. 营养物质缺乏

（1）营养物质摄入不足的原因很多，主要由于患者慢性肾衰竭，代谢产物在体内潴留，尿毒素对消化系统的损害所产生一系列症状如恶心、呕吐、食欲缺乏等，使患者蛋白质、热量长期摄入不足。

（2）在非透析治疗过程中，限制蛋白物质的摄入量使得营养不良加重。同时代谢产物在体内潴留堆积形成酸中毒，使内分泌发生紊乱，阻碍了体内蛋白质的合成，造成糖、脂肪、蛋白质代谢紊乱。

（3）透析患者服用某些药物，如口服铁剂、含铝或含钙的磷结合剂、抗生素等对胃肠道产生刺激均影响食欲。

（4）精神因素，如经济问题、工作问题或家庭问题，对疾病的恐惧等均造成食欲减退，妨碍营养物质的摄取。

2. 营养物质消耗　由于营养不良易发感染等并发症造成高分解代谢，增加了体内营养物质消耗。病情好转患者活动量增加但饮食管理差，营养摄入不足，发生负氮平衡。

（二）血液透析治疗相关因素对患者营养状态的影响

1. 透析治疗中营养物质的丢失　不同类型透析器的膜材料、面积、性能不同，清除物质的量也有所不同。高通量透析膜如聚砜膜、聚甲基丙烯酸甲酯膜等因膜孔径大，能够清除中分子，对营养物质的丢失量比低通量透析膜要更多。如果血液透析治疗5h，使用普通透析器一般丢失氨基酸5 ~ 8g及肽类4 ~ 5g，透析器与回路内的残余血量约丢失40ml（约8g蛋白质），并且丢失水溶性维生素及微量元素，如锌等。

2. 透析不充分，影响营养物质摄取　因为透析疗法的目的是替代肾部分功能，是为了清除体内代谢毒素。经过充分透析在纠正了患者代谢性酸中毒及电解质紊乱后，消化道症状会随之减轻或消失，食欲会得到改善，患者进食量会增加，营养状况会好转。透析是否充分不仅要看患者症状的改善，还有以透析指标作参照。

病情稳定的慢性维持性血液透析患者的尿素清除指数（KT/V）应达1.2 ~ 1.3，蛋白分解率（PCR）达1.1g/（kg·d）以上，透析前尿素氮（BUN）达21.4mmol/L（60mg/dl）以上，才能保证患者较好营养状态，减少并发症发生和降低病死率。

如果每周治疗＜10h，透析不充分使有害物质在体内潴留，则患者症状不能得到纠正，营养状况也不能得到改善。

3. 透析的不良反应增加营养物质消耗　患者在透析中对乙酸盐透析液的不耐症、透析失衡、血压过低均会发生恶心、呕吐并影响患者食欲，减少营养物质的摄取，并造成脂肪氧化和蛋白质的消耗。

4.血液透析器性能及设备有关因素对营养状态的影响　由于透析器不能完全替代肾，不具备肾的生理功能，因此对需清除的代谢产物无选择性，仅依赖半透膜上的孔径大小来筛选清除不同分子质量的物质，因而被清除的代谢产物主要为小分子和部分中分子物质。同样营养物质分子质量符合半透膜上孔径大小的部分，也会通过半透膜被同时清除。

在透析治疗中透析用水质量发生改变，水处理设备发生问题等，或透析设备消毒后消毒液冲洗不彻底，在患者接受治疗时使患者体内产生毒性反应等诸多问题均会增加营养物质的消耗。

三、营养不良危害

营养不良对慢性血液透析患者造成危害，如尿素清除指数（KT/V）＜1.0，蛋白分解率（PCR）＜1.0g/（kg·d），时间平均尿素氮浓度（TACurea）＜17.8mmol/L（50mg/dl），甚至出现低磷、低钾、低血清白蛋白血症（＜35g/L），低体重（BMI＜18），贫血（Hct＜25%）等营养不良表现。患者食欲差、免疫功能低下，易发生感染等并发症，甚至导致病死率增高。

长期血液透析患者的治疗与营养管理不善，患者还会出现心血管并发症、透析性骨病及神经病变等。

第二节　营养管理内容

一、饮食管理原则

慢性肾衰竭患者在导入透析治疗同时，应当纳入饮食管理，在饮食疗法的支持下，顺利渡过透析诱导期，平稳进入慢性维持期。在饮食指导下使患者建立适应透析治疗的自我管理行为，自觉进行饮食管理，预防合并症的发生。

（一）饮食管理指标

饮食管理指标见表10–1。

表10–1　血液透析患者饮食管理指标

项目	指　标
总热量	125.52 ~ 146.44kJ（30 ~ 35kcal）/（kg*·d）
蛋白质	1.0 ~ 1.2g/（kg*·d）
食盐	0.15g/（kg**·d）每残余尿量100ml可增加0.5g/d
钾	1.5g/d
饮水量	15ml/（kg **·d）可增加残余尿量的部分（ml）
钙	600mg/d
磷	700mg/d

注：*标准体重；**现体重（dryweight，D.W）。

（二）营养管理指标应用

1.摄取的热量可随着患者的胖瘦增减，按体重计算热卡和根据患者具体情况如活动量等因素采用高值或低值。

2.三大营养素比例分配为：糖55%，脂肪25%，蛋白质20%。

3.糖大多为复合糖。

4.脂肪摄入中，饱和脂肪酸、一价不饱和脂肪酸与多价不饱和脂肪酸比例为1∶1.5∶1。

5.饮水量包括饮食中的汤、粥和饮料。

二、饮食管理内容

（一）总热量

1.热量摄入原则　总热量是人体摄入的三大营养物质，包含糖、脂肪、蛋白质等所有食物氧化分解所产生的总热能。摄取足够热量可以防止机体消耗自身的脂肪和蛋白质而引起的负氮平衡，人如果不吃饭会很快消瘦下来就是这个道理。没有足够热量的供给，机体将代谢蛋白质作为热量来源，蛋白质的消耗又会使血中尿素氮等代谢产物增高，从而加重肾负担，加重肾衰竭患者代谢毒素在体内的滞留。代谢产物在体内积蓄多了，不仅对各个脏器造成损害，最终导致营养不良。血液透析患者摄取足够热量，是为了避免机体消耗蛋白质，防止引起的负氮平衡。

国内学者认为血液透析患者基本总热量是146.44kJ/（kg·d）[35kcal/（kg·d）]，轻度体力活动下为146.44～167.36kJ（35～40kcal）/（kg·d），对高分解代谢亢进的感染患者热量应达到188.28kJ（45kcal）/（kg·d）。日本肾脏学会营养委员会对透析5年以上稳定的慢性透析患者52人进行调查，这种调查是以透析日为中心，含前后各1d的3d平均量。摄取热量的调查结果是：男性（8893.5±1679.0）kJ（2125.6±401.3kcal）/d，女性（8349.59±2445.96）kJ（1995.6±584.6kcal）/d，总结为146.44～167.36kJ（35～40kcal）/（kg·d）。

总热量中三大营养素糖类占总热量的55%～60%。蛋白质占总热量的15%～20%。脂肪占总热量的25%～30%，这样的比例对透析患者才更为合理（图10-1）。

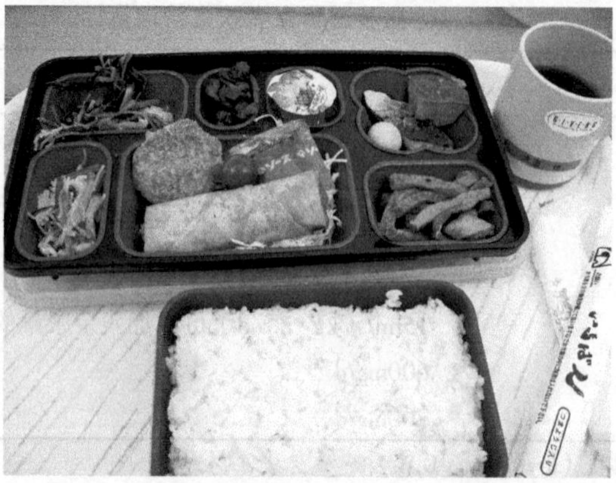

图10-1　日本富田病院为患者准备的透析饮食

有些血液透析患者在治疗一段时间后逐渐消瘦，体重减轻，都是因为热量摄取不足造成的脂肪与蛋白质的消耗。补充足够的热量对保持体重，维持体力，防止蛋白质的消耗，维持组织的修复非常重要。对于消瘦低营养状态的透析患者，在保证充分透析的前提下，热量的摄入应当保证每日146.44kJ（35kcal）/kg体重。肥胖患者及糖尿病患者在使用药物胰岛素配合下，也应达到每日125.52kJ（30kcal）/kg体重，才能维持患者营养状态。

老年透析患者的营养状态堪忧，营养不良的发生与热量摄入不足有关。长年养成的生活习惯难以适应并依从透析生活中饮食管理原则，且牙齿缺如、消化功能差等多种原因导致热量摄取不足，成为老年患者营养管理中的最大问题。在老年透析患者和糖尿病患者中，营养管理不到位，患者处于低营养状态。长久下去，生存年限往往低于5年。笔者曾做过透析患者5年内死亡原因分析，高血压肾损害病例中死于全身衰竭[营养不良–炎症–动脉粥样硬化综合征（MIA）]者占25%；糖尿病肾病患者死于MIA者占36.84%、感染占15.79%，均显示与营养不良相关。透析患者摄入足够的营养，是迈入健康的第一步。

2.摄入热量的计算方法

（1）不参加工作患者1日所需热量见图10–2。

（2）参加工作的透析患者1日所需热量见图10–3。

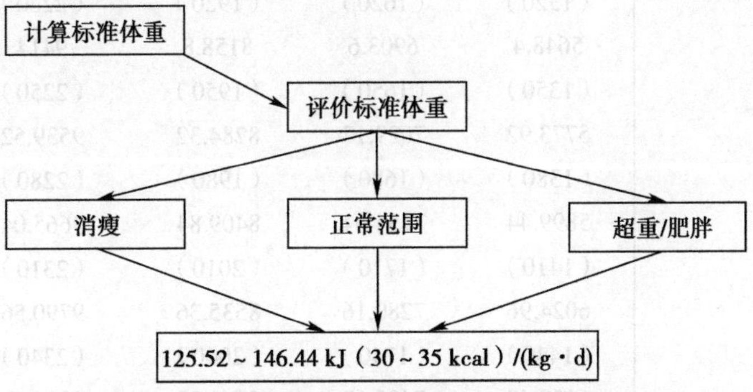

图10–2　不参加工作血液透析患者1日所需热量

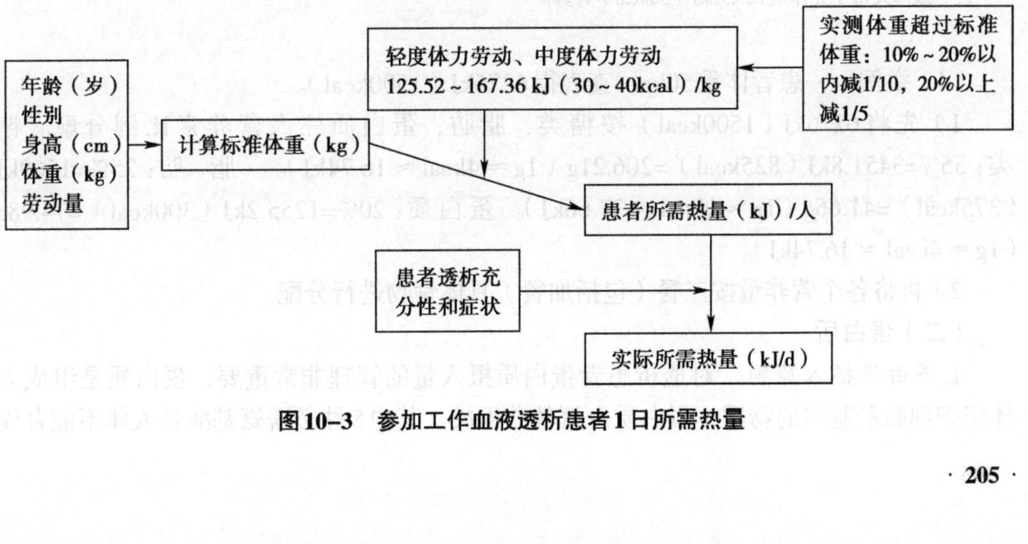

图10–3　参加工作血液透析患者1日所需热量

得出每日实际总热量后，先按糖、脂肪、蛋白质的比例进行计算分配，然后按患者的饮食习惯在三餐中进行分配。

（3）血液透析患者1日基本热量表：为方便工作，制作了最低标准热量表（表10–2），供参考。

表10–2　血液透析患者1日基本热量表

所需热量[kJ(kcal)] 体重（kg） 体重增加值（kg）	40	50	60	70	80
0	5020.8（1200）	6276（1500）	7531.2（1800）	8786.4（2100）	10 041.6（2400）
+1	5146.32（1230）	6401.52（1530）	7656.72（1830）	8911.92（2130）	10 167.12（2430）
+2	5271.84（1260）	6527.04（1560）	7782.24（1860）	9037.44（2160）	10 292.64（2460）
+3	5397.36（1290）	6652.56（1590）	7907.76（1890）	9162.96（2190）	10 418.16（2490）
+4	5522.88（1320）	6778.08（1620）	8033.28（1920）	9288.48（2220）	10 543.68（2520）
+5	5648.4（1350）	6903.6（1650）	8158.8（1950）	9414（2250）	10 669.2（2550）
+6	5773.92（1380）	7029.12（1680）	8284.32（1980）	9539.52（2280）	10 794.72（2580）
+7	5899.44（1410）	7154.64（1710）	8409.84（2010）	9665.04（2310）	10 920.24（2610）
+8	6024.96（1440）	7280.16（1740）	8535.36（2040）	9790.56（2340）	11 045.76（2640）
+9	6150.48（1470）	7405.68（1770）	8660.88（2070）	9916.08（2370）	11 171.28（2670）

注：按每天每千克体重125.52kJ（30kcal）计算。

（4）举例：一患者体重50kg，查表得6276kJ（1500kcal）。

1）先将6276kJ（1500kcal）按糖类、脂肪、蛋白质三大营养素比例分配。糖类：55%=3451.8kJ（825kcal）=206.21g（1g≈4kcal≈16.74kJ）。脂肪：25%=1569kJ（375kcal）=41.66g（1g≈9kcal≈37.66kJ）。蛋白质：20%=1255.2kJ（300kcal）=74.98g（1g≈4kcal≈16.74kJ）。

2）再将各个营养量按三餐（包括加餐）具体食物进行分配。

（二）蛋白质

1.蛋白质摄入原则　对透析患者蛋白质摄入量的管理非常重要，蛋白质是组成人体组织细胞最基本的物质，蛋白质由氨基酸组成。其中8种必需氨基酸是人体不能合成的，必须由向外界摄取来获得，因此蛋白质的过分限制会出现必需氨基酸的缺乏，使患者处于低营养状态，并使血浆蛋白低下，加重患者外周水肿。蛋白质摄入过多也会使血磷浓度增高，加重患者的氮质血症。由于血液透析治疗存在氨基酸等营养物质的丢失，营养不良患者血浆蛋白浓度低下时还会降低在透析治疗中对除水的耐受性。

国内学者认为适当的蛋白质摄入量是1.2 ~ 1.5g/（kg·d），并且应当占总热量的15% ~ 20%，还应根据血磷浓度适当进行调整。日本透析协会营养委员会所做的调查，以透析日为中心含前后各1d的3d合算，透析患者平均1天的蛋白质摄取量显示：男性（74.9 ± 17.9）g/d，女性（67.6 ± 20.9）g/d，实际蛋白质摄取量是1.2 ~ 1.4g/（kg·d）。

在蛋白质的摄取中应当注意蛋白价的问题，食品中的蛋白质种类不同，其蛋白生物价也不相同。血液透析患者在使用普通透析器进行治疗时，由于治疗本身对患者体内中分子物质的清除率较低，使中分子代谢毒素在体内蓄积引发一系列临床症状。为了从源头上控制含非必需氨基酸的植物性蛋白质的摄入，应选择摄取食物中富含必需氨基酸的优质动物蛋白质，如肉、蛋、鱼、禽、奶类，从而减少植物性蛋白质在体内代谢后中分子物质的生成。植物性蛋白质来源于豆类、谷物，应尽量减少豆类食品的摄入。

2.摄取蛋白质量的计算方法　总蛋白质量=标准[1.0 ~ 1.2g/(kg·d)]×标准体重，按得出的总蛋白质量进行饮食选择和三餐分配。

3.血液透析患者1日基本蛋白质需要量　见表10-3（蛋白质基本量表供参考）。

表10-3　血液透析患者1日基本蛋白质需要量表

所需蛋白质（g）/体重（kg）/体重增加值（kg）	40	50	60	70	80
0	40 ~ 48	50 ~ 60	60 ~ 72.0	70 ~ 84	80 ~ 96.0
+1	41 ~ 49.2	51 ~ 61.2	61 ~ 73.2	71 ~ 85.2	81 ~ 97.2
+2	42 ~ 50.4	52 ~ 62.4	62 ~ 74.4	72 ~ 86.4	82 ~ 98.4
+3	43 ~ 51.6	53 ~ 63.6	63 ~ 75.6	73 ~ 87.6	83 ~ 99.6
+4	44 ~ 52.8	54 ~ 64.8	64 ~ 76.8	74 ~ 88.8	84 ~ 100.8
+5	45 ~ 54.0	55 ~ 66.0	65 ~ 78.0	75 ~ 90.0	85 ~ 102.0
+6	46 ~ 55.2	56 ~ 67.2	66 ~ 79.2	76 ~ 91.2	86 ~ 103.2
+7	47 ~ 56.4	57 ~ 68.4	67 ~ 80.4	77 ~ 92.4	87 ~ 104.4
+8	48 ~ 57.6	58 ~ 69.6	68 ~ 81.6	78 ~ 93.6	88 ~ 105.6
+9	49 ~ 58.8	59 ~ 70.8	69 ~ 82.8	79 ~ 94.8	89 ~ 106.8

注：按每天每千克体重1.0 ~ 1.2g计算。

4.对患者蛋白质摄入量的评价　评价患者蛋白质的摄入量是否合适，是从摄入食物中统计出蛋白质含量，并计算出蛋白质中的含氮量（蛋白质的含氮量16%），从尿素氮的出现率计算氮排出量，用摄入氮量减排出氮量看是否达到氮平衡。

（1）尿素氮的出现率（UNA）=尿素氮/（g·d）+体内尿素氮变化/（g·d）

体内尿素氮变化=（BUNf × BWf−BUNi × BWi）× 0.6

式中i.第1天测定结果；f.第2天测定结果；BUN.血尿素氮g/L；BW.体重/kg；0.6.人

体水分占体重比。

UNA高：多显示摄入增加，分解增加；UNA低：多显示摄入减少，合成增多。

（2）氮平衡（NB）计算公式：NB=氮入量－（UNA+粪氮）

式中粪氮=2g/d；NB的绝对值：＜－1为负氮平衡，＞+1为正氮平衡，在－1 ～ +1为氮平衡。

最简便的比较方法是教会患者记录包括透析日在内的3d饮食流水账，根据实际记录内容再对照饮食量表，统计出蛋白质含量后计算出平均每日摄入的蛋白量。

（三）糖类

1. 糖类摄取原则　糖类是淀粉类物质，由淀粉分解而来的，存在于米、面、谷物、薯、土豆……当中。糖类在体内分解代谢的最终产物是二氧化碳和水，因此亦称为“碳水化合物（糖类）。”糖类是人体燃烧获能的主要来源，过多的摄入会增加体内脂肪储量引起动脉硬化，过少的摄入会造成蛋白质的消耗引起负氮平衡加重氮质血症，因而要指导患者适当摄取。

糖类作为热量的主要来源在摄取量上男女间的差别不是很大，据上述日本调查：糖类摄入量3d平均为275g/d，占总热量的50% ～ 55%。国内学者认为应占总热量的55% ～ 60%。

糖尿病肾病患者的糖类摄取量应在专科医师的指导下进行，即使已经处在护理饮食管理之中，也应定期检查血糖指标和接受专科医师的建议，摄取热量达到30kcal/（kg・d）最低标准以维持营养状态。

2. 患者摄取糖量的计算方法　最简便的计算方法是根据患者身高得出标准体重，从标准体重计算出总热量，从总热量中获取糖类需要量，再将糖类需要量按淀粉类食品量表分配到一日每餐中。

以60kg体重的人计算，1d需要总热量8786.4kJ（2100kcal），其中糖类的摄入量不应超过288.68g。

3. 对患者糖类摄入量的评价方法　对患者记录的3d饮食流水账进行统计分类，对淀粉类食物进行计算，根据实际记录内容再对照饮食量表，计算出淀粉含量后得出平均每日摄入的糖量及产生的热卡。

（四）脂肪

1. 摄取脂肪原则　脂肪在热量中占有重要的地位，1g脂肪彻底氧化分解产生37.66kJ（9kcal）热量，它在氧化供能中产生的热量远高于糖类与蛋白质。上述日本调查脂肪摄取量：男性（75.0±29.7）g/d，女性（69.1±23.6）g/d，认为女性少于男性，脂肪摄取量应占总热量的30%。国内学者认为占20% ～ 30%。

近年来，发现长期透析患者存在着的脂蛋白代谢异常引起多方关注，它促进了动脉硬化与心血管合并症的发生。欧洲植物移植学会早在1987年就做过调查，维持透析患者的心肌梗死死亡危险度35 ～ 50岁比同龄健康人高20倍，55岁以上高9倍，显示了透析患者动脉硬化进展的高危性。我国透析患者心血管合并症发生率高，已经居死亡原因的第1位。因此应当积极控制脂肪的过量摄入，特别是长链脂肪酸的摄入。应当按照热量中脂肪的比例原则摄取脂肪，摄取量占总热量的25%更为合适。同时应避免高热量饮食及限制糖类的过多摄入。

2.摄取脂肪中应注意的问题　脂肪在体内代谢过程中分解成脂肪酸，脂肪酸由碳链组成。碳链的分解代谢过程称为脂肪的β-氧化。脂肪β-氧化过程是逐步脱氢→水化→再脱氢→硫解的碳链降解过程。每次氧化过程仅消耗2个碳原子，因而脂肪链越长越不容易被利用，被称为饱和脂肪酸或长链脂肪酸。长链脂肪酸来源于牛油、猪油及巧克力、冰激凌、奶油等食品；中、短链脂肪酸多为不饱和脂肪酸，来自于鸭油、鸡油、鱼油、植物油等物质。透析患者摄取脂肪中饱和脂肪酸、不饱和脂肪酸、多价不饱和脂肪酸食物比例应为1∶1.5∶1。应当尽量摄取含中、短链脂肪酸的脂类食物，减少动物性脂肪的摄取。

3.患者摄取脂肪量计算　从总热量中获取脂肪需要量，再将脂肪需要量按脂肪类食品量表分配到一日的每餐中。如果患者血脂高，应适当减少脂肪摄入量。

以60kg体重的人为例计算，每天需要总热量8786.4kJ（2100kcal）中，脂肪的摄入量不应超过58.32g。

（五）摄入水分与体重控制

1.饮水量控制原则　近年来，疏水性透析膜的开发，使患者的除水比以前更容易些，因此对透析患者水分的摄入量有所放松。但从长期预后的观点来考虑，过多的饮水量会造成患者体内水分的潴留并引起心功能不全，控制透析患者的水分摄取量仍然是患者生活中的重要问题。

国内学者认为理想的水分摄取量为每日1L+1L/尿（L）。上述日本调查结果平均每日量：男性每日（1259.0±360.5）ml，女性每日（1148.6±224.9）ml。透析间期的体重增加间隔1d透析，患者的干体重应控制在3%以内；间隔2d透析患者的干体重应不超过5%的范围。无尿患者饮水量（包括汤、粥、饮料）为15ml/（kg·d），有尿患者饮水量在上述标准附加排出尿的量（详见第8章血液透析患者体液平衡的管理）。

2.患者饮水量的计算方法　血液透析患者最简便的水分摄入计算方法是量出为入，有尿患者与无尿患者对水的摄入量控制限度不同。为便于理解，将无尿患者与有尿患者在1d当中水分的出入及对饮入水限量进行比较，得出患者饮水的限量（表10-4）。

表10-4　1日无尿患者与有尿患者对饮入水限量的比较

无尿患者	有尿患者
出量：①粪便含水50～200ml；②无感蒸发水量850～1200ml；③尿量无；④体内剩余水为饮入水量500～600ml	出量：①粪便含水50～200ml；②无感蒸发水量850～1200ml；③尿量200～1500ml或更多；④体内剩余水与尿量多少有关，无或少量
入量：①内生水200～300ml；②1日固体食物含水量800～1000ml；③饮水量：500～600ml；④不应超过每天每千克体重15ml	入量：①内生水200～300ml；②1日固体食物含水量800～1000ml；③饮水量为尿量+（500～600）ml；④有1500ml尿量可以不控制水

（六）摄入食盐量的管理

1.盐分控制原则　限制透析患者水分摄入量的同时，应该限制食盐（NaCl）的摄入量。钠离子是细胞外的主要阳离子，吸引水分在血管与组织间液中，不仅加重外周组织水肿，并且增加血容量使血压增高，导致心力衰竭的发生。一些透析患者体重增长并不高却发生了心力衰竭，常与患者体内本身有存水又食盐过多有关。盐与水共存相互作用，食用8g盐会吸引1L水分在血液里，血容量增多给心血管增加了负荷，使血压增高。过高的血压使心排血吃力，引发心肌肥厚，心脏逐渐增大。同时患者盐分食入过多，必然引起口渴，造成水分的大量饮入，使体重增加过多，使血液透析治疗中除水量增加，除水速度加快，增加失衡的危险性，给治疗带来困难。因此，限盐是控水的关键。

日本透析协会营养委员会调查盐分摄入量：男性每日（8.0 ± 3.8）g，女性每日（6.7 ± 2.0）g，一般指导量是5 ~ 8g/d，如果血压高对盐的摄入量应取低值。国内学者认为每日1g+2g/尿（L）。应该为患者提供食物含盐量表，劝其选用低盐饮食，如改用无盐酱油或改变烹调的制作方法，增添其他调味料减少食盐的使用控制钠的摄入。

2. 盐分换算方法　如透析患者体重增加2kg（2L水），换算如下：

（1）查透析前后血钠浓度取平均值，如计算后为

140mmol/L，则140（mmol/L）× 2（kg=1L）=280mmol（真正的Na含量）

（2）氯化钠中1g相当于钠17mmol，计算平均值中钠量中的盐是多少：

280mmol ÷ 17mmol/g=16.5g（真正2L水中食盐的量）

（3）如果透析间隔为2d，计算1d的食盐量：16.5 ÷ 2=8.25g/d

通过这样的计算可以大概知道患者1d所进食的食盐量。

（七）摄入钾量的管理

1. 摄入钾量原则　无尿的透析患者摄入过多含钾（K）高的食物会发生心律失常，有生命危险。钾离子（K^+）为细胞内的主要阳离子，参与心肌的兴奋性。正常血钾浓度为3.5 ~ 5.5mmol/L。当患者不控制含钾高的食物的摄入时，过多摄入的钾会在体内血液中滞留积累，在血钾浓度＞6mmol/L时，心电图可见T波高尖的改变，患者会出现心律失常、心动过缓；当血钾浓度＞8mmol/L时，甚至会发生心脏停搏。

日本学者认为一般情况下，每周3次透析，透析液中钾离子浓度为2mmol/L时，1次透析能除去约35mmol的钾，控制钾摄入量每日不应超过1.3g。国内学者认为血液透析患者钾的摄入量每天1.5g，不应超过2g，如果每日尿量＞1500ml，可以不必严格限制。

2. 控制钾过多摄入方法　为患者提供食物含钾量表，提醒患者禁食或少食含钾高的食物。在食物中干果、干蔬菜、动物内脏、水产类含钾量较高，如100g的食物中含钾量：黄豆1503mg，口蘑3106mg，桂圆1348mg；有些食品含钾量不高但进食多了也很危险，如草莓131mg，枣375mg，香蕉256mg等。指导患者根据每日钾需要量查饮食量表，寻找出自己喜欢的食物（或多种食物相加或相减后），其含钾量符合每日钾需要量的食品，再分配到一日三餐中去。

应当指导患者减少食物中含钾量的方法，如在烹调制作时，可将生蔬菜切开洗涤、浸泡或沸水焯后再烹制，使钾在一定程度上丢失一部分再食用更为安全。在有必要的情况下，患者可备降钾药物，指导其在食用蔬菜、水果较多时服用。

由于高血钾对患者有很大的危险性，应指导患者了解高血钾的临床表现和发生高血钾时的应对措施。如患者在食用较多的水果、蔬菜后，发生口唇或指尖麻木、四肢无力等症状时，应及时到医院就诊，以确定血钾含量，避免发生危险。对于高血钾最为有效的紧急处置办法，就是依赖血液透析的清除治疗。

（八）钙、磷摄入量的管理

钙（Ca）与磷（P）是体内最多的无机盐，主要存在于骨骼和牙齿中并构成组织的原料。由于患者肾衰竭后，磷排除障碍滞留于血液中，引起一系列临床症状，因此血液透析患者普遍存在钙磷代谢紊乱的问题。血磷浓度的增高不仅引起皮肤瘙痒还刺激甲状旁腺功能亢进使激素分泌增多，造成骨钙游离出骨进入血液。血钙浓度的增高不仅导致了动脉的硬化，并且钙发生异位沉着，沉积在其他不该停留的部位，如皮下、关节囊腔或组织里，引起局部的疼痛。由此骨质因钙的流失变得疏松易发生骨折，心脏血管因钙的沉着加速了心血管系统的损害。接受长期透析治疗的患者，应当注意钙与磷的摄入量，预防透析性骨病及继发性甲状旁腺功能亢进症等合并症的发生。

1. *钙与磷的摄入原则*　国内学者认为透析患者钙的需要量为1.0 ~ 1.5g/d，磷的需要量为0.6 ~ 1.2g/d。日本学者认为钙的需要量为0.6g/d，磷的需要量为0.7g/d。

根据患者个体情况，鼓励患者进食含钙高的食品，应当注意的是一般含钙高的食品中含磷量也高，活性维生素 D_3在肠道被吸收的同时，磷的吸收量也会增加。还应当注意在限制磷摄入的问题上，磷的限制又必然会导致蛋白质摄入量的减少，方法不当会造成患者营养缺乏。透析患者每日蛋白需要量为1.0 ~ 1.2g/（kg·d），含磷920 ~ 1120mg，使患者磷摄入量远高于标准。因此，应注意到食品中的含钙与磷物质的比例，如鸡蛋和牛奶中的钙、磷比例比较低。

2. *钙、磷摄入方法*　既要保证营养又要减少磷的摄入量，除了饮食上的控制以外。督促患者在医师指导下遵医嘱服用磷结合剂非常重要。在我国目前使用含钙的磷结合剂较多，在饮食上已有了为透析患者专用的低磷奶粉，并且已经上市。

在钙、磷的控制问题上，更为重要的是指导患者遵从治疗计划，并遵医嘱适时服用活性维生素 D_3制剂和降磷制剂。医师会根据患者体内甲状旁腺激素水平的高低调节钙剂及降磷药物，维持钙磷平衡为患者提供更适合个体状况的建议。

（九）水溶性维生素的需要量

长期维持性血液透析患者因透析治疗丢失水溶性维生素，特别是在血液滤过及高效透析时丢失的水溶性维生素更多。不及时补充维生素可以出现水溶性维生素的缺乏，降低患者机体抵抗力。同时透析患者由于食欲差和饮食限制造成维生素的摄入不足，再加上尿毒症产生的代谢产物的毒素作用，阻碍了维生素的吸收；因此透析患者普遍存在水溶性维生素缺乏的问题。

一般血液透析患者水溶性维生素的每日需要量见表10–5。

表10–5　血液透析患者水溶性维生素日需要量

项目	需要量（mg）
维生素C	60 ~ 100
叶酸	>1.0
维生素 B_1	1.5
维生素 B_2	1.7
维生素 B_6	10
维生素 B_{12}	0.006

要指导患者遵医嘱服用维生素类药物，适当地补充水溶性维生素。

三、饮食方案（1日参考案例）

现将血液透析患者1日饮食量的计算和分配方法详细举例进行说明，仅供参考。以患者60kg体重的血液透析患者为例，计算1天营养量。

（一）根据标准计算

1. 营养标准

（1）热量：125.52kJ（30kcal）~ 146.44kJ（35kcal）/（kg·d）。

（2）蛋白质：1.0 ~ 1.2g/（kg·d）。

（3）钙：1.0 ~ 1.5g/d。

（4）磷：0.6 ~ 1.2g/d。

（5）盐：2g/d。

（6）钾：1.5g/d，每天不超过2g。

2. 患者60kg体重需要量

（1）需要热量：7531.2kJ（1800kcal）[30kcal/（kg·d）]。

（2）需要蛋白质摄入量：60g[1.0g/（kg·d）]。

（二）具体分配方法

1. 糖类（淀粉类）

（1）米饭330g：热量2008.32kJ（480kcal），蛋白质8.4g，磷100mg，钾80mg。

（2）面包片90g：热量1004.16kJ（240kcal），蛋白质7.8g，钙30mg，磷60mg，钠480mg，钾80mg。

（3）小麦粉20g：热量334.72kJ（80kcal），蛋白质1.8g，钙10mg，磷10mg，钾20mg。

（4）土豆50g：热量147.36kJ（40kcal），蛋白质1.2g，磷30mg，钾220mg。

（5）苹果100g：热量251.04kJ（60kcal），磷10mg，钾120mg。

2. 蛋白质（肉、蛋、奶、鱼类）

（1）鸡肉70g：热量585.76kJ（140kcal），蛋白质12g，磷100mg，钠40mg，钾140mg。

（2）鱼肉60g：热量251.04kJ（60kcal），蛋白质11.4g，钙20mg，磷110mg，钠120mg，钾220mg。

（3）鸡蛋50g：热量334.72kJ（80kcal），蛋白质6g，钙30mg，磷100mg，钠80mg，钾60mg。

（4）牛奶90g：热量251.04kJ（60kcal），蛋白质2.4g，钙90mg，磷80mg，钠40mg，钾140mg。

（5）豆腐60g：热量167.36kJ（40kcal），蛋白质4.2g，钙70mg，磷50mg，钾60mg。

3. 脂肪（动、植物油类）植物油20g：热量753.48kJ（180kcal）。

4. 富含维生素与电解质食品（蔬菜、水果类）

（1）菠菜30g，倭瓜20g，胡萝卜20g，荷兰豆10g（有色蔬菜类）热量167.36kJ

（40kcal），蛋白质1.8g，钙40mg，磷40mg，钾400mg。

（2）圆白菜15g，黄瓜10g，白萝卜30g，洋葱头20g，西红柿15g，辣椒10g：热量83.68kJ（20kcal），蛋白质1.2g，钙20mg，磷30mg，钾220mg。

5.调味食品

（1）芝麻2g（一小勺），热量83.68kJ（20kcal），蛋白质0.6g，钙20mg，磷10mg，钾5mg。

（2）干香菇2g（中等大小1个）：蛋白质0.6g，磷10mg，钾40mg。

（3）紫菜1g：蛋白质0.6g，磷10mg，钾20mg。

（4）砂糖10g：热量167.36kJ（40kcal）。

（5）辣酱6g：热量83.68kJ（20kcal），蛋白质0.6g，钙10mg，磷10mg，钠280mg，钾20mg。

6.其他（作为热量的补充使用）　米面中糖类35g，植物油10g：热量920.48kJ（220kcal）。

（三）总结

从上述食物中总计可获得如下营养：总热量7595.24kJ（1820kcal），其中糖248.3g，脂肪56.2g，蛋白质60.6g；钙340mg，磷760mg，钠1040mg，钾1845mg。钙、磷摄入量根据检验结果由医师指导进行。

（四）注意事项

1.患者的血钠浓度应维持在140mmol/L左右，根据患者血压的高低、体重增长程度，按医师的要求可适当减少钠的摄入量。

2.患者的血钾浓度应维持在3.5～5.5mmol/L，血钾过高的摄入会发生心律失常，甚至有心脏停搏的危险，患者应按饮食量表严格控制。在热量摄入不足情况下，机体消耗自身组织氧化供能，也会使血钾增高，应当引起注意。

3.血磷浓度超过正常值时，应当注意控制高磷食物的摄入，按治疗计划服用药物减少磷的吸收。同时避免大量饮酒，防止由于体内乙醇含量过高影响钙的吸收，使血磷浓度增高。

4.血脂超过正常值时，应注意控制脂肪含量高的食物的摄入。植物油与动物油比例为2∶1。

患者食物的选择可以查询食物含量表，见附录A。

第三节　营养管理的实施方法

血液透析患者的饮食管理工作分为资料收集、状况评估、制订计划、具体实施、总结评价。资料收集的工作可以集中在新患者初来时和检验日，当资料收集完整后进行患者状况评估。有条件的情况下应当在取得营养师的营养处方后制订营养指导计划，制订的营养指导计划应当是护理小组共同讨论确定的结果。具体实施营养指导及患者营养状况评价工作，应当充分利用患者来院的有限时间抓紧进行。总结和修正营养指导计划应当是在观察过患者意识形态和行为的改变之后，并根据患者各项检验结果评估营养指标，在听取营养师建议和护理查房之后进行。护士进行营养指导，管理的患者人数可根据工作状况及管理者能力而定。

一、收集和整理各种检验结果及相关资料

收集资料是进行营养指导的第一步，只有资料收集完整真实才能对患者有准确和全面的评估。方法如下。

（一）资料收集

1.患者临床检验及物理检查的收集　收集透析患者所有的血液检验和物理检查结果并加以整理，是了解患者身体状况的重要资料，也是正确评估患者营养状况的客观依据，应当注意收集、准确无误。收集项目如血糖、血脂、血浆蛋白（白蛋白、前白蛋白、转铁蛋白）、胰岛素水平、BUN、Cr、K、Na、Ca、Pi、Hb、Hct、iPTH、β_2微球蛋白等。X线胸片的心胸比、心电图等检查。通过对历次的检验结果进行比较和记录，可以了解患者一段时期内的营养状况，有无贫血、感染，有无心脑血管合并症发生的危险性。

2.掌握医疗计划　了解医师对患者个体的治疗计划和对患者机体代谢紊乱调节的情况，了解患者目前用药及药理作用。

3.掌握患者饮食状况　了解患者饮食习惯与爱好，目前食欲好坏，有无消化系统症状。

4.了解患者一般情况　在病情允许的情况下，对患者进行人体测量和体重测量。了解患者身高体重、营养状况，了解病情变化，血压、心率、体温等及有无感染、外周水肿及体液超负荷等情况。了解患者精神状态，经济状况，家庭状况，了解患者对疾病和对饮食疗法的认识，分析家庭社会对患者的支持与影响。

完整的资料收集和整理可以帮助制订相应的饮食管理和指导计划，及时发现制订营养管理计划和实施措施中存在的问题，为更好地进行患者饮食指导提示方向。

（二）收集信息应注意的问题

1.及时收集　时间的拖延会失去施为时机和丢失信息，以前的结果不能反映现实情况，应当收集近期信息。

2.及时整理　保持对患者的完整了解，便于评价患者营养状况，寻找护理问题，不片面地制订饮食指导计划。

3.了解相关化验的目的意义　了解相关化验有针对性地进行分析，对护理工作有指导意义。例如，当机体营养缺乏时，许多在肝合成后被分泌到血液中的蛋白质会减少。检测血液中蛋白质浓度，对了解体内蛋白质代谢有一定可靠性。白蛋白在肝细胞内由一系列前体提供合成，并在合成后全部分泌到血液中，正常血清中浓度为35～45g/L。血浆中白蛋白降低时，提示内脏蛋白质的消耗。但其半衰期长为20d，且肝能改变其合成速度，故在蛋白质营养低下时，血浆中白蛋白水平不会骤然下降，不能及时地反映患者营养低下。比白蛋白反应更为灵敏的是白蛋白的合成前体，称前白蛋白，其半衰期较短，为12h。在短期内一些可能不会引起白蛋白水平下降情况下，前白蛋白可见近期反应。了解各项检查的意义，使工作更具主动性和目的性，避免盲目性。

（三）资料收集频率和方法

1.收集资料的频率 一般为血液相关检查、心电图等，3个月1次；影像学检查如胸部X线片、B超、骨密度为6个月1次；肿瘤普查1年或半年1次。也有因费用等问题延长检验时间的。

2.资料收集方法的两种形式

（1）纸质文件：把患者各种化验单按常规分门别类的整理好，并粘贴整齐回归患者病历，保持原始资料的完整性。

（2）电子版：把患者各种化验、检验按项目录入电脑，可以编程或在Excel下进行整理做表。便于统计、管理和进行比较，工作中使用非常方便，信息化管理使工作变得省力快捷，而这种快捷来自于日常资料不断的积累。

二、营养指导的方法

（一）工作分工与时间的利用

从护理方面对患者进行饮食管理，是大量而复杂的较为陌生的工作，有许多相关因素影响工作质量或进展。

1.护理专业方面

（1）虽然已经了解透析患者营养状况，知道营养指导对患者的重要性，但对营养专业方面的知识大多较为缺乏，需要充电再学习，并且缺乏营养专家对这方面的专著作为指南和借鉴。

（2）从书本上查到的宣教内容大多是原则，具体的知识内容、工作方法需要大量的时间查找和自己制订，需要费时费力使用工作以外的时间来制作和整理教育所使用的资料。

（3）营养指导这项工作始终没有纳入工作日程，需要在做完治疗和常规护理等工作之后寻找时间见缝插针地进行。

（4）实施指导的过程中根据透析患者的特点需要适时、得当，投其所好，必须知晓问题的灌输等多种技巧灵活运用，护理基层缺乏教育方式方法的再学习和进行技术交流的机会。

2.患者方面

（1）年龄、性别、文化程度等影响患者对营养指导的接受能力。

（2）病情变化、合并症等患者身体状况影响教育时机。

（3）经济状况、家庭状况、心理状态均影响患者对饮食指导工作的态度。

面对困难如何在繁忙的护理工作中对患者逐个进行饮食指导，既需要有高度责任心和工作能力来完成很大的工作量，又需要讲究工作方法和效率，将共性与个性分开，分批分期，有计划、有目的地进行；还要有事先安排或适时抓住时机，省时省力地将工作做好。所有这些都需要根据工作的具体情况来安排进行，脱离工作实际的预想和计划是不可能完成的。

（二）具体指导的方式

营养指导是健康教育工作的一个重要组成部分，饮食指导的方法应当按照健康教育的原则和方法来进行，具体实施办法也应当按照健康教育中的护理教育实施程序来运作（详见第12章血液透析护理健康教育）。

简要介绍营养指导，一般采用集体教育与个体指导有机结合的办法。集体教育是将透析饮食疗法的基本原理及治疗的具体方法进行讲授，如介绍对疾病的认识、透析有关知识、饮食疗法的重要性、饮食限制的指标、检验值的介绍及具体操作的方法等。这些应由医、护、营养师共同担当。个体指导是掌握患者的具体情况、检验结果，根据饮食疗法的计划、患者饮食习惯等进行个别指导，包括饮食内容的要点说明。具体做法如下。

1.分类指导　将患者分成透析诱导期和维持透析期，就共同须知的问题分别分类进行指导教育。

2.集体教育　将患者均需知晓的问题用讲座、座谈、壁报、宣传材料等方式进行集体教育。

3.个体答疑纠错　对患者个体问题进行个别指导、讲解、问答、答疑形式进行教育，纠正错误认识。

4.指导按护理程序　有的放矢地制订集体教育计划和个体营养指导方案，应按照护理工作程序：状况评估→制订计划→计划实施→效果评价→修正计划这样来进行。

三、营养指导类目

饮食疗法会伴随透析患者的一生，因此对患者进行饮食指导首先应当使患者明确饮食限制的目的，使患者心甘情愿地接受这种指导，自觉进行饮食管理，在科学饮食和透析治疗的扶助下预防合并症的发生，步入带病健康生活的理想人生轨道。教育项目如下。

1.人工肾的治疗原理与肾替代疗法。

2.血液透析治疗中患者的除水问题。

3.什么是血液透析患者的干体重？保持干体重的重要意义及维持干体重的方法。

4.血液透析患者为何应当注意限制饮食。

5.血液透析治疗的饮食限制是合理搭配科学饮食。

6.血液透析患者摄取总热量的问题。

7.血液透析患者三大营养物质（糖、脂肪、蛋白质）的摄入量。

8.血液透析患者应摄入多少克食盐（NaCl）。

9.血液透析患者对含高钾（K）食物的限制意义和方法。

10.血液透析患者对食物中钙（Ca）磷（P）摄入量的限制。

11.血液透析患者为何需要补充水溶性维生素。

12.血液透析患者如何面对透析治疗和饮食限制带来的压力。

13.血液透析患者饮食控制方法。

14.常用一些检验值的阅读与饮食的关系。

15.透析饮食制作。

以上内容是一些患者必须知道、掌握和理解的问题。由于医务人员与患者间存在着医学知识拥有上的不对等，因此在宣讲时应当注意深入浅出、通俗易懂，达到被教育者无论文化水平高低都能听懂的境地，才达到目的，才是最佳教育。

四、营养管理中常见问题及护理措施

（一）患者对饮食疗法持拒绝否定态度

1. 问题　患者或家属认为“病得这么严重，活不了几天”“只是活一天算一天，还管吃什么不吃什么”，这常是新透析患者的普遍心理。

2. 护理措施

（1）建立患者生存信心，告知患者靠肾脏替代疗法也可以像健康人一样的生活，问题的关键是控制饮食、遵从治疗、很好地进行自我管理，进入良性循环的轨道。

（2）使患者明白透析治疗原理，知道一定要进行饮食方面限制的重要意义，以及如何进行饮食管理的方法，使患者变被动为主动。

（3）必要时请心理医师协助治疗。

（二）患者多年养成的生活习惯难以改变

1. 问题　多数患者偏嗜咸菜等腌制食品、嗜浓茶等不良习惯引起的多饮导致患者体重增多，血压增高难以控制及心力衰竭的发生。

2. 护理措施

（1）及时发现问题，给患者讲清楚限盐限水的重要性，控制体重增长。隔1日透析时，体重增长不应超过干体重的3%，隔2日透析时，体重增长不应超过干体重的5%。避免患者过多摄入盐分和大量饮水，使体液大量增加和透析治疗时大量除水，这种体液负荷影响心血管系统。

（2）改变患者的不良习惯需要医务人员与家属的良好配合，长时期的积极互动，对家属进行相应的教育使其成为积极配合工作的帮手。

（3）指导患者及其家属透析饮食制作方法，在减盐同时增加其他调味料，改变患者饮食视觉和味觉。

（三）患者自我管理进入误区

1. 问题　有些患者为了限制体重增长就少吃多喝，看起来体重增长是在范围之内，实际上营养摄取不足，从近期来看患者没有什么问题，经过一段时间患者不仅心血管系统因长期不能减负发生问题，而且身体还会因为营养物质摄取不足发生营养不良。久而久之心脏过度疲劳而增大了，营养补充低于消耗，人消瘦了，抵抗力降低了，合并症出来了，最终逐渐进入不良循环，影响患者的长期存活率。

2. 护理措施

（1）注意观察患者各项透析指标和营养指标，加强对患者各方面的管理，如血压、体重、除水量、透析治疗状况等，及时发现问题及时纠正。

（2）告诉患者正确营养的方法，使之记住“吃好、喝少”原则。及时补充营养，防止和减少合并症发生及危害，纠正不正确的摄取营养思想和不良生活习惯，提高患者自我管理的自觉性。

（3）加强除水使患者的体重回落到干体重。

（4）充分调动患者的主观能动性，并取得家属的积极督促和配合。

（四）不理解透析饮食限制是合理搭配、科学饮食

1.问题　常有患者认为“体重长的不多就可以想吃什么就吃什么”，根据自己的生活习惯还有嗜好随意进食，特别是有些患者偏爱如豆腐、豆制品之类的食物，并且大量食用。从代谢机制来看豆类植物蛋白含非必需氨基酸，在机体代谢过程中的最终产物是中分子物质，在透析治疗中不易被普通透析器清除，因此在体内逐渐积蓄并导致患者透析合并症的发生，如烦躁、夜不能寐、下肢不宁综合征等。合并症的出现不仅增加了患者的痛苦和治疗费用，又影响了患者的生活质量，成为加速死亡的危险因素。

2.护理措施

（1）对新导入透析治疗的患者，进行血液透析治疗原理相关问题的介绍。如透析治疗所使用的透析器，不具有人体肾那样的有选择性重吸收功能。在血液与透析液置换的过程中，能够通过透析膜的小分子和部分中分子物质都被清除了。使患者清楚地知道在不能选择的代谢毒素被清除的同时，部分营养物质也同样被丢失了。由于人工肾不能完全替代肾功能，因此需要饮食的限制来进行弥补。

（2）鼓励患者摄取足够的营养以弥补血液透析治疗丢失的物质，同时要求患者根据治疗特性按照科学的方法对饮食进行合理地选择和搭配，补充优质蛋白，减少植物蛋白的摄取。应尽量减少和避免摄入产生人工肾排除困难的物质的食物。

（五）新进入血液透析治疗的患者，需要从“什么都不敢吃”的蛋白质限制饮食，过渡到“合理放开”饮食的这种转变

1.问题　患者从保守治疗到接受血液透析治疗，在饮食指导方面存在着很大差异，因为肾衰竭的患者在接受透析治疗前，为了减少尿素氮等代谢毒素的产生，限制了蛋白质的摄入量0.6～0.8g/（kg·d）。长期的饮食限制使患者在透析治疗前就已经存在营养不良，接受血液透析治疗后加上营养物质的丢失又会加重营养不良状况。因此，需要患者按照血液透析治疗的需要合理补充蛋白质和营养物质，保证患者身体质量与生活质量。但一些患者仍然不合理摄入蛋白质，因而引起营养缺乏。

2.护理措施

（1）指导患者要按照透析治疗的原理，改变患者固有的生活习惯，在医师、护士、营养师的指导下，选择更适合患者的食物来合理搭配，科学摄取饮食。

（2）给患者提供正确的饮食指导量，教会自我管理的方法，使患者学会选择摄取那些代谢后还要易于排除的食物，学会透析饮食的制作。既增加营养，又合理饮食，既色香味美，又易于消化吸收，逐步把患者纳入饮食管理的行列。

在患者饮食管理工作中，能够遇到许多的问题，需要具体问题具体分析具体处理，不可能一一列举。归根到底，饮食管理工作可以归纳成一句话，就是教会患者在今后的透析人生中怎样吃、怎样喝、怎样生活。良好的饮食管理会使患者营养状况好转，降低和预防了合并症的发生，提高了患者体质与抗病能力，提高了患者的生活质量，从而降低患者病死率，把患者逐步纳入良性循环，进入带病健康生活的大道。

第四节 营养管理评价

一、营养状态评价

透析患者的肾衰竭本身是慢性消耗性疾病，营养状态的评价主要从热量的摄入状况、体内脂肪的有无减少、蛋白质含量的变化等方面进行。主要是评价对患者进行营养指导所产生的客观效果，纠正患者本身存在的营养不良问题，和产生营养不良的行为习惯，防止透析合并症的发生。

（一）人体测量与体重测量评价

1.人体测量　人体测量是在评价人们营养状况时的简便通用方法，血液透析患者更多采用测量臂中围及肱三头肌皮褶厚度的方法。可用公式推算出上臂中的肌肉与脂肪的面积，简便估价患者营养状况。测量方法及计算公式如下。

（1）测量上臂围（MAC）：用钢尺测定肩峰与鹰嘴连线，取中点处用皮尺测臂围。

（2）测量肱三头肌皮褶厚度（TSF）：使用皮褶厚度计和皮尺，测上臂中点上方1cm处；厚度计压力稳定在10g/mm^2，接触面积为30 ~ 100mm^2。

1）参考正常值（日本）：男性8.3mm，女性15.3mm。

2）评价测量值：正常值＞90%为营养正常；80% ~ 90%为轻度体脂消耗；60% ~ 80%为中度体脂消耗；＜60%为重度体脂消耗。

（3）上臂肌围（MAMC）

1）公式：上臂肌围（cm）=上臂围（cm）–0.314×肱三头肌皮褶厚度（mm）。

2）正常值：男性25.3cm，女性23.2cm。

3）评价测量值：正常值＞90%正常；80% ~ 90%轻度肌蛋白消耗；60% ~ 80%中度肌蛋白消耗；＜60%重度肌蛋白消耗。

更为准确的比较方法是患者自身测量结果与以前结果的比较，并且在测量时需排除水潴留的状况。

（4）上臂脂肪面积

$$上臂脂肪面积=\frac{（臂中围\times 肱头肌皮褶厚度）}{2}-\frac{[\pi\times（肱三头肌皮褶厚度）^2]}{4}$$

2.体重测量　体重测量是临床工作中较为简便易行并可以重复操作、没有损伤的测量方法，根据体重测量了解患者近期营养状况。由于透析患者普遍存在营养不良及处于水钠潴留状态，因此临床上一般以干体重作为观察根据，标准体重仅作为比较时的参考。

（1）标准体重

1）公式：标准体重（kg）=身长（cm）–105。

2）评价标准：在标准体重的±10%为正常体重；低于标准体重的20%严重瘦弱；低于标准体重的10% ~ 20%为瘦弱；超过标准体重的10% ~ 20%为超重；超过标准体重的20%为肥胖。

[标准体重kg（身高cm）：男（身高–105）×0.9；女（身高–105）×0.85。实测

体重在标准体重 ±10%范围为正常，超过标准体重10% ~ 20%为超重；超过标准体重20%以上为肥胖；低于标准体重的10% ~ 20%为消瘦；低于标准体重的20%以下为严重消瘦]

（2）体质指数（BMI）：根据人体实际体重与身高的计算来评价人体营养状况的指标，称为体质指数。慢性肾衰竭患者临床营养不良的评价，一般使用体质指数。

1）公式：BMI=体重（kg）/[身高（m）]^2

2）我国评价标准：BMI在18.5 ~ 23.9为正常值；BMI＜18.5为体重过低；BMI在24 ~ 27.9为超重；BMI≥28为肥胖。

（3）平时体重百分率：平时体重百分率反映现时的营养状况水平，提示以前一段时间营养摄入是否足够，为下一段时期是否需要纠正营养状况作参考。

1）计算公式：平时体重百分率（%）=现测实际体重（kg）÷平时体重（kg）×100%

2）患者平时体重百分率评价标准：在85% ~ 95%，存在轻度热能营养不良；在75% ~ 85%，存在中度热能营养不良；在75%以下，存在重度热能营养不良。

（4）体重变化率

（损失率）的计算及评价：这是一个动态变化指标，根据不同时期的两次实际体重进行计算的结果，评价在某一时间段内热量的摄入是否充足。多用以评价前一段时间营养指导效果和为以后一段时期的营养指导实施提供依据。

1）计算公式：体重损失率（%）=[平时体重（kg）–实测体重（kg）]÷平时体重（kg）×100%

2）评价标准：体重损失率在1周内超过2%，体重损失率在1个月内超过5%，体重损失率在3个月内超过7.5%，或体重损失率在6个月内超过10%，均说明患者存在热能不足的营养不良。

（二）血液透析患者营养不良评价客观指标

1.KT/V＜1.0。

2.蛋白分解率（PCR）＜1.0g/（kg·d）。

3.时间平均尿素氮浓度（TACurea）＜17.85mmol/L（50mg/dl）。

4.胰岛素样生长因子（IGFG–1）＜300μg/L。

5.BUN、Cr、K异常低值。

6.血清白蛋白＜40g/L。

7.血清胆固醇＜3.9mmol/L。

8.血清转铁蛋白＜0.2g/L。

9.血清前白蛋白＜0.3g/L。

10.免疫方面检验。

11.体重：标准体重低于80%。

12.上臂围、肱三头肌皮褶厚度的减少。

13.干体重持续降低。

二、营养指导工作方法评价

营养指导工作方法的评价，是从护理方面寻找有无遗漏的工作和薄弱环节，是对患者营养指导工作的客观总结。通过对患者受教育前后行为、态度和认知等的比较，评价护理指导工作的优劣，减少营养指导的工作误区，是为了把营养指导工作做得更好。

（一）对透析患者掌握饮食疗法主要内容的调查

通过问卷或调查表形式对患者必须知道和应当掌握的知识进行调查统计，评估患者对营养知识和自我管理内容的了解程度和知晓率，即评价认知的改变。

1.调查问卷应当简单明了，罗列正确信息使患者答“是”“否”，不陈列错误信息让患者判断，特别是对透析诱导期的患者在饮食指导初期，避免患者发生错误记忆。

2.调查内容应当按患者特定时期和饮食指导计划的内容进度来规划，具有指导工作的阶段性，不宜超出范围调查患者尚未知晓的东西。

3.调查的篇幅不宜超过1页，过多的问题会使患者疲劳和厌烦，影响以后的营养教育。因此调查提问要本着两个原则：以患者应知应会的重要内容为题和反映具代表性问题的内容为题。

4.对调查表的设计内容，应当分题明确并能进行量化统计。

（二）对制订的营养指导计划的审核和对执行情况的考察

1.了解计划的制订是否与该患者的具体情况相符合，即是以患者为中心抓主要矛盾制订的饮食指导计划内容，而不是千篇一律的照搬摹本。

2.计划的执行是否如期进行，执行内容有否遗漏，有无偏离计划的实施，有无实施的记录。

3.饮食指导存在问题或有待解决问题的记录及整改记录。

（三）观察患者认知和行为的改变评价教育效果

通过与患者和家属交谈，了解和观察其认知与行为的改变以评价教育效果。了解患者能否复述和理解治疗相关饮食知识，能否自觉地进行饮食管理。在工作中的一些记录细节，也可以反映患者的行为改变。

例如，患者体重变化：进行教育以前患者体重增长较多，对透析治疗中的除水不耐受，经常发生失衡。在护理人员讲授饮水过多的危害以后，患者对饮水量有了节制，体重增长减少了，适应了透析治疗，教育对患者产生了结果。又如，患者对高钾食物的摄入问题：在进行饮食指导之前，某患者曾发生过高血钾，对饮食的选择随心所欲。经过医务人员对患者讲解高血钾的危害和如何控制含钾高食物的摄入，以及如何战胜疾病应对人生等的教育，使患者逐渐改变了饮食习惯，减少了高钾食物的摄入，降低了血钾浓度。

患者的转变分为典型与不典型，患者从面对透析疗法到接受（或持拒绝否定态度）至适应透析生活及发生积极地配合治疗的转变，还有很长的距离，需要生理和心理的适应过程。我们应当分清我们需要评价的是患者已发生转变，还是评价转变的程度。将这些患者行为转变列表统计百分比，可以对我们工作进行评价。

（四）对宣传方法和饮食指导相关文书评价

1.根据记录统计与患者谈话，开座谈会，大型讲座或宣传进行的次数。通过调查统计各种形式的宣传效果。

2.护理资料在有条件的情况下打印成文，字体清晰便于保存；如无条件应当书写清楚整洁。应当评价是否内容简练，中心突出，纹理清晰，既有客观事实，又有主观分析，对重要问题有提示。

良好的评价工作可以促进饮食管理工作的进展，找出工作不足，提高我们的工作能力，积累成功的经验，为今后工作提供借鉴。

第五节　如何做好透析患者的饮食管理

一、饮食管理的基本认识

1.透析饮食疗法这项工作是大量的、细致的、完整的工作　对于慢性肾衰竭维持透析的患者，饮食疗法的目标是降低患者病死率和预防合并症的发生，使患者能够有较好的生活质量和回归社会。为达此目的，要对患者的饮食内容根据患者的不同情况、不同活动量、工作量进行适当的规定、调整；还要根据患者的不同年龄、性别、嗜好及饮食习惯进行细致耐心的饮食指导；并且根据患者的透析治疗效果及病情变化而不断修正。

饮食指导的工作也不是一次说教就解决问题的简单工作，而是细致的有计划，有实施，有观察、有评估，然后修正计划再实施的完整工作项目。

在工作进行中还会遇到患者因疾病产生的低落、绝望、抑郁、厌生等情绪，生活困难、治疗费不足等经济问题，失业与再就业的困难、或被家人与朋友厌弃的家庭和社会问题等，心理压力对患者产生的影响等许多不容忽视的问题。

因此，我们说饮食管理工作是一项重要而又复杂并且具有连贯性的工作，不是护士随心所欲地想做就做，不想做就不做，有时间就做，没时间就不做的事情，而应当纳入护理工作的日程和职责。

2.饮食疗法的实施需要各方面的支持和相互协作　慢性肾衰竭患者依靠血液透析维持生命，则饮食的限制将伴随他的一生。这样长期的饮食疗法实施不仅要医护人员努力，更需要营养师进行的专业指导，还要依靠患者自身的努力和家属的全面理解与配合，同时患者间的经验交流互相鼓励也十分重要，这些是患者坚持饮食疗法并能够维持下去的动力。

3.护理在饮食管理中的地位　目前，在中国这种现行的透析医疗机构无论是依附于医院不能独立存在、还是已出现的民营独立血液净化中心大多没有营养师参与的现状下，护理工作者与患者接触最密切，在患者的饮食管理工作中被动担当着重要的角色。明确饮食管理的重要性，有效地进行饮食管理可以提高长期透析患者的存活率，预防和延迟透析患者合并症的发生，能够提高透析患者的生活质量、使患者能较好地回归社会并增强患者战胜疾病的信心。

二、实施饮食管理护理人员应具备的条件及能力

1.勤于学习和了解一定的有关专业知识　如肾的生理、病理，透析理论、操作及相关设备用品知识；营养学基础及心理学、教育学等。

2.掌握科学的宣教方法和教育能力　对患者采取集体教育与个体教育相结合；对患者进行个别指导，对家属进行专业知识的启蒙教育的能力。

3.掌握收集信息资料的方法　了解透析患者的病情、检验、心理状况及家庭环境等相关信息，并能科学地加以分析总结，找出规律性及特殊性的东西。

4.加强评估与监督力度，善于总结　针对透析患者的具体情况制订相应的计划，然后实施、评估、修正计划、再实施、再评价，总结提高。

5.能够运用灵活的工作手段与技巧、沟通能力　运用心理学等知识对透析患者饮食管理的主要内容根据患者的个体特点因人而易地进行指导，使患者能够很好地接受饮食管理。

6.具有再学习能力和良好的协作精神　努力学习营养相关知识、教育方法、医学统计及计算机方面的相关知识，不断充实自己，减少工作的盲目性。

对透析患者饮食管理工作上普遍存在着一些问题，首先是工作归属问题，分工与职责不明确，医护技各级都认为这项工作重要，但有人做就好。至于谁做会做到更好更适合，没人去牵头管理，缺乏营养师的参与指导，缺乏权威方面的指南或认定，缺乏领导机构对此工作的重视。在这种现状下，护理人员与患者接触较为密切，便于观察和掌握信息，并且承担着保持人民健康，预防疾病，减少病痛的责任。在护理人员被动的担负起饮食管理责任与义务的现状下，就应尽力把这项工作做好。透析患者饮食管理工作的发展，有待于医疗机构的调整和改变。

参考文献

柴田昌雄,1992.食事疗法概论.日本临床,1992(增刊):953-959.

何志谦,1997.疾病营养学.北京:人民卫生出版社:87-98.

笼岛忠,1992.全身性动脉硬化.日本临床,1992(增刊):700-707.

平沢由平,1999.透析疗法手册.日本东京:株式会社日本医学中心:359-378.

杉野信博,1992.电解质、酸碱平衡异常.日本临床,494-505.

王海燕,1997.肾脏病学.北京:人民卫生出版社:1538-1543.

王亚光,1995.食物成分表.北京:人民卫生出版社:20-108.

王质刚,2003.血液净化学.2版.北京:北京科技出版社:1038-1044.

余华,2004.慢性血液透析患者死因分析.中国血液净化,6(3):331,332.

翟丽,王毓萍,路明,2006.112例维持性血液透析患者死亡原因分析与护理思考.中国实用护理杂志,22(11):13,14.

第11章 血液透析患者的运动及康复指导

血液透析患者适当运动，可以促进血液循环，增加肌肉的强度与耐力，促进糖、脂肪、蛋白质的营养物质新陈代谢，增加机体免疫与抗病能力，从而对患者机体产生积极的影响。但是慢性肾功能不全的患者，经常是在病情发展到了尿毒症的严重期才能最终接受透析治疗，其时临床症状较重很难快速改善，并且糖耐量降低，摄氧量减少，蛋白代谢异常等，使患者体力低下，生活质量较差，心理负担巨大。如此状况并加之传统观念影响，对体育运动避而远之，因而体能的恢复期长，重新回归社会的希望也更加渺茫。

随着科学的进步与观念的更新，近年来，国外研究学者通过长期实验及观察发现，适当的运动锻炼对透析患者的机体功能和心理状态都会产生巨大及有益的影响。在透析护理过程中，根据患者实际情况对其进行运动疗法和康复指导，对患者身体的康复及日后回归社会都会起到很好的作用。

第一节 血液透析患者的运动疗法

一、运动疗法对透析患者的作用

运动疗法是根据患者特点与疾病情况，采用器械、徒手手法或患者自身力量的体力锻炼，使身体局部或整体功能得到改善，身体素质得以提高的一种治疗方法，是康复医疗的重要措施。运动疗法与一般体育活动不同，要根据患者机体的功能情况与疾病特点，选用适当的功能活动与运动方法对患者进行训练，以达到促进身心健康，防治疾病的目的。运动时需要骨骼、关节、肌肉的参与并互相配合。因此，运动的方式方法应符合功能解剖及力学原则，合理设计运动量，以便取得良好的效果。

运动疗法对患者的身心都会产生有益的影响，可明显改善患者的生活质量，显示出很好的应用前景。针对透析患者，运动治疗的作用主要有以下几个方面。

（一）提高神经系统的调节能力

经研究证明，尿毒症及肾透析疗法均可导致患者出现多种神经肌肉系统并发症和精神疾病，如多发性神经病、尿毒症性肌病、周围神经病变和脑血管疾病等。据统计，发现超过50%的透析患者存在不同程度的抑郁症状。运动疗法作为一系列生理性条件反射的综合形式，能够加快神经冲动传导，提高神经系统的反应性和灵活性，强化其对全身各个脏器的调节和协调能力。实践证明，运动疗法可改善中枢神经系统的兴奋和抑制过程，使患者的体能状态得到极大改善，同时减轻其抑郁状态或减缓其抑郁进程，而精神状态的改变又通过神经系统作用于各个器官，其结果是机体的内外协调及平衡关系均得到了一定的恢复或代偿。

（二）增强心肺功能

心血管疾病是血液透析患者死亡的主要原因之一。在部分透析患者中，即使无明确的心脏损害，也有由于动、静脉内瘘及透析治疗对血流动力学状态的影响等引发的心力衰竭。现有研究结果显示运动可以有效改善透析患者的心肺功能。其作用机制为通过运动促使骨骼肌收缩，挤压毛细血管，毛细血管增粗、开放的数量可比安静时增加20 ~ 50倍，从而改善末梢循环，并使心肺的功能增强。此外，运动时引起的呼吸加深加快，使胸廓和膈肌的活动幅度加大，加强了气体的交换；同时也给予腹腔脏器节律性的按摩，促使心回血量增多，促进了内脏器官的新陈代谢。

（三）提高机体对运动的耐受能力

运动可以提高透析患者的活动耐受能力，即提高每分钟运输到活动肌肉而能被利用的最大氧量，加强人体极限运动时的心肺功能和代谢水平。

（四）维持和恢复运动器官的形态和功能

运动器官的形态和功能是互相依赖的。功能活动是维护运动器官正常形态所必需的条件，功能活动不足，必然引起运动器官形态结构上的退行性改变，包括肌肉萎缩和关节挛缩、僵硬等。尿毒症患者并发的神经肌肉病变及活动减少等因素不仅使运动器官的形态结构遭到破坏、功能受到限制，而且由于功能的减退或丧失，又会促使形态进一步恶化，形成恶性循环。充分有效的透析治疗虽能使上述情况得到一定改善，但肌肉萎缩等仍持续存在，所以运动能力并没有得到明显提高。要真正改变这种状况，就应当恢复必要和可能的功能活动，以促使其形态和功能向好的方向发展。实践证明，运动训练对运动器官有良好影响。主要表现为运动能加快血液循环，增加关节滑液分泌，改善软骨营养，从而保证了软骨代谢的需要；通过运动牵伸各种软组织，促使挛缩组织延伸，使肌肉逐渐肥大，肌力和耐力得到增强和恢复，从而改善了主动运动组织。

（五）对代谢的影响

1. 对糖代谢的影响　尿毒症患者多有糖代谢障碍，其引发的高血糖和高胰岛素血症不仅会加重尿毒症患者水、电解质及酸碱平衡紊乱，还能引起蛋白质和脂肪代谢异常，从而促进动脉粥样硬化和蛋白质营养不良，而透析并不能从根本上改善上述异常。有研究表明，运动能增进胰岛素的功能，促进胰岛素与肌细胞上的受体结合，从而有利于保持血糖的稳定。这种作用在运动后的一段时间内仍起作用。

2. 对脂质代谢的影响　脂质代谢障碍常存在于尿毒症患者中，有学者认为透析治疗不能使上述情况得到纠正，有时甚至可以使脂质、载脂蛋白指标比透析前更恶化；而坚持一定量的运动训练可使肌肉、脂肪组织中的脂蛋白脂肪酶活性增加，加快了富含三酰甘油的乳糜微粒和极低密度脂蛋白的分解，降低三酰甘油，使高密度胆固醇量升高。因此，运动不但有助于降低血脂的含量，而且有助于血脂的转运和利用，有一定防止动脉粥样硬化的作用。

3. 对钙磷代谢的影响　钙是骨骼系统的重要营养元素，人体内99%以上的钙存在于骨骼中。运动可以促进钙的吸收、利用，以及在骨骼内沉积，对骨质疏松症有积极的防治作用。而户外运动还可接受充足的阳光，增高体内维生素D浓度，并能改善胃肠功能及钙磷代谢。运动又可使人的食欲增强、促进胃肠蠕动，提高对钙等营养物质的吸收率，并促进骨骼的钙化。另外，运动有利于血液向骨骼内输送钙离子，以及破骨细胞向成骨细胞转变，以促进骨骼的形成。

4. 对周围组织代谢的影响　周围组织的代谢异常是限制运动能力的因素之一，而适当的运动有助于改善这种状况。由于运动会使乳酸产生增加，而未进行过运动锻炼的透析患者只需运动10分钟，其乳酸盐、丙酮酸盐的比例即比未运动的对照组高出2倍，但乳酸清除率会随着乳酸浓度的升高而加快，运动也可加速乳酸的清除，并有约52%的乳酸可同时被肌肉氧化利用，故一般不会进一步加重患者酸碱平衡紊乱；相反，持久适当的运动锻炼可促进乳酸的产生并且被利用，这个过程的不断重复将有利于周围组织的新陈代谢。

（六）对精神方面的影响

随着透析技术的不断进步，大大提高了透析患者的存活率，恢复了尿毒症患者的劳动能力。但值得重视的是，大多数透析患者都不同程度地存在焦虑、忧郁、绝望等心理问题，从而降低患者机体免疫力，并使生活质量降低。但经过临床观察和统计，经过一段时间的运动锻炼，各种精神和心理测试表明，患者的不安感、抑郁症症状均有显著改善。

（七）运动对透析充分性的影响

为了提高透析患者的生活质量，必须做到充分透析。人们应用尿素动力学参数量化透析剂量判断透析治疗充分与否。运动使透析充分性增加的原因在于运动可以使全身组织血流量加速，组织细胞内各种溶质的转运速度加快，进入血液循环的量增加，使大量的代谢产物通过人工肾转移到透析液中而被排出体外，增加了透析时溶质的清除量，提高了透析的效果。另外，运动促使细胞内的尿素、肌酐及尿酸等溶质不断提前进入血液循环，造成各区域间溶质的浓度梯度差降低，改善了各区域间溶质的分布不均匀状态，从而减少了透析后溶质的反弹，进一步增强了透析效果。总之，运动对于长期透析患者来说非常重要，应积极鼓励透析患者加入到运动锻炼的行列中来，指导他们按照循序渐进和个体化的原则进行科学性的有针对性的运动。

适当运动可以延缓年龄导致的衰老及平时不活动所造成的生理改变，如骨质流失、心脏及骨骼肌肉的老化、贫血及葡萄糖耐受性不良所演变成的糖尿病等。通过运动可降低这些危险因素达到延缓衰老的目的。其中，规则持续的有氧运动是最佳的运动方式。有氧运动不但可以促进脂肪代谢，改善高脂血症，还可以改善纤溶系统功能，减少血栓的形成，从而降低心血管疾病的发生率。同时，新陈代谢的增加与流汗更有减肥及促进食欲的双重功效。适当运动可以减轻透析患者的紧张与焦虑，消除生活压力和忧虑感，进而提高自信心。因此，血液透析患者只要经过确切的身体评估、充分的事前准备，仍然可以享受运动的乐趣。

二、透析患者运动能力评价

（一）透析患者的体力

1. 体力　人的体力是机体在生命活动中的能力，分为运动能力和防御能力。运动能力包括人体活动的肌力和精力，以及行动的力量、速度、爆发力、耐力，行动的调节能力如平衡性、灵敏性、柔韧性。防御能力是机体对各种事物的应激能力，包括对物理化学因素，如严寒、酷暑、低氧、高氧、低压、高压、振动、化学物质等的抵抗力；对生物因素如细菌、病毒及其他微生物，异种蛋白等的抵抗力；对生理因素如饥饿、口渴、失眠、疲劳、时差、运动等应激能力；对精神因素如恐怖、不安、痛苦、不满等的应激能力。

透析患者糖耐量低下，脂蛋白代谢障碍，肌蛋白代谢亢进，加之循环功能差，最大摄氧量减少，致使患者体力低下，回复社会困难和生活质量降低。透析患者防御功能低下表现在细胞免疫功能的降低，易发生感染。国外专家调查认为透析患者运动能力的降低，其行动的柔韧性能够保持，灵敏性、爆发力、耐力明显降低。

2. 最大耗氧量（maximal oxygen consumption，VO_2max）　耗氧量是单位时间里机体能量产生所利用的氧气量。随着运动强度的增加，耗氧量达到最大值时，称为最大耗氧量（VO_2max）。高耗氧量可以提供人体长时间的体力活动或运动，最大耗氧量越大表示耐力越强，因此最大耗氧量是评估人体耐力的重要指标。有学者用最大耗氧量评价透析患者的体力，以及运动对于透析患者是否能起作用或达到增加体力的目的。

透析患者的最大耗氧量平均为（22.7 ± 5.1）ml/（kg · min），是正常人的50%。造成透析患者最大耗氧量降低的原因很多，如肺功能降低、肺水肿肺活量降低、肺换气和氧的扩散减弱；心功能降低、心率快、心排血量减少；血液容量增多，血红蛋白浓度下降，携氧能力降低从而与氧结合减少；与活动有关的肌肉毛细血管群密度降低，分布肌肉的血液量减少等。其中血红蛋白浓度的低下，是最主要的因素。有报道表明，如果应用促红细胞生成素使血红蛋白浓度上升5%，最大耗氧量也可见到明显的改善。

适当的持续的运动可以增强透析患者体力和改善循环系统功能，对促进糖、脂肪、蛋白质的新陈代谢产生良好的影响。运动可以增加肌肉毛细血管密度，从而提高透析患者的最大耗氧量，提高患者的运动能力。

（二）患者体能评价

能力评价是运动康复医学的重要组成。首先要对运动对象进行全面的体能评估，然后制订康复指导计划予以实施，然后再进行评估。评估要贯穿康复治疗的全过程，即评估→治疗→再评估→再治疗，对整个治疗过程可采用PDCA（P：plan-计划；D：do-执行；C：check-检查；A：action-处理）循环管理模式。

在慢性肾功能不全的透析患者，一般经过一段时间的透析治疗病情稳定临床症状缓解后，医护人员对患者病情都有了较明确的诊断和了解，可以开始对患者进行运动疗法之前的评估，并指导其开始进行恰当的运动。

1. 体质评价　体质是指人的生命活动、劳动和工作能力的物质基础。对于一个人的体质强弱要从形态、功能、身体素质，对环境、气候适应能力和抗病能力等多方面进行综合评价。

（1）评价体质强弱的综合指标：①身体形态发育水平；②生理生化功能水平；③身体素质和运动能力水平；④心理发展状态；⑤适应能力。影响体质强弱的因素是多方面的，它与遗传、环境、营养、体育锻炼等有着密切的关系。

（2）运动能力的测定指标：运动能力的测定包括如下8个指标。①50m跑（s）；②立定跳远（cm）；③握力（kg）；④男子引体向上次数（次）、女子屈臂悬垂时间（s）；⑤往返快跑：10m×4[两次往返时间（s）]；⑥30s快速仰卧起坐次数（次）；⑦耐力跑：男子1000m、女子800m时间（s）；⑧站立体前屈。

（3）国际体质测定指标分4部分测定内容：医学检查；生理功能测定；人体形态学；身体成分和运动能力。总体归纳为如下。

1）形态指标：身高，体重，胸围，上臂围，坐高和身体组成（皮脂厚度，体脂比重，去脂体重等）。

2）功能指标：安静时心率，血压，肺功能及心血管运动试验等。

3）身体素质指标：①力量指标，握力、背肌力、腹肌力、腿肌力、仰卧起坐、单杠引体向上（男）、单杠屈臂悬垂（女）、双杠双臂屈伸、俯卧撑等；②爆发力指标，纵跳（垂直跳）、立定跳远；③悬垂力指标，单杠屈臂悬垂、单杠斜身屈臂悬垂（女）；④柔韧性，站立体前屈，俯卧仰体；⑤灵敏和协调性，反复横跨、10m×4往返快跑；⑥平衡性，闭眼单足立；⑦耐力项目：耐力跑f或快走1500m（男）、1000m（女）、蛙泳或自由泳200m，滑冰1500m（男）、1000米（女），速度滑雪1000m。

4）运动能力指标：①跑，快速跑（50m、100m）；②跳，急行跳远、跳高、摸高（弹跳力）；③投，投实心球、投手球、掷垒球、推铅球、投掷手榴弹。

2.体力评价　体力是身体活动能力，或者说为进行运动或劳动所需要的身体行动能力，也包含其他形式的身体运动能力即防御能力。把体力分两类进行评定如下。

（1）运动能力：力量、速度、爆发力、耐力、灵敏性、柔韧性、平衡性。反映运动能力的有9个运动项目：①握力（反映肌力）；②背拉力（反映肌力）；③垂直跳（反映爆发力）；④上下台阶运动（反映耐力）；⑤俯卧后仰（反映柔韧性）；⑥立位体前屈（反映柔韧性）；⑦闭眼单足站立（反映平衡性）；⑧反复横跨（反映灵敏性）；⑨俯卧撑（反映耐力）。

（2）防御能力：是机体对各种情况的应激反应能力：适应力、抵抗力、免疫力、恢复力、代偿力、稳定性、精神心理的安定性。主要从医学角度由医师进行评估。

（3）运动负荷试验：适用于筛选危险的心律失常及缺血性心脏疾病，也可以用于透析患者运动能力的评价。在对患者进行运动负荷的试验评价中，患者出现如下情况时应当及时停止试验：①胸痛；②呼吸困难、疲劳、头晕；③下肢痛、肌肉痛、关节痛；④室性期前收缩出现和增多；⑤ST段明显降低＞2.0mm；⑥心率、血压低下；⑦血压过多升高；⑧四肢苍白、出冷汗；⑨已预测到了患者最快心率。

三、运动方案设计

运动是一种生理性应激，有对人体构成潜在性危险的可能。要使运动训练具有相当的安全性又能改善透析患者的机体功能，应严格遵循运动准则，制订系统的运动处方，同时还要进行一定程度的监护。

运动方案的设计应因人因病情等因素而异，对患者进行全面评估：①对准备接受运动训练的透析患者进行一次问卷调查，详细了解病情；②阅读病历，熟悉患者目前及既往的身体状态和透析经历，切实做到对患者有全面的了解；③由相关医师对患者心肺功能及运动器官等进行检查，评估身体状况和体能；④结合患者的年龄、性别、平时对运动的爱好等，全面评估患者的运动能力及适合于该患者的运动项目。

通常一个系统的运动处方应包括以下5个方面：①运动治疗原则；②运动项目选择；③运动量确定；④运动处方的实施；⑤运动注意事项。

（一）运动疗法原则

透析患者的运动治疗目前尚未形成规范的运动准则，由于透析患者大多存在心血管系统并发症状况，因此在对愿意接受运动治疗的透析患者进行全面的医学检查以后，应着重对患者的心肺功能进行评定，以此作为主要依据。可将透析患者分为ABC三类，①A类：透析治疗3个月以上，心功能及血压稳定，参加中等强度运动的危险性较低；②B类：透析治疗3个月以上，心功能及血压相对稳定，参加低等强度运动的危险性较低；③C类：运动受限的及病情尚不稳定的透析患者，不能参加任何健身性活动，应积极治疗使身体尽快恢复到B类以上，日常活动水平应由主管医师决定。其参加运动治疗的危险性依次增加。无论参加哪一类运动治疗时，都应严格按照运动方案进行，同时遵守下列原则。

1.基础原则

（1）自我感觉良好时运动。

（2）运动宜在饭后及饭前2h左右进行。

（3）气温过热和过冷时，应减小运动强度，缩短运动时间。

（4）穿着和环境温度相应的宽松舒适的衣物。

（5）运动前后应有意识的测量脉搏、血压，做好记录，为医师评估效果、调整方案提供依据。

2.量力而行原则

（1）运动量设计应能完成并留有余地。

（2）运动后应感到兴奋而不是疲劳。

（3）运动时如果呼吸急促、交谈困难，则提示运动量过大。

（4）运动后出现无力或恶心，应降低运动强度，延长整理活动的时间。

（5）运动后若出现失眠症状，应减少运动量，直到症状缓解。

（6）运动后出现明显关节疼痛或僵硬，提示运动量过大。

3.循序渐进的原则　运动方式适合、运动量适当的运动进行完时微有汗出，稍感疲劳，有轻度气短但不影响交谈。一般运动停止6min左右，心率应<110次/分，次日清晨应能基本恢复到平时水平。运动应一直保持上述原则，缓慢开始，循序渐进，逐步适应，慢慢调整运动方式及运动量。

（二）运动项目的选择

透析患者应以有氧运动为主，逐步改善患者的心肺及代谢功能并增强耐力。例如，走路、骑车、游泳、上下楼、太极拳等都属于有氧运动。

为了恢复或保持肌肉、关节、骨骼功能，可进行能增强局部肌力的专门肢体训练。但应考虑到接受运动治疗患者的病情、体力、运动条件等因素。

（三）运动量的确定

运动量是指人在运动训练中所能完成的生理负荷量，主要包括运动强度、运动频度和运动时间等。

1.运动强度 是指单位时间内患者所做的功，功率大小以瓦（W）表示。运动强度的设计会直接影响运动训练效果和运动安全性。

从运动负荷试验得出最大耗氧量，运动强度希望达到相当于最大耗氧量的50% ~ 70%。设计运动强度，首先应确定靶心率。一般认为，在运动中允许达到的平均心率，一般以最高心率的60% ~ 70%为宜，按此值进行训练，较为安全，效果也较好。

简单预测最大心率的公式：最大心率=220-（年龄）×0.8或者210-（年龄）×0.8

2.运动频度 即每周运动训练的次数。研究表明，每周2次的运动训练可以保持透析患者心功能储量，要想增加心功能储量就必须每周运动锻炼3次以上。但每周运动训练超过5次反而会造成相应的机体功能损伤。因此美国运动医学会认为每周3 ~ 5次的运动频度比较合适。

3.运动时间 是指达到运动强度的时间，通常为15 ~ 30min，原则上应不低于15min（不包括准备时间）。在运动量一定的情况下，运动强度与运动时间呈负相关，但一般运动时间短、强度大的运动量，较运动时间长而运动强度小者效果好。

4.运动进度 取决于患者年龄、身体状态、运动目的、对运动的适应及运动量完成情况等因素，一般分为3个阶段。

（1）适应阶段：根据透析患者对运动的适应情况，短则3 ~ 5d，长则2 ~ 8周。注意增量时首先增加运动持续时间或频率，待心率的运动反应下降后可逐渐增加运动强度。

（2）进展阶段：不同的透析患者该阶段持续的时间大不相同，健康人约为12周，老年人为18周，透析患者则要持续8 ~ 12个月。

（3）维持阶段：当达到希望的运动强度时即进入维持阶段，此期透析患者至少每年应进行1次身体状况及运动效果的评估。

运动时间要因人而异，要根据患者反映和训练效果来确定。对耐力性或力量性运动训练项目，一次运动锻炼时间应分为准备热身、训练、整理放松3个阶段，其中训练阶段至少要维持15min以上。

四、运动处方的实施

（一）体力恢复的运动

由于透析患者常年疾病，肢体肌肉能力下降，体能恢复要有一个过程，应从一年的冬季开始训练。

1.生活中运动训练

（1）步行：在家中或附近道路、公园进行，每次步行2 ~ 3min，休息2 ~ 3min，平均每分钟60 ~ 80步，这样交替进行，共进行20 ~ 30min，以不出现心悸、喘息和下肢无力为宜。然后可视自身体能逐渐延长步行时间，缩短休息时间，逐步过渡到每日晨练。

（2）上下台阶训练：利用楼梯、蹬踏台阶进行训练，开始时用手扶楼梯，上下一级台阶、上下两级台阶，并适当延长运动时间，由每次5min、10min延长至15min，逐步过渡到自身独立完成上述活动。

（3）体操：向前弯腰，侧身运动、旋转运动、身体前屈，每一个动作反复5 ~ 10min。

2.利用运动器械锻炼　可选择在庭院、公园或运动场所进行，从简单易行、低强度的运动训练开始。

（二）增强局部机体能力的运动

在全身体能状况明显改善以后，应开始就机体局部进行强化运动。

1.步行训练　在道路步行速度4km/h，每次训练30min。

2.足力训练　利用建筑物的台阶进行训练，每次训练10min。

3.握力臂力训练　主要针对部分透析患者，增加患者握力和臂力的同时，使肢体血管充盈，血流量充足，可提高透析充分性。

4.腰肌、背阔肌训练　仰卧起坐每天5 ~ 10次，中、青年患者体力允许可以做俯卧撑每天5 ~ 10次。

5.锻炼用自行车　利用健身自行车进行锻炼，速度10km/h，运动时间在10min左右。

（三）强化运动训练

强化运动训练指在前两项训练的基础上开始运动训练，主要通过增加运动量来实现。一般应在前两项训练短则6个月，长则1 ~ 2年训练的基础上并在以下指导下进行。

1.强化运动训练目的　进一步增强患者的握力、臂力、足力和背阔肌、腰肌的耐力、爆发力。

2.强化运动训练的方法　根据自身特点及运动训练条件，可选择健身自行车、步行机等训练器械，台阶升降法等训练方法。注意应先增加运动时间，再增加运动强度。

（四）运动指导原则

多数维持性血液透析患者对运动缺乏了解，有的害怕运动会加重病情，有的则运动量过大。应根据自身情况来决定运动的种类、运动频率、维持的时间及运动强度，进行科学的锻炼。运动前应测血压、脉搏，是否允许运动。

进行体育保健锻炼时，要量力而行、循序渐进、持之以恒。各种传统体育运动各有特点，人们可以根据自身情况（如年龄、体质、职业等）、实际需要和兴趣爱好而选择合适的方法，还可以根据不同的时间、地点、场合而选择适宜的项目。在运动量适当的情况下，所选项目不一定局限于某一种，可综合应用或交替穿插进行。在运动量和技术难度方面应逐渐加大，并要注意适可而止，切不可勉强和操之过急。锻炼应在医师或教练的指导下进行，除做脉搏、呼吸、血压的监测外，也可参照“酸加、痛减、麻停”的原则。如运动后仅觉肌肉酸楚，抬举活动时稍有胀重感，可继续维持原运动量或加大一些；如局部稍有疼痛，应减轻运动量或更换运动项目；如出现麻木感，应停止运动，并查清原因再做进一步处理。增强体质、治疗疾病，往往非一朝一夕之功，要想收效，必须有一个过程，所以要持之以恒，尤其是取得初步成效时，更要坚持，这样才能使效果得以巩固和进一步提高。

透析患者的运动疗法，必须有良好的饮食管理及充分的透析治疗相配合才能维持患者运动的较好的体力。

五、运动疗法的效果评定

进行运动疗法效果评定的目的是了解透析患者运动后的身体状态，判断功能恢复的程度；根据结果调整运动训练方法与运动量。

（一）评定原则

1.系统性　运动训练前、训练中和训练结束后，应进行临床状态，功能状态和生活能力的全面记录。

2.可比性　检查的方法、程序、要求、仪器等条件，都要统一，做到准确可靠。

3.记录留存　评定结果应及时整理、核实，进行分析总结并存档。

（二）运动训练的目标

一般长期透析患者经过系统运动治疗3～6个月后，可以达到下述目标。

1.体力有所恢复。

2.握力、足力、臂力、腰力增强；肢体肌肉逐渐增强。

3.瘘侧肢体血管充盈、血流量充足。

4.贫血改善。

5.食欲增加，睡眠良好。

6.可以有自主排汗。

7.运动时无明显心悸、气短，呼吸平稳，肺功能改善。

（三）评定运动治疗效果的方法

1.体力检测

（1）握力：可用握力计检测，患者均可接近正常人。

（2）背肌力：反映腰背肌力量，可用背力计检测，女性患者可接近正常人，男性患者低于正常人。

（3）纵向蹦跳：用于检测机体敏捷性，男女患者均可接近正常人。

（4）横向蹦跳：用于检测机体爆发力，男女患者可低于正常人。

（5）仰卧起坐：用于检测腹肌力，男女患者可接近正常人。

（6）身体前屈：用于检测机体的柔韧性，女性患者可接近正常人，男性患者低于正常人。

（7）踏台升降：用于检测全身耐力，女性患者可接近正常人，男性患者明显低于正常人。

2.心肺功能检测（观测运动训练前后的心率变化）　多数透析患者运动训练前动则即喘，心悸明显，经过一段时间的运动训练后有相当一部分透析患者心肺功能增强，上述症状得到改善。

3.生命质量评定　可采用36条目简明量表（MOS SF-36）进行自我生命质量评价，该量表是美国医学结局研究（Medical Outcomes Study，MOS）组开发的一个普适性测定量表。

评定方法，在经过培训的医护人员的协助下，有患者自评36个问题（因疾病或文化程度等原因无法自评者，有医护人员逐条询问记录），医护人员应逐条检查，确定资料合格。每一领域最大可能评分为100，最小可能评分为0，8个领域评分之和为综合评分。得分越高，所代表的功能损害越轻，生命质量越好。

六、运动疗法的适应证与禁忌证

运动的益处是肯定的，但运动疗法潜在的风险与不良反应也应引起足够重视。由于运动加重心脏负担，因此可能使缺血性心脏病或高血压（常无症状）加重，引起心功能不全或心律失常，也可能诱发心绞痛甚至心肌梗死。本身血压过高患者，运动后还有发生直立性低血压的可能。运动对于视网膜病变患者不宜，增加了运动后视网膜出血的危险性，导致增殖性视网膜病变的进展。对于糖尿病肾病的患者，运动会减少肾血流量，使尿蛋白排出增加，加重肾病变，降低残余肾功能。对于未很好控制血糖的部分糖尿病肾病患者，运动会使血糖升高出现尿酮体，严重者甚至发生酮症酸中毒，对于使用胰岛素或磺脲类药物治疗的糖尿病透析患者，在运动中易发生低血糖等情况。鉴于上述潜在的危险和不良反应，专业人员在指导透析患者运动时应按不同病情选择适当的运动量和运动方式，尤其对于老年及糖尿病肾病透析患者，更要严格掌握适应证。

（一）适应证

1.接受维持性血液透析治疗至少3个月。

2.血压相对稳定，原则上收缩压＜130mmHg、舒张压＜90mmHg。

3.无心力衰竭表现。

4.血红蛋白＞80g/L。

5.心功能（NYHA）1～3级。

6.运动能力＞4Mets。

7.安静时或运动试验负荷＜4Mets时，无心肌缺血加重或心绞痛发生。

8.最大耗氧量＞16ml/（kg·min）。

9.患者知情同意并合作。

10.身体状况综合评估符合运动训练要求。

（二）禁忌证

为了保障患者在运动中的安全，如下情况禁止运动。

1.未控制的尿毒症：血液透析前血尿素氮＞21.4mmol/L，血钾＞6mmol/L，碳酸氢根（HCO_3^-）＜20mmol/L，血磷＞1.93mmol/L。

2.高血压：收缩压＞23.9kPa（180mmHg），舒张压＞13.5kPa（100mmHg）。

3.心功能不全，明显的心肌肥厚，心胸比＞50%。

4.心室流出通道梗阻，如肥厚型心肌病，主动脉瓣狭窄。

5.心包炎、心包积液。

6.心律失常，如室性期前收缩、二度房室传导阻滞。

7.心肌缺血：不稳定型心绞痛，急性心肌梗死。

8.感染：血栓性静脉炎。

9.肾性骨营养不良：发生过骨折，有骨痛及肌力明显下降。

10.体液超负荷：外周水肿明显，体重明显增加，在运动时会诱发心力衰竭。

11.其他并发症，如糖尿病合并视网膜炎，有眼底出血的危险者；甲状腺功能亢进等。

12.不合作者。

肾衰竭患者存在着程度不同的微循环障碍、血液黏稠度高、血流缓慢、肾血液灌注量减少，从而加重肾损伤；并且许多血液透析患者因贫血、营养不良、骨和关节病变、心血管疾病等合并症限制了运动能力和耐受力；还有些患者从心理因素上对运动也有所顾忌而不敢轻易尝试。其实科学的运动疗法有助于促进血液循环，消除血液淤滞，可以改善患者的健康状况，增强患者生活信心和提高生活质量。关键在于科学运动和运动应当适量，避免因过度过量运动可能加重的肾病患者症状、体征及和检验指标和加重病情。例如，肾病患者的蛋白尿、血尿及下肢水肿都有可能由于运动锻炼而暂时加重，因而掌握正确的运动方法在透析患者的运动疗法中是十分重要的。

第二节　血液透析患者的康复与回归社会

一、康复主要内容

（一）概述

随着社会的发展及人们生活质量的提高，各种危险因素在我们生活中随处可见，环境污染、生活及工作压力大及药物的毒性等，使人们染上各种疾病，尿毒症即是这些因素的产物之一，这种疾病使人们丧失了基本的劳动能力，同时给家庭带来很大的经济负担。据报道，在我国透析人数每年每百万人口的发病率为100 ~ 200，由于中国人口基数巨大，对全国来讲慢性肾衰患者的人数就十分惊人。对于这么一个庞大的队伍如何使他们能更好地生活和工作，最大限度地康复和回归社会，拥有尽可能高的生活质量，医务工作者应该重视并寻求一条解决问题的方法。

20世纪90年代 WHO对康复有明确的定义：“康复是指综合协调地应用各种措施，最大限度地恢复和发展病、伤残者的身体、心理、社会、职业、娱乐、教育，与周围环境相适应方面的潜能。”康复既是一种方法，同时又是一种处理和治疗过程，对于患者康复不仅仅是身体上的不适得到恢复，同时还要关注患者心理、社会、职业的康复。

（二）透析患者的康复

1.生理康复　充分、规律、高质量的透析治疗，使透析患者没有任何尿毒症和并发症的症状，没有透析前、透析后及透析过程的不适感觉，没有心力衰竭、出血、胸腔积液、腹水、食欲缺乏等现象，患者甲状旁腺激素（PTH）、血液生化等处于正常范围，从长远看没有肾性骨病发生的危险，不会对长期生活质量造成影响。

2.心理康复　患者认为自身拥有劳动和运动的能力，是一个有用的人，可以与正常人有同样工作的权利和参与能力，心理的压力减轻了。

3.社会康复　患者具有参加工作的体力，从而感到工作的乐趣，并为自己的劳动创造价值而感到高兴。能消除依赖的悲观情绪，可以参加一些社会活动和社交，甚至可以恢复正常的工作。

4.其他康复　首先医疗保障是最重要的条件，患者得到及时、合理和充分的医疗和护理服务。社会保障能够维持患者得到较为满意的生存质量。不仅是医护人员、全社会能够给予患者关爱和支持，使患者建立和保持信心，患者家庭亲人能对其进行全方位的鼓励、关心、照顾及心理上给予慰藉。这些都使患者感悟到人间的温暖，从而建立生存的信心和战胜疾病的勇气，正确面对有病的现实，回归到正常生活的轨道。

（三）影响透析患者康复的主要因素

1.透析合并症　患者透析合并症会导致其功能受损、生活质量降低、病情恶化。如合并糖尿病、心血管疾病、肾性骨营养不良等，可使患者的生活活动和社会活动减少，影响其康复水平。多项研究表明，合并有糖尿病的透析患者其康复状况远不如非糖尿病的透析患者。

2.心理因素　抑郁是终末期肾病患者常见的精神症状，一方面是由于要经历漫长的血液透析治疗，出现各种并发症，引起疾病的恶化，使患者情绪低落、兴趣丧失、精力下降，从而导致社会参与减少；另一方面高额治疗费用，家庭经济负担日益加重，使患者感到悲观、失望，从而进一步阻碍其回归社会。

3.社会环境及家庭因素　影响透析患者康复的社会环境因素主要包括经济状况及社会支持等。国外有研究表明，社会经济状况差的透析患者，其生活质量明显下降。患者的就业状态和他们获得的家庭支持有关。

4.其他个人因素　多数患者对尿毒症危害性和透析治疗作用缺乏正确的认识，所以治疗不配合，饮食无规律。例如，有的患者透析情况一改善就要求减少透析次数或时间。还有少数患者确实因工作原因被迫减少透析次数，使治疗不充分，代谢产物滞留引发合并症，体力差及生活质量差，只能勉强维持生存。

二、长期血液透析人群的生活质量分析

（一）身体状况

在长期透析治疗过程中，血液透析患者常见的慢性并发症有感染、贫血、神经系统并发症、透析性骨营养不良、心力衰竭、关节淀粉样病变、皮肤瘙痒等。

1.心血管疾病　心力衰竭、心脏扩大、高血压和低血压、心包积液、心律失常是最常见的并发症，占透析患者死因的第1位。主要是由于原发高血压控制不良，导致长期贫血、水钠潴留、代谢毒素刺激、心肌钙质沉着等。

2.感染　尿毒症患者普遍存在机体免疫力低下问题，易发生感染，如各种细菌感染、肺结核、病毒性肝炎等。

3.透析性骨营养不良　表现有纤维性骨炎、骨软化症、混合性骨病。

4.贫血　因肾病本身促红细胞生成素减少，造成红细胞生成少所致。同时还有内毒素破坏红细胞、抑制骨髓造血，透析治疗后残留血液不能回到体内的血液丢失也会造成贫血。

5.关节淀粉样病变　表现为一侧或双侧手部的疼痛、麻木和运动障碍等一系列正中神经受压的症状，称为腕管综合征。它是全身淀粉样变的局部表现，其原因是β_2微球蛋白（β_2-MG）沉积在腕管、腕横韧带，使腕管内的正中神经、肌腱受压，导致手指关节活动障碍，大鱼际肌萎缩，握力低下，多合并弹响指。男性较女性多见。多发生

在有内瘘的一侧，双侧发病者约占50%，透析时间多在5～10年。肌电图检查可早期诊断（正中神经传导速度减慢）。手术松解腕横韧带可缓解症状。

6.*神经系统并发症* 有尿毒症脑病、透析痴呆、外周神经病变、自主神经病变等。

（二）营养状况

营养不良是透析患者的重要死亡原因之一，营养不良又导致机体免疫力低下，频发感染，感染为透析患者的第2位死因，提高透析患者的生存质量，营养问题至关重要。引起营养不良的原因有以下几种。

1.*营养物质摄入不足* 透析前患者由于长期保守治疗、严格限制蛋白质入量，加上患者食欲缺乏、恶心、呕吐的症状，致使尿毒症患者在透析前已存在不同程度的营养不良。

2.*尿毒症并发症* 如代谢及内分泌紊乱亦可导致营养不良，尿毒症的代谢性酸中毒使机体蛋白合成减少、分解增加，从而导致负氮平衡，又如尿毒症时，甲状旁腺激素分泌增多、胰岛素抵抗，胰岛素样生长因子作用降低及生长激素减少，均可阻碍蛋白质的合成、使分解增加，引起负氮平衡。

3.*由于服药或药物的不良反应引起营养不良* 尿毒症并发症严重感染时，成高分解状态使蛋白质和脂肪的分解加速，合成减少，又如并发贫血时服用的铁剂或并发感染时服用的各种抗菌药物，均可造成患者不同程度的食欲缺乏、恶心、呕吐等胃肠道反应，亦可引起营养不良。

4.*与透析有关的因素造成的营养不良* 透析不充分致使毒素清除效果差，食欲不能改善，蛋白质及热量摄入不足，导致营养不良。

（三）家庭状况

家庭是社会的一个小单位，同时家庭也是患者的支撑点。透析患者因病给家庭带来很多的压力，经济上的或生活上的困难及家属心理上的负担。在透析患者这个大群体中，有患者家庭因为家中有透析患者而觉得累赘、负担从而抛弃他们的，也有家庭会因为有透析患者而更加团结和睦，为患者增加营养解决心理问题，陪他们共同度过困难时期，鼓励患者战胜疾病，举家积极面对透析这个持久战的。因此家庭对患者从精神到物质的关心程度，对患者心理状态影响非常大。

积极处理透析期间的并发症，协调患者与家庭及社会的关系，减少由患者躯体因素和社会因素引起的抑郁和焦虑，是医护人员应当积极面对的问题。护理工作者应加强对患者家属的教育，指出家庭对患者的精神状态、心理状态、生理状态的影响；教会患者家属与患者沟通的方法，建立有效的家庭与社会支持，使患者获得更多来自家庭精神和物质上的援助，使患者能够在最困难的时候情绪稳定，帮助患者渡过开始接受透析治疗的难关。在血液透析治疗间期，鼓励患者多参加社会活动，进行适当的体育锻炼，最大限度地帮助患者解决社会、家庭中的问题。

（四）精神状况

尿毒症的透析患者存在以下心理问题：①对自身健康状况及能否康复的担心；②对治疗环境的陌生及体外循环的恐慌；③对护理人员的不信任；④对其治疗费用不足的担心；⑤对其他患者的病情恶化的悲观。

患者对疾病的心理反应还取决于发病前的个体性格、家庭友人支持的程度及基础疾病的病程等，心理问题会绝对影响着患者的生活质量。造成透析患者心理压力的原因有很多，饮食、液体摄入及药物使用方案、透析操作、疾病、失去工作、自由及寿命、相关的性功能障碍等。约10%住院治疗的终末期肾病患者存在心理疾病，这个人群中精神疾病的发生率常被低估，透析患者发生的最重要心理问题为抑郁、痴呆、药物和乙醇相关性病变焦虑及个性改变。

抑郁是现今社会最普遍的心理问题，对于透析患者通常是对现实生活、外来威胁及理想毁灭的反应。临床表现包括持续的压抑心情、自卑和失望。患者主诉失眠、食欲缺乏、口干、便秘及性功能减退等，体征无特异性。具有关报道显示，每500例透析患者中有1例会自杀，一次或多次企图自杀的患者更多。此类人群自杀风险较大，应引起足够重视。

痴呆和精神错乱状态，可能与并发症的疾病有关（如甲状腺功能减退、甲状腺功能亢进、败血症或低血糖），也可能与神经系统疾病有关（如脑血管病）或者与治疗或营养药品的使用有关，饮酒或者戒酒，或透析过程也有相关可能性。从医疗上保证这些患者获得最有效的透析（通过修订透析处方、透析剂量参数及控制重复循环程度）维持最佳营养状态及防治进展性神经系统疾病是十分重要的。

慢性疾病患者容易产生愤怒情绪，不合作行为，对这种行为的应对方法是聆听患者倾诉，努力理解，从言谈中了解信息，从家庭、工作环境中寻找不合作行为的答案。在透析单位工作的医护人员要理智对待突发事件，必要时忍耐避让，避免刺激患者，防止危害事件的发生，并且也要保护好自己和其他患者不受伤害。对于有精神疾病的患者和表现出不合作行为者，以及可能对其他患者或工作人员造成伤害的行为，应当进行危险评估，咨询精神病科医师并争取其协作是非常有益的。

三、如何指导患者进行康复治疗

（一）药物治疗

1.铁剂　血液透析时每次都有少量的血液丢失，同时尿毒症患者中许多有凝血机制的异常，常有皮下出血、隐性胃肠道出血等。由于铁是造血所需的主要原料之一，出血情况也会造成人体内铁的丢失，因此常规血液透析的患者要长期补充铁剂。目前常用的口服铁剂中有些药物如福乃得是一种控释铁与维生素的复合制剂，除含有较高的铁元素外，还有叶酸、维生素C和维生素B_{12}，不仅有利于铁的吸收，还补充了其他造血所需的原料。

2.碳酸氢钠　正常情况下身体代谢所产生的许多酸性物质不断地经过肾排出体外。肾衰竭后酸性产物在体内滞留造成酸中毒。酸中毒对身体的损害很多，常表现为乏力、恶心呕吐等不适。由于血液透析是间断进行的，但身体内酸性物质的产生却是经常不断的，因此在非透析日需要服用碱性药物碳酸氢钠，以中和体内不断产生的酸性物质，达到纠正体内酸中毒的目的。

3.碳酸钙　常规血液透析患者服用碳酸钙的目的是补钙和降磷。在空腹时服用，由于胃内的酸度较高，碳酸钙崩解更为完全、迅速，有利于吸收补钙，空腹时间越长吸收越多。因此空腹时服主要是补钙。餐前服药随后进餐或在餐中服药，分解后的钙离子与食物中的磷结合，形成不能吸收的物质而随粪便排出体外，因此这种服药方法用于降低血磷。

4.促红细胞生成素　正常主要由肾产生。肾衰竭后人体内促红细胞生成素明显不足，是贫血发生的主要原因。因此血液透析患者需要经常补充促红细胞生成素。目前临床上使用的都是通过基因工程生产的人重组红细胞生成素，常用的有罗可曼（原名生血素）、益比奥、济脉欣等。

5.活性维生素D　尿毒症患者大多食欲缺乏，食物中维生素摄入不足，透析时多种水溶性维生素不可避免的从血液扩散到透析液中，造成维生素缺少，因此需要补充活性维生素D，它可以纠正维持性血液透析患者的骨营养不良。

（二）营养治疗

详见第10章血液透析患者的营养管理。

（三）运动锻炼治疗

详见本章第一节相关内容。

（四）心理治疗

心理治疗手段包括两方面，个人心理治疗和群体治疗相结合。

1.个人心理治疗　患者往往对于个人心理治疗比较抵触，认为医师无法解决自己的心理障碍，并不愿意接受治疗。对于这种情况，应进行轻松地交谈，了解患者在治疗中得到家属成员支持情况、参加社会活动、得到帮助的来源及患者的主观利用度，使患者得以倾诉烦恼，深入了解患者心理问题。寻找帮助患者的方式，从而给患者一定的意见和建议。要充分利用在透析患者治疗过程中的巡视时间，对每个患者进行有计划地心理评估，勤观察多询问，针对问题，有的放矢地解决，防止患者日积月累产生逆反心理，形成排斥治疗等不正确的反应。

2.群体治疗　对患者共同存在的心理问题，可以组织患者在一起，把有疑问的地方讲出来，共同探讨和解决。使患者采取积极的态度，面对问题，并渲染群体活动中乐观向上的气氛，积极鼓励患者介绍自己的良好经验，互相学习，取长补短，有效地解决他们中实际的共性问题。积极组织患者活动，热情支持患者参加各类力所能及的有益社会活动，有助于使透析患者从消极的自我封闭状态中走出来，积极面对人生。医护人员也可以从中发现问题，更有利于工作的进行和开展。

四、回归社会的意义

终末期肾病是一种不可逆的疾病，但经过肾脏替代治疗，患者身体可以“康复”，他们完全可以在非透析日从事家务劳动甚至重返工作岗位，从事力所能及的社会工作。国外Blagg（1973年）报道105例透析患者，76%参加工作或胜任家务劳动；美国学者Renmers等（1974年）报道家庭透析患者65%全日工作。

重新参加工作有利于患者获得更好的生活质量，主要表现在两个方面：①在劳动和工作的同时感受到了乐趣，减轻患者郁闷、沮丧的心情及消除与社会的隔离；消除了寂寞和孤独感，对患者心理、精神和身体均有益处。②增加自信心，体现了人生价值，通过工作增加收入，减少医疗负担和生活负担，看到了自身的价值，稳定了家庭结构。

实现社会复归和参与社会活动是透析患者回归社会的目的，此外，我们还应看到，透析患者的再就业不仅仅是医疗问题，还需要相关政策的保护和社会的支持和理解，只有这样患者才能真正地回归社会。

参考文献

贾强,2002.运动锻炼可以改善透析患者的生活质量.中国血液净化,10:5-8.
王向群,1997.血液透析治疗所致精神神经障碍.联络医学讲习班讲义.

第12章 血液透析护理健康教育

第一节 护理健康教育概述

一、健康的定义与护理健康教育概念

1.何谓健康 人人都希望拥有健康，特别是身体长期患病或患有重病的人特别渴望恢复健康。人们普遍认为没病、没灾就是健康，其实早在1946年国际卫生组织（WHO）对健康就有明确的定义：健康不仅是免于疾病和衰弱，而是要保持躯体方面、精神方面和社会方面的完美状态。也就是说人即使没有病痛也不能称为健康，一个健康的人应该不仅是身体没有疾病和心理健康并且还应当具有良好的社会适应能力。对于患者即便身体恢复还不能称为健康，还需要心理和精神状态方面的恢复，并且适应和回归社会，才能称其为健康。

人们拥有了健康，对于如何保持、维护和促进健康，由于健康的认知和态度根据人们的知识持有程度与社会观的不同有着明显的差异，并且与人们的饮食偏嗜，生活习惯的不同有很大的差别。要把人们的思想统一到对健康的正确认识和理解上来，使人们能够知道和掌握健康知识，改变不良生活饮食习惯与不健康、不卫生行为，提高对健康的认识水平，这就需要专业人员对健康的知识和常识进行宣传教育。

给予人们正确的健康知识，帮助人们区别什么是不健康生活行为与习惯，从而改变不健康的观念行为，以期达到促进人民健康和保持健康、防止疾病的目的，这也就是我们进行护理健康教育的宗旨。

2.护理健康宣传教育是护理工作的新模式 《护理健康教育学》中指出：护理健康教育是一门新兴的综合应用学科，随着以患者为中心的医学模式的转变与临床护理观念的更新，健康教育被作为一种治疗手段引入护理，并形成“健康教育与临床护理一体化”的护理新模式。这种模式正在被普及，也在血液净化护理工作中悄然展开。改变以往的工作状态，把健康教育与临床护理工作结合起来，对于透析患者从生活指导入手对其进行健康教育配合饮食疗法，已经成为血液透析护理工作的发展趋势。如何将护理健康教育工作的方法、模式，应用于血液净化护理领域的实际工作中，正在尝试并初步取得成果，目前健康宣教工作的重要性与必要性，已经引起医学界与护理界多方的高度关注。

3.护理健康教育与护理教育的区别 护理健康教育（护理宣教）应区别于护理教育，前者是以患者和家属为教育研究对象，后者是护士。两者有着本质的区别，是教育的两个方面但并不矛盾。①教育患者如何保持健康，预防疾病，防止合并症的

发生，患者不学习便不能提高生活质量延长寿命；②教育护士以什么样的素质和能力来应对工作，以什么样的知识、方法和手段来实施教育，护士不能很好地学习理论并用于指导实践，就不能很好地承担护理工作，实施健康教育和提高护理质量。因此，护理教育是做好对患者健康教育的基础和前提。护士在接受了护理教育，充实了专业知识的基础上，运用护理学和健康教育学的理论和方法，对教育对象进行有目的、有计划、有实施、有评价的教育活动，通过各种教育方式来提高患者自我保健和自我护理的能力，提高患者家属的生活护理能力和对疾病、对患者的应对能力。通过教育使患者建立健康行为，达到预防疾病、保持健康、促进康复及提高生活质量的目的。

4.血液透析护理的健康教育　血液透析护理的健康教育就是通过护士对健康教育的具体实施，给患者灌输正确的血液透析相关的医学知识、生活常识。使他们认识疾病，知道什么是尿毒症。认识血液透析的治疗方法，知道怎样接受和配合治疗。教育患者如何按照医嘱定期治疗和按时服药，提高对治疗的依从性。如何自觉控制饮食以适应透析治疗的需要，预防透析合并症的发生等。因此，健康教育是有计划、有目的、有组织的教育活动，在教育中使患者获得正确的医学知识，改变以往的生活习性，改变不适宜透析治疗与生活的不正确观念、消极态度和行为，自觉进行生活饮食的自我管理。归根到底就是在护理人员对血液净化治疗知识的传播下，血液透析患者及其家属知道健康信息，认同健康理念，改变不健康的生活饮食习惯、行为，使患者能够维持相对健康或稳定的身心状态，重返社会、生活和工作，达到提高生活质量，预防合并症的发生，减轻社会负担和延长患者寿命的目的。

二、实施健康教育的意义

有人会问血液透析的患者肾萎缩、肾衰竭，怎样理解患者的健康，对其进行护理健康教育的意义何在？笔者认为，伴随着医学科学技术的飞快发展，血液净化治疗技术的不断提高，使得患者的生存期延长。但是，由于患者要依赖血液透析治疗而长期生存，并且血液透析治疗不能完全替代肾本身的功能，使患者合并症逐渐增多，从而带来的一系列生理、心理、社会问题，降低了患者生活质量，增加了病死率和医疗费用。如何使患者预防合并症的发生，如何应用饮食疗法来弥补人工肾治疗的不足，显现出与治疗相关的医学知识和生活常识的普及对透析患者尤为重要的客观性。如果患者不知道科学的生活方式方法，不用医学科学知识来充实自己和管理自己以适应治疗的需要，便不能长期生存。因此，进行血液透析护理健康教育有着非常关键和深远的意义，关系到患者走哪条人生道路的问题。

1.为了提高患者生活质量并延长寿命　血液透析疗法是血液净化治疗方法中的一种，是肾替代治疗中挽救和维持尿毒症患者生命的主要治疗手段。随着透析器（人工肾）种类、性能的不断开发，血液净化技术不断进步和完善，延长了广大透析患者的生存年限。我国透析患者中治疗长达20年的患者正在增加，在日本透析超过30年的患者逐年增多。随着患者生命的延续，透析合并症的日益增多，给患者带来的身心损害已成为患者生活质量下降的重要因素。

近年来，由于社会提高了对肾病的认识和关注，积极进行预防和治疗，减少了肾病的发生及延缓了慢性肾病的发展。伴随着医疗水平的提高，有些地区血液透析治疗期提前，使肾病患者能够维持一定的工作能力和自立的生活能力，也使得患者提高了对肾病知识、治疗常识及生活饮食方法、心理应对方法等知识面的需求。为了提高血液透析患者生活质量和延长寿命，预防和减少合并症的发生，提高患者心理应对能力，更好的生活，有必要指导患者如何适应透析治疗，如何进行自我饮食管理和怎样更好地回归社会，重新融入正常生活。

2.满足患者心理的需要　血液透析治疗虽然是肾替代疗法，但人工肾毕竟不能完全替代肾功能。如果患者不能接受肾移植，血液透析治疗和透析设备将伴随着他的一生。这样与设备捆绑在一起的现实，对患者产生了极大的精神压力和不安全感，在这种压力下患者会产生极度依赖透析设备、极度依赖工作人员，甚至产生极度恐惧的心理。往往表现出对事物的高度敏感、易激惹，甚至发生躁狂。也有的出现精神抑郁、自杀倾向等症状。因此医护人员有必要从心理、生理、社会各方面对血液透析患者进行指导，使他们能够正确认识疾病和治疗，适应透析生活，保持积极向上的乐观心理状态，维持带病的基本健康状态的生活。良好的护理健康宣教对增加患者战胜疾病的信心，提高生存勇气，提高生活质量从而延长生命有着非常重要的指导意义。

3.护理健康教育是现行护理工作的职责　血液透析患者是特殊的患者群体，尽管他们每周到医院治疗2次或3次，但由于他们靠血液透析治疗来维持生命，因此对治疗和对医护人员非常依赖并且密切关注。而治疗工作的好坏，患者的配合程度，治疗的充分与否也将直接影响到患者生活质量与长期存活率。过去的医学护理模式是以疾病为中心，单纯的治病不注重社会、心理方面对患者的影响，随着时代的变迁，现在医学模式早已发生了根本的转变，以人为本更具有人性化。关心患者，从社会、心理、生理全方位对患者进行护理，解决他们生理与心理范畴的护理问题，成为护士义不容辞的责任。因此，面对透析患者如此强烈的心理依赖与医疗需求，医务人员有责任和义务对自己的服务对象进行健康教育，满足他们对健康知识的心理需求。一名优秀护士不仅仅是护理行为的执行者，还应该是健康理念的教育者和宣传者，是医学知识、健康知识，包括技术、观念、行为、模式的传播者。面对透析患者护士依然担负着防止疾病发展、防止病情恶化、预防并发症、减轻伤残程度的重要职责，以及扮演着促进健康、促进患者身心早日康复的重要角色。

4.患者的权利　肾衰竭患者为了生存才接受血液透析治疗，他们最有权利知道如何恢复和保持健康状态，如何预防合并症的发生。我们必须本着对患者和家属高度负责的职业道德和人道主义的精神，为患者提供并传播治疗相关的医学知识，给予患者知情的权利。即使患者知道根据血液透析治疗的特殊性，怎样做才对患者自己更有利。在饮食生活各方面患者应怎样进行自我管理，为什么患者不进行自我控制会发生合并症问题，怎样做才能减少和延缓合并症的发生，对危险状况的发生怎样防止和采取什么样的应对措施等。总之应当告诉患者如何做才能活的更长久，给予他们选择如何走好今后生活道路的权利。

5.节省医疗费用　血液透析患者一年的治疗费用7万～10万元，如发生特殊情况的病情变化，治疗费用还会攀升，确实给社会、家庭和个人造成了不小的经济负担。

我们国家现行的医保政策是低水平广覆盖，在我国这样的十几亿人口的发展大国，每个人都能够很好地享受到医保福利确实不是件容易的事情，边远地区覆盖的尚不完全。现有医疗设备和资金与广大患者需求相比远远不能达到满足，与世界先进国家相比仍相差甚远。如果在护理的健康宣传教育下，患者合并症的发生率降低了，身体状况改善了，生活质量提高了，心脑血管危险事件等特殊情况的发生减少了，医疗费用就会降下来。在这方面国外已有成功经验，美国医药协会指出：花1美元用于患者健康教育，可以省6美元的医疗费用。因此，国外对健康教育从国家到个人都非常重视。为了使有限的医疗资源应用到最需要的地方，使我国人人都能有效地享受医疗福利，我们更没有理由不重视护理健康教育这项工作！我们应该从宣传教育入手，预防疾病和防止病情的恶化，减少不必要的医疗费用的发生。

三、健康教育对象与目的

任何教育活动的进行首先要有明确的教育对象，然后按照教育规律，根据教育对象确定教育目标，针对教育目标开展有目的、有计划、有组织的教育活动，然后对教育对象进行评估，检验教育对象在心理上和行为上由于被教育所产生的变化结果，评价是否达到制订的教育目标。护理健康教育学把教育理念规定出来，血液透析护理宣教工作也要遵循这样的理念（图12–1）。

1.教育对象　确定教育对象是宣教工作的关键，不确定教育对象的泛泛宣教不能起到良好的效果。血液透析护理的健康教育工作对象是接受透析治疗的患者及其家属，患者是被教育的主体，患者家属是被教育者的主要影响因素。理清他们之间的关系，才能有的放矢地做好宣教工作。护理健康宣教就是给透析患者灌输相关医学知识生活常识及方法，使他们了解自身的疾病，了解肾损害和尿毒症带给他们的危害。认识和理解血液透析和肾替代治疗方法，坦然接受治疗过程中会遇到的一些问题。在进

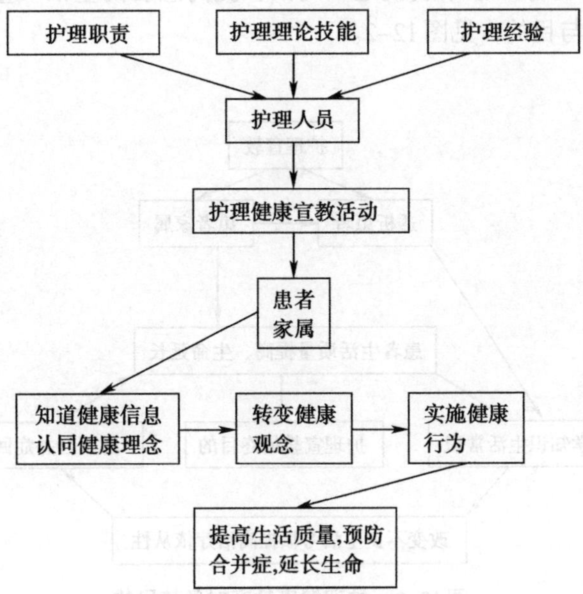

图12–1　透析患者健康教育理念

行反复健康宣教的护理活动中，使他们知晓为何要进行饮食限制和掌握生活饮食中进行自我管理的方法；使他们知道如何自行调整心态，控制不利因素，提高对治疗的依从性；知道怎样更好地应对今后的透析生活，提高生活质量，防止透析合并症的发生。

进行护理健康宣教也要给透析患者家属灌输同样的相关医学知识，生活常识及家庭护理方法，重视在患者健康认知的转变过程当中，影响这种变化的重要因素。使家属学会必要的家庭护理和正确的应对患者的方法和技巧，强化家属与医护人员的沟通链，使他们能够在正确知识的指导下，帮助患者正确面对治疗、接受治疗和服从治疗，帮助患者提高对这种特殊治疗的依从性，真正起到扶助作用。良好到位的健康宣教工作对于我们实施临床治疗和护理，提高患者生活质量，扶助患者顺利过渡透析诱导期，平稳度过透析维持期，适应今后的透析生活，维持相对健康状态，延长存活期非常重要。

在反复进行健康教育的护理活动中，当患者和家属获得了正确的与血液透析治疗相关的医学知识、生活常识，了解和接受了健康信息并且认同健康信念，就会转变健康观念、实施健康行为（图12–1）。并且通过护理宣教护理人员与患者及其家属的密切接触，建立起护患间的相互信任，使患者认识到医护人员在今后的治疗和生活中，将能够给予他们很大帮助，是支持他们透析生活的重要角色。从而改变消极抵抗态度驱除恐惧心理，产生对医护人员的依赖心理，形成良好的医患互动关系。

2.教育目的　护理人员有责任帮助患者建立生存信心和希望，使他们产生勇敢面对现实的勇气和积极配合治疗的自觉性。如果在指导下，患者能够自觉地运用已学的知识充实自己，改变以往形成的不适合透析生活的行为和习惯以适应透析治疗的需要；使得透析合并症减少，降低和减少了不必要的医疗费用的发生；使生活质量提高；使生命期延长；就达到了健康教育以人为本、以患者为中心的教育的目的。血液透析护理健康教育的最终目标归根结底就是一句话：提高患者的生活质量延长患者的生命。护理健康教育对象与目的，见图12–2。

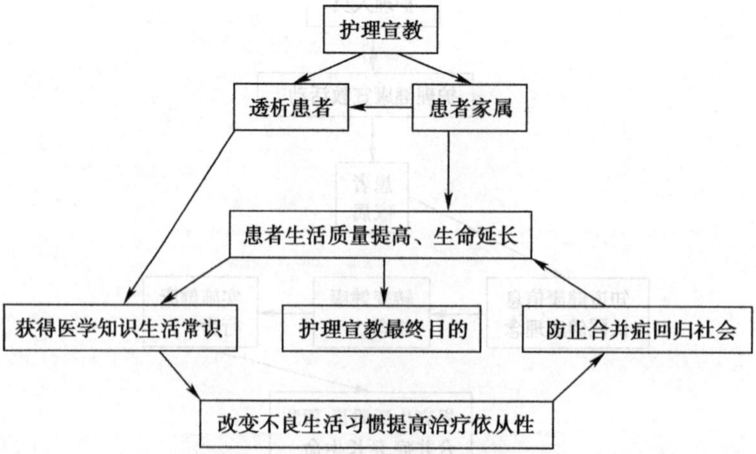

图12–2　护理健康教育对象与目的

四、健康教育对象的特点

患者在患病之前对血液透析治疗知之甚少甚至完全不了解，如果不是从事医疗工作，在医学知识方面基本上是非常缺乏的。患病后对严重病情缺乏心理准备，对治疗缺乏信心，往往处于焦虑或抑郁状态，存在各种心理问题。由于受被教育者的年龄、身体状况、精神心理因素、文化水平及接受教育能力不同的影响，同样实施的护理健康教育活动，其教育的结果和接受程度均有所不同或差距较大，因此进行健康宣教工作存在一定难度。为了帮助患者适应治疗，需要在很短的时间内从零开始，把最基础的医学知识和血液透析治疗常识灌输给他们。这就需要讲究一定的方式方法，并且需要技巧及寻找适当的时机，需要我们了解教育对象的特点，因地制宜因人而异地实施健康教育。

血液透析治疗是分期进行的，护理健康教育也应根据治疗阶段及患者在治疗各个时期的生理和心理特点，细分阶段有重点地进行。应当按照患者面对透析治疗、接受治疗、透析诱导和长期维持治疗的顺序进行护理宣教指导。

1.透析治疗应对期　患者在接受血液透析治疗时，由于病情重、症状明显比较痛苦，且因对透析方法不了解而充满恐惧，宣教应以减轻患者紧张情绪、消除患者的陌生感和恐惧感，以介绍治疗目的、方法、环境为主，告知患者得了尿毒症也不要害怕，有血液透析等多种肾替代的治疗方法可以选择，可以帮助患者清除毒素、维持生命。在宣教中建立初步护患间的信任关系，宣教视患者病情简单扼要地进行（图12–3）。

2.接受透析治疗期　在患者接受透析治疗后，有许多准备工作需要进行。首先患者是治疗的被实施者，从法律上讲患者有知情同意权。应使患者知道做透析治疗的过程和治疗中可能出现哪些问题、安全性如何、认识治疗设备物品等，同意治疗并认可结果。并使患者了解与治疗相关的措施如血管通路如何建立、如何护理等。同时，家庭中应当备好治疗时可能使用的物品食水、办好医疗保险手续，在家庭财力安排上做好准备（图12–4）。

3.透析治疗诱导期　在血液透析治疗初始阶段，由于前期保守治疗和肾功能的进一步恶化，患者体内代谢产物大量蓄积、营养缺乏、全身状况差、水分大量潴留，发生一系列临床严重症状。血液透析治疗时，血液中滞留物质浓度下降1/2～2/3，使机

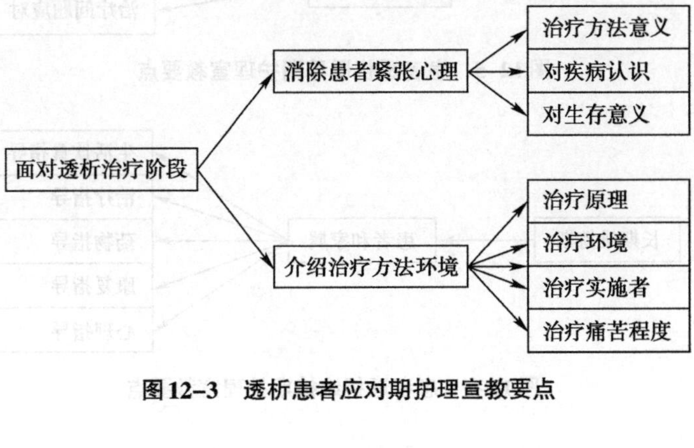

图12–3　透析患者应对期护理宣教要点

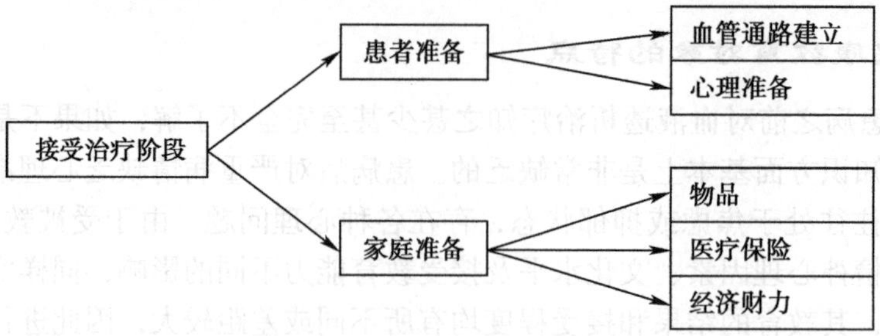

图12-4　患者接受透析治疗时期护理宣教要点

体各个脏器由于代谢产物的滞留而被损害的状况得到缓解。新透析患者在治疗之初，需要进行诱导方式的透析治疗，从生理上适应这种机体内环境的反复变化，并且从心理上接受要长期或终身面对血液净化疗法这种现实。健康宣教工作也应以此为重点，教会患者如何维护血管通路，如何应对透析治疗中所发生的一些问题。使患者和家属懂得长期透析和充分透析的重要性，知道医学相关知识对患者透析生活的重要，提高对相关知识和生活常识的求知欲望（图12-5）。

4.长期透析治疗维持期　血液透析患者经过前期治疗，病情逐渐稳定，从生理和心理双方面逐渐适应了治疗，就进入了透析的长期维持阶段。如果透析患者不能进行肾移植，血液透析治疗将伴随患者终身。在这个阶段的健康宣教应着重对患者进行透析生活及饮食指导，合并症预防指导，运动与康复指导，使患者能够合理控制饮食和科学摄入饮食，适当运动，提高身体抗病能力。能够保持相对健康状态重返社会，提高患者生活质量和延长寿命。同时对患者家属进行透析相关知识和家庭护理方面的指导，使其能较好地扶助患者，正确面对患者因透析治疗给家庭生活带来的改变和负面影响，成为患者的好帮手及护患沟通的良性渠道（图12-6）。

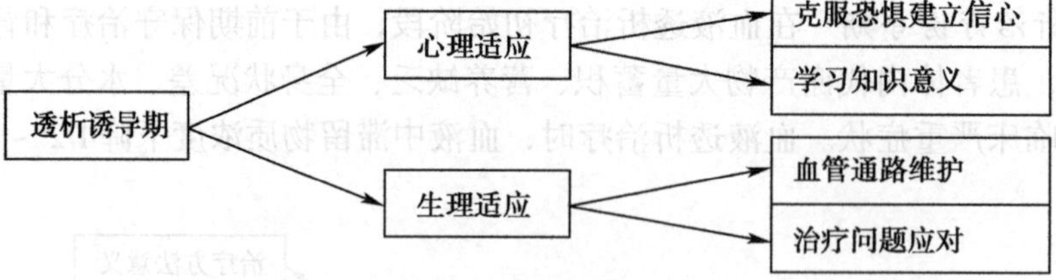

图12-5　患者透析诱导期护理宣教要点

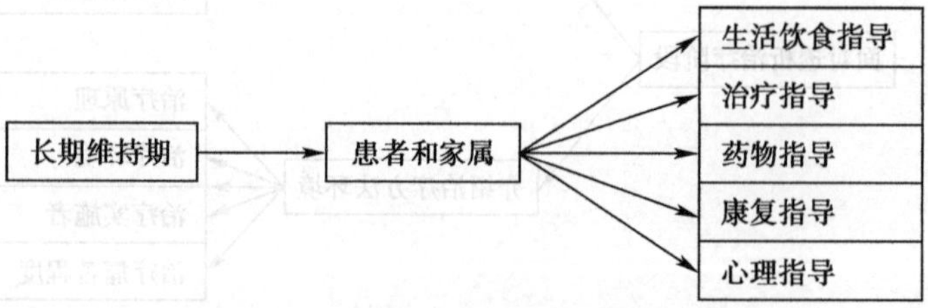

图12-6　患者透析维持期护理宣教要点

如果掌握了教育对象的特点，有的放矢地进行健康教育工作，就会收到良好的效果。就会使被教育主体自觉控制饮食，适应透析治疗和生活的需要，转变不适应透析生活的行为，按医嘱服药，按计划治疗，不仅提高对治疗的依从性，并且能够达到提高生活质量和延长生命的目的。

第二节　血液透析护理健康教育的实施

任何护理工作方法都是有计划的、分阶段进行的系统工作，都要与临床护理实际工作相适应，否则就不能取得良好的临床效果。血液透析护理健康教育活动也是一样，先要对健康宣教对象进行调查，发调查表或征求意见，了解宣教对象的实际需求。同时了解宣教对象掌握医学知识的程度，并对接受知识的能力进行评估。根据调查的需求、结果及透析患者各阶段治疗特点制订宣教计划，按受教育者具体情况和不同层次的接受能力，采取不同的教育方法。然后在实施计划过程中发现问题、修正计划、解决问题。在评价效果取得经验教训后，还可以为今后工作提供借鉴。

一、实施方式

在繁忙的护理工作中，如果某项工作烦琐复杂，低效并占用大块时间，就很难持之以恒地坚持下去。如何使护理宣教工作切合实际的进行？一般为了使健康教育获得更好的教育效果，避免重复劳动，根据工作需要和患者的需求，把血液透析护理健康教育的实施方式尽量简单化，统分为6项。

1.开展大型讲座　对患者必须了解的共性知识开展大型讲座，按照血液透析治疗诱导期与维持期将患者进行类分，对照治疗期特点有针对性地进行宣教。例如，对透析诱导期患者进行血液透析原理等知识讲座；对长期维持性患者讲体重控制等各种课题。这种方法教育面广，时间集中，同时接受教育的人数多，收效快，常用于应知应会知识的普及。

讲座要主题明确，准备充分，讲解紧凑而流畅并牢牢把握住主题。为患者答疑留出时间，但要避免个别提问把主题转移到个人的需求上，引起主题偏离，影响宣教效果。

2.开展座谈　按宣教对象分类，就一个共同的问题进行一定范围的座谈以澄清认识。探讨概念性问题，加深印象；或讨论某种事件的对应方法，如与家属座谈如何进行家庭护理，如何协助患者控制水的摄入量，如何控制钠、磷、钾的摄入问题，如何应对患者的心理问题等。座谈时要准备充分，把握主题，在讨论中应围绕主题，照顾到大家的需求。切忌只顾满足个别家属的多次提问，置大家的需求于不顾而产生负面影响，达不到教育大家的目的。

3.进行个别交谈　根据患者病情、年龄、文化程度、经济状况、家庭状况、心理状态及接受知识的能力的不同，进行个别交谈。例如，饮食方面根据某个患者血钾浓度过高，个别指导其如何控制高钾食物的摄入，告知高血钾的危险及发生时的症状、应对办法等，对患者进行专项问题的指导；控制水的摄入方法，指导如何应对家庭成员与朋友，怎样回归社会等。个别交谈可以保护患者隐私，避免负面影响。

4.制作宣传资料　出宣传册、光盘，拓宽教育面。使受教育者回到家里可以自觉学习，不受时间、场合的限制，教育方式活泼，患者有不明确的问题还可以随时查找，并且能够加深对所学知识的印象和长期使用。该方法适用于持有一定知识文化的患者和家属学习掌握，有一定的局限性。

5.公益性宣传　出壁报对重要问题进行强调，使患者和家属天天有机会看到和警醒。

6.利用现有条件和传媒　举办实物展示，或建立网络宣传增加受教育者的感性认识等。

进行透析护理健康教育首先要引起患者和家属的求知欲望，然后使他们接受健康信息、感受教材，一直到理解教材和掌握知识，最终发展到改变不适宜透析治疗和生活的行为。健康教育采取的方式、方法应丰富多彩，并且在工作中灵活运用。能够大型宣传的内容要充分利用讲座、座谈讨论、壁报、宣传册等多种形式进行健康宣教，以节省时间。为了保护个人隐私一定要挤时间个别交谈、个别指导，加强法律意识，减少患者反感和抵触情绪。在反复教育的过程中增强宣教对象的感性认识，使感性的认识增多，从量变到质变产生理性的飞跃，达到教育的目的。

二、实施方法与技巧

（一）教育技巧

健康教育活动是教与学的互动过程，首先需要建立教与学的互动关系。因此，在进行护理健康宣教的过程中不仅要注意方式，还应注意教育方法与沟通技巧，注意语言艺术与体态仪表。

1.教育者应当具有表现力、感召力和讲演能力　教育者应当表情端庄、举止神态得当、文雅大方，给人以尊重和信任感。使受教育者容易接纳极为重要，教育者的语言应当生动流畅，内容主题层次分明，事例生动，阐述观点明确，不含糊其辞。应当口齿清晰、声音悦耳，抑扬顿挫，有强烈的艺术感染力。如果我们在对患者进行教育时言语枯燥、吐字含糊，表情淡漠、举止慵懒，声音低平或高尖，表情做作，会引起受教育者视听疲劳和极大反感，无法达到教育的效果。

2.教育应注重启发，符合患者需求　在医学知识的传播和灌输中，应注重启发宣教对象的思维和学习的积极性。有针对性的指导他们最需要的健康问题，注意宣教对象对教育内容的反应、对教育内容的关注程度和求知欲望。如果他们对教育灌输的内容不感兴趣，很难达到健康宣教真正的效果。在进行教育过程中，教育内容应该主题明确，使受教育者清楚地知道你在说明什么问题。

充分利用人际沟通技巧，适当运用肢体语言，加强人际交流的互动效果。恰如其分的宣教工作的方式方法，会激励宣教对象学习的主观意愿和求知的积极性，产生主动咨询、了解相关知识和要求进行宣讲欲望，并收到更好的教育效果。

（二）特殊情况时应对方法与教育过程

在以上方法实施中，因患者接受治疗的阶段不同、年龄不同、文化水平不同、性别不同，教育产生的影响也不一样。在与患者交谈时遇到的情况较为复杂，需要采取更为灵活的应对方法。

1.特殊情况的应对 新患者进入透析治疗是护理健康教育起始的重要阶段，应当非常注意。因新患者刚刚导入透析，相关知识极为缺乏，病情轻重程度不同，心理状况不同，在应对时切不可掉以轻心，更不能操之过急。一般常以倾听患者倾诉，了解患者心理问题为主，必要时给予暗示，使患者感受到医护人员的高度关心和熟练的操作技能，祛除焦虑和恐惧心理，安心接受治疗。这样既拉近了护患距离，又建立了护患关系，对今后开展健康宣教极为有利。同时，还要观察患者急需解决的护理问题，进行必要的指导如血液通路的保护等，以减少和避免患者由于医学知识的缺乏造成不必要的痛苦和损失。对病情较重不适合宣教的场合，我们可以酌情对家属进行指导，引起家属对健康宣教的注意和兴趣，待患者情况好转时适时进行宣教。恰如其分的宣教工作会起到良好效果，会激励患者和家属的求知欲望及学习的主观能动性，达到主动咨询、了解相关知识，主动要求进行宣教的作用。

2.护理宣教是教与学的互动过程 患者因肾衰竭而水钠在体内大量潴留，透析治疗时从血液中大量除水，又引起血液容量的降低和组织液向血液的补充。患者平日对水、钠无限制的大量摄入，与透析治疗时因除水体液大量丢失，这种体液的大出大入，影响了患者机体内环境的稳定，增加了心血管的负担，增加了发生心血管事件的危险性。此类情况在教育和指导患者时，从接受教育的结果来看是分阶段的。最初患者不接受，依旧我行我素，家属也不理解，认为护士多事；由于反复进行教育，引起了患者和家属的注意，碍于面子在生活中减少了一些食盐和水分的摄入，距离水、钠控制标准还有一定距离；直至有的患者体重猛增，发生急性左侧心力衰竭、肺水肿，端坐呼吸、不能平卧，感受到痛苦和危险来临的滋味时，便会想起护理宣教曾经讲过的要点，开始真正严格限制水钠的摄入量，切实的注意引起生活行为的改变。这些事件也会对周围产生教育效应，可以因势利导进行教育，引起患者及其家属们注意预防和减少类似事件的发生。这就是进行透析护理健康教育的教与学的互动的一个过程，是反复教育和反复认识，使患者的思想从量变到质变的身心发展的过程。但是心力衰竭等危险事件的发生是心血管长期被损害的结果，一旦发生已为时较晚。关键还在于教育的方式与方法，能够及早引起患者观念与行为的改变。

在实际工作中由于人的思想非常复杂，对患者进行健康宣教会遇到许多情况，通过教育过程实现教育效果需要经历一段心理转变的过程。通过医护人员耐心细致的对患者和家属的医学知识的灌输、行为的指导，帮助透析患者建立遵医行为和配合治疗行为，增加对合并症等危险因素的认识，提高患者自我护理能力。并且帮助家属学会家庭护理技巧，饮食管理的方法和与患者的应对方法。力图促进患者从疾病状态顺利向健康状态发展过渡，降低死亡率、减少并发症的发生。

三、实施健康教育的内容与范围

（一）患者教育内容

血液透析护理的健康宣教内容很多，根据被教育主体的患者每个时期特点的不同，重点统分为3个阶段：在患者血液透析治疗前、透析诱导期和透析维持期。为了达到教育患者的良好效果，我们对患者的主要影响因素家属也要同步进行医学知识的普及，有3项内容。

1.在患者透析治疗前 向患者和家属介绍环境、设施、治疗方法、患者权利与义务。①护理宣教内容：认识自身肾、血液透析原理、患者须知；②宣教工作要达到的目的：消除患者和家属对医院环境、医护人员和对治疗的陌生感，建立护患关系，建立患者和家属对医护人员的信任感。

2.透析诱导期 向患者和家属介绍治疗过程和会遇到的问题、血液通路保护及维持。①护理宣教内容：透析治疗的充分性、在血液透析治疗中可能会发生的问题、血管通路观察与护理等。②宣教工作要达到的目的：建立护患之间教与学的互动关系，充分调动患者和家属的求知欲望和积极性，使患者和家属能够掌握治疗相关知识。

3.透析维持期 向患者和家属介绍透析合并症的预防、透析患者常用药的作用、常规检验的读取方法、饮食疗法与生活中的注意事项。

（1）护理宣教内容：①肾替代疗法的展望；②血液透析患者饮食指导；③血液透析患者体液控制；④高血钾的危险与预防；⑤血液透析患者钠盐控制；⑥血液透析患者的运动方法；⑦血液透析患者社会心理适应；⑧糖尿病肾病患者的透析生活注意；⑨老年透析患者的治疗特点与生活管理；⑩透析患者钙磷代谢紊乱及预防；⑪透析患者回归社会的心理适应等。

（2）宣教工作要达到的目的：提高患者对治疗的依从性，建立遵医行为。提高患者自我护理能力及生活的独立性，改变不适合透析治疗的行为习惯。提高患者家属的家庭护理能力，提高对患者的应对能力。

（二）家属教育内容

1.使家属同患者一道接受饮食指导教育 知道饮食原则，学习透析饮食的制作方法，如怎样制作才能降低蔬菜中的含钾量等，在生活中督促患者按饮食原则摄入饮食。

2.指导家属如何进行家庭护理并指导应对患者的技巧 如何控制急躁情绪，以患者能够接受的方式方法规劝患者少吃盐，阻止患者少饮水，控制体重等。促进有生活能力的患者自理自立，提高患者生活质量。

3.指导学习必要的护理观察及应急措施 如对患者动静脉内瘘的观察，高血钾发生时的表现和处理方法与联系方式，使家属学会必要的护理观察及应急措施，成为我们治疗上的好帮手。

四、实施健康教育注意事项

在对患者及其家属进行教育时，对所教育的内容应当特别注意。一般在没有开展家庭透析情况下，没有必要对患者和家属讲授护理专业操作相关等技术问题。例如，有的护士在为患者进行血液滤过治疗时，对患者讲“后补液比前补液清除毒素的效果好”“我给你置换了多少多少升等”。其实患者根本就没有明白血液滤过治疗时，补液是怎么回事。但是下一次更换人员再对该患者进行相同治疗时，患者就提出要求：“治疗一定要按照前次标准做，要求达到上次的置换液量，否则就不下机！”使工作非常被动。

在治疗工作中操作护士会遇到各种问题：患者情况不同，抗凝血药用量、方法不同，体重增长不同所致除水量不同，使用机器型号的不同等，均使得两次同样的治疗会产生不能完全一致的结果。因为血液净化治疗中的各项操作和处理事件的方法，有很高的技术含量，是操作人员专业学习和从事专业多年，理论与实践相结合产生的经验。技术问题不是几句话就可能教会患者和家属的，在医学知识拥有上存在很大差异情况下的简单或不正确的说教，会使被教育者产生错误观念，给工作造成不利影响。

健康宣教应当按照护理工作程序进行，不可以将自己想象、认为的观点在未经证实是否正确的情况下，信口开河地对患者进行教育，以免影响工作。

五、实施程序

美国公共卫生协会的公共卫生教育组织提出了患者教育的5个步骤，根据这个步骤及结合血液透析治疗实践与特殊性，把对血液透析患者及其家属的护理健康教育步骤化为1个程序，即：了解患者（家属）需求→确定教育目标→制订教育计划→设定教育方法→实施教育计划→评价教育效果。

1.了解患者及其家属对治疗知识的需求，发现急需进行的护理教育问题　患者和家属在接受透析治疗之初，往往渴望知道一些与血液透析治疗相关的知识，多多益善。但其时他们刚刚面对疾病状况及透析问题，头脑里一片混乱，他们想要弄清楚的是怎么会走到现在这样的地步，今后怎么办是患者和家属冷静后的一个思考。因此对宣教的内容记忆效果不会很好，需要医护人员抓主要矛盾，找出关键问题和急需问题进行健康宣教。例如，“血液透析治疗是怎么回事？”是患者和家属最想知道的，“血管通路的注意及如何进行护理”等，是应该强调和灌输给他们的，两者都要兼顾。因为血液透析护理的宣教也分缓急，如果患者血管通路发生问题，就会使患者遭受更大的痛苦，就会增加医疗费用，就会影响治疗的顺利进行。

2.制订护理教育目标要考虑患者及其家属接受能力　制订护理教育目标是较为关键的问题，健康教育需要循循善诱，因为医、患之间存在着拥有医学知识上的不对等，患者及其家属会对所讲解的内容不能完全理解或理解错误也是常有的事情。应根据患者、家属学习能力等具体情况制订相应的目标，不要把目标定的太高而要定在举手可及的高处，使患者由浅入深地接受教育。如果患者经过努力仍然达不到目标，即过于吃力，会使他们产生厌学的心理，影响以后的宣教工作。在充分调动他们维护健康的积极性和潜能，积极参与促进健康的护理宣教活动之后，能够达到的目标才是可行的目标，才会使患者和家属一步又一步地跟随着护士制订的宣教计划，完成受教育的过程。

3.制订教育计划要切实可行　按照血液透析患者的各个时期的不同特点制订教育计划，既不能超前也不应滞后。因为超前时感性认识的缺乏会影响患者理解力和求知欲望；滞后时患者会认为已经知道，对讲解的问题失去兴趣，甚至对治疗产生不利影响。计划要针对性强、目标应当明确，并且不能是泛泛的空洞计划，要有具体内容。一般根据教育的工作程序，应当按照血液透析患者的透析治疗前、透析诱导期、长期维持期等特点，并按工作规律细致划分和制订。教育计划见表12-1。

表12-1 血液透析患者教育计划

教育程序	治疗前教育	诱导期教育	维持期教育
评估患者	对疾病认识；对治疗的了解；遵医动机	心理承受能力；知识了解程度；对治疗的态度；求知欲望；求知能力	自我保护意识；自我护理能力；掌握知识的程度；自我价值的体现
教育目标	适应中心环境；建立遵医行为，了解最急需的护理知识	减轻对治疗的恐惧焦虑；提高治疗适应能力	提高自我护理能力；提高回归家庭社会的适应力
学习目标	了解患者须知；知道透析原理	了解相关知识；能复述和演示所教的内容	了解长期治疗的特点；自我护理的注意点
教育内容	血液透析原理；患者权利义务；血管通路保护	饮食疗法；水钠摄入标准；体重控制；危象注意；心理疏导	治疗依从性；合并症预防；运动方法；充分治疗的必要性，生活指导
教学方法	介绍；交谈；行为训练	开展讲座；指导阅读相关书籍；板报；个别指导	座谈、个别指导；讲座、介绍相关书籍等
评价	复述指导要点；了解治疗设施环境	观察情绪、临床症状、配合医疗行为、对治疗的依从性	复述透析生活注意点、饮食注意点；所服药物的作用和不良反应；特殊情况应对方法

4.*选择适当的教育方法是取得良好宣教效果的重要因素* 首先要引起血液透析患者和家属对治疗方面的求知欲望，通过实施健康教育和教与学的互动，使他们感受教材和理解教材，感受到教育内容对他们切实的帮助。还要根据他们不同的文化背景和理解能力，不同的关注点和需求，采取不同的教育方法和形式。

在健康宣教的实施中应根据患者的病情轻重、心理状态、精神状况、环境等多种因素来考虑时间、时机、场合、地点。可以针对患者的个体问题进行交谈，可以集体讲授血液透析相关知识，指导阅读一些适应透析生活的小册子，演示一些训练方法如动静脉内瘘的功能锻炼，利用教材进行宣传活动等。使患者和家属在不断的教学过程中感受和领悟知识，巩固所学知识和运用知识，达到改变行为，促进健康的目的。

5.*实施护理宣教计划要有科学性，使工作按计划进行* 在工作中实施护理宣教计划要科学地按计划进行。在一定时期做一定的事情，注重时间性，但要因材施教，循序渐进，针对性强，不能搞形而上学。同时，患者的情况是复杂的，不能机械地生搬硬套地实施计划，因为护理工作的服务对象是人，从以人为本出发，不是今天按计划定好的就必须今天要做，要根据患者的身体状况和精神状况来完成计划的实施。如果患者这天病情恶化，他又怎么能有精力和心情听你在他耳边的说教？因此在实施计划过程中既要有工作原则、工作责任，又要有灵活性。

在实施教育过程中，还要考虑到受教育者的特点如年龄、经历、接受能力等。对于同一种训练方法，老年人与年轻人接受能力是不一样的，男性与女性在思维方式上也是有差别的，如动静脉内瘘的功能训练在教育中遇到3种情况。

（1）对老年患者及智力偏低的人讲解时要简洁明确，讲清楚何谓对与错。示范时做正确的动作，不要进行正确与错误的示范比较。因为复杂的讲解方法会让他们对概念产生混淆。

（2）对中、青年人的男性要讲为什么要这样做，因为不阐述不这样做的危害，就不能引起他们的足够重视，往往就不会很好地依从治疗计划，他们的理性更强于女性。

（3）对女性在讲解锻炼方法时要反复做给她们看，因为女性对感性认识更敏感，正确的示范会使她们对所学的东西记忆更为牢靠，而没有正确示范或简单的光说不做，光靠她们的自我想象来进行某种动作锻炼，最终结果不定做成什么样子。

因此，计划实施要讲究科学性，否则实施计划就达不到预期的目的。

6.评价宣教效果是对受教育者行为的观察和测评　通过对患者饮食卫生习惯、配合治疗行为、遵医行为及患者心情、人际关系、环境适应性等健康行为的观察，和利用表格和其他方法对患者应掌握的知识进行评价。

对患者家属要主要观察对患者的护理协助行为并对其与患者接触中的对应行为态度等进行评价。

通过对受教育对象在宣教前后行为的比较找出与教育计划目标的差异，分析原因和影响因素，指导和更正对患者的教育计划，提高护理健康宣教的质量。因此，评价结果也是对护理健康教育工作的考评，能够找出工作中存在的问题和差距，把护理工作总结提高。

归纳和总结透析护理健康教育就是引起教育对象的求知欲望，使患者从接受健康信息感受教材、到理解教材掌握知识和运用知识，最终达到顺应治疗改变不良生活习惯等行为的目的。这种身心发展的过程就是透析护理健康教育的过程。只有我们很好地应用教育方法才能使患者及其家属很好地理解知识，只有很好的理解才能运用所学的知识并转化为行动。只有他们改变了固有的生活习惯，自觉地进行饮食限制等自我管理并形成良好的生活习惯，才能达到提高透析患者生活质量、预防合并症的发生和延长患者生命的目的，才能最终实现护理宣教工作的目标。

六、实施健康教育个案（仅供参考）

（一）患者状况

1.病例摘要　患者×××，男，51岁，干部，高等教育学历，诊断：慢性肾衰竭，主诉：无力、恶心、食欲差。

2.护理体检

（1）面色苍白，毛发无华，眼睑水肿，四肢凹陷水肿，血压170/90mmHg，脉搏108次/分，尿量850ml/24h。

（2）精神状态：精神萎靡不振、寡语沉默。

（3）血液通路：右股静脉留置双腔导管，1个月前左前臂制作的动静脉内瘘尚未成熟。

（4）检验：BUN、Cr、Hb等（结果略）。

3.患者治疗　硝苯地平缓释片30mg/d，透析诱导4次，透析治疗3次/周。

（二）护理诊断

1.透析诱导期（刚进入透析治疗）。

2.抑郁失望（精神萎靡不振、寡语沉默）。

3.相关知识缺乏（对自身疾病缺乏认识，对透析治疗不了解，对动静脉内瘘的护理方法和训练不清楚）。

4.有感染的危险（临时股静脉留置管）。

5.营养不良（透析治疗前经过饮食限制，接受治疗后会有营养物质的丢失）。

（三）护理宣教（第一阶段3～4周）

1.教育评估　有学习能力但拒绝接受个人或集体教育，家属急切希望获得血液透析相关知识和健康指导。

2.教育目标

（1）减轻心理负担，解除对治疗的恐惧，提高对透析治疗的适应性。

（2）指导留置静脉临时导管的注意事项和观察方法。

（3）指导对动静脉内瘘的护理方法和训练。

3.学习目标

（1）患者能面对现实接受治疗，使患者和家属知道留置静脉临时导管的注意事项，会观察静脉导管，会进行动静脉内瘘的功能训练并知道保护的方法。

（2）家属能复述缓解患者不良情绪的对应方法，会观察动静脉内瘘功能情况和静脉导管，发现问题的联系方式。

4.教育内容

（1）血液透析治疗原理、接受治疗的目的、意义，患者家属配合的必要性。

（2）介绍国外透析患者现状，指导缓解紧张心情的方法。

（3）血管通路的保护及预防感染的方法。

（4）饮食限制的意义和不限制的危险。

（5）血压、体重等测量方法。

（6）遵医嘱用药的重要性。

5.教育方法

（1）与患者交谈，鼓励患者说出心中的不快，使其勇敢面对现实和生活。

（2）指导患者家属阅读与治疗相关资料，理解患者，帮助患者。

（3）为患者介绍自我管理好、心态平和，并已掌握饮食限制原则和知道如何限制的方法的患者进行交流。

6.教育评价效果　观察患者行为变化，在第一教育阶段完成时提问教育内容中（1）、（3）、（4）知识要点，了解掌握程度，患者情绪稳定，会观察血液通路，能主动配合透析治疗。

注意：由于有些患者病情重，心理问题复杂，不可千篇一律地套用一种模式或把复杂的护理工作格式化，应根据患者情况准确评估，制订切实可行的教育计划，适时进行相应的健康教育工作。对于多个护理问题，首先要选择解决最重要、最急需的问题。从实际出发解决实际问题。

第三节 血液透析护理健康教育工作的评价与展望

一、健康教育工作效果评价程序

评价透析护理健康教育的效果，是进行护理健康教育工作的重要组成部分，应当贯穿于护理健康教育工作的全过程，即对教育计划、实施过程、教育效果进行及时评价，寻找薄弱环节，检查宣教工作质量，总结经验，以期待对今后工作有所帮助和借鉴。

1.对护理健康教育计划的评价　护理健康教育计划的制订要求针对性强、目标明确，切实可行。因此需要评价在计划制订前是否对教育对象进行过细致的评估，了解过教育对象对健康和健康教育的理解及存在哪些主要健康问题；是否根据患者和家属对健康的需求，从患者与家属的特点、想法、生活习惯、兴趣爱好、传统观念、文化水平、经济状况及社会问题等诸多方面进行过考虑，切合实际地制订计划，而不是想当然从主观意向出发；评价教育计划是否针对教育对象的首要健康问题等。通过实事求是的评价分析护理教育方法、教育者的能力及教育对象的适应性，了解工作中可能遇到的困难和障碍对计划的影响。评价计划的可行性、合理性，使计划能够更为完善和易于实施。

2.教育过程的评价　对护理健康教育实施过程进行评价，是通过对记录相关数据、统计报表及积累的基础资料进行分析，寻找影响患者和家属健康相关行为转变的倾向因素，以及执行计划与目标值的差距。通过对实施过程的观察，掌握教育对象接受健康教育的态度及了解知识的程度。必要时做抽样调查，了解透析护理健康教育实施过程中存在的问题，使教育的实施能够按计划进行，保证健康宣教的工作质量和效率。

健康教育过程是从教育者反复进行健康教育，引起患者和家属对健康认识发生改变从而引起行为改变的结果。因此透析护理健康教育的评价应当贯穿于教与学的教育的全过程。

3.教育结果的评价及达成目标　良好的健康教育结果，是使患者的行为通过教育发生了预期的改变。因此健康教育结果的评价也要从患者知道健康信息、认同健康观念、改变不良行为3个方面来进行，评价护理教育工作对教育对象所产生的影响。评价患者对健康知识的知晓度和理解程度，在医护人员的健康教育下患者的生活质量有无提高，合并症的预防有无成效，医疗费用有无下降等，通过患者状况的各种改变，评价护理宣教工作效果。

在进行透析护理健康教育的效果评价过程中，要运用科学的评价方法。最初制订计划时，应对资料收集范围、时间、方法有明确的限定。应当注意保存原始资料，包括基础资料和调查资料。资料使用应当祛除观察因素对结果的影响，量化指标要有统计学分析，评价要有计划按步骤与实施同步进行。通过问卷或观察和对教育对象的了解，寻找护士在进行健康宣教和对不健康行为进行护理干预的过程中存在的实际问题，评价患者和家属是否达到如下目标：①对治疗相关医学知识有了初步的理解；②知道饮食限制原则，能自觉地进行饮食管理；③具有积极乐观的心态，能正确对待疾病；④提高了对治疗的依从性，按时服药和服从治疗；⑤减少了危险因素，保持了稳定的健康状态；⑥回归社会家庭、甚至工作，改善了人际关系。

在评价工作当中，护理教育人员要学会去伪存真。有时患者不能正确理解宣教内容，会按自己的意愿来行事。例如，为了防止无尿患者大量摄入水分，需要控制患者体重增长量在该患者干体重的3% ~ 5%。结果有患者采取多喝少吃的办法蒙混过关，体重看起来长得不多，但时间长了营养缺乏引起了体脂的消耗。治疗时还按以前的体重来计算除水量，发展下去患者营养缺乏，体液过剩最后导致了心力衰竭的发生。其危险性在于这种不正确方法实施的隐蔽性，如果教育者不能科学地评价，透过现象看到事物的本质，会出现不良的后果，有悖于透析护理健康教育的目标。

二、健康教育工作效果评价方法

护理健康教育工作的评价可以运用如下方法。

（一）定量评价方法

首先确定评价目标，进行问卷调查和观察目标人群，记录项目的变化，收集资料进行统计学处理后做出结论（图12–7）。

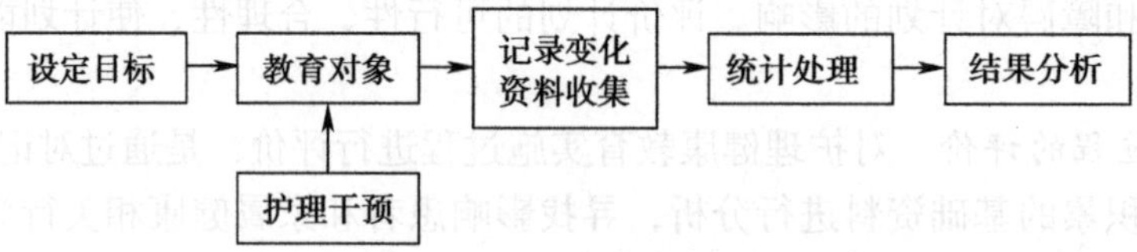

图12–7　定量评价步骤

例如，通过书面问卷调查了解患者应知、应会内容的掌握情况，分析患者认知与行为改变间的关系。一般问卷设计为应知，应会的一般性问题，使患者或家属答“对或错”，了解受教育者对知识的掌握情况。真正了解患者观念及行为的改变与否，需要设计更为复杂的问卷，以及对实际行为的观察记录和前后对比等综合分析。

（二）定性评价方法

例如，专题研究，针对目标人群先选择好需要调查评价的项目，设计好问卷及评价工具，在健康教育前对选定内容进行调查，然后进行具体项目的健康教育干预，在实施护理教育干预后进行调查，对实施前后情况观察记录进行统计学处理，并对教育干预前后结果进行比较取得结论（图12–8）。

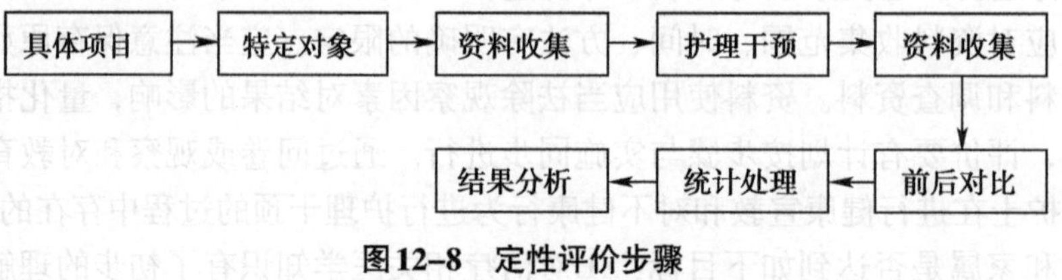

图12–8　定性评价步骤

在有必要的情况下，为了评价教育效果还可以对两个相似干预群组与对照群组对比调查，获得较为真实的结论。

三、健康教育工作评价指标

实施健康教育评价中，通常对护理健康教育实施行为情况、被教育者行为改变的情况及受教育者身体客观状况3方面的评价指标进行评价，称为教育指标、行为指标和健康指标。前2项是评价护理工作，后者是评价患者。在评价的过程中，具体评价指标要根据具体宣教内容及目的做具体规定。

（一）评价教育指标

教育指标是评价我们教育实施行为的力度，如发放宣教资料的有效数、宣教活动的有效范围、宣教干预的有效覆盖面等，以及评价教育产生的近期效果，即目标人群实现行为改变的知识、态度、信念、技巧等的指标。例如，对接受肾替代治疗患者进行血液透析的健康宣教活动，统计3个月或6个月后患者发生的变化，如能够复述血液透析原理，是否相信肾替代疗法能够辅助他们走好今后的人生道路，从而接受透析治疗方法；是否纠正了悲观的心理状态，提高了对治疗的依从性；是否生活上接受了饮食限制的原则，开始进行自我管理。这些说明患者接受了健康知识，改变了态度和健康理念，初步掌握了维持健康的技能。也要寻找患者没有发生变化和收效甚微的原因及存在的问题。这些指标的积累和测评需要更为具体的设定，如教育对象、人次、时间、变化及程度、测量这种变化方法等，不是简单地应用公式来计算，往往需要应用调查表、量表等多种形式。同时这些数据应经过统计学处理，并进行阶段总结记录。教育指标有健康教育材料的发放指标、教育活动实施范围指标、干预活动覆盖指标等，多采用如下公式：

资料拥有率＝得到材料人数 ÷ 目标人群总人数 ×100%

活动参与率＝实际参加活动人数 ÷ 应参加活动人数 ×100%

活动覆盖率＝接受某项护理干预人数 ÷ 目标人群总人数 ×100%

（二）评价行为指标

健康教育计划实施后，教育对象发生了特点行为的变化，通过行为指标评价这种中期教育的效果。如我们设立对透析患者进行饮食控制的项目，进行对透析患者的生活指导。计划实施后，通过观察及问卷调查，统计目标人群中能够改为低盐饮食的患者占百分之多少，能够自觉控制水分摄入量的患者占百分之多少等，用以说明透析患者在感受和理解了相关的医学知识和生活常识后，接受了新的生活方式，改变了生活行为来适应透析治疗的问题。引起教育对象行为的改变，是进行护理健康教育的关键步骤，患者行为改变的结果是对透析治疗认知和医学知识积累的过程，是从量变到质变所产生的飞跃。透析患者只有改变行为才能达到预防合并症，提高生活质量，促进健康，保持健康状态，回归社会家庭的目的。评价的方法很多，要根据具体内容和目的进行具体设定。主要有教育对象掌握知识指标或达标率、建立某种健康行为的达标率、形成某种健康理念达标率、某种行为改变达标率等。计算公式如下：

知识知晓率＝正确知晓人数 ÷ 调查总人数 ×100%

知识达标率=达标人数 ÷ 考核总人数 ×100%

行为达标率=达到标准人数 ÷ 调查总人数 ×100%

健康理念形成率=形成某理念人数 ÷ 调查总人数 ×100%

行为改变率=某项行为发生效应改变人数 ÷ 调查总人数 ×100%

（三）评价健康指标

健康指标是通过对健康教育计划的实施，评价目标人群健康状况发生改善，合并症的发生或发展得到控制等的变化，在实际中反映出的客观指标。一般使用健康指标是评价健康教育后的远期效果。即是对患者进行健康宣教和护理干预，使教育对象的健康状况发生改变，这种改变需要经历较长的一段时期，才可以见到效果。例如，对血液透析患者进行血管通路的护理及预防合并症的健康宣教，经过反复教育活动，5年后经过筛查发现，患者合并症发生率降低，血管通路的使用年限延长。因此，长期效果主要是发病率的降低，生活质量、健康水平的提高及平均期望寿命的延长等。主要评价指标如下。

1.生理指标　一般测量身高、体重、血压等，需要时进行肝、肾功能，血常规、血脂检查等。

通过对患者教育前后血液检验或体检等的客观指标的前后对比，分析患者在接受健康宣教后是否产生行为的改变和取得了效果。可以评价患者个体根据某一段时间的检验结果，直观地分析教育前后的相关性，评价个体接受健康宣教后的效果。例如，高血钾患者经过饮食指导控制了高钾食物的摄入，使血钾浓度降低；高钠患者通过教育减少了盐分的摄入，使血钠浓度相对降低。又如，体重增长多的患者通过教育减少了饮水量，使体重维持在干体重5%范围以内等。有些患者在接受宣教后常说“我注意了”“我改正了”等，真正改正与否，还是停留在口头上，要看实际的检验或体检值。

还可以通过分析一段时间内，一定数量的患者群体检验或测定值，了解患者群体教育的效果。

2.心理指标　一般使用症状自评量表（SCL-90），需要时使用E.M.P.L量表测量人格指标、测验智商指标等。由于透析患者依赖肾替代疗法维持生命，一辈子靠透析设备生存，会发生许多心理与精神方面的问题，应根据患者状况及时测评。

3.死亡指标　根据统计透析患者合并症发病率、原因病死率、平均寿命等来观察和研究一段时期患者死因与疾病与合并症的关系，评价各种相关因素对死亡的影响等。

4.生活质量指标　应用SF-36健康调查问卷调查，需要时使用生活质量指数（PQLI）、ASHA指数、功能状态量表（ADL）、生活质量量表（LSI）等。

（1）生活自理程度评价：对慢性疾病患者进行基本日常生活活动度评价（activities of daily life，ADL），以了解生活自理程度。ADL Barthel指数计分法（the Barthel index of ADL）简便易行，是美国康复机构常用的ADL量表，我们也可以利用。将ADL分为3级10项（表12-2）。

表12-2 ADL Barthel指数计分法

ADL项目	自理	稍依赖	较大依赖	完全依赖
进食	10	5	0	0
洗澡	5	0		
修饰（洗脸、梳头、刮脸、刷牙）	5	0		
穿衣（系鞋带）	10	5	0	
控制大便	10	5（偶尔失能）	0	
控制小便	10	5	0	
如厕（擦、穿衣、冲洗）	10	5	0	
床椅转移	15	10	5	0
平地行走	15	10	5（用轮椅）	0
上、下楼梯	10	5	0	

注：ADL Barthel指数计分法评价标准：①＞60为良，生活能自理；②60 ~ 41为中，有功能障碍，稍依赖；③≤40为差，依赖明显或完全依赖。

（2）功能状况评价：对透析患者也可使用功能状况指数对日常生活状态及回归社会状态进行评价（表12-3）。

表12-3 个体功能状况评分标准

分数（F）	室内行动（A）	室外活动（B）	社会活动（C）
5	自由活动	长距离自由行走	可正常从事社会活动
4	行动困难	短距离行走	可从事主要社会活动
3	卧床	走路受限	主要社会活动受限
2	住院	独立使用轮椅	不能从事主要社会活动
1	监护病例	靠他人使用轮椅	生活不能自理

注：个体功能状况评分计算公式：个体（F）=（0.4A+0.35B+0.25C）÷5。

5. 合并症发生率指标 合并症发生率=合并症发生人数÷调查总人数×100%。

6. 影响健康行为指标 吸烟率%=吸烟人数÷调查人数×100%；饮酒率=饮酒人数÷调查人数×100%。

良好的评价方法是保证护理健康教育有效进行的关键，贯穿护理健康教育的全过程。

四、健康教育工作现状与展望

目前在血液净化护理工作中护理宣教工作已经开展，但尚未形成规模，还缺乏经验和方法指导，大多尚未纳入护理工作程序与职责之中。对于在血液净化领域里的宣教工作应该如何开展尚处于摸索阶段，即缺乏权威机构的工作指南及良好的成功经验推广与借鉴，因而仅仅只是开始，还需要学习国外的先进经验。

在1975年日本就已经开始关注对透析合并症的预防和治疗，他们从医生到护士均非常注重对患者的宣教工作。从体制上有专门的人员从事患者生活指导；从形式上有各种类型的讲课、讲座、并为患者提供各种资料、书籍；方法上有一对一地进行指导教育等。在日本可以见到透析患者生存了30多年还能像健康人那样生活自理，并且维持较好的身心状态。究其原因，日本透析患者除了能够接受较好的医疗护理服务及完善的医疗保险体制保障以外，还得益于医师、护士、营养师相互配合的团队营养指导工作，并与密切细致良好的健康教育实施效果相关。与国外对比不仅可以看到国内这方面工作上的差距，还可见护理管理体制上的缺陷，激励机制的不足及护理工作依附于医疗影响护理事业发展的种种问题。护理工作从各个方面和层次赶超世界先进水平真的任重道远，千里之行始于足下，我国的护理事业可以借鉴国外成功经验，加以去粗取精、去伪存真，洋为中用来弥补不足，加快速度缩短距离，做好我国的护理工作，提高护理质量与水平。

在医患共同与疾病作斗争的过程中，随着透析患者逐年增加，生存率的提高，患者生存年限的延长带来的合并症及透析患者生活质量的降低，引起越来越多的医学、护理、营养等领域的广泛关注。随着患者生存期的延长，护理宣教工作的展开，致力于预防透析合并症的发生，提高患者生活质量等努力，已显示出健康宣教对患者生存的重要意义与必要性。

但是如何做好这项工作，绝不是简单地说说而已。透析护理宣教工作的开展与问题并存，在普遍的认识中，存在着“宣教工作其他医院有我们也得有”的为了应付检查的思想，或认为“该项工作可有可无”等忽视宣教工作的重要性；以及缺乏体制保证，闲暇时做，繁忙时就搁置，和想做不知从何开始，缺乏切实指导的状况。在血液透析这个领域，人们对宣教工作还缺乏深刻的认识或理解，需要创造条件不断努力，克服困难，使大家逐步认识到“健康教育与临床护理一体化”是新的护理模式，真正意义上的理解健康宣教工作的重要性。

要把宣教工作做好，把对患者的指导教育工作落在实处，需要护理观念的转变更新，通过共同努力使大家认识到护理宣教是治疗的必要手段，是临床护理发展趋势，不会以个人意志为转移。每位从事血液净化护理的工作人员都应当与时俱进，跟上护理事业发展的步伐，这样才能使此项工作形成规模。

在医疗护理服务与患者的互动过程中，护士主动细致、耐心恰当的健康教育，不仅可以让患者了解治疗护理的目的意义，还可取得患者对医护人员的信任，积极配合治疗。在指导和交流中拉近护患之间的距离，化解矛盾，减少医疗纠纷的发生。

对国家而言，健康宣教可以减少医疗纠纷，节约医疗开支。可以预防疾病，促进健康，促进社会的发展和进步。从护理个人方面讲，在健康宣教的实施过程中，在给予患者获得学习适应透析生活、保持健康状态和重新回归社会的能力的同时，护士自己也可以获得学习专业和发挥专业的机会与实现自我能力和展现自我的舞台。可见，护理宣教有利于患者，有利于工作，有利于社会和个人，是多赢的事情。

为了社会的进步和透析患者生活质量水平的提高，一定要做好健康宣教的工作。有效地实施教育，使患者和家属能够很好地理解健康知识，很好地掌握健康教育内容，改变健康信念，自觉实施健康行为，达到预防和减少合并症发生，促进透析患者健康状态的恢复，使他们能够带病健康生活，实现护理健康教育的最终目标。在飞速发展的现代社会，相信伴随护理事业的发展，健康宣教工作一定会成为血液净化领域中医护技共同关心的问题，一定会得到全社会的支持和认可，这种新的护理工作模式一定会融入临床护理，成为促进护理事业蓬勃发展的契机，推动护理事业的发展与变革，展现出护理新天地。

第13章 腹膜透析

第一节 腹膜透析原理

一、腹膜解剖

1. 基本解剖　腹膜为覆盖腹腔的一层浆膜，面积与人体表面积相当，成年人约为$2m^2$。腹膜分为脏层和壁层，脏层覆盖在肠和其他脏器表面，壁层则覆盖在腹壁上。

脏层腹膜占腹膜总表面积的80%，其血供来自肠系膜上动脉，通过肝门静脉系统回流。壁层腹膜对于腹膜透析意义更大，其血供来自腰动脉、肋间动脉和胃上动脉，回流入下腔静脉。总的腹膜血供无法直接测量，间接估计为50 ~ 100ml/min。腹膜和腹腔的淋巴回流主要通过横膈腹膜上的裂孔，经由大导管收集，引入右淋巴导管。此外，脏层和壁层腹膜上还有额外的淋巴引流。

腹膜表面衬有单层的间皮细胞，细胞表面有绒毛，可以产生一薄层润滑液。间皮下是细胞间质，包括胶原和其他纤维基质、腹膜毛细血管和淋巴管。腹膜间质内为富胶质-贫水区与富水-贫胶质区相间分布。

2. 腹膜的显微结构　腹膜作为透析滤过膜可分为6层结构：①腹膜毛细血管内皮细胞上的液体层；②毛细血管内皮层；③内皮基底膜层；④间质层；⑤间皮细胞层；⑥腹膜上固定的液膜层。这6层结构成为腹透物质转运时的重要阻隔。

3. 有效腹膜表面积　腹膜毛细血管在腹膜转运中具有关键的作用，因而，腹膜的转运取决于腹膜毛细血管的表面积，而非腹膜总面积。而且不同毛细血管与间皮细胞间的距离不同，每根毛细血管与间皮的距离决定了在转运中发挥的相对作用，而所有毛细血管的累积作用决定了腹膜的有效表面积和阻抗特性。有效腹膜面积指距离毛细血管足够近，能起到转运作用的腹膜区域。两位腹膜表面积相同、而血管分布不同的患者，其有效腹膜面积可能差别很大。同一个患者在不同情况下，有效腹膜表面积也不同，腹膜炎症可增加腹膜血管化，从而增加有效腹膜表面积。腹膜血管表面积增加的情况比腹膜总面积更能影响腹膜的转运特性。研究也显示，腹膜血管表面积的增加是腹膜超滤功能衰竭的主要机制之一。

二、腹膜透析原理及相关知识

（一）腹膜透析基本原理

腹膜是一种生物性半透膜，由基膜和毛细血管构成，它能阻断细胞和蛋白质通过，允许相对分子质量低于15 000的物质，如电解质和一些中、小分子溶质通过，大分子物质可以从毛细血管和微血管进入腹腔，而不能从腹腔进入血液。腹膜对物质清除的速度与腹膜两侧物质浓度梯度和分子质量有关，同等浓度差的情况下，分子质量越小，越易被清除。腹膜透析的原理包括弥散和超滤，弥散是指物质从浓度高的一侧向浓度低的一侧移动，如肌酐、尿素、钾、氯、钠、磷、尿酸等可从血液进入腹腔；超滤是指水分从渗透压低的一侧流向渗透压高的一侧，腹膜透析液的渗透压高于血液，从而可让体内的水分进入腹腔排出体外。连续不断地更换透析液可使代谢废物及时地被清除，补充碱基，从而达到纠正水、电解质、酸碱失衡的目的。

（二）腹膜透析效能的影响因素

1.腹膜的面积　成年人腹膜面积约为2m²，较两侧肾小球毛细血管表面积或一般人工肾透析面积大。正常的腹膜面积能保证物质的交换，患者腹膜面积的减小，如腹腔粘连、腹腔肿瘤、妊娠等使腹腔有效面积减少，不适合做腹膜透析。

2.腹膜的血流量　腹膜的血液供给丰富，来自下6对肋间动脉、腹壁上动脉和腹壁下动脉。腹膜壁层静脉引流入下腔静脉，脏层静脉引流入肝门静脉。成年人腹膜的血流量一般为50～100ml/min。血流量的大小对腹膜清除率的影响并不十分明显，当腹膜血流量下降至正常的25%时，尿素清除率仅下降至正常的75%。

3.影响超滤作用的因素　腹膜透析液的溶质浓度高，水的超滤就多，超滤作用和下列因素有关：①腹膜毛细血管内压力。②腹膜毛细血管内的胶体渗透压。③腹壁结缔组织内的胶体渗透压。④腹膜腔内液体的流体静压。⑤腹膜透析液本身的渗透压，一般通过调整葡萄糖浓度可增减透析液的渗透压，使用高渗透析液可增加超滤作用。因葡萄糖的吸收可导致血糖、血脂升高，发生肥胖等，目前有不含葡萄糖的透析液。⑥其他因素。透析液的温度、容量、停留时间、腹膜本身的病变等，都可影响透析效能。一般透析液温度保持在37℃，留置4h以上。

（三）腹膜透析技术

1.腹膜透析管　腹膜透析管为硅胶管，具有柔软可弯曲、无毒、高光洁度、不透X线、不受温度、酸盐及消毒剂影响和生物相容性好的特点。从第1次应用于临床至今，人们设计了许多类型的腹膜透析管，如标准Tenckhof管、鹅颈管、卷曲管等。

2.腹膜透析液　腹膜透析液有成品的袋装透析液，也可自制。类型有等渗、高渗、含钾、无钾、乳酸盐等，每100毫升腹膜透析液中加1mg葡萄糖可提高渗透压55.55mmol/L，葡萄糖浓度分别为1.25%、2.5%和4.25%。一般来讲，腹膜透析液的成分应和正常细胞外液大致相等。

（1）葡萄糖与渗透压：通过增加腹膜透析液中的渗透压来达到脱水目的，常用透析液中葡萄糖浓度为1.5%、2.5%和4.5%。葡萄糖浓度越高，脱水效果越好，但由于透析液在腹腔停留4h，有60%～80%的葡萄糖被吸收，高渗透析液导致大量的葡萄糖吸收，产生高脂血症，尤其对糖尿病患者，可引起高渗昏迷，同时由于糖基化产物的产生可刺激腹膜，导致疼痛并加快腹膜纤维化的进程，因此不主张大剂量使用。目前，已有用果糖或氨基酸来代替腹膜透析液中的葡萄糖的病例。

（2）pH和缓冲剂：腹膜透析液的pH一般为5.5左右，常用的缓冲剂为乳酸盐，以前将乙酸盐作为缓冲剂，但因其长期使用可导致腹膜纤维化，现已淘汰。乳酸盐是目前使用最多的缓冲剂，加入体内后代谢为碳酸氢盐，如患者肝功能异常该作用受限。

（3）钾：肾功能不全患者常伴有高钾血症，故一般采用无钾透析液进行透析以纠正高钾血症，须预防低血钾的发生。对于严重低钾血症的患者，可在腹膜透析液里加入钾，1L透析液中加入10%氯化钾2ml可提高钾浓度2.6mmol/L，如果加入3ml，透析液钾浓度为4mmol/L。钾浓度不宜过高，以防引起高钾血症或刺激腹膜从而使患者产生疼痛。

（4）钠：透析液钠浓度为130～132mmol/L。因为高糖透析使体内水的清除大于钠的清除，易引起高钠血症。如果患者是低钠血症或有低血压时，应使用含钠为140mmol/L的透析液进行透析。

（5）钙：血浆游离钙浓度一般为1.5mmol/L，近年来由于广泛使用1.75mmol/L的含钙透析液及碳酸钙、骨化三醇等制剂，使高钙血症、异位钙沉积成为突出的问题，目前广泛使用的生理透析液中的钙浓度为1.25mmol/L，需注意监测血钙浓度，并给予适当的补充，警惕继发性甲状旁腺功能亢进的发生。

3.腹膜透析室的设施、环境及物品准备

（1）治疗区环境要求：保持安静，光线充足。达到《医院消毒卫生标准》中规定的Ⅲ类环境：①细菌菌落总数：空气≤500cfu/cm^3，物体表面≤10cfu/m^2，医护人员手≤10cfu/m^2。②环境内不得检查出金黄色葡萄球菌及其他致病性微生物，疑似污染时立即进行相应指标的监测。

（2）通常设备：治疗车、操作台、输液架、天平、体重秤、加温箱（电热毯）、紫外消毒灯、洗手池、挂钟、病床、供氧装置。

（3）治疗物品：碘伏消毒液、消毒棉签、免洗手消毒凝胶（液）、腹膜透析液（双链系统）、2个管夹、2个碘伏帽、引流液使用小盆、隧道针、腹膜透析日记、洗澡保护袋、口罩。

（四）腹膜溶质转运评价

除了清除溶质之外，腹膜透析还可以清除体内多余的水分，使患者维持良好的液体平衡。研究表明液体负荷过多增加透析患者心血管疾病的发生概率，腹膜平衡试验呈高转运的CAPD患者病死率明显高于其他患者。

1.超滤生理　腹膜透析的超滤是在腹膜毛细血管中的血液和留置在腹腔中的高渗透析液之间存在着渗透压使水分从渗透压低的一侧向渗透压高的一侧运动。透析液刚灌入腹腔时渗透压梯度最大，因此超滤速度最大，随着腹透液留腹时间的延长，一方面腹腔中的葡萄糖逐渐被转移到血液中，另一方面从血液侧进入腹腔中的水分稀释了透析液，使渗透压梯度不断下降，因而超滤速度逐渐减慢。

（1）增加超滤的方法：①减少留腹时间；②使用高浓度的透析液；③更换渗透剂，采用大分子质量的渗透剂，不被人体吸收，因而能在较长时间内保持较高的渗透压梯度。

（2）当葡萄糖作为渗透剂时，腹膜转运特性也是重要的决定超滤的因素。低转运患者葡萄糖重吸收慢，渗透压梯度保持较久；高转运患者渗透也梯度丧失快，一旦保留时间＞2～4h，超滤量就非常差。最终的引流量还取决于透析液的重吸收，这主要直接通过淋巴回流，平均每小时120ml。

2.腹膜超滤功能的测定

（1）标准腹膜平衡试验（PET）：是评价腹膜溶质转运功能的一种检测方法，由Twardowski在1987年首先提出评断标准并沿用至今。分别测定腹透液灌入腹腔0h、2h、

4h的肌酐和葡萄糖浓度并与血中的肌酐（D/P）和0h引流液葡萄糖（D/D_0）比较。得到0hD/P、2hD/P、4hD/P、2hD/D_0、4hD/$D_0$5个值，大多数值落在的转运特性范围为患者的腹膜转运特性。但由于4hD/P值最为稳定，目前基本上以4hD/P来决定患者的腹膜转运特性。医师根据检查结果，可为患者提供更好的处方。

（2）操作步骤及要点

1）操作方法：①平衡试验通常是早晨操作。试验前夜，将2.5%腹膜透析液2L灌入腹腔内存腹。嘱咐患者在试验前，不能自行将腹腔内液体引流出来，必须由平衡试验护士进行操作完成。②放出隔夜腹膜透析液，嘱患者仰卧。随后，将2.5%腹膜透析液2L灌入腹腔内。每灌入400ml腹膜透析液时，患者的身体向两侧摇摆。③腹膜透析液全部灌入开始计算时间，为0min、120min，引流出200ml腹膜透析液，190ml腹膜透析液灌回腹腔内，留取10ml标本，分别检测葡萄糖、尿毒氮和肌酐浓度。④120min时留取血标本，分别检测葡萄糖、尿素氮和肌酐浓度。⑤4h试验时间内，患者可以下床走动。⑥4h后，用20min排空腹腔内的腹膜透析液，测定腹透液的引流液量，留取10ml标本。⑦需要注意腹膜透析液标本中如葡萄糖浓度高，可能影响肌酐测定，在检测的时候，必须进行葡萄糖浓度稀释10倍才能得出正确的肌酐值。

2）注意事项：操作时间、测量液体必须准确，留取标本必须准时。

三、腹膜透析适应证与禁忌证

（一）适应证

腹膜透析适用于急、慢性肾衰竭，水、电解质或酸碱平衡紊乱，药物或毒物中毒等，以及肝功损害的辅助治疗，并能经腹腔给药、补充营养等。

1.老年人、儿童，不需要体外血液循环，尤其对于有低血压的患者，对低血容量的影响更小。

2.各种原因引起的慢性肾衰竭，由于肾移植肾源的紧张，血液透析不能耐受的。

3.急性肺水肿及某些难治的充血性心力衰竭。

4.严重的电解质和酸碱紊乱，尤其是高钾血症、高钙危象及乳酸酸中毒。

5.血管条件差，反复动静脉造瘘失败。

6.凝血功能异常有明显出血或潜在出血时，如消化道出血、颅内出血。

7.肾衰竭患者仍在工作或仍需上学及交通不便偏僻地区的患者。

8.对于急性药物和毒物中毒，有血液透析的禁忌证和无条件血液透析患者。

（二）禁忌证

1.绝对禁忌证

（1）广泛的腹膜粘连、腹膜功能减弱或丧失。

（2）患者视力障碍、精神异常又没有合适的助手。

（3）难以纠正的机械缺陷如无法修补的疝、脐膨出、膈疝等。

（4）各种原因致无合适的部位置入腹膜透析管。

2.相对禁忌证

（1）腹壁感染或腹腔有引流管，容易导致腹膜炎的发生。

（2）CAPD患者腹膜透析时膈肌抬高，加重呼吸困难，容易导致肺部感染。

（3）不能耐受获得充分透析所需的透析液量。

（4）3d以内的腹部手术历史。

（5）对于有腹腔内广泛感染的患者，是否可立即进行腹膜透析意见不一。对于急性细菌性腹膜炎的患者，部分人认为应控制感染后再做透析，但另一部分人认为可以立即进行腹膜透析，但对局限性腹膜炎不宜行腹膜透析以免感染扩散。

（6）文化水平低。因腹膜透析需要掌握无菌操作，对于无菌概念的理解和无菌操作规范的执行需要操作者有一定的文化水平。

（三）腹膜透析优缺点

1.优点

（1）腹膜透析操作简单，只需要将腹膜液通过腹膜透析管灌入腹腔，留置后放出。患者在家里完成治疗，生活和工作方面自由。

（2）腹膜透析不需要特殊设备，患者不需要腹膜透析机进行透析，医院投资少，易于普及开展。

（3）腹膜透析不需要血液体外循环，对血流动力学影响小，利于稳定患者的心血管功能。出现严重高血压及心力衰竭的危险性减少，心脑血管事件发生率降低。

（4）腹膜透析对尿毒症患者仍有残余肾功能的有保护作用，患者出现少尿及无尿较晚。有残存肾功能就能减少患者透析剂量，保持较好生活质量。

（5）腹膜透析不需要建立血管通路，血管条件差的患者（如老年、糖尿病、血管条件不佳反复造瘘失败的患者等）仍能进行透析。

（6）腹膜透析不用抗凝血药，不会引起出血并发症。严重创伤及有出血倾向的患者仍适用。

（7）腹膜透析因不需体外血液循环，患者发生血源性传染病（乙型肝炎、丙型肝炎、获得性免疫缺陷综合征等）交叉感染的概率低。

（8）腹膜透析有更好的中分子物质清除率，能更好地改善贫血及神经系统症状。

2.缺点

（1）氨基酸和蛋白质丢失：长期持续腹膜透析患者，每天从腹膜透析液丢失的氨基酸为1.2 ~ 3.4g，丢失的蛋白质为5 ~ 15g，感染时还会成倍增加，容易引起营养不良。

（2）腹腔或遂道感染：腹膜透析操作不当，诱发腹膜炎。另外，还可能出现腹膜透析导管的皮肤隧道口及隧道感染，后者常必须拔管暂停透析。

（3）有疝形成、腹壁及外生殖器水肿等并发症发生可能。

第二节　腹膜透析的护理

一、腹膜透析置管的护理

（一）置管术前护理

1.术前宣教

（1）使患者了解正常的肾功能：①排除代谢废物；②维持水、电解质及酸碱平衡；③造血功能；④控制血压功能；⑤活化维生素 D_3。

（2）慢性肾衰竭相关的基本知识：正常的肾功能丧失超过90%就为肾衰竭。慢性肾衰竭是缓慢性、永久性、不可恢复的肾损害。症状有倦怠、厌食、呕吐、面色苍白、水肿、头晕、高血压等。

（3）让患者了解腹膜透析治疗，需要在腹腔内放入一条柔软的硅胶导管。导管的一端插入腹腔内，另一端留在腹部外面。透析液经由导管灌入腹腔，有3个步骤，引流、灌入、留置。通过腹膜透析降低体内的代谢毒素并排除多余水分，来维持患者的生命。

2. 患者准备　患者生活环境、身体及心理准备工作，包括充分理解治疗的必要性，养成良好的卫生习惯，学习无菌操作过程，彻底清洁居室环境。

3. 物品准备　主要包括：腹透管（Tenckhof）、钛钢接头、短管、蓝夹子、1.5%腹膜透析液（不需要加温）、生理盐水500ml、肝素钠1支、腹带、隧道针等带入手术室。

（二）插管术操作程序

1. 置管术前准备　手术前要仔细检查腹部，以排除肝、脾、胃、膀胱或卵巢的肿大及排除其他明显的病变（如腹部肿瘤）。排空膀胱，严重便秘而无肠梗阻的患者，应灌肠。术前肌内注射毛花苷C（西地兰）、阿托品，一般预防性给予抗生素，多选择局部麻醉。

2. 选择插管部位　患者平卧，在腹直肌旁或腹中线脐下2～3cm。腹直肌旁、接近髂前上棘至脐连线中点（近麦克伯尼点）或麦克伯尼点对侧相应部位。因为这个位置有一些肌肉组织，可供缝合以包绕涤纶套，而且可使出口远离中线，避免患者碰到物体或俯卧睡觉时引起损伤（图13-1）。

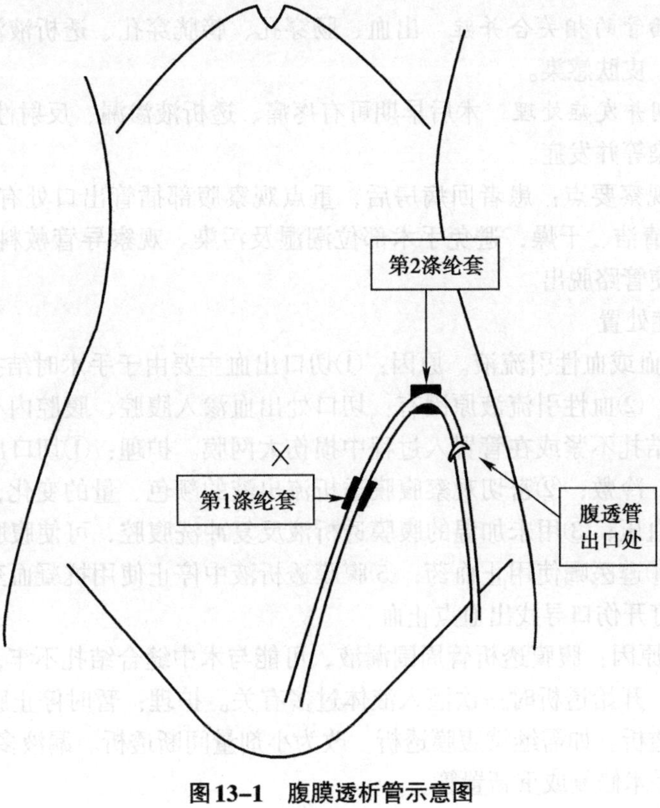

图13-1　腹膜透析管示意图

3.置管前腹透管浸泡处理　腹透管应浸泡在无菌盐水中，用拇指挤压，转动两个涤纶套去除其内的空气，以免妨碍成纤维细胞的长入。

4.置管操作过程

（1）协助消毒、铺巾，局部麻醉下做3cm的皮肤切口，以此到达前鞘剪开，分离腹直肌纤维，到达腹直肌后鞘。剪开后鞘1～2cm到达腹膜，确定没有误钳入肠管后，将腹膜做一小切口，以仅能通过腹透管为度，并在其周围用可吸收缝线做荷包缝合，暂不结扎。

（2）在直视下，用隧道针插入腹透管内，协助将腹透管轻柔插入腹腔内，插入方向为骨盆深处。标准Tenckhof管末端的位置应正好在腹股沟韧带之下，前腹壁与大网膜及肠管之间。当腹膜管末端到达骨盆深处时，患者会感到会阴部坠胀感和便意感，拔出隧道针芯。用50ml注射器，迅速注入腹透液50ml，位置恰当时，患者有便意感，但无疼痛、回抽液体通畅，量不少于50ml。

（3）收紧荷包线，结扎腹膜切口。然后，缝合腹直肌鞘，顺着腹透管的自然走向，与腹壁脂肪下层，用止血钳紧贴腹直肌鞘上，分离出一条长约9cm的鞘呈弧形的隧道，并在其出口处的皮肤，切一个能通过腹透管的小口，从此切口处拉出腹透管，将腹腔外的腹透管上的涤纶套在隧道外口距离皮下2cm处固定，缝合皮肤的切口。

（4）在腹透导管置入后，将腹壁外腹透管末端连接钛钢接头，再连接短管，连接双联双带腹膜透析液，做好术后透析导管护理。

（5）可先向腹腔内灌入腹膜透析液500～1000ml。放出腹膜透析液，观察有无出血，管路通畅，封闭短管。

5.隧道针插管的相关合并症　出血、肠穿孔、膀胱穿孔、透析液渗漏、透析液引流不畅、疼痛、皮肤感染。

6.术后早期并发症处理　术后早期可有疼痛、透析液渗漏、反射性肠梗阻、出血、脏器损伤、感染等并发症。

（1）护理观察要点：患者回病房后，重点观察腹部插管出口处有无渗血、漏液，保持无菌敷料清洁、干燥，避免手术部位潮湿及污染。观察导管敷料固定是否牢固，防止患者牵拉使管路脱出。

（2）合并症处置

1）切口出血或血性引流液。原因：①切口出血主要由于手术时结扎血管不严，患者凝血功能差。②血性引流液原因有：切口处出血渗入腹腔，腹腔内小血管出血，部分大网膜切除结扎不紧或在管置入过程中损伤大网膜。护理：①切口出血给予加压包扎、沙袋压迫、冷敷；②密切观察腹膜透析流出液的颜色、量的变化，准确记录，并监测血常规、血压；③用未加温的腹膜透析液反复冲洗腹腔，可使腹腔内血管收缩达到止血目的；④遵医嘱使用止血药；⑤腹膜透析液中停止使用抗凝血药；⑥若以上方法无效，则需打开伤口寻找出血点止血。

2）漏液。原因：腹膜透析管周围漏液，可能与术中缝合结扎不牢，术后患者有增加腹压的动作，开始透析时一次灌入液体过多有关。护理：暂时停止腹膜透析3d，待伤口愈合后再透析。如需继续腹膜透析，改为小剂量间断透析。漏液多者，停止透析，寻找原因，行手术修复或重新置管。

（3）患者指导事项：①嘱咐患者在切口愈合前，不能淋浴或盆浴。②出口处愈合前2～6周，避免患者举重物、爬梯等用力过度，防止便秘。③如患者出口处或隧道出现异常，如出血、渗液、疼痛、触痛、或腹部外伤等情况，应即刻通知医师进行及时处理。

（三）留置导管后护理

1.保证导管在隧道中固定牢固，防止新导管不慎牵拽出。

2.插管后，应进行导管的冲洗，用（500～1000ml）腹膜透析液冲洗，引流1次或2次（如引流液为血性，则要冲洗、引流多次，直到液体清亮）。再培训患者1～2d，再次冲洗导管，以保证其功能良好。

3.应加强饮食管理，使患者保持排便通畅，尤其在刚插管后，避免导管漂浮，发生引流不畅。

4.患者在置管术2周（糖尿病患者3周）后方可洗澡，洗澡时注意在导管外出口处，应当使用洗澡保护袋进行保护，保持外出口的干燥。洗澡后应该对外出口处进行消毒护理，保持出口处清洁、干燥。

5.如果患者有必要进行放射性检查如动脉造影，在检查前，应先进行腹膜透析操作，将腹腔液体引流出体外。

6.在转血液透析或接受肾移植的过程中，即在停止腹膜透析时期内，也要注意在移植后渗液的处理，并继续按时进行外出口处的护理。在重新开始腹膜透析前，应该每2天冲洗1次导管，保证导管的畅通。

二、腹膜透析导管的护理

（一）腹膜透析治疗的护理指导

在患者接受了腹膜透析治疗方法后，应当及时对患者进行腹膜透析知识培训，指导要点如下。

1.更换腹透液无菌操作培训要点

（1）每次更换腹透液必须按照正确操作步骤进行。

（2）戴好口罩，罩住口鼻。

（3）每次操作前必须按“六步洗手法”洗手。

（4）确保使用物品不被污染。

（5）掌握腹膜透析液知识。

（6）增强体质，预防肠道疾病，防止腹泻及便秘。

2.导管护理的培训要点

（1）禁止在导管附近使用剪刀等锐器，防止损伤导管。

（2）防止导管扭曲、打折。

（3）禁止向导管插入金属丝等任何物品及抽吸导管，来疏通导管内堵塞物。导管发生阻塞应由医护人员处理。

（4）导管固定非常重要，培训患者如何更好地保护好导管，以防牵拉。

3.相关知识培训要点

（1）环境条件：室内清洁、空气清新，门窗关闭，桌面擦拭干净。

（2）家庭需备物品：电子血压表、体温计、体重秤、恒温袋或恒温箱、挂钩或挂架（悬挂腹膜透析液用）、紫外线灯（消毒房间）、闹钟、笔记本和笔；一次性口罩、洗澡保护袋、洗手液、消毒棉签。

（3）治疗用品：双袋腹透液（每个月90 ~ 150袋）、碘液微型盖［每个月90 ~ 150个（小帽）］、连接短管（3 ~ 6个月或遵医嘱更换）、蓝夹子（通常使用2个，应有1 ~ 2个备用）、无菌纱布、纸胶布、70%乙醇（擦拭桌面）。

（二）腹膜透析导管出口处的常规护理

1.置管＜6周的短期出口处的常规护理处置

（1）物品准备：无菌手套、无菌包、无菌纱布、无菌消毒棉签、胶布、无菌生理盐水、含碘消毒液。

（2）操作：①戴口罩、六步洗手、打开无菌包、取下旧纱布敷料，动作轻柔；②戴无菌手套，以生理盐水棉签自腹透管出口处向外环形擦拭至清洁；③以生理盐水棉签自出口处腹透管向外擦拭至清洁，擦拭管下面时应重新更换棉签；④用碘伏棉签消毒出口处，以②~③同样手法消毒出口处皮肤和腹透管；⑤以无菌纱布覆盖出口处局部，并将腹透管固定牢靠。

（3）要点：①每天进行1次出口处护理处置，严格无菌操作避免感染。及时发现异常变化，减少患者的感染机会。②因组织未长好，操作应动作轻柔避免牵拉，防止将管路牵拽出。③注意腹膜透析导管的固定方法，固定时应避免导管的扭曲、打折。④防止造成出口处的受伤及污染。⑤在无菌纱布覆盖的情况下，避免直接在导管上粘贴胶布，最好使用腰袋保护导管。

2.置管＞6周的长期导管出口处的护理处置

（1）操作准备

1）环境准备：清洁、安静、舒适、安全。

2）护士准备：着装整洁，修剪指甲，洗净双手，戴口罩、帽子。

3）患者准备：选择适当体位。

4）用物准备：治疗车上层放置无菌纱布或者一次性无菌敷料，无菌镊，消毒棉签，生理盐水，碘伏，无菌手套，胶布，根据伤口情况配备过氧化氢溶液、局部抗生素等，并备治疗牌。

（2）导管出口处护理检查：小心拆除纱布，勿牵拉导管，按压出口处及隧道，注意是否有渗液或疼痛。正常的导管出口处及隧道，应该是上皮组织良好完整的，干燥略带粉红，无红、肿、热、痛，以及无异常渗出液或脓血，按压隧道部位应无任何疼痛感。如有红肿或分泌物流出，应观察分泌物性状、做细菌培养，并记录。

（3）腹膜透析长期导管出口处换药操作

1）戴无菌手套。

2）用棉签蘸碘伏从导管出口处以内向外环状进行消毒出口处附近的皮肤。

3）腹透管出口处情况处理：①愈合良好的出口处：用生理盐水清洗出口处。②出口处有结痂：有结痂产生时，不可用力去除，用生理盐水软化出口处结痂后，再用生理盐水清洗出口。③出口处有肉芽组织生长：生理盐水清洗出口处然后用硝酸银烧灼肉芽组织，最后再用生理盐水再次清洗出口处。④出口处有脓性分泌物流出：生理盐水清洗出口处，做出口处的分泌物培养，然后用过氧化氢清洗出口处，再用生理盐水冲洗出口处。

4）使用9cm×10cm无菌纱布覆盖或者用一次性的无菌纱布覆盖，再适当地固定导管。

5）不可任意使用非医生指定的油剂，粉剂等涂抹在导管出口处，以防感染。

（4）导管出口护理的基本原则：①在进行导管出口处护理前必须洗手；②在操作前把导管固定妥当；③不可扭转、拉扯或压迫导管；④不可在导管附近使用剪刀；⑤按照标准方法进行导管出口处护理；⑥每天淋浴后或流汗多时，需要进行换药护理。

第三节　腹膜透析治疗操作流程

一、常规腹膜透析换液操作程序

（一）操作准备

1.操作前室内环境评估　关闭门窗、停止风扇，患者不能坐在空调出口处，避免尘土飞扬；室内不准许堆积杂物，各种操作物品要保持清洁，光线充足，空气清新。

2.清洁操作台　喷洒少量的乙醇在操作台上或用清洁干净的擦布，将操作台由内向外擦拭干净。

3.备齐透析操作所需物品　将5%腹膜透析液双联系统加温到37℃，备2个蓝夹子、2个碘伏帽。无菌纱布、胶布。

（二）操作步骤

1.准备　洗手（六部洗手法）、戴口罩。

（1）撕开透析液外包装，取出双联、双袋系统。

（2）检查接口、拉环、管路、出口塞和透析液袋是否完好，无破损。

（3）检查管路有无液体、腹透液袋中的液体是否清亮，有无漂浮物，浓度及容量是否正确，腹透液是否在有效期内，挤压腹透液袋检查有无漏液。

（4）取出患者身上的短管，确保短管处于关闭状态。

（5）如需添加药物，按医生处方，将药物从加药口加入透析液内。

2.连接

（1）拉开接口的拉环。

（2）取下短管上的碘伏帽，短管接口朝下。

（3）迅速将双联双袋系统接口与短管接口相连接，旋拧双联双袋系统管路与短管连接密合。

3.引流

（1）用蓝夹子夹住管路。

（2）将透析液袋上的绿色出口塞折断。

（3）将透析液袋，悬挂在输液架上。

（4）将引流袋（空袋）放在低位小盆内，光面朝上。

（5）将短管白色开关旋转开一半，当感到有阻力时停止，开始引流同时，观察引流液性状是否浑浊。

（6）引流完毕后关闭短管。

4.冲洗

（1）取掉入液管路上的蓝夹子。

（2）观察透析液流入引流袋慢数到5s，再用蓝夹子夹住引流管路。

5.灌注

（1）打开短管旋转钮开关，开始灌注。

（2）再用一个蓝夹子夹住入液管路。

6.分离

（1）撕开碘伏帽的外包装。

（2）检查帽盖内海绵是否浸润碘伏液。

（3）将短管与双联双袋系统分离，将短管朝下旋拧碘伏帽盖至完全密合。

（4）称量透出液并且做好记录。

（5）整理用物。

二、腹膜透析液双联系统换液操作程序

（一）护理评估

1.评估患者的超滤量（包括尿量），遵医嘱选择渗透压适当的腹膜透析液。

2.评估患者对冷、热的耐受性，选择温度适当的腹膜透析液。

3.评估患者的耐受性，选择适当的体位及悬挂腹膜透析液的高度和废液袋的位置。

4.评估患者透出液的颜色、清亮度及有无絮状物。

5.评估腹膜透析管道情况及导管出口处情况。

6.评估患者对腹膜透析的理解和合作程度。

（二）操作准备

1.用物准备　治疗车、温度适宜的双联透析液、碘伏帽、蓝夹子2个、治疗牌、速干手消毒液、输液架、放置废液袋面盘（器具）、盘秤。

2.环境准备　环境清洁、光线充足，适宜的操作空间。

（三）操作步骤

1.携用物至患者床旁，核对患者及腹膜透析液。

2.解释清楚透析目的，消除顾虑，取得合作。

3.协助患者取适当的体位，评估患者，手消毒。

4.撕开透析液外袋，挤压液袋，对光检查，注意接口拉环、管路、出口塞和透析液袋是否完好无损，无误后挂于床旁挂钩上（选择适宜高度）。

5.取出患者身上的短管，检查并确保短管处于关闭状态，拉开腹膜透析液接口拉环，取下短管上的碘伏帽，迅速将双联系统与短管相连。严格无菌操作，防止发生医源性感染，连接时应将短管朝下，旋拧管路与短管完全密合；连接过程中嘱患者保持不动。

6.用蓝夹子夹住入液管路，将空液袋置于低位面盆里，打开短管旋钮开关，开始引流，引流完毕后，关闭短管。双手分别握住出口塞的两端，将其绿色栓子向前弯曲，

直至折断，再对折2～3次，直至栓子完全分离为止，根据患者情况选择适当高度、引流速度，选择适当低位，观察引流液的情况。

7.将透析液袋口的绿色出口塞折断，取下入液管路的夹子，观察引流液流入引流袋，排尽管路中空气，5s后，用夹子夹闭出液管路。注意排尽入液管路里的空气，并冲洗管路。

8.打开短管旋钮开关，开始灌入腹腔，灌注结束后，关闭短管，再用另一夹子夹住入液管路。密切观察入液速度、是否通畅，患者的耐受情况，有无疼痛。

9.撕开碘伏帽的外包装，将短管与双联系统分离，将短管朝下，旋拧碘伏帽盖至完全密合。严格无菌操作，注意检查碘伏帽外包装是否密合。

10.收拾用物，整理床单位，对患者进行健康指导。

11.称量透出液并做好记录，如有异常及时通知医生。

12.排放废液，弃置液袋（图13-2）。

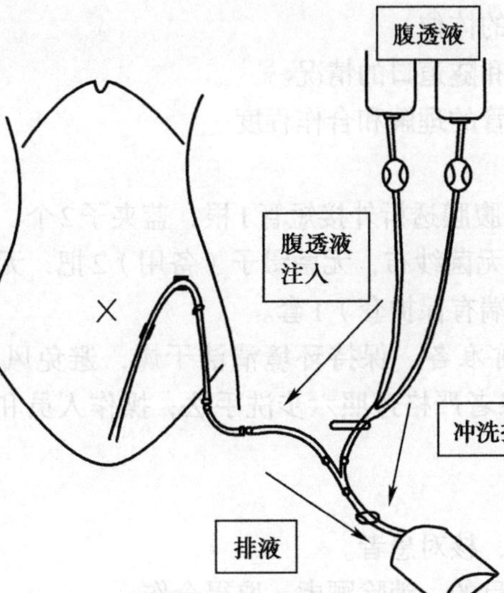

图13-2　双联系统换液操作

（四）注意事项

1.观察腹膜透析导管及导管口周围情况，保持腹膜透析管通畅。

2.短管、双联系统、碘伏帽分离和连接时必须严格无菌操作，碘伏帽保证一次性使用。

3.透析液灌入过程中注意观察患者有无不适，仔细观察腹膜透析液引流、灌入是否通畅，引流液的颜色、性质、引流量是否正常，并认真记录超滤量及尿量。

4.做好腹膜透析相关健康教育。

5.透析期间密切观察患者的血压、体重及患者肢体有无水肿。

（五）健康指导

1.让患者了解腹膜透析的原理及目的。

2.教会患者腹膜透析的基本方法、无菌观念和注意事项。

3.指导患者用手感受加温后腹膜透析液袋的温度，选择适合自己的温度，减少不适。

4.指导患者自行调整腹膜透析液袋的高低，减少疼痛。

5.指导患者观察引流液的速度及是否通畅，如有梗阻，可适当更换体位。

6.指导患者观察入液速度及是否通畅，如有梗阻，可适当加压灌入。

7.指导患者加强对隧道口的保护，预防感染。

三、腹膜透析外接短管更换操作程序

腹膜透析短管长度为10 ~ 15cm。是连接钛钢接头末端的一根导管。加长了体外的导管，并使患者易于操控。短管需要定期更换，以免过度使用导致的物理损伤。短管通常每6个月更换1次，避免感染。

（一）护理评估

1.了解患者病情，遵医嘱更换短管。

2.评估患者选择适当的体位。

3.评估患者导管出口和隧道口的情况。

4.评估患者对更换短管的理解和合作程度。

（二）操作准备

1.操作前物品准备　腹膜透析外接短管1根，蓝夹子2个，碘伏帽1个。无菌手套、1瓶50ml碘伏液、口罩。无菌纱布，无菌镊子（备用）2把，无菌药碗/弯盘2个，无菌治疗巾1块，血管钳（钳端有保护套）1套。

2.环境与人员操作前准备　保持环境清洁干燥，避免风扇直吹或穿堂风，以防粉尘；参加操作人员和患者严格遵照六步洗手法；操作人员和患者务必戴口罩，以防感染。

（三）操作步骤

1.携用物至患者床旁，核对患者。

2.解释清楚更换短管目的，消除顾虑，取得合作。

3.协助患者选择适当的体位。

4.戴口罩。

5.铺无菌治疗巾，挤压短管外包装，查有无破裂、有无过期，去掉短管外包装袋，放在无菌治疗巾上，勿跨越无菌区，严格无菌操作。

6.使用蓝夹子夹闭腹膜透析管体外短管部分（或用带套止血钳），并注意检查接口、管路，是否完好无损，保持密闭。

7.分离钛接头和旧短管，打开碘伏液瓶盖，轻轻提起管子将钛钢接头浸泡在碘伏液中5 ~ 10min。严格无菌操作，避免牵拉。

8.戴无菌手套，取出新短管，关上新短管开关，注意严格无菌操作。

9.取出钛钢接头，将钛钢接头旋开向下，请患者帮忙固定腹膜透析管，用无菌干纱布擦净钛钢接头处，取出短管与钛钢接头进行连接，并确定拧紧。

10.去除腹膜透析管上的血管钳或蓝夹子，打开短管开关，放出透析液；如需换液操作，则按照常规进行；如无须换液，则关上短管开关，盖好碘伏帽。严格无菌操作，防止感染。

11.整理用物。

（四）注意事项

1.尽可能在换液前更换短管，换管前保证腹腔内有腹膜透析液。

2.换管结束后，可进行一次常规出口处护理。

3.建议在换管后进行一次换液操作培训。

（五）护理指导

1.首先让患者了解更换短管的作用。

2.教会患者在更换过程中协助的基本方法和无菌观念。

3.指导患者对短管的保护，以防感染。

第四节　腹膜透析并发症及处理

一、腹膜透析相关并发症及处理

腹膜透析过程中，由于各种原因可导致腹膜透析管引流不畅、感染、出血等并发症的发生，严重影响患者的生活质量，有些并发症是导致部分患者退出腹膜透析治疗甚至死亡的原因之一。积极的预防治疗和细心的护理，对于改善腹膜透析患者的生存质量和提高他们的生存率具有重要意义。

（一）隧道及导管出口处感染

1.原因　在腹膜透析的过程中操作不当，没有严格按照无菌技术进行操作造成污染，患者营养不良抵抗力低下，换液时反复牵拉导管外段导致轻微损伤。

2.临床表现　导管出口周围局部皮肤有红、肿，或肉芽生长、脓性分泌物溢出、沿隧道移行处有压痛，局部疼痛或触痛。

3.预防及处理

（1）导管固定良好，顺应导管自然走向固定导管于皮肤上，可距离出口6cm以外再调整导管走行方向。导管尾端放置于专用腰带内。

（2）避免外伤，不要拉扯、扭转或压迫导管。

（3）接触导管前清洁双手，按照标准方法进行导管和出口处护理。保持导管出口清洁、干燥。每次换药时应观察出口有无充血、分泌物、创伤等。

（4）洗澡时不能盆浴，出口处用洗澡保护袋保护，洗澡后立即换药。

（5）发生感染者每天换药1次或2次，感染处应先局部清创，用肥皂水、生理盐水清洗导管出口处，对形成的痂皮不可用力去除，可用过氧化氢软化后去除。加强对出口局部护理，局部可使用抗生素软膏。

（6）护士在操作中，接头不可触及非无菌区，防止接头管口污染。如疑有污染应立即用蓝夹子夹住导管，将接头导管用碘伏液浸泡5 ~ 10min，再进行连接操作。

（二）导管移位与阻塞

1.原因　①透析管被血凝块、纤维蛋白凝块、脂肪阻塞；②腹膜粘连，大网膜包裹；③导管受压扭曲或位置改变；④导管移位漂浮；⑤夹子或开关未打开，导管扭曲或打折；⑥患者便秘、尿潴留或肠胀气。

2.临床表现　当腹膜透析液灌入正常，引流困难时，表现为腹膜透析液放出量明显少于输入量，又没有管周漏液时，应考虑流出不畅。部分患者伴有腹痛，透出液中可见到纤维样块状物。对于导管移位或扭曲，在患者采取某一特殊体位时，有时可引流通畅，腹部X线片可确诊。少数患者可通过腹部按摩，下床活动，变换体位可复位，大多数需要重新手术置管。

3.处理

（1）检查腹膜透析管腹腔外有无扭曲、受压，开关或夹子是否打开，引流袋位置是否高于腹部。

（2）询问患者有无便秘、尿潴留，因结肠中大便积滞、肠胀气或充盈的膀胱，可能会压迫腹膜或透析管导致引流不畅。给予通便处理后可缓解。

（3）改变患者体位，让患者翻身，采取左侧、右侧卧位，半卧位，如病情允许，可下床走动，或晃动腹部以利腹膜透析液的引流。

（4）先将腹腔内的液体放出，留取10ml标本送检。出现引流有阻力时，灌入时加压，挤压透析液袋，生理盐水50 ~ 60ml快速从短管处推注，或用无菌注射器抽取生理盐水或腹膜透析液20 ~ 30ml，从腹膜透析管快速注入腹腔，可反复数次。要注意的是不可抽吸，以免大网膜包裹腹膜透析管。根据检验结果，使用敏感抗生素。

（5）根据医嘱，使用尿激酶封管，溶解纤维样斑块、血凝块、蛋白等。

（6）加强活动，使用缓泻药，保持排便通畅，增加肠蠕动。

（7）饮食指导：避免过多摄入豆制品、土豆、红薯等产气食物，预防肠胀气。进食芹菜、韭菜等含纤维素多的食物，预防便秘。

（8）内科非手术治疗无效后，则需拔除腹膜透析管，再考虑重新置管的外科手术治疗。

（三）腹膜壁渗漏

1.原因

（1）腹膜先天或后天的缺陷。

（2）手术时结扎不牢固，透析液渗出。

（3）腹腔压力增高等因素。

2.临床表现

（1）腹膜透析液流出减少，同时伴有体重增加。

（2）导管出口处流出的澄清液体为皮下渗液。

（3）患者出现腰背部或阴囊、阴茎、阴唇部位水肿。

3.处理　立即通知医师，进行有效的缝合术以减轻患者症状。避免长时间咳嗽、负重等增加腹压的动作。

（四）疝气

1.原因

（1）各种原因导致腹壁薄弱。

（2）手术缝合不紧密。

（3）腹膜透析液灌入后腹膜压升高，大剂量透析液或高渗透析液的使用。

（4）营养状况差，伤口愈合不良。

2.临床表现 观察患者脐部或腹股沟区，如有局部隆起、腹壁局部膨胀，透析液灌入后膨胀更明显。有的患者局部膨胀看似不明显，但当患者站立时或有增加腹压的动作时隆起突出变明显。

3.处理 嘱咐患者避免过度用力、咳嗽、便秘、爬楼梯、提重物。减少入液量，减低腹腔内压力。当患者疝气部位逐步增大，疼痛加重时，及时通知医生进行疝气修补术，改善患者临床症状。

（五）腹膜透析管脱落

1.原因 临床发现腹膜透析管与钛钢接头脱落。

2.护理 如果是外接短管与钛钢接头脱落，需要将短管与钛钢接头分别浸泡在碘伏消毒液中5 ~ 10min，再进行连接操作，以避免感染。

（六）腹膜炎

1.原因

（1）无菌观念不强，如更换腹膜透析液时无菌操作不严；连接导管及腹膜透析管在拆接时被污染。

（2）患者有严重腹泻或便秘，肠道内细菌可穿透肠壁，进入腹腔造成感染。

（3）腹膜透析管出口处及隧道感染，细菌通过腹膜透析管周围皮肤进入腹腔。

（4）腹膜透析管破裂。

2.临床表现 腹透液出现浑浊不清，患者有腹痛、发热症状。

3.预防及处理

（1）患者出现腹膜透析液浑浊、腹痛，腹部压痛、反跳痛，发热、寒战等，先将腹腔内的液体放空，留取10ml标本送检，查常规检验和细菌培养。

（2）密切观察腹膜透析流出液的颜色、性质、量的变化，准确记录24h出入量、超滤量并监测血常规和电解质。

（3）更换连接管道。

（4）使用（不加温的）1.5%腹膜透析液2000ml连续冲洗腹腔3次或4次，以减轻患者感染症状。根据检验结果并根据医嘱在腹腔内加入敏感抗生素。每次透析时，腹膜透析液中加入肝素500 ~ 1000U/L，直到流出液澄清为止。

（5）若反复治疗无效，则应考虑拔管。

（6）进行腹膜透析液交换时，严格无菌技术操作。加强导管出口处护理，预防感染。

（7）加强饮食指导，改善机体的营养状态，提高机体抵抗力。保持排便通畅，不吃生冷及不洁食物，预防肠道感染。

（8）对发热腹膜透析患者，均应检查导管出口处及隧道有无感染迹象。

（9）注意个人卫生，勤更衣，洗澡时防止导管口污染。

（10）腹膜透析管破裂或腹膜透析短管脱离，立即停止透析，用蓝夹子夹闭透析管近端，更换腹膜透析短管或腹膜透析管。

（七）腹痛、腹胀

1.原因

（1）腹痛常由腹膜炎引起。

（2）透析液温度过高或过低。

（3）透析液灌注或排出液体过快。

（4）透析管置入位置过深，末端刺激局部腹膜。

（5）透析液pH偏低或高渗透析液。

2.预防与处理

（1）腹膜透析液温度一般应该加热至37℃左右，但应根据患者对腹膜透析液温度高低的敏感度调节。

（2）使用高浓度4.5%葡萄糖透析液时，腹膜透析超滤过多，患者腹腔容积小导致腹痛、腹胀。可改用低浓度腹膜透析液，或减少留腹时间，1～2h放出。

（3）腹膜透析时，灌入液体时速度不要太快，降低进液袋高度或调节开关，减慢进液速度。放液时，腹腔内透析液不要放得太空，废液袋位置不可太低。

（4）若因置管位置过深，疼痛重且持续时间超过1周，应由置管医师将管适当拔出1cm左右。

（八）生殖器水肿

1.发生机制　透析液可以通过两条途径到达生殖器。一是通过未闭的鞘突到达睾丸鞘膜，引起鞘膜积液。也可以穿过睾丸鞘膜引起阴囊壁水肿。二是通过腹壁薄弱环节，透析液沿着腹壁引起阴囊壁水肿，通常与导管有关。出现这种并发症，患者非常疼痛，容易引起注意。通过腹膜CT检查，可以鉴别引起的生殖器水肿的途径原因。在腹透液中加入锝标记的胶态白蛋白并注入患者腹腔，然后通过闪烁扫描法可以了解漏液的途径。

2.治疗　停止腹膜透析，卧床并抬高患处。如果需要透析，可改为临时血液透析或采用低剂量CCPD卧床透析。

通过睾丸鞘突的渗漏可外科修补。如果渗漏通过腹壁前方，需重新放置腹透管并依赖血液透析过渡，这样有足够的时间来愈合。仰卧位CCPD腹内压较低，可以减少渗漏复发的危险。

（九）胸腔积液

1.发生率和病因　发生率低于疝气。由于腹内压增加，透析液可以穿过腹膜到达胸膜腔，引起胸腔积液。但由于胸膜渗出的量可以很小而且没有症状，因此发生率并不清楚。病因主要是横膈上有缺损使腹透液从腹腔进入胸腔。这种缺损原因是先天性的，表现为第1次灌入腹透液时患者就出现胸腔积液；如是获得性的往往患者在透析很长时间后才出现。绝大多数胸腔积液都出现在右侧，可能是由于左侧横膈大多数被心脏和心包所覆盖。

2.诊断　临床表现多样，从无症状的胸腔渗液到严重的胸闷气短均可发生。用高渗透析液治疗会增加腹内压，从而使症状加重。胸腔穿刺术可用于诊断和缓解症状。显著特点是胸腔液体有很高的糖浓度，其他呈漏出液特点。放射性核素扫描也可帮助诊断，将锝标记的胶态白蛋白加入腹透液袋中，然后灌入患者腹腔，并注意让患者持续非卧床体位。在灌入前30min及灌入后1min、10min、20min、30min分别用照相机拍摄。如果在早期的拍摄中没有看到胸膜腔中有放射性物质活动的痕迹，有必要拍摄灌入后2～3h的图像。

3. 处理　如果腹膜透析时影响呼吸，应立即终止腹膜透析。必要时行胸腔穿刺，同时通过测定胸腔积液的糖浓度以明确诊断。少数情况下，透析液本身作为一种刺激物，引起胸膜固定，患者在1～2周可恢复腹膜透析。但大多数情况下需要修补横膈或使胸腔闭塞（胸膜固定术）。腹内压较低的腹透（卧位、低容量）可避免复发。

伴随着腹透液灌入腹腔，使腹腔内的压力增加。决定腹内压的两个主要因素是留腹的透析液容量和留腹时患者的体位。在同样的透析液容量下，仰卧位最低，坐位时最高。另外咳嗽、弯腰、大便时屏气使腹内压会一过性升得很高。腹内压升高可导致多种并发症，应引起注意。

二、腹膜透析代谢并发症及处理

对于大多数患者，腹膜透析是一种耐受性较好的肾替代治疗方法。但是，腹膜透析会引起一系列的代谢异常，需要注意并给予适当的干预。

（一）葡萄糖的吸收

虽然目前已经出现了氨基酸腹膜透析液和右旋糖酐-70（多聚葡萄糖）腹膜透析液，但葡萄糖腹膜透析液仍是腹膜透析最常用、最基准的选择。葡萄糖具有廉价、稳定和相对无损腹膜的优点，但是它很容易被腹膜吸收，临床可以通过标准腹膜平衡试验，来测定患者的腹膜功能和腹膜对葡萄糖的吸收程度，并定义患者的腹膜转运特性。在进行持续性非卧床腹膜透析治疗时，可以发现每次交换都将使腹膜透析液中60%～80%的葡萄糖被吸收。虽然全自动腹膜透析和CAPD比较，交换时间减少而且每次交换时葡萄糖的吸收率也下降，但总的来说葡萄糖的吸收还是很明显的。根据透析液中葡萄糖的浓度和交换时间的长短，人体每天可能要吸收葡萄糖100～150g，相当于1674～2510kJ热量。这些热量占了一个70kg体重患者一天建议摄入总热量（10 290kJ/d或每天147kJ/kg）的24%。这些热量为某些腹膜透析患者提供了一个很好的能量来源，因为要达到腹膜透析指南建议的营养标准是很困难的，而且这部分能量对于腹膜透析患者的体重增加可能也起到了一定的作用。

但是，吸收腹膜透析液中的葡萄糖也带来了一系列的问题。例如，会引起胰岛素的分泌，而如果该患者同时伴有胰岛素抵抗的话（这是慢性肾衰竭很常见的一个特点），那么这将导致血清胰岛素始终维持在一个比较高的水平。高胰岛素血症可能是动脉粥样硬化进展的一个独立危险因素。对于某些患者，葡萄糖的负荷会导致严重的高血糖，甚至需要开始口服降血糖药治疗或胰岛素治疗。腹膜透析患者出现的高三酰甘油血症也可能与葡萄糖的吸收有关。因此在开始腹透之前，必须将这些可能性与患者交代清楚。

为了减少葡萄糖的吸收，应该建议患者适当调整盐和水的摄入，因为这样能减少对于高渗溶液的需要。如果可能的话，也可以使用非葡萄糖透析液，如右旋糖酐-70透析液或氨基酸透析液。事实上，目前已经有证据显示使用艾考糊精透析液可以改善患者血清脂质情况和脂肪细胞的功能。

（二）脂质异常

1.脂质代谢异常　在终末期肾病患者中，氧化型低密度脂蛋白及其抗体均升高。腹膜透析患者也存在各种脂质异常，最明显的特点是脂蛋白 B（apoB）和低密度脂蛋白胆固醇（LDL cholesterol）升高，低密度脂蛋白颗粒很小，密度很高，容易穿过内皮组织并被氧化，从而导致动脉粥样硬化。腹膜透析患者低密度脂蛋白升高的原因还不太清楚，但低白蛋白血症可能在其中起到了一定的作用。

腹膜透析患者出现高三酰甘油血症，其主要是由于极低密度脂蛋白生成增加和脂蛋白酶缺乏引起的。虽然该脂质异常具体的发病机制尚不清楚，但可以明确的是，使用葡萄糖透析液和各种药物（如β受体阻滞药）会加重这种脂质异常。腹膜透析患者正常三酰甘油水平是2.5～4.5mmol/L（220～400mg/dl），＞6mmol/L（530mg/dl）即为异常。腹膜透析患者的脂质异常，很容易导致动脉粥样硬化。

2.腹膜透析患者脂质异常的治疗

（1）低密度脂蛋白胆固醇/脂蛋白 B的升高：在非尿毒症人群中，降低低密度脂蛋白胆固醇水平可以明显延缓冠心病的进展，降低心血管事件的发生概率和病死率，甚至胆固醇水平正常，但以前存在冠心病的患者都可以从中获益。NKF/KDOQI指南和国际腹膜透析协会已经建议，应该降低腹膜透析患者的低密度脂蛋白水平，不管其是否存在冠心病或冠心病相关危险因素。

作为一线治疗药物的他汀类降脂药，在肾病患者中的使用一般是很安全的。但是有时也会发生横纹肌溶解症，因此应在使用时定期监测肌酶。在肾衰竭患者中使用依泽替米贝（一种减少小肠吸收胆固醇的新药）也是很安全的。它既可以和他汀类药物合用以达到治疗目标，也可以使用在一些无法耐受他汀类药物的患者身上。磷结合剂思维拉姆也可以明显降低低密度脂蛋白。

（2）三酰甘油的升高：三酰甘油是冠心病进展的一个比较弱的独立危险因素。但在腹膜透析患者中高三酰甘油血症常见，有些甚至会引起胰腺炎。葡萄糖透析液对高三酰甘油血症的发生可能有一定作用。对于严重高三酰甘油血症的患者建议调整钠和水的摄入以减少高渗性透析液的使用。摄入乙醇会明显增加三酰甘油，因此应避免饮酒。而某些会引起高三酰甘油血症的药物也应该避免使用。虽然目前还没有证据证明治疗透析患者的高三酰甘油血症能改善其临床预后，但许多专家还是建议当三酰甘油水平＞4mmol/L（350mg/dl）时应进行治疗。他汀类药物能降低三酰甘油的水平。这些药物有一部分是通过肾排泄的，因此剂量至少需要减少25%。它们主要的不良反应是肌肉毒性，因此需要定期监测肌酶。也有报道说使用贝特类药物会导致肾功能下降。总之，在使用这些药物时应该非常小心，不建议贝特类药物和他汀类药物合用。

（3）高密度脂蛋白胆固醇的降低：贝特类药物可以升高高密度脂蛋白胆固醇的水平。但是具体升高多少才能降低终末期肾病患者心血管事件的发生概率和病死率还不得而知。而且腹膜透析患者使用这些药物本身就存在风险。

（4）抗氧化剂：对于非尿毒症患者，维生素 E是一种非常有效的抗氧化剂，但它是否能降低心血管事件的发生率还不太清楚。有一个针对血液透析患者的临床试验证明，使用维生素 E可使患有冠心病的患者获益。但目前还没有针对腹膜透析患者的相关研究，而且指南上也没有建议在腹膜透析患者中使用抗氧化剂治疗。

（三）蛋白的丢失

腹膜透析患者会通过腹膜丢失大量的蛋白，每天可达到10～20g。这些丢失的蛋白主要是白蛋白，但有时IgG也可占到15%，大量蛋白的丢失导致腹膜透析患者血清白蛋白水平明显低于血液透析患者，高转运和高平均转运的患者蛋白丢失更明显。急性腹膜炎可以导致更多的蛋白丢失，发生腹膜炎的患者血清白蛋白急剧下降。迁延不愈的腹膜炎可以导致蛋白丢失越来越严重而最终引起蛋白营养不良。蛋白丢失有时也可作为暂时或永久终止腹膜透析的指征。因此，必须仔细评估腹膜透析患者尿蛋白含量。

（四）低钠血症/高钠血症

腹膜透析液中的钠的含量一般为132mmol/L。大部分腹膜透析患者都可以维持正常的血钠水平。

1.低钠血症　过度饮水的患者会出现稀释性低钠血症。严重高血糖的患者会出现转移性低钠血症，是由于水分转移至血管内而引起的。一般来说，血糖每升高5.6mmol/L（100mg/dl），血钠将降低1.3mmol/L，与此类似，使用艾考糊精也会引起血钠的轻度下降。

2.高钠血症　当使用高渗透析液增加超滤时，由于腹膜对钠的筛孔效应，因此可能会引起高钠血症。随着透析液停留时间的延长和超滤的下降，血清中的钠会逐渐向透析液中扩散以纠正高钠血症。但对于腹腔停留时间较短的全自动腹膜透析来说，高钠血症是很难被纠正的。对于一些低转运的患者，由于超滤作用明显，而扩散作用较弱，所以也容易发生高钠血症。

（五）低钾血症/高钾血症

标准的腹膜透析液不含钾。在透析期间，钾主要是通过扩散和对流来转运的。经过4～6h的交换后，透析液中钾的含量通常与血钾相似。在肾衰竭患者中，胃肠道分泌的钾是增加的。通常只有拒绝腹膜透析或摄入过量钾的患者才会出现高钾血症。但是也有报道有10%～30%的CAPD患者中会出现低钾血症。这些患者通常营养状况都很差，大部分人可以通过调整饮食来纠正低钾血症。但对于血钾持续低于3mmol/L的患者来说，必须给予口服钾剂治疗或在腹膜透析液中加入氯化钾（通常是2～4mmol/L）。

（六）低钙血症/高钙血症

1.透析液中钙的含量　透析液中钙的含量一般为1.25mmol/L或1.75mmol/L。因为1.75mmol/L钙浓度的透析液会使患者保持正钙平衡，所以使用这个浓度透析液的患者常会发生低转运型骨病。目前大部分学者认为1.25mmol/L才是标准的透析液钙浓度。这个浓度的透析液可能会使患者出现轻度的负钙平衡（就透析液本身而言），但对于总钙来说，患者是处于正平衡的，因为此时患者从饮食和钙相关的磷结合剂中摄入大量的钙。目前新的KDOQI指南建议将较低浓度钙的透析液作为大部分腹膜透析患者的一线选择。

2.低钙血症　由于钙相关的磷结合剂和维生素D的广泛使用，低钙血症在腹膜透析患者中很少见。甚至在使用非钙相关的磷结合剂（如司维拉姆）时，血清钙也能维持在正常水平，但PTH水平可能升高。一旦发生低钙血症时，使用钙剂、维生素D和1.75mmol/L钙浓度的透析液治疗也能轻易将其纠正。

3. 高钙血症　在使用大剂量的钙相关磷结合剂的患者中，经常会发生高钙血症。这时，患者可能需要改为使用非钙相关的磷结合剂，并且停用维生素D。对于发生严重高钙血症的患者，需要使用1.25mmol/L钙浓度的透析液治疗或者使用无钙透析液治疗。

（七）镁与血管钙化

镁缺乏会增加非尿毒症患者发生动脉粥样硬化和心血管事件的风险。镁是通过肾排泄的，所以透析患者一般都是发生镁过多症而不是镁缺乏症。

镁可以对抗钙引起的血管钙化，最近的一项研究显示腹膜透析患者血清中的镁水平与其发生血管钙化呈负相关。但腹膜透析液中加入多少镁才合适，如何把镁作为一种磷结合剂，这些问题都还不太清楚。

（八）低磷血症/高磷血症

血磷正常值是0.9 ~ 1.5mmol/L。但在透析患者中，KDOQI指南建议将患者透析前的血磷保持在1.1 ~ 1.8mmol/L（略高于正常范围）。

高磷血症可以由以下原因引起：①饮食摄入过多的磷；②磷结合剂使用不足；③透析不充分；④继发于严重甲状旁腺功能亢进症的骨质过度重吸收；⑤使用活性维生素D导致的胃肠道吸收磷增加和骨质重吸收增加。虽然血PTH水平和血磷水平有关，但血磷却不能很好地反映继发性甲状旁腺功能亢进症的严重程度。

饮食摄入的磷较少或过度使用磷结合剂的话，可能会引起低磷血症。持续透析前低血磷持续低于1.0mmol/L，可使用磷剂治疗。

（九）酸中毒/碱中毒

充分的腹膜透析一般都可以将患者血清碳酸氢盐浓度维持在一个正常水平。某些药物可能会使患者血清碳酸氢盐发生改变，但通过增加透析量或使用口服药就可以将其纠正。

第五节　腹膜透析患者的家庭健康教育

一、指导和评估实践操作

1. 通过有计划的培训指导，使患者及其家属掌握腹膜透析实际操作和护理。
2. 通过随访，考核和评估患者对培训计划内容的掌握程度，针对性地制订再培训计划方案，强化学习尚未掌握或遗忘的知识。
3. 及时发现患者实际操作和护理过程中的缺陷及出现的问题，分析原因，及时纠正错误行为和观念，培养正确的操作行为与习惯。
4. 培养和强化无菌观念，避免感染。

二、饮食指导

根据患者的有关实验室检查结果，评估患者的营养状态，按照腹膜透析营养管理指标，进行个体化饮食指导，优化患者饮食结构并督促患者改变不良生活饮食习惯。维持良好营养状态，提高生活质量。

1. 蛋白质　进行腹膜透析治疗时，白蛋白、球蛋白、免疫球蛋白都有不同程度的丢失，每天丢失5 ~ 15g蛋白质，如果发生腹膜炎蛋白丢失将更多。因此要求患者在饮食指导量1 ~ 1.2g/（kg · d）的基础之上增加每日丢失量，为补充产生蛋白质所需的氨基酸，多摄取优质蛋白，如鸡蛋、牛奶、瘦肉、鱼肉等。

2.磷　肾有控制体内磷的含量的功能，当肾功能受到损害时，摄入的磷在体内蓄积，引起高磷血症，血磷的升高又可引起血钙的降低，继而出现甲状旁腺功能亢进症，从而发展为肾性骨病。腹膜透析只能帮助患者排出部分磷，血磷升高表现为皮肤瘙痒、骨质疏松。所以平时应该避免摄入含磷高的饮食，如核果类（花生、核桃、腰果等）及其制品，蛋黄、奶制品、动物内脏，全麦类及其制品（糙米、糙米粉、全麦面包），特别是海鱼产品等，磷的控制应与血液透析患者相同。

3.钠盐　腹膜透析患者应控制钠盐摄入。吃过咸的食物时，会增强口渴感，多饮水会增加水钠的潴留发生体重增加、肺水肿、高血压等。对于无尿和少尿的患者，钠的摄入量一般每日3 ~ 4g，患者要避免食用含钠高的食物，如泡菜、咸菜、酱油、佐料、腌制腊肉等。

4.钾　腹膜透析时能够排出体内部分钾，所以发生高钾血症的概率小。腹膜透析患者应进食含适量钾的食物，减少进食含钾高的食物。钾含量高的食物有：香蕉、橘子、柚子、土豆等，应指导患者适量摄取。

5.糖类　患者应避免摄入过多的糖类，特别是甜品，如含糖量高并且含脂肪多的食物如奶油蛋糕、冰激凌、点心等高热量食物。腹膜透析时，腹膜透析液里的葡萄糖被人体大量吸收，这些多余的热量会使体重增加。另外经常使用高浓度葡萄糖（4.25%）的腹膜透析液还会引起体重的增加，因此需要在饮食中减去每日从透析液糖分中吸收的100 ~ 150g葡萄糖所产生的这部分热量。

6.水　每日监测体重和血压，每日水分摄入量按如下计算：

每日水分摄入量=500ml+前1日尿量+前1日腹膜透析净脱水量。

腹膜透析净脱水量=腹膜透析引流液总量–总灌入量。

三、培养良好的卫生习惯

（一）生活指导

1.衣服要保持清洁，内衣、内裤每天要更换、清洗，不要穿紧身衣，以免造成压迫性导管出口处的炎性反应。

2.注意个人卫生，指甲要剪短，进行护理前应当先洗手。

3.注意家庭卫生，保持环境及被褥清洁。

4.学会正确洗澡方法，插管后等待导管出口处完全愈合才能够开始洗澡，一般2 ~ 3周时间为佳。

（二）洗澡方法

1.禁止使用浴缸泡澡，避免出现导管出口处发炎。

2.洗澡前应该先取掉纱布，检查隧道及导管出口处有无红肿、疼痛、渗液等异常现象。

3.使用洗澡保护袋将腹透管出口处严密覆盖保护。

4.使用淋浴方法清洁全身，然后再使用肥皂或浴液，由内向外环形擦洗腹透管周围皮肤，避开出口处。

5.以清水由上向下淋浴，冲洗干净。

6.使用清洁毛巾，轻轻擦干净导管出口处周围的皮肤。然后再擦干全身。

7.实行导管出口的护理。

参考文献

陈香梅,2011.腹膜透析标准操作规程.北京:人民军医出版社.

李锦滔,周启明,汪涛,2008.腹膜透析法.见:王海燕主编.肾脏病学.3版.北京:人民卫生出版社:2049-2109.

Finkelstein FO,2006.Structural requirements for a successful chronic peritoneal dialgsis program.Kidney Znt Suppl,Nov(103):S118-121.

第14章 血液净化治疗设施环境与资料的管理

第一节 血液净化设施的结构与布局

一、血液净化治疗机构的区域划分

血液净化治疗机构的建筑布局应当遵循环境卫生学和感染控制的原则，做到布局合理、分区清楚、标识明确，清洁区和污染区、通道必须分开，便于工作并顺应功能流程。符合卫生部。《医院感染管理规范（试行）》及《医疗机构血液透析室管理规范》和《血液净化标准操作规程-SOP》的规定。

1.清洁区

（1）工作人员生活区域：工作人员更衣室、就餐室、值班室等。

（2）工作办公区：办公室、会议室、水处理室、配液室、医疗耗材库房，独立的血液净化中心还会有配电间、弱电机房、氧气间、负压泵室。

2.半清洁区　治疗准备室、物品储存室。

3.污染区　透析治疗区、候诊区、接诊区、透析器复用间、污物处理室。

4.功能区域划分（图14-1）

（1）工作人员应当从员工入口进入，并在更换衣帽鞋后方可进入治疗和准备区域进行工作。

（2）患者及其家属应当从患者入口进入，患者在更衣和更鞋之后，方可进入治疗区域，并在测定血压、脉搏、体重后进入指定的床单位。行动不便患者应在护理员的扶助下，借助轮椅进入透析治疗区域，危重症患者需要透析时，应在具备抢救条件的抢救单位进行床旁透析。家属在休息厅等候，不得进入治疗区域。

二、区域配置

（一）透析治疗区域配置

1.透析单元　透析机、病床、床用台桌。为防止交叉感染和在紧急情况下不影响抢救，透析单元占地面积应为3.2m²，床间距不少于0.8m。

（1）有必备接口：固定双路电源，以防备停电；反渗水供给口；透析废液排水口。

（2）有应急设备：供氧装置、负压吸引装置。

2.测评设备　地秤式体重秤、电子血压计、血糖仪等。

3.操作器材　治疗操作车，内置血液透析操作必备物品；抢救车，内置抢救用药及物品、器材；污物车，盛放使用过的或疑有污染、过期或备消毒的医疗器械物品。

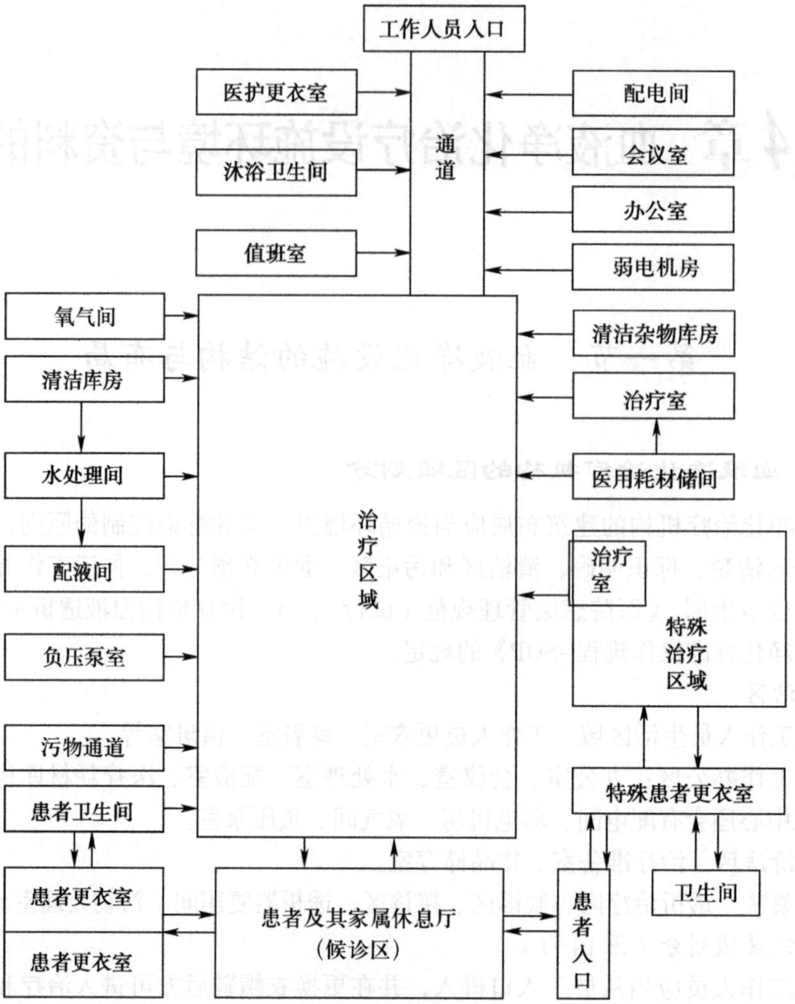

图14-1　功能区域划分

4. 办公器材　病历车、电脑等。

5. 废弃物收集物品　垃圾桶（医用垃圾、生活垃圾）、锐器盒、被服污衣袋。

6. 被服　床单、被套、枕套，每次治疗后需要更换的备用品。

（二）治疗室配置

1. 无菌物品柜　盛放消毒未过期物品，如拆线包、缝合包、静脉切开包；无菌包注明物品的名称、消毒灭菌日期，并按日期先后顺序摆放整齐，定位、分类存放，标识清楚，按时整理补充，方便取用。无菌包在未污染的情况下，可保存7 ~ 14d，过期物品应重新灭菌。

2. 一次性无菌物品柜　盛放一次性医用治疗耗材，如透析器及回路、穿刺针、注射器、无菌手套、无菌治疗巾、肝素帽、缝合线、输液器、冲洗器、中心静脉导管、消毒药包等。

3. 非无菌物品柜　工作必备非无菌物品、医用胶布等。

4. 药品柜

（1）备用药：应急降压药和心血管用药，如硝酸甘油、硝苯地平、卡托普利等口服药，以及抗过敏类药物如地塞米松、喘定等注射液。

（2）备用输液药品：生理盐水注射液、5%葡萄糖注射液、50%葡萄糖注射液、10%氯化钠注射液等。

5.操作台　内置消毒药品、操作器具。

6.冰箱　抗凝药物，如肝素、低分子肝素；鱼精蛋白、促红细胞生成素等需要置入冰箱的制剂和药品，以及检查用试剂盒、培养皿及试管等。

7.抢救器材　心电监护仪（携带除颤器）、简易呼吸器、移动吸痰器、氧气瓶（袋），置于移动方便的位置，备抢救急用。

8.垃圾桶（医疗废弃物、生活垃圾类）、锐器盒

（三）水处理与透析液配制间

水处理设备、透析液配制设备。水处理间使用面积不少于水处理机占地面积的1.5倍。

（四）医用耗材库房

物品盛放架。

（五）更衣室

衣帽柜、穿衣镜、更衣凳。

（六）患者家属休息室

长椅、茶几、饮水机，有条件还可配置电视机、轻音乐回放的音响设备及适当的绿色植物盆景，自动饮料贩卖机、报刊架。

（七）污物处理室

医用废物垃圾桶、生活垃圾桶、污衣袋。医疗废物箱及分类标识。

（八）办公区域

根据实际情况设置。

（九）消防器材

按消防规定摆放灭火器，并如期更换保持质量在使用期内。

第二节　血液净化治疗机构院内感染的防控管理与无菌物品管理

院内感染（nosocomial infection）是指医院内获得性感染，包括人与人直接感染，人与物、人与空气间接的外源性感染和患者抵抗力降低所致的内因性感染。加强院内感染的预防与控制，主要是控制直接或间接的感染途径。

控制院内感染是血液净化治疗机构的重要工作。建立并健全预防和控制医源性感染的相关规章制度和工作规范，设置科学的工作流程，落实到具体的医疗护理行动中，是降低发生院内感染的风险，保障医疗安全的重中之重。院内感染控制应依照《医院感染管理规范》《医院消毒卫生标准》《血液净化操作规程》《北京市血液透析质量管理规范》来执行。护理管理在院内感染预防中起重要作用，要从护理管理入手，搞好以血源为传播途径和非血源途径传播的疾病预防，以及医护操作不规范造成的院内感染的控制管理工作。管理重点在于对人员、物品、劳动保护、医疗废弃物、环境等重要环节。护理管理的好坏直接影响院内感染预防工作总体质量和水平。院内感染的预防

应根据各项规定，制订血液净化治疗机构实际工作中院感控制标准并且严格遵照实施。

医院感染的防控工作还包括传染病的预防，发现传染病和疑似传染病患者及时隔离，及时上报医院院感控制办公室和疾控中心，及时转至有条件的医院治疗，防止传染病漫延传播非常重要，在传染病预警期应进行体温筛查，防止漏诊，斩断传播途径是每个医疗机构和医务人员的责任。

一、院内感染控制标准

1.透析治疗区及治疗室等区域，应当按照《医院消毒卫生标准》中规定的 Ⅲ类环境的要求进行控制。保持空气清新，进行空气消毒每日1次。空气培养每个月1次，细菌数应＜500cfu/m^3。室内保持安静，阳光充足。

2.患者使用的床单、被套、枕套等物品，为防止交叉感染应当一人一用一更换，清洗并消毒。

3.床旁监视器（透析机）表面及床用台桌表面，应用含氯消毒剂（500mg/L）擦拭；若血液污染到透析机，应立即用1500mg/L浓度的含氯消毒剂擦拭，再用500mg/L的含氯消毒剂擦拭。透析机的透析液路消毒后方可进行下一次患者的治疗，以防医源性污染；物品表面细菌数应当＜10cfu/m^3。

4.每次治疗结束应擦地，保持地面清洁，血液污渍应用消毒液（含氯消毒剂500mg/L）处理后再行擦拭。患者进行血液净化治疗时应当严格限制非工作人员进入透析治疗区。

5.对特殊血液透析治疗区域进行管理，对乙型肝炎病毒、丙型肝炎病毒感染的患者及梅毒螺旋体、人类免疫缺陷病毒感染的患者应设有隔离透析治疗间或者独立的隔离透析治疗区，分别在各自隔离透析治疗间内进行专机血液透析，治疗区及血液透析机相互不能混用。配备专门的治疗用品和相对固定的工作人员，对需要隔离的患者进行血液透析治疗；治疗废弃物严格按《医疗废物管理条例》的规定进行分类处理。

6.对新透析患者要进行乙型肝炎病毒、丙型肝炎病毒及梅毒螺旋体、人类免疫缺陷病毒的检查。对所有患者乙肝、丙肝病毒学检查每6个月复查1次，对梅毒螺旋体、人类免疫缺陷病毒的复查应每年进行1次。

7.按照《医院感染管理办法》，严格执行医疗器械、器具的消毒工作技术规范，并做到以下要求：①进入患者组织、无菌器官的医疗器械、器具和物品必须达到灭菌水平；②接触患者皮肤、黏膜的医疗器械、器具和物品必须达到消毒水平；③各种用于注射、穿刺、采血等有创操作的医疗器具必须一用一灭菌；④血液透析使用的消毒药械、一次性医疗器械和器具、无菌物品应当符合国家有关规定。一次性使用的医疗器械、器具不得重复使用。

8.对透析机进行有效的水路冲洗、消毒和定时酸洗。并根据设备要求定期对水处理系统进行冲洗消毒，每次冲洗消毒后应当测定管路中消毒液残留量，确保治疗安全。

9.定期进行水质检测并保留检测单据。

10.对患者进行治疗或者护理操作时严格执行无菌操作技术和手卫生规范，按照医疗护理常规执行操作，并实施标准预防。

11.建立控制医院感染监测制度，开展环境卫生学监测和感染病例监测。及时发现问题，及时进行改进，并分析原因，挖掘隐患和不安全因素，防微杜渐。当发现存在严重隐患时，应当立即报告上级，停止透析工作并进行整改。

12. 当发生经血液透析导致的医院感染暴发时，一经确认立即按照《医院感染管理办法》及有关规定上报和采取紧急措施。

13. 医疗废物严格按《医疗废物管理条例》的规定进行分类处理；医疗污水应当严格管理，排入医院医疗污水处理系统，消毒净化后排入市政污水管道。

二、院内感染控制方法与原则

世界性研究提示医院内感染的流行率平均为9%，我国的感染率为8.4%。尽管各方面采取人力、物力积极预防院内感染，但还是发生率较高。院内感染的发生，不仅增加了患者住院日和抗生素使用，增加了抗生素的耐药性危险，并且还会增加患者医疗费用和病死率。

院内感染的预防对血液净化治疗机构尤为重要。由于血液透析治疗具有体外血液循环的特点，患者集中并且因久病抵抗力低下，一旦疏忽则具有群发性，危害极大。因此，控制院内感染是护理工作的首要问题，控制院内感染的工作是持续的、系统的、不能松懈的工作。

（一）院内感染的系统控制概要（图14-2）

- (1)环境管理
  - 空气：清新、Ⅲ类环境，空气消毒1次/天，空气培养1次/月，细菌数应<500cfu/cm^3
    阳光：充足
    地域：清洁区、半污染区、污染区严格区分，标识清楚
- (2)设施管理
  - 病床：床单、被套、枕套等物品一人一用一更换，清洗消毒
  - 透析机表面：用含氯消毒剂(500mg/L)擦拭，以防医源性污染；物表细菌数应当<10cfu/cm^2
    透析机内部：水路冲洗、消毒，定时酸性氧从电位水擦拭消毒
  - 床用台桌表面：用含氯消毒剂(500mg/L)擦拭
  - 手卫生设备：水池、非接触式水龙头、消毒洗手液、速干手设备及消毒剂
  - 感染病区：设有隔离透析治疗间或独立的隔离透析治疗区；专机血液透析治疗；治疗间、治疗区透析操作用品车及血液透析机相互不混用；配备专门治疗用品、使用设备物品有明显标识，不与其他区域混用；相对固定的工作人员
  - 地面：每次治疗结束进行擦洗，血液污渍应用消毒液(含氯消毒剂1500mg/L)处理后再行擦拭
    人室人员：工作人员更衣、帽、鞋，严格限制非工作人员进入透析治疗区
  - 垃圾处理：医用垃圾与生活垃圾严格分别处理
    医用垃圾：①感染性废弃物（如手套、回路、透析器等被血液、体液污染物品）；②损伤性废弃物：穿刺针、导丝、刀片等利器；③药物性废弃物：如过期药品；④生活垃圾：医用药物外包装、非传染病患者生活垃圾

- (3)人员管理
  - 防护用品：手套、口罩、帽子、工作服、围裙、面罩、防护镜，物品充足，符合国家规定
  - 手卫生：六步洗手法，无菌操作前洗手，脱手套后洗手，接触患者后洗手
  - 护理治疗：无菌操作、消毒隔离、针刺事故预防，交叉感染的预防
  - 培训及考评：消毒隔离制度、医院感染预防规定、无菌操作技术，传染病上报制度
- (4)物品管理
  - 无菌物品：每日检查、定期消毒、使用在保质期内
  - 一次性物品：保质期内使用，用后立即废弃处理、不得重复使用，物品购入符合国家规定
  - 物品转运：治疗准备物品应按清洁或无菌要求放入治疗车内转运
  - 治疗车：用毕以含氯消毒剂(500mg/L)擦拭，区域间不得交叉使用
  - 手套：操作完毕脱掉后，按医用垃圾处理，禁止再次使用
- (5)规章制度管理
  - 制度：建立建全消毒隔离制度、无菌操作技术规范、岗位责任制度
  - 实施：在无菌操作原则下执行血液净化护理操作技术(接血回血、内瘘穿刺)、留置导管及使用导管的护理操作、人工肾与回路的预充、肝素及药品的配制、静脉侧给药操作及动脉侧取血操作等
  - 监督与考核：定期及不定期进行考评
  - 整改措施：寻找工作薄弱环节、杜绝院感隐患、纠正工作缺陷

图14-2　院内感染的系统控制

（二）院内感染控制原则

1.明确感染源与潜在危险，制订防控目标、计划、实施细则。

2.制订完善的切实可行的消毒隔离制度并执行制度，避免交叉感染，阻断交叉感染的人为途径、环境和条件。

3.在医院上级院感控制体系的指导下由专人负责，贯彻执行院感规章制度，结合血液净化工作特点提出整改措施，严格监督执行无菌操作制度，定期检查并负责上报结果。

4.提供安全医疗环境和充足的医疗保护及用具，保证人员身心健康。

5.消毒隔离培训，组织医护技人员学习传染病相关知识并形成制度，加强工勤人员培训，熟练掌握消毒隔离知识和技能，使大家对于工作任务、工作质量、质量标准、消毒隔离措施等了如指掌，便于进行全员防控，进行工作及质量管理，在管理中分类定期实施考核。

6.严格新员岗前消毒隔离技术培训考核，提高消毒隔离意识。

7.对患者和家属开展传染病危害、消毒隔离知识的普及宣教，使他们了解卫生知识、讲究卫生，养成良好的卫生习惯。

（三）预防院内感染的实施方法

1.确定感染源与潜在危险

（1）所有患者。

（2）患者血液、体液、分泌物、排泄物及其污染物品。

（3）忽视预防院内感染等意识的人为因素。

2.执行预防感染的双向防护原则

（1）阻断患者经血及非经血疾病的传播途径。

（2）医护人员的自身安全防护及交叉感染防护：①接触患者血液、体液、分泌物、排泄物及污染物品时应戴手套，操作完毕脱手套后要立即洗手，或用快速手消毒剂擦手。在接触肝炎病毒、甲氧西林耐药性金黄色葡萄球菌及成年人T细胞白血病等感染患者时，戴手套非常重要。戴手套接触患者或做治疗时，更换患者之间应当更换手套。②对HIV阳性患者应在指定医院进行治疗。③护士工作中应身着工作服，为患者进行治疗及接触呼吸道传染病患者时应戴帽子、口罩。在肺结核、流感等呼吸道传染病的飞沫传染途径中，患者飞沫中微小粒子（5μm以下）飘在空气中随气流广泛扩散使空气污染，飞沫中5μm以上的微粒会随咳嗽或讲话喷出1m以内落在物体表面或床上，护士在护理患者时，直接或间接地被感染。可见安全防护在护理工作中极为重要。④疑似传染患者应注意隔离进行预检，确诊后转往传染病院，患者的排泄物和使用过的物品要进行消毒处理。肝炎患者有条件的可以分室隔离治疗，告知关于传染病控制的相关规定，使其遵守规定知情同意，并制订相应的防护措施。

3. 执行消毒隔离制度　彻底的贯彻执行消毒隔离制度及预防院内感染的相关规定，严格遵守透析治疗的操作规程。具有高尚的职业道德，做到不是应付上级检查而是实实在在、每时每刻的尽到职责。

4. 及时发现工作薄弱环节　及时发现预防院感薄弱环节与工作缺陷，制订、落实整改措施，实施和修正、整改计划，注意工作细节和防微杜渐。

5. 常规预防院感工作方法

（1）透析治疗区域患者聚集，应当在患者透析治疗完成、通风换气后，再承做下批治疗患者。每日进行空气消毒，预防呼吸道传染疾病。有条件的可在治疗区域安装使用空气层流技术设备，达到净化空气的作用。日本医院设备协会认为在不影响室内温度情况下，1h应当换气6次以上，也可以说明在患者集中的透析室换气的重要性。

（2）六步洗手法是预防感染的重要措施，是减少微生物传播的重要方法。并且非常方便经济、简单易行。六步洗手法也是无菌技术操作的重要基础。护士应该在接触患者前后、进行无菌操作前后、为患者进行护理前后洗手；并且进入和离开隔离透析室、做清洁工作和接触不洁物后均要洗手。设施中应设有流动水洗手设施，开关采用脚踏式、肘式或感应式。洗手用的肥皂应保持清洁、干燥，有条件的医院应使用液体皂。干手可选风干机、纸巾、擦手毛巾等擦干双手，擦手巾应一次性使用。不便洗手时，应配备快速手消毒剂。

（3）进入感染性疾病治疗区域前后，戴口罩和穿脱隔离衣。接触血液、体液和被污染的物品应戴手套，操作完毕脱手套并洗手后退出。

（4）进行血液透析治疗操作及中心静脉留置管配合等应符合无菌操作原则。

1）操作前：环境清洁，衣帽穿戴要整洁。戴口罩并且口罩须遮住口鼻，修剪指甲、洗手（六步洗手法）、戴清洁手套。如戴无菌手套，戴手套时应注意无菌操作步骤和原则，戴手套后如发现破裂，应立即更换。

2）操作中：①无菌物品持取：执行无菌技术操作原则；持取无菌物品（非一次性无菌物品）必须使用无菌持物钳（镊），手臂和未经消毒的用物不可触及无菌物或跨越无菌区。②进行无菌操作时：一份无菌物品，只能供一个患者使用，避免发生交叉感染。并且如器械、用物疑有污染或已被污染，即不可使用，应更换重新灭菌。③使用一次性无菌物品应注意接口部位的无菌，防止污染发生。④接血与回血操作时，穿刺、拔针与机器操作2人合作符合预防感染原则。

3）操作后：①无菌物品存取按管理标准，存放时标明灭菌日期，按类分别放置，定期实施消毒。无菌物品从无菌物品柜中取出时，按照使用量取出物品，一旦物品取出后，即使未使用也不可再放回无菌物品柜。②使用后的医疗废物按医用垃圾处理规定处理，利器放入锐器盒、沾污血液的敷料等物品放入医用垃圾、外包装等归入生活垃圾。③使用后的透析器与回路封闭后才可从透析机的固定器上摘取，归入医用垃圾。注意更换压力传感器，避免血液污染传感器。对在治疗中发生透析器破膜的透析机应当经过消毒处理后，方可为下一位患者进行治疗。

（5）无菌操作技术注意事项

1）开封后的无菌包与无菌溶液有效期均为24h，铺设无菌盘有效期限不超过4h。

2）使用无菌持物钳注意：①使用无菌持物钳取物品时不可触及容器口边缘及内壁，使用时应保持钳端向下不可倒转，用后立即放入容器中。②如到远处夹取物品时，无菌持物钳应连同容器一并搬移，就近取用。③无菌持物钳只能用于夹取无菌物品，不能用于换药、消毒皮肤和其他用途。④无菌持物钳、镊及容器进行高压蒸汽灭菌后应保持干燥，使用不应超过4h。因目前一次性无菌物品的种类增多，无菌持物钳、镊使用机会减少甚至不设置，如果设置，在摆放4h后即使没使用也应按时更换。

3）使用无菌瓶内的溶液时，不可触及瓶口。不可使用棉签直接伸入溶液瓶内蘸取，以免污染剩余的溶液。

（6）透析治疗结束后，透析机外表、床边及床用台桌表面、治疗车用含氯消毒剂（500mg/L）擦拭，以防医源性污染；物表细菌数应当$<10cfu/cm^2$。

（7）透析治疗结束后，各透析单元使用过的止血钳应当取回，用含氯消毒剂浸泡消毒。如健之素1500mg/L，浸泡5min，注意关节处要打开，然后冲洗备用。在有条件的医院的设施，可盛放在固定容器中送供给中心统一灭菌处理。

（8）器械消毒浸泡：应用2%戊二醛浸泡灭菌，应浸泡10h，使用时以无菌用水冲洗干净。

（9）日常无菌容器及敷料罐每周灭菌2次；盛碘酊、乙醇等消毒液的容器应保持密闭，乙醇、碘酊瓶每周更换2次，容器每周高压蒸汽灭菌2次。在有条件的治疗中心使用一次性碘伏消毒棉签，减少了污染机会，但应当注意使用期限。目前安尔碘作为皮肤消毒剂使用非常广泛，40ml小的容量，使用方便并安全。

（10）注射时做到一人一针一治疗巾，药物现用现配制。必须抽出的药液或开启的静脉输入无菌液体保留不应超出2h。

（11）高压蒸汽灭菌的物品如无菌包、储槽罐、敷料包，有效期为7～14d，敷料包打开后使用有效期为24h。

（12）氧气湿化瓶、吸痰器的负压瓶、必须定期消毒，每次使用结束后进行消毒，湿化瓶用健之素500mg/L、痰引流瓶用健之素1500mg/L浸泡10～15min。干燥保存。氧气湿化瓶内的湿化液为灭菌水。

（13）治疗室内的无菌物品与非无菌物品分开放置，定期消毒、保持有序标识清楚，每日行紫外线照射消毒1次，每次2h，减少空气及物体表面的含菌量。空气消毒使用紫外线消毒灯，照射距离1.5 ～ 2.0m。

（14）隔离治疗区域按传染病管理制度及其护理常规执行，治疗室及室内物品必须做好隔离和消毒。其用过的器械、被服、病室都要经过严格消毒处理，用过的敷料等医疗废物应特殊标记以便烧毁。

（15）听诊器、血压表每日以健之素500mg/L擦拭，血压表气囊套每周清洗1次，必要时用健之素500mg/L浸泡3 ～ 5min。体温表使用后应当以75%乙醇浸泡消毒后，擦拭干净，最好一次一用或专人专用。

（16）消毒剂的种类较多，应充分了解消毒剂的作用、不良反应，有效时间、有效浓度，温度对药物的影响，确保使用过程中的有效作用。

目前，一次性无菌物品的广泛应用为预防院内感染创造了良好的条件，促进了护理无菌操作技术的发展，为临床医疗护理工作提供了极大的便利，并减少了医源性污染不良事件的发生。由于医疗成本，在一些医疗设施还存在一次性无菌物品使用与传统消毒隔离方法并用的现象，因此掌握常规消毒隔离技术的使用，其方式方法仍然是我们护理工作上不能忽视的重点。伴随新医疗用品与制剂的进入和老产品的不断被淘汰和更新，消毒隔离技术也正在不断的改革和向前发展。

（四）治疗区域保洁

血液净化治疗机构中的保洁，不仅是保持环境清洁，地面清洁干燥无污垢和杂物、物表清洁，还有垃圾收集按规定分类、被服定期更换等按医疗工作要求所进行的工作。

1.地面　每日早、中、晚（患者进入治疗区域前和透析治疗结束患者退出后）清扫并擦地，地面应湿式清扫。并随时保持地面清洁干燥、无垃圾；进行透析操作前半小时，禁止清扫地面等工作。

每周大扫除1次。当有血迹、粪便、体液等污染时，应立即以有效消毒剂擦净。抹布、拖把应分区专用，用后消毒、洗净、晾干。

2.空气　各室应定期通风换气，每班次患者治疗后通风30min，每晚用紫外线灯进行消毒。

3.物体表面　台面、桌、椅等，每日湿擦拭2次，保持清洁、无尘土。

4.每次治疗结束后就近分类收集垃圾

（1）医疗废弃物收集

1）双层医用垃圾袋（黄色）：收集感染性废弃物及药物性废弃物。①感染性废弃物是被血液体液污染的物品、手套、透析器及血液回路、储液袋、注射器、一次性尿布类、传染病患者的生活垃圾。②药物性废弃物是废弃的失效药物及血制品。

2）利器盒：收集可造成损伤的医疗废弃物（损伤性废弃物：穿刺针、针头、手术用刀片、导丝、玻璃药瓶等）。

（2）生活垃圾收集：单层生活垃圾袋（黑色），收集生活、办公等废弃物。①一次性无菌物品外包装、无菌输液袋；②患者生活垃圾饮食、果皮、食品饮料包装等废弃物、纸张等。

5.患者使用过的被服　床单、被套、枕套用毕更换，如有特殊情况应及时更换。注意：脏被服不能在病室及走廊清点和放置。

6.其他　清洁用具专区专用。

（五）预防院内感染中劳动保护的管理

1.在护士中进行职业防范教育

（1）提倡科学的自我保护，防范职业暴露。

（2）合理饮食、营养搭配，保持体质。

（3）防止过劳。

2.提供充分和优质的保护耗材　如工作服、手套、口罩等。

3.安全使用医疗器材　感染患者治疗区域器材有明显标识，不混用；使用符合国家标准的医疗器械等。

4.提供必要的定期体检　每年2次检查乙肝、丙肝标志物检验，必要时提供乙肝疫苗。

5.营造轻松愉快的工作环境　减轻护理职业压力，防止过度紧张与过劳。

6.预防针刺事故发生，防止医护人员被感染　在操作中从患者体内拔出针后，应当直接放入利器盒中，不要试图套上针套以免针刺事件的发生。当发生针刺事故时，应立即挤出针孔内的血液，用皂液和清水冲洗后消毒，并对被针刺人员进行血液检查和跟踪检查。如果是患者体液迸溅到眼鼻口黏膜时，应用生理盐水或水大量冲洗，同时应当查对患者有无传染性。如被HBV或HCV阳性患者血液污染，应在24h内注射乙肝免疫高价球蛋白，并检查乙肝标记物。阴性者应在1～3个月再复查，仍为阴性者给予皮下注射乙肝疫苗。

针刺事故发生时应当及时上报，不得隐瞒。

（六）对患者进行预防传染病健康知识的教育

1.传染病知识的普及教育，如呼吸道传染的疾病：肺结核、病毒性感冒、非典型性肺炎；消化道传染途径的感染如肝炎、痢疾等。

2.各种传染途径的预防措施指导，如食具、牙具不混用，感冒应戴口罩等。

3.良好个人卫生习惯的养成指导，如不随地吐痰等公德意识的教育。

4.血液净化治疗机构关于感染预防规章制度介绍。

5.医院垃圾分类规则。

三、无菌物品管理

医疗使用的物品关乎患者的生命安全，目前所使用的医疗物品必须是经过政府卫生行政部门的统一招标后的中标产品，所有产品三证齐全，确保了所购进产品的质量及患者治疗的安全。由于行政干预禁止医院及科室超范围私自购进，规范了消耗品的采购向健康方向发展。医院的医疗器械采购部门设专人采购、供应和把关，并设专人管理、库房存放、形成制度，与科室形成制约机制。但是，特殊使用物品或对存放有特殊要求的物品会直接由所需科室签收，因此出现了分管库房及分担签收权责的现状。加强验收、存放、使用各环节的管理，确保使用安全与合理，已成为科室无可推卸的责任。

血液净化治疗机构的医疗使用物品主要有灭菌消毒物品及一次性使用无菌物品。前者的量比较少，大部分的管理在后者。

（一）高压蒸汽灭菌物品管理

1.无菌物品应当存放在治疗室的无菌物品柜中，如静脉切开包、拆线包、镊子罐等。

2.非无菌物品不能置于无菌物品柜中。

3.每日由治疗班对灭菌后回送的物品逐一进行检查，检查物品名称、数量，包装的完整性及干燥情况、有无灭菌标识、指示胶带及指示卡变色情况、检查灭菌日期和失效日期，并在登记本中确认签名和记录。如有破损、湿包，应视为灭菌失败不可使用，需重新进行灭菌处理。对于平时少用的急救无菌器械包，采用纸塑包装灭菌后保存。

4.使用过的或打开未使用的非一次性灭菌物品，不得回放无菌物品柜内，避免污染无菌物品柜或与无菌物品发生混淆。应放置在污物车上，尽快送至供应科消毒处理。

5.无菌物品使用期为7 ~ 14d，并按日期先后顺序排放，对临近失效期的物品应尽快使用，防止无菌物品过期。对过期物品应及时消毒不得在临床使用，杜绝感染的发生。

6.盛放灭菌物品柜应注意做到：①每日进行清洁擦拭消毒，柜门不可随意敞开；②灭菌物品一经取出不能再返回存放区；③过期物品必须从存放区取出，重新进行清洗、包装和灭菌处理。

7.接触无菌物品前必须洗手，保持个人清洁卫生，杜绝人为的污染。

8.高压蒸汽灭菌物品与一次性无菌物品应分柜存放。

（二）一次性无菌物品的管理

血液净化治疗机构使用的一次性无菌耗材量大、种类多，特别是中大型治疗中心，每天使用量大，需要储备1周的耗材，以应不时之需，患者的治疗不能耽搁，因此，应当具备一次性无菌消耗品库房。

1.一次性无菌物品库房设置

（1）库房应符合《医院消毒卫生标准》（GB15982　1995）中规定的Ⅲ类环境。

（2）物品盛放架应离地≥20cm，离墙≥5cm，离天花板≥50cm。

（3）所有的一次性无菌物品保留完整的外包装分类整齐置于架内。

（4）能够存储在库房的一次性无菌物品应当分类、分区域摆放，如透析器、血滤器、血液吸附器、血液回路、穿刺针、套管针、输液器、冲洗管、注射器、治疗巾、清洁手套、无菌手套、无菌敷料、消毒棉签、肝素帽、无菌压力传感器、中心静脉留置导管、无菌缝合针、吸氧导管、医用胶布等。

（5）建立完善的出入库管理制度：①厂家送货到位后由采购专职人员与血液净化中心护士长或专责人员共同核对验收，核对出厂日期、生产批号、数量、生产厂家、消毒方法等与厂家出具的检测报告单是否一致；②登记录入产品名称、规格、数量、价格、生产厂家、生产批号、灭菌日期，失效期等备查；③定时进行清点总结、防止积压过期，按每月使用需求量定购。

（6）一次性无菌物品库房为专用，不得将办公用品、清洁用品等非医疗使用物品混合放置。

（7）每周用健之素500mg/L擦拭存放架1次，紫外线照射消毒每日2次，每次1h，保持室内地面干燥，不潮湿，室内安装空调，室温在20～25℃。如遇破损或不合格产品，立即停止使用，与设备科、院感科联系并与厂家做退货处理。

2.一次性无菌物品柜

（1）所有的一次性无菌物品在清洁区拆除外包装后，才能放入一次性无菌物品柜内。

（2）置于柜内的一次性无菌物品有：血液透析器、血液滤过器、血液吸附器、血液分离器、血浆成分分离器、血浆成分吸附器、血液回路、穿刺针、套管针、输液器、冲洗管、注射器、治疗巾、无菌手套、无菌敷料、肝素帽、无菌压力传感器、中心静脉留置导管、无菌缝合针。应当分类放置，同类物品应按使用日期先后整齐摆放。

（3）在使用前进行检查，凡包装破损或过期一律不得使用，对产品质量有质疑时应及时上报并停止使用。

（4）专人负责无菌物品的管理，每天检查一次性无菌物品的存放情况，按照使用量补充无菌物品。

（5）每日对各种装载无菌物品的盒及物体表面清洁擦拭，每周大消毒，保持储存环境的洁净度。

（6）一次性非无菌物品不应放入无菌物品柜，如清洁手套、吸氧导管、消毒棉签、医用胶布等，应当放入操作台上或清洁柜内。

（7）提高护士群体的专业素质，配合做好无菌物品的质量管理工作。

第三节　血液净化医疗机构的资料管理

一、资料的分类

收集资料信息、进行科学整理和保管并充分利用，是总结经验、提供借鉴、促进事业发展的百年大计。科学的分析总结和借鉴经验使我们少走弯路，为今后无论是医院管理还是医学科学发展的承上启下指明了方向。由于血液净化是新兴的医疗事业，随着技术的不断进步与设备的不断更新和突飞猛进的向前发展，来自各方面的资料信息多，相互合作多，涉及医疗护理、行政管理、经济效益、社会效益、医疗保险、法律制度方方面面的问题。无论日常医疗护理工作与行政管理系统，从工作理论方法到工作质量控制各方面都需要经验的积累和科学的总结，需要变革现状跟上时代发展。因此来自各方面的工作资料信息非常可贵和重要，需要很好地收集、分类、处理。这些资料文件分为办公行文、工作资料、患者资料、科研资料4部分。

（一）办公行文产生

1.医院行政公文

（1）来自上级领导：通知、公告、工作规定、工作情况通报、各种批示等。

（2）来自科室上报：请示、汇报、工作计划、总结、申请方案执行等。

2.科室制订文件　规章、制度、工作方案、整改措施、事件备忘录、大事记、会议记录、决议等。

3.医疗工作产生的文件报表　医疗护理计划、方案、总结、报告、重要事件及医疗事故分析、重要医疗护理质量检查报表结论；月、年工作量统计（总治疗次数及分类、总治疗人数）、工作量与经济效益分析、上报卫生行政部门的临床数据等。

4.科室经济管理资料　医用耗材进账登记、物品使用登记；每个月科室财物报表，奖金分配原则、奖金审批和发放表等。

（二）医疗护理业务资料分类

1.科研课题　临床研究中科研课题、自然科学基金的申报项目、批复行文，研究过程记录和成果。

2.研究资料及报告　药物、医学、护理临床应用试验行文与研究资料及报告，临床工作研究记录等。

3.临床工作方面　临床治疗数据统计与工作分析，如患者出入人数、地域分布、转归原因统计分析、治疗病种、病死率、死亡原因分析，治疗次数、治疗方法分类及比例、动静脉造瘘手术（自身血管、人工血管）与置管操作及甲状旁腺治疗（次数、方法、成功率统计）等；上报卫生行政部门的临床数据等。

4.患者信息　患者一般基本信息（姓名、性别、出生日、职业、身份证号码、家庭住址、联系电话、医疗保险、来院日期等）；病史资料、诊断、既往史与现状；透析治疗相关资料，如透析阶段总结（治疗频率、治疗方法、透析液、透析器、抗凝方法、干体重、Kt/V等）；血管通路（建立时间、目前状况）、治疗用药、检验、辅助检查、转归等。

二、资料的收集与整理

（一）行政公文种类保存及整理

1.行政办公事务产生的相关文件　一般上级部门发出的通知、公告、工作规定、工作情况通报等文件，对下属的工作起指导作用，使员工对整体工作有全面了解，应予以保存和备查，但不必归档。因为院级发文在医院档案室肯定会有备案，不必重复存档。针对本科室的各种请示文件和批示等，在申请事件办理完成后应当连同事件结论一并归档。归档时应当按文件内容、事件的类别，按事件沿革分类别进行归拢，整理完整后保存；可以根据文件的重要性和保留意义规定保留时间是长期或短期，一些短期执行类文件无保留意义和价值的，在请示领导后可不归档。

科室上报的工作请示、申请、工作计划、工作方案及反映执行情况的汇报、总结等，反映本科的重要事件，在上报前应当存底防止遗失，并且在领导批复后并入源文件，应当保留归档，以备查阅方便。

2.科室制订的文件　规章、制度、工作方案、整改措施、事件备忘录、大事记、重要会议纪要、决议等，是工作中产生的规律和法则，以及重要事件的记录应当保存。

3.科室经济管理资料　医用耗材进账登记、物品使用登记，是最原始最基础的经营资料可以间接反映实际工作状况，统计成本、计算工作量，应当保存；奖金分配原则、每月科室财物报表、奖金审批和发放表、重大经济往来票据及事由说明等因工作需要均应保存完整。

（二）临床资料的种类保存整理

1.科研课题　按课题申请、批复、科研原始资料、科研分析总结、科研报告、科研经费使用等一并整理齐全完好连同电子版归档，重要的科研课题应当加密级，归入档案室，妥善保管。

2.技术研究　研究对象、目的、意义的立题，研究思路方法分析，原始资料记录保存，研究阶段小结与分析结果均应整理完整并保存。

3.临床工作资料　计划、方案、总结、报告；临床治疗数据统计，如患者出入人数、地域分布、转归原因统计分析、病死率、死亡原因分析，治疗次数、治疗方法分类，动静脉瘘手术（自身血管、人工血管与置管操作），甲状旁腺治疗（次数、方法、成功率统计）；上报卫生行政部门的临床各项数据等反映整体工作状况和患者状况的资料应保存。

4.医护人员的技术成果　医护人员对临床技术资料进行总结分析，撰写出许多优秀论文、著作等，花费了心血，付出了艰辛。这些文章成为个人成功历程和晋升的佐证。但是研究的成果不应仅仅是个人的财富，由于医院搭建了通往成功之路的操作平台，也是医院各系统多方合作产生的结果。因此，这些医疗护理技术的结晶，也应当是医院的财富。应由医院保留相关信息资料，考察研究意义，了解其实用性、效益性、专利性及在国内外的排名影响。

5.患者原始资料整理

（1）患者透析病历：透析患者病历中的资料分为两种类型：患者的客观检查资料、医生的主观分析及用药记录资料。在日本一些医院用A、B册，将患者的客观检查资料与医生的主观分析及用药记录资料分开。医生在查诊时可同时使用；在患者索要自己医疗资料时，给出的仅仅是患者临床客观检查资料而不交付医生的主观分析资料。这样对工作有利，对医师也有一定的保护作用。如出现医疗纠纷时，提供的是完整的资料。透析病历暂存血液净化中心，患者死亡后应当回归存放在病案室。

（2）透析记录单：每次透析治疗记录，是患者治疗最基础的资料。在日本每次治疗后，记录结果录入电脑数据库。在我国按目前卫生部血液透析患者信息录入要求，每3个月录入1次。为了便于医师对患者的管理和护士对患者病情的全面掌握，每个月医师做透析患者的医疗小结非常重要，保留治疗小结比较便于查找。从记录单数量上看，记录单按患者每周3次治疗计算1年156张/人、200名患者共31 200张，是医疗小结的13倍，因此资料存放是很大的问题，保留治疗小结更便于查找和存放。在发生特殊情况时，当日透析记录单应当保存备查。一般情况下透析记录单存放是为了发生医疗纠纷或医保的情况核实的查阅，这些资料保留5年之后使用的概率非常低。

（3）患者血液化验报告单、辅助检查报告单等：每次检验或检查结果应当完整归入病历，便于核对，并录入数据库便于查找。

（三）临床资料的管理

原始资料的收集、分类、统计、编册应由专人负责。鉴于目前资料收集、整理、保管、归档的混乱现象，为了防止医疗资源的流失，应当注意采取如下手段。

1.资料收集应纳入工作职责　收集资料和整理资料应当成为工作职责的一部分，

定期出现的成批资料应当根据工作合理安排，纳入常规工作。

2.资料整理工作耗时耗力应有劳动报酬　资料整理完整与否应当纳入工作考核与经济杠杆的调节中。

3.全方位发展需要资料整理的完整性　资料的整理不应当仅仅是医疗，还应当包括护理方面、透析技术方面、管理方面多层次、立体的资料收集网。

4.资料的收集注重连续性和客观性　资料的收集不应当仅仅是想搞什么课题才总结的随意行为，资料的可贵在于它的客观性、时间性、可借鉴性及收集的连续性，它的宝贵在于共享和充分利用后产生的结果。

（四）资料收集保存的时间性、完整性、使用性、保密性

资料的收集是随着某个事物或事件的发生发展过程而随时注意收集起来的信息，这个信息是真实的有历史性和发展性内容的东西，是在某一个时间段发展到某一定程度的时间过程，事态发展受促因与干扰因素影响的事物变化过程，不是随意编造或臆想的东西。

由于事件有发生、发展、终止过程，因此具有资料的完整性。其结果是否达到预期，成功或失败均在收集的范围之内。

真实的资料才是可以借鉴的东西，对它的分析、事件的讨论与结论才有意义，才具有使用性和借鉴性。对于具有重大政治影响、社会效益、经济效益的资料文件应当及时收集妥善保管，定以密级，交付档案室管理，防止内容泄露及资料流失。

三、透析护理资料信息管理的内容

1.透析护理资料信息的收集　透析护理资料信息主要来源于透析护理基础工作中的采集。

（1）护理工作中为患者制作的各种报表：出入患者登记表、患者基本情况登记表、患者治疗统计表、患者医疗月小结表、血管通路登记表，患者饮食状况调查表等，患者透析病历、其他辅助科室的检验报告单、统计数据等。

（2）护理实施中记录的各种情况：患者血液透析（血液滤过、血浆置换、血液吸附等治疗）记录、患者营养指导评价、护理计划评价、护理工作方法比较等。

（3）护理信息资源的共享：为了提高护理技术，同行业间各单位护理信息传递、反馈相互沟通，护理业务间的交流形成护理信息资源共享。

2.护理信息的处置和管理

（1）护理信息的处置：护理工作中日常应当对收集到的大量护理信息数据进行归类整理，由于画表费事繁杂，有条件的可以应用电脑进行数据库整理，或利用Excel制表，化繁为简，便于录入、便于查找、便于统计处理。也可以做成相应的数据库，通过良好的资料信息处理可以去粗取精、去伪存真，归纳总结，非常便于储存信息和利用信息。操作中要注意及时保存和备份，防止丢失，防止病毒攻击。

（2）护理信息的管理：①组织学习护理信息管理的相关知识和技能，建立制度，提高护士对收集护理信息重要性的认识；②加强护理人员的专业知识、新业务技术的学习，提高护士对信息的收集、分析、判断和紧急处理的能力；③定期收集整理资料信息，定期录入，定期检查资料信息收集整理的各种工作，把对资料的整理纳入工作日程；④及时总结、传递、反馈信息，充分利用资料信息资源，提高护理工作质量和技术能力。

参考文献

陈丽娜,高永丽,蔡惠玲,等,2005.做好一次性医疗物品监测及管理工作.中华医院感染学杂志,15(2):160.
陈香梅,2010.血液透析标准操作规程.北京:人民军医出版社.
郭子恒,1990.医院管理学.3版.北京:人民卫生出版社:337,338.
王瑞珠,廖宝美,陈娅萍,2006.无菌包的管理.中华医院感染学杂志,16(9):989.
中华人民共和国卫生部,2002.消毒技术规范.北京:卫生部　卫生法制与监督司编印.

第15章 血液净化治疗机构的护理管理

第一节　护理管理概论

什么是管理？管理是领导者运用科学的方法通过协调和运作使人们在共同劳动的基础之上，为了一个共同的目标而努力工作，是在有限的人力、物力、财力情况下，发挥最大的作用，取得最大最佳的工作效果的社会活动。血液净化中心的护理管理，是护士长根据学科主任布置的医疗工作目标及护理部制订的护理服务的共同目标，结合血液净化治疗的工作性质和护理特点，应用护理管理学的理论和方法，通过协调工作，合理安排人力、物力，组织全体团队为完成任务达成一致，为保持布局合理、环境优美的医疗场所，使各项医疗护理工作能够有序进行，所运作的一切工作和社会的活动。

血液净化中心是特殊技术治疗机构。他所面对的主要是由于肾衰竭和某些代谢产物滞留体内，影响生命活动的患者，即靠血液净化治疗维持或延续生命的患者。血液净化中心管理的目标就是通过对医、护、技的有效管理，提高工作效率和质量，为患者进行安全充分的血液净化治疗，为他们提供优质的医疗护理服务并创造舒适安全的治疗环境；并且提供保持健康和促进健康的知识和信息，延长患者的生存率，提高患者生活质量并使患者圆满回归社会；是坚持以患者为中心以优质服务为管理原则，达到患者至上的优质医疗护理服务理念。坚持以人为本的科学管理方法，有计划、有组织、有指挥、有协调，切实地实施管理。通过有效的管理使团队在有限的条件下经过集体的共同努力，获取最大的治疗成果及社会效益和经济效益。

一、组织结构

血液净化治疗机构医疗护理工作的运营，是各个团队间紧密配合和相互协作共同完成的结果（图15-1）。

1. 血液净化治疗机构中医师团队　负责制订和调整患者透析治疗方案，评估患者的透析质量，处理患者出现的并发症问题。对肾衰竭患者进行诊治与管理的同时，依照卫生部有关规定做好相关记录。

2. 血液净化治疗机构中的护士团队　协助医师实施患者透析治疗方案，进行治疗操作和观察治疗中机器运行状况，观察患者病情及对患者进行整体管理，严格执行核对制度避免差错事故，严格执行消毒隔离制度防止交叉感染和医源性污染，严格执行各项技术操作规程保证工作质量。对患者实施治疗护理同时，对患者资料进行收集整理，对患者和家属进行健康教育和生活指导等。

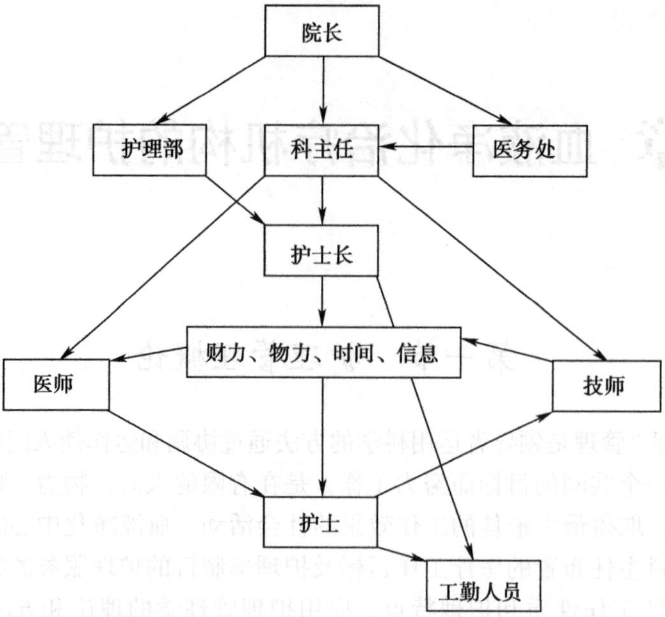

图15-1　血液净化治疗机构的组织管理

3. 血液净化治疗机构中技师团队　负责透析设备日常维护使用，保证设备正常运转，定期进行透析用水及透析液的监测，确保透析液质量符合治疗要求，对透析设备和透析液的调配进行管理，对血液净化方法提供技术支持。

4. 其他　在血液净化机构的工作中，还有工勤人员和护理员，参与对治疗消耗品的管理，对卫生的维护、医用垃圾的处理，对行动不便患者的搀扶照料等。为了提高患者的生活质量，在国外还有营养师对患者进行饮食管理。

所有这一切如同机器的每组部件，构成了血液净化中心整体工作的运转，缺一不可。在这样庞大的工作运转中，管理工作和管理者起着举足轻重的作用。血液净化治疗机构的医疗护理管理工作为双线型结构，一是学科主任负责制，科主任对院长及医务处负责，领导的是不同团队之间的分工合作。护士长在学科主任及护理部的领导之下，负责护理团队的管理及日常整体或部分行政工作，向科主任及护理部双重负责。

二、管理者资质与护士长职能

2010年卫生部颁布了《医疗机构血液透析室管理规范》，对透析中心的管理者资质条件与管理目标做出了明确的规定："血液透析室应当设负责人全面负责血液透析室医疗质量管理工作。三级医院血液透析室的负责人应当由具备副高以上专业技术职务任职资格的执业医师担任；二级医院及其他医疗机构血液透析室的负责人应当具有中级以上专业技术职务任职资格的执业医师担任。血液透析室负责人必须具备透析专业知识和血液透析工作经验。"《医疗机构血液透析室管理规范》特别强调了工作经验，具备资质没有透析专业知识和经验的不能担当领导者，提示了技术的专业性。

《医疗机构血液透析室管理规范》同时对护理管理者也做出了明确的规定："血液透析室应当配备护士长或护理组长，负责各项规章制度的督促落实和血液透析室的日常管理。三级医院血液透析室护士长或护理组长应由具备一定透析护理工作经验的中级以上专业技术职务任职资格的注册护士担任，二级医院及其他医疗机构血液透析室护士长或护理组长应由具备一定透析护理工作经验的初级（师）以上专业技术职务任职资格的注册护士担任”。护士长负责日常工作的管理和全面的工作落实与督查，不是仅仅局限于护理，增加了护士长管理范围与权限，提示了血液净化中心护理管理工作的特殊性。

血液净化中心的护士长受护理部和科主任的领导，负责管理中心全面行政和护理工作实施和监督。在行政上要沟通上级与下级整体运行渠道，规范团体令行禁止。业务总体方面上要科学地制订整体的护理工作计划，组织患者的治疗安排，把控院感管理，监督和预防院感措施的实施。组织医护技在医疗护理工作中的相互配合，根据工作状况进行人力物力的合理安排与调整，协调相关科室间的工作关系，置办物品请领及制订采购计划等。护理管理方面上组织护理工作计划的实施和各项工作的检查监督，护理人员的培训和安全检查等。护士长需要调动一切可以调动的积极因素，组织完成机构日常工作和抢救工作任务，鞭策团队在科主任的率领下达到预定目标与行动结果的统一。在血液净化中心的管理工作中，护士长有着非常特殊的管理地位，起着非常重要的管理作用。

三、护士长管理范畴

（一）行政管理

1.制订血液净化中心规章制度、管理规范和工作准则，行使管理职权，指挥、调动、协调和监督工作团队，为达成工作任务目标令行禁止。

2.组织安排日常透析患者普通治疗和特殊治疗工作，安排新患者的接诊工作和急诊抢救工作。

3.贯彻上级制订的政策方针，鞭策和指导下属工作，反馈各方面信息，承上启下做好行文工作，保证行政工作的有序运转。

4.进行科室奖金合理预算与物品的有效管理，建立物品、器材、设备账目和健全库房管理制度。

5.建立具有组织纪律性，工作能力强的护理团队，规划人才培养，制订护士培训规划，合理安排护士工作，建立和维护有序的工作机制。

6.严格的管理和监督，建立良好的医疗环境。

7.及时订购医疗耗材，保证临床医疗护理服务工作的顺利进行。

8.安全检查和制订制度措施，防火、防盗、防止意外灾害、防医疗护理事故，防院内感染的发生。

（二）业务管理

1.制订整体的护理工作目标计划、护理制度，制订工作评价标准，制订质控考核标准。

2.制订各项技术操作规程，消毒隔离规章制度、护理工作规范和工作原则，团队工作有章可循。

3.组织护理查房，提高护理质量，检查下属护理技术操作；检查护理工作质量，考察所辖人员护理水平，发现问题对照质控标准制订整改措施。

4.监督管理消毒隔离、医用垃圾处理等，制订控制院内感染措施，预防医源性污染措施。

5.监督管理透析机等医疗设备是否正常运转，水处理和透析液配制是否达标，消毒冲洗是否到位，管理制度及设备档案是否健全。

6.防范差错事故等不良或危险事件发生，检查防范措施，执行不良事件报告制度，制订整改措施。寻找工作不足之处，及时发现存在的工作漏洞和医疗安全问题。

7.进行患者管理，定期举办对患者的教育活动，使他们了解医学知识和健康常识。掌握患者整体状况、思想动态和特殊情况，存在着的主要问题和不良事件危险，及时了解或解决患者中发生的特殊问题，重大问题及时向上级汇报情况和接受指示。

8.监督工勤人员的工作和质量，消除卫生死角，保持清洁舒适的治疗环境。

9.根据工作需要与医师、技师进行良好协调与沟通。

10.监督透析病历登记是否齐全，以及治疗相关资料是否保存完整。

11.掌控护理教学与科研工作，以理论指导护理实践，研究血液净化护理工作中出现的新问题和解决的办法，研究血液透析患者健康教育的具体实施问题，鞭策团队走在世界护理的前列。

（三）人员管理

1.约束下属执行职责，监督护理工作质量，每个护士的各项技术操作是否正规、达到标准，考察各班护理工作是否尽职尽责，是否能为患者提供良好的护理和治疗服务，督促护士遵守护士条例。

2.考察护理人员的工作安全意识和职业防范措施，能否做到安全操作和自我防护到位。注意所辖护士的自我防护意识的状况，减少工作人员不良针刺事件及感染事件的发生。

3.对护理人员素质管理，评价护士技术素质是否达到专业水平、评价品德素质规范职业道德、评价心理素质预测护理发展，制订再教育规划。

4.护士资质管理，在职护士要持有国家颁发的护士执业证书、有临床护理实践2年、在三级医院血液透析工作经历或培训经历3个月以上，持有正规血液透析培训3 ~ 6个月并考核合格证书。

5.制订护理人员专业培训和继续教育规划，组织技术学习、教学讲课、业务查房，参加论文演讨和专业学习班等技术交流。提高护理质量、护理水平、健康教育和患者管理水平。组织学习医疗护理法律法规，提高护士法律意识，督促团队遵纪守法。

6.推行激励机制调动团队工作积极性，合理安排护士岗位，良好的协调人际关系，推动工作有序发展。

在大量的管理工作中，要想做好每件工作并非易事，需要统筹安排，合理分工，科学管理，要研究新事物解决新问题，研究更为实用的管理工作方法。

四、护士长管理工作性质与方法

（一）管理工作性质

血液净化中心的管理是人工控制系统，也就是在科主任掌管全局，负责医疗、教学、科研下，护士长分管护理、护理教学及护理科研，以及具体事物的管理与协调工作。由于血液净化中心的特殊工作性质，因此工作结构区别于其他临床科室。血液净化中心重要的结构因素分为医疗团队、护理团队、技师团队、工勤人员组。各团队有着共同的工作目标，但是工作的内容和分工不同，团队间的工作有着紧密的联系，并相互影响、相互制约。从体制上医师或技师不归护士长直接管理，但是在实际工作中由于应用血液透析和特殊净化技术对患者进行治疗，从治疗意义上讲医护技是对于患者进行治疗的不可分割的整体。护理团队治疗工作效果的优劣，直接反映出医师治疗方案的有效性。仪器设备的正常运转，直接关系到治疗的成败与质量。从医疗护理服务的效果来看，护理工作是对医疗工作及技术工作的反馈与制约。为了给患者提供安全有效的透析治疗，保证医疗护理质量，为了提高患者生存率和生活质量，达到共同奋斗的目标，血液净化中心的护士长需要更多的权限，需要对医疗团队或其他团队进行良好的沟通和协调。

1.对人员管理的特性

（1）直接被管理人员：护士是护士长直接掌控人员。护士所进行的任何操作、护理行为均需对护士长负责。护士长应根据工作需要制订工作计划、制度、原则、操作规程，制订护士素质提高与技能培养计划，制订新人技术培训和高年资护士继续教育规划。制订护理工作质控考核标准及方法，进行阶段护理工作考核。评估工作计划制订的有无偏差，对考核结果进行分析，提出整改措施等。护士长应对护士工作的质与量进行评估，保证护理工作的安全性。应有效利用激励机制和经济杠杆，建立适当的奖惩制度，奖勤罚懒建立团队中努力工作的氛围。护士长应当是严格遵守工作制度，认真执行操作规程，掌握工作原则，成为护理工作的典范，规范护士全心全意做好护理工作。

（2）间接管理人员：护理员、卫生员在工作范围或技术上受护士长管理，工资关系由于医疗体制的改革，隶属于服务公司等关系单位。由于工作质量的优劣受到护士长的评价，从而影响工资或奖金收入的高低，因此间接起到管辖作用。在血液净化中心工作的护理员工作仅仅从事和学习简单的生活护理，如正确搀扶患者进出透析室，帮助维持秩序，为患者准备就餐和饮水等，此外还在护士长的安排下，做些医用耗材的准备或出入库的存放、床单位更换消毒等工作。卫生员仅仅从事卫生的清扫、擦拭工作。在护士长的指导下分清不同区域的卫生清扫方法，以及进行医用垃圾运送处理，在杜绝医源性污染的发生方面起着重要作用。护士长在工作中应随时注意他们的工作状况，评价工作质量，特别是把握卫生安全措施的实施，防止医源性污染的发生。

（3）直接协调人员：在血液净化中心的治疗工作中，护师与技师是合作伙伴。由于技师负责机器设备的使用调试、维护和管理，护士负责各类血液净化机器的操作，因此，在工作中不能截然分开，但工作性质又迥然不同。在日本具有国家资格认定的透析技师拥有为患者穿刺、接血、回血的技能和权限。我国目前尚无透析技师学院（校），透析技师大多是从理工专业转行过来的工程师或技师，缺乏血液净化专门学校培养的技术人才。目前常年工作在血液净化医疗机构的技师们能够熟练地进行血液净化设备的操作，掌握了对患者的接血和回血技术，但是，技师们仅持有经过考核被认可的资质，没有国家权力机构的统一考核和颁发的透析技师专业证书，对患者的直接操作缺乏国家的认可。同时，大多缺乏医学方面的正规教育，在医学知识的拥有上与医护人员存在较大差距。目前也有从护理队伍转行过来的一些技师，持有医学知识又缺乏机电等理工技术，水平参差不齐。由于患者治疗方案不同或血液净化的方法要求不同，常需要护士长直接与技师协调沟通。在个体透析治疗方案问题上，技师应按医嘱进行透析液调配或机器调整，配合护士的工作。在安全层面上和消毒隔离等问题上，护士长有随时监管之责。

在血液净化中心工作的医师团队负责患者的医疗问题，与护理工作有着千丝万缕的联系，是护士对患者进行治疗的合作伙伴，是治疗方案的引领者。在治疗工作中护士要严格遵从医嘱，保持工作的严谨性和准确无误。对患者状况的观察信息要及时向医师反馈，保持沟通渠道的畅通。患者的治疗安排、病情的变化、特殊情况的发生及血管通路的建立等诸多问题，护士长都会从整体工作出发，直接与医师进行沟通和协调。

2.财力与物力管理特点　血液净化的医疗机构无论大小，均具备人员结构层次多，物资使用出入量大的特点。护士长的管理职责均应该包括财（奖金分配、成本核算）、物（固定资产、医疗耗材、办公用品）管理，对财力物力建账，进行科学管理与合理应用，掌控血液净化中心的经济效益与社会效益。

（1）财力管理：是护士长对医疗消耗品、药品、医用物资的使用成本和办公用品、水、电、资源的利用所产生的耗材成本等，进行统计核算和掌握，并进行医用耗材预算和规划物品的请领。从经济利益出发，尽量节俭日常非必要开支，降低使用成本。对资源利用所产生的经济效益及医疗护理治疗所产生的经济效益和创收等进行统计核算，按医院规定的奖金比例进行奖金测算，按照工作分配量及工作质量、工作效果进行系数划分，对奖金分配进行测算。为了鼓励员工的工作积极性与进取精神，尽可能对员工为集体创收的效益进行统计和比较，根据按劳取酬原则进行分配，建立激励机制和制订奖惩细则。

（2）物力管理：分为两方面。①对中心的家具、办公器材、电器产品、被服、用具，医疗器具、仪器、设备、耗材等全部进行分类建账，并建立库房，定期清点统计，对耗损和请领物品进行出入的平账。②从业务上进行医疗设备的管理，包括设备更新预算筹划和对医疗设备运转状况、维修状况进行监督检查，如透析机有无定期消毒、酸洗、有无定期检修。透析液及透析用水有无定期检测，报告依据是否妥善保存。为了保证医疗安全，护士长应制订督查计划，定期和不定期地对医疗设备检修情况进行监督和记录。制订和强化管理制度，将职、权、责分清。

3.时间与信息管理

（1）时间管理：护士长所制订的任何计划都应该具有时间性，没有时间限定的计划是空想，即便付之行动的计划也会流失。在工作中应根据要做工作的性质和预测未来情况变化，科学的计划时间，根据工作实际情况制订短期任务目标或长期工作的任务目标，制订执行方案和方法，充分利用现有的人力、物力和资源组织实施。在计划限定的时间内完成任务，取得最佳治疗效益、经济效益和社会效益。并且在计划制订之时，应该同时规定出评价计划，以及对计划执行情况进行检查督导的时间段和方法。在执行计划的同时，及时控制时间和掌握情况，纠正目标的偏离，使被管理者共同努力，圆满完成工作任务。

（2）信息管理：在工作中应当注意组织收集、保管和整合资料及信息。信息管理在医学科学飞速发展的今天尤为重要，往往与经济效益、社会效益、业务成就密切相关，是不容忽视的问题。在过去的时间里，由于不注意资料的保管和收集，随着时间的流逝，没有给后人留下完整的可以说明问题和借鉴的东西。日常工作中收集到的资料和信息，是医护人员在每天忙忙碌碌的工作中，留给后来人的最宝贵的精神财富，是经验、借鉴、工作成果、先进方法技术的提示与启蒙。护士长对资料的管理，包括制订资料收集、整理和保管的制度，制订对科研资料的保密制度；对长期使用资料的保管进行检查，对重要资料信息的收集保管状况和保密措施进行及时检查。对医院或国家利益有重大影响的科研资料，以及被定为密级的重要资料的保存，应当存放在医院档案室。增强法律意识，防止重要资料遗失和泄密。

（二）管理工作方法

1.制订工作目标，确定实施方法　根据工作任务，制订明确工作目标，使护理团队在工作中有明确的方向，清楚知道自己的工作任务和范畴，应该朝着什么方向努力。血液净化中心的护理目标就是为患者提供高水平的优质的医疗护理服务，减轻他们的痛苦，使患者恢复和保持相对的健康状态，提高患者长期存活率和生活质量，减少合并症的发生。为患者提供安全舒适的治疗环境，为患者提供长期透析生活的护理支持。护士长要实施目标管理，一切围绕工作目标进行。

在确立工作目标后要制订计划和实施方法。无论行政管理或业务管理在计划决策时都要进行切实的可行性分析。一定要注意将内部条件与外部条件相结合，内外因素综合分析实现方案最优化；将当前利益与长远利益相结合加以分析，在不能兼顾情况下，应当舍去眼前而顾长远利益；将局部利益与整体利益相结合进行分析，如果不能兼顾时，要以局部服从整体利益为原则。领导者应当站得高看得远，全面地分析问题，决策千里。

2.科学管理、分工明确、规范工作、责任到位　在大量繁杂的管理工作当中，护士长要抓主要工作。监督护理规划的执行和落实，监督和检查护理质量、护理水平，监督和检查医疗安全措施的落实，抓护理科研工作。重要管理工作要亲力亲为，占主要工作时间的60%～80%。护士长应当知人善任。在不同工种的多团队配合、共同完成工作情况下，要充分发挥骨干作用，建立健全工作责任制，科学分解工作和完善工作制度，恰当地将部分管理工作分配给组长，责任到人，这样的一般管理占工作量的20%～40%，既可以培养骨干的管理能力，又可以增加信任感。例如，考勤管理、库房管理、物品清点、临床教学、消毒隔离、规范操作管理等，根据骨干的工作能力，委以相应的责任，护士长从全局把握放手不放眼。护士长应制订护理工作目标、计划、制度及进行监督、评价标准，综合整体进行管理。

3.进行思想道德教育　进行正确人生观道德观等思想教育，建立工作的责任感和主人翁的荣誉感。做到精神奖励与物质奖励相结合，使员工感受到只要努力付出，无论精神的还是物质的即有所得，在奖励付出的同时做到违规必究、惩罚分明，在法律和规章制度面前人人平等，建立制度的严肃性和建立公平公正原则。尽力解决员工困难与合理要求，维系情感链条，建立组织归属感。充分调动积极性做到人尽其才，使员工有成就感。通过良好的管理建立起朝气蓬勃的护理团队和积极向上团结友爱的集体氛围。思想教育是长期的工作不是走形式，不是一朝一夕。护士从思想的转变发展到行为的转变，需要对事物的认识过程。领导者应当允许属下犯错误和改正错误，应当以仁者之心善待他们。

4. 建立工作责任制和监督机制　在技术操作、护理质控、业务管理方面首先要符合国家标准，应当以卫生部的2010年《血液净化操作规程》（SOP）为行动指南，严格进行血液净化中心规范化建设。组织团队学习上级新的政策、方针、制度、法规，与时俱进。建立健全工作责任制、监督机制、信息反馈机制，使工作者和监督者均有章可循。要领导团队按计划有序进行工作，按计划实施、督察、评价、改进并持之以恒地坚持下去，避免时紧时松。做到执行到位，管理到位，督查到位、奖惩到位。建立工作作风严谨，有组织、有纪律，特别有工作能力的护理集体。

5. 将有序性原则应用于工作决策和管理实践中　在血液净化护理管理工作中，护士长工作的安排要注意有序性。注意系统结构与功能之间的关系，注意空间排列秩序和时间运行秩序。合理安排患者就医和工作秩序就是管理有章法，要使医疗、护理、技师等各个团队间密切地配合，形成治疗功能谐调的运作链条。合理安排护理工作，减少护理组与组之间，护士与护士之间的摩擦，使他们所处的位置能够充分发挥他们的作用。工作有序性地提高可以使他们各司其职、各守其责、提高工作效率，维持临床治疗护理工作的正常运转。分析各团队间、护理组间的关系，掌握系统联系程序就可以自觉地对事物进行管理，将有序性原则应用于工作决策和管理实践中，运筹帷幄地完成大量临床、教学、科研工作。

（三）护士长应具备的品质与领导艺术

护士长是护士的聚焦点，护士长的言行举止、工作作风、气质风度影响周围的一片人。护士长应当成为护士的典范，在品质上大公无私、克己奉公；在形象上温文尔雅、落落大方；在作风上沉着冷静、不骄不躁；在工作上指挥有序、机智敏捷；在技术上全能熟练、为人师表；在接人待物上热情诚恳、干脆利落，具有榜样的力量和行为的感召力。护士长是最基层的领导，切忌把自己凌驾于护士群体之上，脱离群众，应当如鱼得水工作在群体之中。管理者应具备优秀的品德、技能，培养自己精湛的领导艺术和良好的自控能力。应当具有自我提高的学习能力和在金钱、荣誉及利益面前的廉洁自律能力，走人间正道，堂堂正正做事，实实在在做人。在管理中应注意如下几个问题。

1. 制度面前人人平等　在护理小组中组长对3～5人的工作管理是情感管理。

感情维系护士间工作的关系，虽然有工作职责的约束，但是感情好的护士们便会在工作中互相帮忙，生活上互相照顾，工作中出现问题一起商讨共同应对。与别组之间从护理服务到护理质量往往进行暗中的切磋，对护理任务能够较好的完成。但出现差错有时会发生隐瞒，如果不是从其他渠道，往往不易反映到领导面前。如果护理小组中感情不融洽，护士们工作间的相互配合差，以各个护士个体应对患者，缺乏工作互补，产生的护理质量高低不齐，并且发生问题很快会相互反映到领导面前。这种以小组为单位的情感维系情况，是人性产生的必然结果。也是血液净化医疗机构中以小组为单位，对患者进行治疗的护理工作层面中的普遍现象。

护士长面对的是所有多个小组的管理，光靠情感管理很难控制，需要情义加制度。在情感管理向制度管理转移的过程中往往会引起不满情绪，因此，一定要制度到位，有章可循，管理才能到位。要做到在制度面前人人平等，无论情感的亲疏，王子犯法与庶民同罪，才能使大家心服口服。在管理中公平对待每一个人，是保证集体凝聚力的关键，也是使工作顺利进行的关键，只有公平才能使各路英豪臣服在纪律之下。以制度职责规范行为是最重要的管理方法，领导充分运用制度管理，才能长治久安，做好护理的管理工作。

2.以人为本的原则下合理安排工作和关心护士　在工作中既要有工作原则，又要以人为本地合理安排工作，在工作允许的范围内和职责之内，体谅和关心下属，解决她们的实际问题与合理要求，使她们能够安心并积极工作。例如，托儿问题、上班距离较远问题、家庭负担或健康问题等。

国家实行每日工作时间不超过8h、平均每周工作时间不超过40h的工时制度。在每周40h的工作时间内，根据工作需要和下属的实际问题，可以灵活安排工作时间段，对真正存在实际困难的护士给予适当的关照，可以体现领导的关心。在国外，日本护士可以根据自己个人情况选择工作时间段和工作时间，只是所得的报酬不相同，体现了人性化的管理。在管理中，当下属身体不适要求休息时，可以不必主观评价下属的体力可否工作，而忽视护士自身的感受。不要以“你不发热应当坚持”为理由强迫其继续工作，表现出对人权的不尊重。在经济所得与工作相关的今天，下属会很清楚评价自己的体力对于工作的承受力。如果不顾下属的感受硬性安排工作，虽然也能够完成工作，但是会有一定的风险，可能因体力不支或心理原因发生差错或事故。不仅带来安全隐患，还会增加群体的离心力。对护士带病坚持工作应当进行安全评估，一位护士感冒没有休息，虽然戴口罩，因为与同事共同工作、进餐、沐浴引起了6 ~ 7个人先后感冒，还传染了患者，影响了集体的工作力。因此应当正确对待和客观评估护士休假，以工作和患者为原则，以人为本进行处理。在工作中还应当关心护士，注意劳动安全和劳动保护，使用安全医疗器材，在特殊情况下提供充分的保护耗材。在从事血液净化工作的护士每年2次做乙肝、丙肝标记物检查，必要时提供乙肝疫苗，并且防止针刺事件的发生。

护理工作是脑力劳动与体力劳动相结合的工作，既要考虑护士的体力合理分工，还要评估护士的工作能力委以任务。人的体力有强弱、能力有大小，要量才而使用才能保证工作质量。超出体力和能力范围的工作量难以很好地完成并保证护理质量，正所谓萝卜多了不洗泥就是这个道理。但是，护士的体力随着工作量的增加可以逐渐适应，能力是在工作中培养出来的，需要时间与精力。应当脑力劳动与体力劳动相结合，满负荷运转，使下属无暇相互探讨工作之外的话题，把整个的工作时间用于工作和考虑工作。但是工作量应有限度，不应无限制附加工作使护士过劳。并且关注和减轻护理职业压力，防止工作冷淡、情绪倦怠，在满负荷工作完成后可以组织业务学习。因此工作量的分配原则应当是确保护理质量和完成护理任务，科学地进行合理分配并与按劳取酬分配原则相结合，坚持以人为本的领导主张。

3.以制度规范约束护士行为，注重人的教育与管理　在长期的护理工作中，要注意培养下属的事业心、工作责任感和集体荣誉感。用规章制度约束护士行为，使他们把工作职责当作自己工作中的灵魂，为了完成护理事业的共同目标，充分发挥主观能动性和创造性，克服困难，圆满完成护理任务。培养他们相互协作的精神，建立工作互补机制，创造和谐、友善的工作环境和能够相互支持的集体，使大家在这个集体中充分发挥各自的作用和才能，感受到集体的温馨。对工作中犯错误的护士，要教育从严，处理适度，要使他们真正懂得工作失误的危害和防范措施、规避方法，防患于未然，自觉地维护集体的荣誉。总之，教育与管理是提高护理团队思想素质与技术素质，保持团队优秀品德，建立高质量护理团队的重要方法和手段，护士长应当是因材施教、良好沟通的典范。

4.人才培养重在智能的开发不搞形而上学　护士在日常工作中应当具有熟练的操作技能，清醒的工作头脑，灵活应对各种情况的机变能力。对患者进行的各项治疗都要做到知其然知其所以然，避免因盲目的施为所产生的差错和失误，提高工作的主动性。血液净化工作的复杂状况要求护士在坚持工作原则基础之上，头脑灵活地正确应对患者的各种情况，进行准确无误的各种治疗操作，为患者提供高质量优质的护理服务。护理教育中要注重智能型护士的培养和开发，不能搞形而上学。血液透析治疗中血液在体外循环和机器运转情况下会发生突发事件和特殊情况，切忌由于教育方法的缺陷使护士头脑僵固，缺乏机变，无论何时何事何种条件下永远套用一种模式。在复杂的患者应对、病情应对和治疗操作的突发事件中，缺乏对事物的准确判断，和能够处理事件的方式方法即能力。因此，工作中需要教育下属在工作实践中以护理理论指导具体的护理实践，在掌握工作原则基础上寻求符合实际的更好的工作方法，不断提炼护理技术和提高护理质量。一种好的工作方法，往往适用于在某种特定条件下的工作。即使具有普遍意义的工作方法，在实施中也会遇到特殊情况。要使下属懂得实践是检验真理唯一正确的标准的道理，在实际工作中总结提高，从而提高护士对事物的判断能力和应对能力。

5.将操作技能管理与技术质控工作落在实处　操作技能管理与技术质量控制是保证医疗质量，保证治疗安全的重要工作。在实际工作中护士长应当按照《血液净化标准操作规程》进行规范并指导血液净化操作等各种治疗方法及操作规程，监督操作，培训和考核护理技术，保持护理技术的先进性和工作中日常操作技术的正规性。完善指控制度，规避医疗护理风险。制订治疗核对制度、差错及不良事件的预防措施，建立监督防范机制。同时血液净化机构从管理方面也应当按照《医疗机构血液透析室管理规范》的规定，进行合理布局和规划，制订相应的制度和规范管理。

在技术管理监督质控的工作中要实事求是，不做表面文章，不是为了应付上级的检查而是切实做好实际工作。同时，护士的服务质量与操作水平能够体现管理中存在的问题，只有实实在在地做好质控和监督工作，才能真正提高医疗护理质量和管理质量，寻找工作中存在的问题和安全隐患，积极应对和正确处理，保障医疗安全，保证患者的利益，保证医护的权益。

6.扶植正气、遏制不正之风，创造良好的工作氛围　护士长在护理团队中应当扶植正气，鼓励护士们积极进取，努力工作让患者满意。要引导团队维护集体荣誉和热爱集体，建立和团结为共同的护理事业这样伟大目标而努力奋斗的中坚力量，并依靠这些力量完成临床治疗、护理、教学和科研工作。在创造积极进取的护理团队同时，还要建立团结友善、坚持原则的工作氛围，营造轻松愉快的工作环境，使护士们在大是大非面前能够旗帜鲜明地维护正义。扶植正气、遏制不正之风，是建立优良团队的重要手段，领导者对错误的行为漠不关心和姑息迁就，就是对正确行为的否定和打击，并会使工作产生负面影响。因此保持冷静的头脑，正确的处理工作中矛盾纠纷的问题，小中见大，积极疏导下属不满情绪，纠正不良行为和不正之风，诚恳正直公正地对待下属，杜绝集体中不良事件的发生。

第二节 护理人力资源培养与使用

一、血液净化护士的培养

人才是护理事业中最为宝贵的财富，一个优秀的护士不仅具有良好的品格和技能，同时还具有良好的心理素质、身体素质、体能和聪明的头脑。护士需要多年精心培养和教育，不仅凝结着前辈们大量的心血，还有护士自己的艰辛付出。在经济技术飞速发展的当今社会，生产力的提高也使得金钱的诱惑远远高出事业的感召力。在护士的劳动强度与薪金待遇远远尚未达到心理价位之时，优秀的护理人才不断流失。十年树木百年树人，护理领导一定要倍加爱惜人才和珍惜他们的青春，引导和鼓励他们实现自我，为他们创造大展才华的舞台，使他们在青春的好年华为护理事业多作贡献。

护理的领导应当是事业的领军者、是伯乐、是护理事业的园艺师。应当提高护理的管理水平、管理技能和管理艺术，提高自己的沟通能力，克制专制作风；精心培育和修剪护理事业的新生力量，发现和推捧而不是压制人才，使护理事业兴旺发达，后继有人。血液净化护理领域正在向专科发展，事业刚刚起步，在护理发展、护理教育、护理管理、护理临床和科研方面需要高素质高水平的护理技术人才。研究血液净化护理的伦理，研究与新的治疗方法相适应的护理技能等，沿着护理工作的轨迹寻找出普遍规律与特殊性的东西，总结提高并上升为理论，来指导护理的工作实践，从而提高血液净化护理质量和水平。因此作为护理领导应当加倍重视和爱惜人才，在专业领域注重教育和培养人才。

（一）专业教育培养

血液净化护理向专科发展是不争的事实，所以对透析护士应进行专业教育培养，且对他们的专业培养要有长远规划（图15-2）。从事血液净化工作的护士除了具有普通护理技能以外，还要掌握血液净化各种治疗技术和机器的操作规程，对患者治疗的特殊方法、观察、护理及抢救措施等各种技能；能够进行患者管理、健康教育、生活指导，并且掌握血液净化治疗机构的相关规章制度。因此对进入血液净化护理工作的新生力军需要进行岗前教育，对已经从事血液净化工作的护士进行在职教育及提高教育。并根据护士的特点和才干，有目的地培养血液净化护理的管理人才与技术骨干，作为工作的中坚力量。护士长在护理人力资源的培养与使用上，应有长远规划，保证护理技术骨干的承接和保持护理服务质量的先进性。

1. 岗前教育　对于准备从事血液净化工作的护士，应当有2年的临床工作经历。在

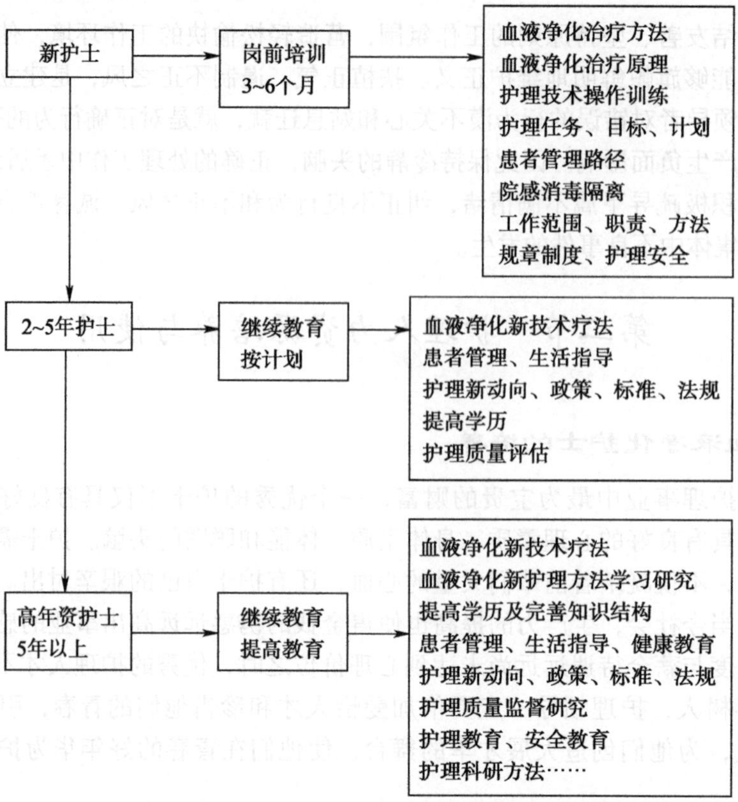

图15-2 血液净化治疗机构护理人才培养规划

从事专业前进行岗前教育3个月。首先要使其明确工作任务范围，明确工作目标与计划和工作方法，明确规章制度。同时要进行3～6个月的专业训练，由经验丰富的高年资护士言传身教，进行指导。在学习期满经过考试考核合格，达到工作能力的要求，并经过领导者的评估，确认能够胜任工作后方可纳入工作安排。

2.在职教育　对于从事血液净化工作的护士，在工作2年已经熟练掌握了常规操作技能后，应当及时对他们进行继续教育和在职教育。通过组织听课、座谈、讲演，参加会议和学习班等多种形式提供学习机会，提高他们的业务水平。随着医学科学技术的飞快发展，医疗设备的不断改进更新，医疗技术的不断进步，需要护理人员的从业水平不断提高。护士长应当根据护理人员的业务层面、工作资质的不同，分级别、分阶段进行继续教育，督促下属不断地接受新事物，不断地学习新知识掌握新技能，不断地以科学的思想和工作方法武装自己，与时俱进地跟上时代发展的步伐。并根据护士可塑的资质特点提供再学习和充电的机会，以保证人才多方面的发展，保证团队工作的先进性。

3.提高教育　提高教育往往是护士中的自觉行为，是无领导者监督的自我完善知识结构的自主学习。如为了晋升而补充学历的教育，兴趣、爱好使然或自我实现动机所产生的学习意识和行动。自主学习的目的性强，自律性强，学习效果极佳，促进了护士个人的进步和事业的发展，是优秀护理骨干脱颖而出走在护理前列的必然条件。一个不爱和不会学习的人何谈进步，何来发展前途？只能跟在别人后面做些力所能及的工作。因此，护士长应当注意培养下属的事业心和责任感，提倡热爱学习努力工作的精神，正确引导下属热爱专业提高学习能力。把护士按层次，分特点纳入长远培养规划。为了护理人才储备和保证护理质量，保证护理事业人才辈出而尽职尽责。

（二）血液净化护士培养标准

对血液净化优秀护理人才的培养，应以提高护理质量为主，达到如下标准。

1.能独立进行血液净化的各种护理治疗工作和护理评价工作，能够独立胜任护理任务。

2.掌握血液净化治疗的知识和技能，以娴熟的技术为患者提供良好治疗和创造安全舒适的治疗环境。

3.对患者长期的透析生活能够给予有力的支持和指导。

4.能够在同行中正确进行血液净化技术的示范和临床带教，进行血液净化相关的护理教育。

5.工作中能够提供高质量的护理服务并与他人进行良好的护理配合协作，在抢救与应急工作中能够独当一面、技术娴熟，起到示范的作用。

血液净化护理工作不仅需要高素质的护理人才，同时需要护理人才具备高尚的品格。一个优秀护士首先要具有无私奉献努力工作，全心全意地为患者服务的精神，具备团结协作共同工作的能力，具有高度的工作责任感。反对表面上完成了工作，实质上缺乏工作内涵的华而不实的工作作风。

二、护士的合理使用

（一）护士成长与领导者管理及自身素质提高的关系

新护士最初进入血液净化领域还不知道如何做，在成长阶段的发展很大程度上取决于领导者的管理（图15-3），如管理方法、管理质量、护理工作目标计划方针、规章制度对行为的规范，业务技术的培训，以及经济杠杆的调节作用等。

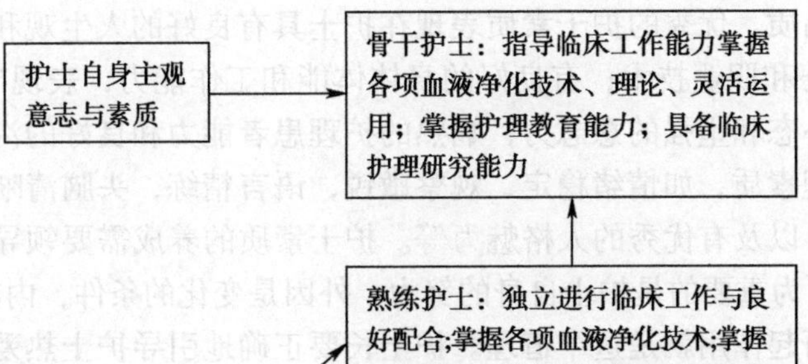

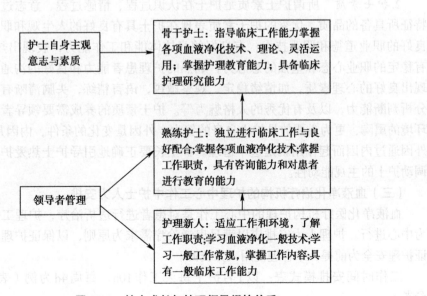

图15-3　护士成长与护理领导间的关系

从熟练的护士成长为护理骨干的过程，很大程度取决于护士自主意识对自身素质和自己行为的约束。例如，参加学习继续深造，把对工作的认识提高到自觉担负社会责任的高度。工作不仅仅是为了追求金钱和物质利益，更重要的还有自我尊严，自己奋斗目标的实现。这个过程是从被动地接受管理到主动的发挥主观能动性努力工作的过程。人主观能动性的发挥程度与管理效应成正比，主观能动性的发挥程度越高管理效应也越大。如何充分调动人的主观能动性，是领导艺术的问题。护士长应能做到用人之长，容人之短，虚怀若谷。如果领导者能够充分调动积极性，会使工作的成绩收到事半功倍的效果。

护士的成长历程好比金字塔，经过继续教育和实际工作的磨炼，最终脱颖而出的是少数优秀的核心护理骨干，他们是护理精英。在护理实践中能够发挥很大的作用，如能够处理日常工作和抢救工作，进行技术把关及护理质控，是临床教学和科研工作的主导和中坚力量等。护士长应当充分重视和发挥骨干作用，为护理团队树立榜样，利用好人力资源。

（二）护理人力资源的合理使用

1. *护士资质* 从事血液净化护理工作的护士要具有护士资格，持有国家护士执业证书。有临床护理2年以上的工作经历，同时有3个月以上三级医院血液透析工作经历或者血液净化治疗操作资格培训的经历，并经过考试考核取得了合格证书。中华护理学会2010年开始组织血液净化（血液透析）专科护士资格培训，并为合格者发放了专科护士证书，标志着血液净化护理的专科性正在得到包括护理学会在内的普遍承认，血液净化专科的护士资质认定工作已经开始逐步建立。

护士的使用应当根据血液净化护理临床、教学、科研的实际情况按护士资质和职称结构合理使用，具体安排。人尽其才，才尽其用，并有长远规划。在使用中进行绩效考核，建立激励机制，优胜劣汰地储备人力资源，建立具有优秀品质和事业文化，具有良好团队精神的护理队伍。

2. *护士素质* 所谓护士素质是护士在认识过程、情感过程、意志过程中个性心理特征所具备的品质。优秀的护士素质表现在护士具有良好的人生观和职业动机；具有良好的职业道德和职业技术；有良好的身体体能和工作能力，表现出热爱护理专业，有稳定的职业心态和坚强的意志力，娴熟的护理患者能力和良好的沟通能力。并且表现出良好的心理素质，如情绪稳定、观察敏锐，语言精练，头脑清晰有良好的思维和分析判断能力，以及有优秀的人格魅力等。护士素质的养成需要领导者的管理及工作环境的熏陶，更为重要的是护士自身的努力。外因是变化的条件，内因是变化的根据，外因通过内因而起作用就是这个道理。护士长要正确地引导护士热爱护理工作，充分调动护士的主观能动性。

（三）血液净化治疗机构的护理中心工作中护士人力安排

血液净化医疗机构护理的中心工作是对患者进行透析治疗，护理工作的安排以此为中心进行。护理人力安排应以满足患者治疗需求为原则，以保证护理服务质量和保证护理安全为前提，来合理使用人力资源。

工作时间安排模式表：以1名护士每天工作10h，每周4d为例（表15-1）（仅供参考）。

表15-1 护士排班表

	星期一	星期二	星期三	星期四	星期五	星期六	星期日
A_1	8—6	8—6	——	8—6	8—6	——	——
A_2	——	8—6	8—6	——	8—6	8—6	——
A_3	8—6	——	8—6	8—6	——	8—6	——
B_1	8—6	8—6	——	8—6	8—6	——	——
B_2	——	8—6	8—6	——	8—6	8—6	——
B_3	8—6	——	8—6	8—6	——	8—6	——
C_1	8—6	8—6	——	8—6	8—6	——	——
C_2	——	8—6	8—6	——	8—6	8—6	——
C_3	8—6	——	8—6	8—6	——	8—6	——
D_1	A8—6	A8—6	——	——	A8—6	A8—6	——
D_2	——	B8—6	B8—6	——	B8—6	B8—6	——
D_3	B8—6	——	C8—6	C8—6	——	C8—6	——
D_4	C8—6	C8—6	——	B8—6	C8—6	——	——
D_5	——	——	A8—6	A8—6	教学	行政	——

注：A、B、C、D为护理小组；8—6指工作时间为上午8时至下午6时。

1.A、B、C……为护理小组，每组3名护士，每治疗班次（5h之内）负责12 ~ 15名患者；每周各组按1.2.3→2.3.1→3.1.2.→1.2.3的顺序组内自轮转，3人分班为：主班、治疗、护理。

2.D组为替班组，原则上替欠缺的班次如主班、治疗班或护理班。“教学 ”是替带教老师该上的班，使其每周能有专门时间搞教学；“行政 ”是替物品管理员或消毒隔离员的班，使清点耗材库物品和补充物品，检查消毒隔离、抢救物品、备用物品及检查护理文书完成情况等的工作能够定期的有专门时间进行。

3.由于血液净化医疗机构对患者的治疗一般分为上、下午两班进行，因此每日10h工作，每周出勤4d，较为适合安排工作及休息时间充裕，有利于护士体力的恢复及个人事情的处理。实践中还会有更好的排班方法，此表仅供参考。

4.根据国家及医院规定安排护士休假，如法定节假日、教学假、补休。除法定节假日外，按照弹性人力运用的方法，尽量安排在每周三或周四患者少，工作压力低的时段让护士补休。

5.工作量的统计（根据上述排班方法）：一名护士治疗4 ~ 5名患者，一个3人护理小组1日治疗24 ~ 30名患者。每周管理48 ~ 60名患者，如果满负荷工作量，常规治疗144 ~ 180人次。

因为患者的治疗按计划分组为周一、三、五；二、四、六，形成一定的规律，因此为了便于患者管理，一般将患者分成治疗组相对固定治疗。每个护理小组将负责管理48 ~ 60名患者，并包括以患者为中心进行整体护理，如健康教育和生活饮食指导工作。在具体管理上每日每位护士对一名患者进行指导，能够充分完成工作量。

（四）人员排班安排与工作安排的互补原则

1.工作熟练有教学经验者与工作生疏者结合，高职称与低职称者相结合，便于进行工作和保证护理服务质量。

2.操作快捷者与工作细致者结合，便于完成工作量和防止差错事故。

3.性格开朗与性格内向者结合，便于开展工作，维护医护、医技、医患等各方面工作关系。

4.关系融洽者相互组合有利于工作的配合。

5.遵照卫生部《医疗机构血液透析室管理规范》第12条规定执行：血液透析室应当根据透析机和患者的数量及透析环境布局，合理安排护士，每名护士每班负责治疗和护理的患者应相对集中，且数量不超过5名透析患者。

护士长要加强对护理团队的整体性观念教育，在一定人力物力条件下，合理地进行组织协调和分工合作，发挥更大的经济和社会效益。

（五）护理小组工作职责划分

血液净化治疗机构的护理工作现状是以护理小组为单位对患者进行治疗。各组中实行的是功能制护理，每个成员既有分工又有合作。每个护士均要做患者的透析治疗护理工作，包括患者的上机准备操作、接血操作、下机回血操作、透析记录、安全核对、透析治疗中的观察与护理，患者的健康管理、生活指导。同时组内护士又有明确的分工，为主班、治疗班、护理班，除了上述工作以外，主班护士负责本组患者情况的全面掌握，交接班及撰写交班报告、上机后的安全检查和下机后的记录检查，发生紧急事件的临时指挥。治疗班护士负责本组患者的各种治疗注射、输液、给药及取血检验工作，负责药物、无菌物品配备与消毒隔离工作。护理护士班负责组织患者床单位的整理，治疗结束时机器消毒、物品整理，治疗中患者观察、体温测量、治疗记录及检查结果记录、新患者登记，医疗耗材的准备等。

（六）护士的评定考核原则

对护士的评定考核是护理人力资源管理的重要组成部分，是比较鉴别护士能力素质和筛选优秀护理人才的重要手段，是知人善任的依据和前提。评定考核应当本着标准公平性和评定公正原则，应用多种方法如考试、评议、目标管理方法、量表评定方法、同行业互检等运作，对专业理论、专业技能、实际操作、工作方法、法规制度、心理素质等进行全方位的考评和考核。通过考核可以发现人才、合理培养和使用人才，可以调整激励机制，改革奖金配给并提拔人才，鼓励团队与个人的工作积极性，激励奋发向上的工作精神。

第三节　护理质量控制与护理缺陷

一、护理质量控制

护理质量控制就是护理质量的标准化管理，分为责任制管理标准、业务管理标准、技术管理标准、方法管理标准、管理缺陷判定等方面，即护士在工作中应担负的责权、工作范围、程序、方法、操作规程、技术管理标准、工作制度规范、质量检查方法评估、工作质与量的统计分析方法等应达到的管理要求和考核办法。提高护理质量是护理管理工作中的核心问题，加强护理管理和护理质量控制是保证护理工作有序有效顺利进行的前提。

（一）护理质量控制标准

护理质量管理标准有国家制定的标准、专业标准和各医院自己制订的符合工作实际状况的规章制度。血液净化治疗机构的护理质量管理，按照卫生部《医疗机构血液透析室管理规范》和《血液净化标准操作规程》（SOP）及《北京市血液透析质量管理规范》的规定进行质控。卫生部《医疗机构血液透析室管理规范》和《血液净化标准操作规程》（SOP）及《北京市血液透析质量管理规范》是我们国家的标准、专业标准，是进行血液净化护理质控的行动指南，是进行标准化质量管理的行动准则。同时，结合本医院工作的具体情况还需要制订相应的具体质控标准进行管理，检查、考核和规范护理的行为。不进行质量的控制与管理，就会出现工作无序状态，就无优质的护理服务而言，就无从保证医疗护理的安全。

护士长在制订护理质控标准时应当注意具有科学依据和先进性，通过质量控制能够使工作大幅度提高。应当注意具有实用性、合理性及可行性，符合血液净化护理工作的具体情况，便于执行和管理，能使工作有序顺畅地进行。应当具有科学性和前瞻性，能够预防和避免不良护理事件的发生，有助于提高护理质量，有利于血液净化护理事业的发展。

（二）护理质量控制内容

血液净化治疗机构护理质控的内容有各项工作责任、制度、范围；各项技术操作规程、方法、程序；质量评估、监督方法、核对制度；工作量统计方法、工作质量分析方法；护理文书的书写、资料保存与完整性等这些都在护理质控的管理范围。

1. 血液净化护理技术管理内容

（1）一般基础护理技术管理：患者护理路径；患者纳入透析治疗的接待与患者管理；生命体征测量；各种注射技术；静脉穿刺及输液技术；床单位的清洁更换，治疗物品及无菌物品准备及管理；治疗器械消毒方法、无菌操作技术；消毒隔离技术等考评和管理。

（2）常用抢救技术管理：心肺复苏技术、心电监护、心电除颤技术、给氧、吸痰、抢救技术及程序等考核与考评管理。

（3）专科护理技术管理：①血液透析治疗（血液滤过、血浆置换、血液吸附等治疗）前准备；治疗操作（接血、回血操作）；治疗相关技术操作（输液、输血、注射药物、取血等无菌操作技术），治疗中观察护理技术的考核、评价管理。②特殊技术：常用透析机（血液滤过机、血浆置换机、连续动静脉血液滤过机等）符合操作规程的使用及技术方法的管理，考核和评定。

2. 血液净化护理质量管理内容

（1）患者健康教育内容、方法、效果的考评和管理（参见第12章血液透析护理健康教育相关内容）。

（2）对患者生活饮食指导的内容、频率、方法、效果评价和考核（参见第10章血液透析患者的营养管理相关内容）。

（3）对护理组与个体护士工作质与量的评价与考核（完成患者治疗次、治疗质量；健康指导人次、指导效果：患者知晓率、行为改变率等）。

（4）评价治疗安全率：差错事故发生率；考察促发原因和条件，制订整改措施，防患于未然。

（5）做患者满意度调查，了解护理服务质量优劣；考评护理素质和护理职责及职业操守。

（6）评价临床带教、护理查房内容、质量；理论考试、论文评比；考察护士专业知识和新技术掌握情况和水平。

（7）血液净化专业知识的考核：治疗原理、水处理与透析液配制、治疗适应证、禁忌证、合并症、患者用药与检验等，对应知应会内容的掌握状况进行评价。

（8）考核护理文件书写规范与达标率。

3.护理文件书写与信息资料管理　考评和检查护理文件书写是否清晰完整，重点突出、确切扼要、使用医学用语；护士的签字承担法律责任，因此检查是否符合法律程序，并考察护士工作态度及法律意识。检查信息资料管理是否及时和保存完整，重要资料是否归档，考察档案管理意识和信息利用率及护士对工作完整情况的掌握。

4.护士素质管理

（1）外表：护士在工作中应当着装整洁、举止大方、礼貌和蔼、温文尔雅，行为敏捷，言语流畅。

（2）内在：积极工作，热情细心地为患者解除痛苦，以患者为中心进行优质护理服务。

（3）品质：恪尽职守，尽职尽责、遵纪守法，关心集体与同事团结协作共同完成工作任务。

5.整体环境设施管理　环境应当干净、整齐、安静、舒适，空气清新；治疗区域床单位清洁平整，治疗用仪器设备保养良好无尘垢。设备物品摆放合理方便使用和操作；治疗室清洁、整齐，无菌物品与非无菌物品分开。清洁区、污染区、半清洁区划分合理、标识清楚；各种记录登记齐全，通道明亮无障碍；厕所清洁无臭味、水池无污垢；医用垃圾分类处理。详细参见第14章相关内容。

（三）护理质量控制措施

1.按基础护理操作和特殊操作的规程，规范和评价护士在护理实践中进行的各项操作，通过考核以达到操作规范化。

2.按每项技术操作或护理任务的目标与要求，评价和监督方法措施的正确与否，评估存在的问题，评价取得的效果。

3.从治疗安全出发，按省时、省物、节力原则，评价护理计划的可行性，为达到良好护理指标和效果。

4.加强培训和考核，使护士熟练掌握每项技术的操作规程，实现统一化、规范化管理，从而提高工作效率、减少差错事故的发生，保证护理质量。

5.建立健全质量监控制度，形成检查定期化、监督制度化、落实组织化。及时发现和挖掘问题积极采取预防措施，形成防范制度化，保证医疗护理安全。

6.血液净化护理仪器设备多，治疗技术更新快，对操作技能要求高。因此督促护士加强理论、技术和机器设备基本原理和操作程序的学习与考核，加强相关知识技术的学习与考核，提高专业技能和水平，为患者提供高质量的护理治疗服务。

二、护理缺陷

（一）护理缺陷概念

在治疗护理活动中发生的技术、服务、管理等诸方面的不完善或过失称为护理缺陷。由于各种方面的不完善影响了护理行为，产生工作过失或差错的结果，护理缺陷是影响医疗、护理质量的重要因素。控制和纠正护理缺陷，是减少工作中差错事故发生的关键。

护理缺陷分为警戒性缺陷和条件性缺陷，警戒性缺陷是指医疗护理事故显露的苗头；条件性缺陷是指由于客观条件的不足而形成医疗护理事故成因。在护理管理中要加强对警戒性缺陷的控制，抓住事故苗头挖掘问题分析成因，制订整改措施，把差错事故控制在萌芽状态。要尽全力改变客观条件以顺应工作实际，完善工作程序、工作制度、工作方法，加强培训和技术指导，使各项操作统一化、规范化，弥补客观条件不足，杜绝护理缺陷造成的差错事故的发生。

（二）护理缺陷判定

1.常见与客观因素相关的护理缺陷

（1）工作环境生疏。

（2）新人技术尚不熟练。

（3）护理水平低，执行医嘱不当。

（4）工作任务繁多，过于疲劳。

（5）抢救工作紧张，人手不够。

（6）人际关系紧张，工作间配合不良。

（7）护理管理不善，造成人员工作态度作风松散。

2.护士个体主观因素产生的护理缺陷

（1）工作懒散，未严格遵守操作规程，违反护理规范、常规。

（2）思想问题未解决，工作中带着情绪。

（3）工作不认真，疏忽大意，缺乏责任感。

（三）护理缺陷的防范措施

1.发挥护理系统管理的职能作用，护理质量检控实施自检、组检等逐级质控管理程序。

2.对护理人员加强责任心教育，职业道德教育，注意护理人员个人素质的培养，提高自律性。

3.严格贯彻操作规程，实行操作统一化、规范化。完善和执行各项查对制度。

4.提高护理人员业务能力和技术水平，加强正规培训、考核，不断提高专业能力和护理患者能力。

5.寻找工作中的问题和事故苗头，抓好易发生缺陷的薄弱环节和关键环节控制，制订和实施整改措施，堵塞医疗护理漏洞。

6.保证临床护理教学质量，做好临床带教工作，防止新护士出现护理缺陷。

7.完善护理记录书写，加强病案保管，保证患者信息的连贯性，便于护士掌握全面完整情况和主动工作。

8.建立护理缺陷登记报告制度，发生护理缺陷后，要积极采取补救措施，以减少或消除由于护理缺陷所造成的影响及不良后果。

9.发生护理缺陷的各种有关记录、检验报告及造成事故的药品、液体、器械等相关证物均应妥善保管，不得擅自涂改和销毁，准备鉴定。

10.护理缺陷出现后及时纠正和实事求是地正确处理，严肃认真的总结教训，重在教育。

第四节　危机管理与医疗事故及不良事件的预防

一、危机管理

医疗护理安全是指没有差错事故引起伤害的安全状态，是全社会的关注点，是保证医疗护理质量的首要问题。医疗护理事故的发生不仅给患者带来人身伤害和经济损失，还会动摇广大群众对医疗护理信赖的基础，产生信用危机。同时还会引起社会上对医疗机构和医务工作者，医疗护理从业安全制度的强烈质疑。医疗护理差错事故的发生，会引发医患纠纷，给我们的工作造成恶劣的影响，医疗安全与危机是我们工作中必须警觉和防范的问题。

危机管理是控制和预防医疗事故与医疗纠纷的重要措施，是预防医疗事故的发生、紧急应对医疗护理事故及防止再发，并把经济损失和伤害降到最低限度的管理体制；通过进行差错事故危险因素的评估，制订控制和整改措施等系列防范对策，把防范医疗护理事故和防范医疗纠纷的发生，从最初单纯的应对为主，上升到提高医疗护理质量、保证患者治疗安全的高度，并形成了一整套的预防危机的系列管理，即称为危机管理。

危机管理的概念最早起源于商业组织防卫经济损失的经营管理手段。1970年由于美国医疗诉讼的增多引起医疗保险的危机，为防止医疗纠纷造成医院资产的流失，设立了以管理危机为重点的经济法。在此基础上1989年又把危机管理与提高医疗质量、保证患者安全结合起来，形成组织化系统化的管理体系。

所谓医疗危机管理，在先进国家是有组织有系统的运转模式，囊括了医疗事故与医疗纠纷的防范措施，医疗护理事故应急处理方法和防止再发生的整改措施；包含了不良事件报告、发现不良因素、控制高危因素和降低经济损失与伤害等的系列措施，涉及提高医疗护理质量、促进医学发展和保护患者利益、保证患者治疗安全等诸方面的管理。国外非常重视医疗危机管理，2001年日本的厚生省发起了“以医疗安全策略为中心确保患者治疗安全与防范医疗事故”的相关讨论，使危机管理应用于临床。在我国医疗护理事业蓬勃发展的今天，同样危机管理也应当适合我国的医疗护理临床工作，危机管理的建立和完善将是今后发展的必然趋势。

二、医疗事故及医疗不良事件

1. 医疗事故鉴定标准　我国《医疗事故处理条例》中指出："医疗事故是指医疗机构及其医务人员在医疗活动中，违反医疗卫生管理法律、行政法规、部门规章和诊疗护理规范、常规，过失造成患者人身损害事故。"

《医疗事故处理条例》第4条把对患者人身造成的损害程度，明确分为4级：

一级医疗事故：造成患者死亡、重度残疾的。

二级医疗事故：造成患者中度残疾、器官组织损伤导致严重功能障碍的。

三级医疗事故：造成患者轻度残疾、器官组织损伤导致一般功能障碍的。

四级医疗事故：造成患者明显人身损害的其他后果的。

具体分级标准由国务院卫生行政部门制定。同时,《医疗事故处理条例》对医疗事故的预防与处置做出明确的规定。提示医务工作者要增强法律意识和职责意识，杜绝医护人员在工作中不按规则工作的过失行为。

2. 医疗不良事件　美国将医疗不良事件定义为由医疗导致的伤害。与疾病的自然转归相反，其延长了患者的住院时间，导致了残疾，或者两者皆有。不良事件范围较广，可以理解为我国的医疗事故及非事故的医疗损害。

不良事件包括人为因素的如在医疗场所，由于医护人员在从事医疗护理活动的过程中的行为过失和疏忽造成患者的人身伤害事故；和非人为因素及不可抗力的因素，如患者跌倒、坠床后损伤，自杀。同时不仅是患者，还有医务人员被患者及其家属伤害的事件。医疗不良事件的促发原因很多，包括疏忽和非疏忽，有些由于不可抗力所致，医疗事故的责任不全都是医疗护理的提供者。其他还有医疗器械或材料缺陷、医疗设备的违规操作、医疗机构的客观缺陷等。很多发达国家都把不良事件的发生及处理公开化，形成了一套较为完善的报告体系，安全管理组织将信息整合分析，制订政策、措施，推行危机管理。

实施危机管理，医疗事故预防的对象主要是由于医护人员行为过失造成的医疗事故。有无行为过失是医疗事故问责的关键，其发生的件数和发生率作为医疗护理质控的指标。行为过失所致的医疗事故主要分为两类：经验缺乏或技术不熟练，以及技术熟练而因疏忽大意违反操作规程，两者间有着本质的区别。

有人说"是人就会出错"，这符合人的本性。因为人在精神紧张、身体疲劳状态下会出错。但是更应该引起重视的是寻找真正的原因，寻找和挖掘诱导护士人为犯错的不易被发现或察觉的客观环境、条件、程序、系统操作的缺陷等。例如，当一个疲劳的护士在给患者操作前，能够严格按照工作程序进行认真的核对，会及时发现和纠正错误防止事故。当工作程序不严谨时，粗心大意的人即使不疲劳也会出现差错事故，引起医疗纠纷。

及时发现、及时纠正和及时弥补工作环节、工作环境、医患关系等重要因素中的不足之处，对薄弱环节和缺陷及时和不断地进行整顿和改进，行之有效地实施以预防为主的危机管理，对预防医疗护理事故起着关键的作用。

加强医护人员的思想品德教育、技术素质的教育，提高医疗护理质量，提高和加强与患者及其家属的沟通技巧，增强医护人员对不良事件的警惕性，加强集体观念和责任感，发现不良事件及时上报，形成掌握信息、分析信息、制订决策、推行实施、效果评价、组织预防的整个组织体系，才能防止医疗不良事件的发生，保证医疗安全。

三、医疗事故及不良事件的危机管理措施

（一）血液净化护理工作中的薄弱环节

1.透析机操作方面

（1）非遵守机器操作规程进行操作：急于操作，跳过透析机自检程序。

（2）非遵守工作程序进行操作与核对。例如，①上机治疗前未检查透析液浓度、温度、渗透压。②透析机尚未进入治疗前准备状态就开始对患者穿刺引血。③接血后未设定除水量和除水速度。④接血后忘记使用抗凝血药或未调整抗凝血药注入速度。⑤未开放静脉压检测。⑥治疗中未按治疗要求调整应改变的治疗方案、程序（除水、钠浓度、治疗方法等）。⑦新人机器操作不熟练，应对特殊情况的发生时处理不熟练。

（3）回血后忘记机器消毒或清洗，未用消毒液擦拭机器。

2.护理操作方面

（1）物品准备不齐全，如胶布、消毒棉签、穿刺用无菌物品等。

（2）动脉端或静脉端穿刺失败。

（3）穿刺针及管路固定不牢、胶布固定过少或忘记固定。

（4）无菌操作不严格；无菌物品消毒日期未核对。

（5）治疗中用药未经严格核对。

（6）治疗时取血错用静脉端。

（7）特殊治疗时惯性操作，治疗方案未核对。

（8）新人专业护理操作不熟练，忘记执行某项医嘱。

3.患者健康教育方面

（1）对专业知识理论学习不够。

（2）未制订教育计划的盲目指导。

（3）未掌握患者全面情况，无针对性。

（4）灌输了错误认识或方法。

（5）缺乏沟通能力。

（6）缺乏收集患者信息能力。

（二）血液净化医疗机构危机管理

1.不安全因素的思考　由于血液净化是特殊治疗机构，涉及医疗护理安全的层面较多，在各种血液净化治疗中暴露出来的不安全因素有许多方面。

（1）机器设备方面：停水、停电，机器故障，透析液浓度异常，温度异常，供水异常等。

（2）医疗方面：治疗计划不完整；治疗判断有误、置管操作失败；特殊情况处理不及时；治疗用药失误等。

（3）护理治疗方面：①进行血液净化治疗操作中：凝血、溶血、空气栓塞、体外血液循环通路连接不紧密，漏血等。②基础操作中：无菌操作不严格；穿刺失败；拔针后压迫止血位置不准确；穿刺针与血液回路固定不良；接血、回血非正规操作；透

析机治疗前准备、透析器与回路冲洗不遵守操作规程；治疗中用药未核对；透析器型号错用等。

（4）患者管理方面：患者生命体征等突然变化的应对；心理疏导语言沟通问题；治疗依从性问题；治疗费用；家庭问题等。

（5）管理者方面：规章制度制订的不严格；操作规程制订的不严密或缺乏对实施的监管；管理松懈检查不及时；培训计划不完善等。

2.危机管理措施

（1）血液净化治疗机构医护技人员在医疗活动中，必须严格遵守医疗卫生管理法律、行政法规、部门规章和诊疗护理规范、常规，恪守医疗服务职业道德。

（2）对医护技人员进行医疗卫生管理法律法规、职业道德教育，和专业正规培训。

（3）建立安全管理危机防范体系，组成医疗护理透析技术质量监查组或由科主任、护士长、技师人员组成，负责监督医疗护理技术工作，检查医护技人员工作履行职责情况，安全制度落实情况，整改措施执行情况，负责医疗事故分析、上报，并接受患者的投诉。针对护理医疗缺陷整改措施方案，定期研究安全问题。

（4）妥善保管病历资料，按规定书写和保持完整。禁止涂改、伪造、隐匿、销毁或遗失病历资料。

（5）制订防范医疗事故的预案和处理预案，预防医疗事故的发生，减轻医疗事故的损害和医院损失。

（6）医务人员应当将患者的病情、医疗措施、医疗风险等如实告知患者，及时解答其咨询，尊重患者知情同意权。

（7）发生医疗事故及时按照规定向上级部门报告。

第五节 教学、科研的相关管理

护士教育是护理领导者应当具备的技能。护士在毕业前所学习和掌握的是为患者服务的本领，是最基础的护理知识和技能。在血液净化领域工作还需要掌握专业知识与技术，需要专业技能的学习和实践经验的充实。工作单位与护理领导应当为他们提供学习机会和学习内容，为他们制订学习计划和考核计划，引导他们学习专业知识并鼓励他们自学。

一、教学规划

1.新护士岗前培训3～6个月的学习内容 ①血液净化治疗方法；②血液净化治疗原理；③护理技术操作训练；④特殊情况处理；⑤护理任务、目标、计划、新工作环境适应；⑥患者管理路径；⑦血液净化工作中院内感染预防与消毒隔离技术；⑧工作范围、职责、方法；⑨规章制度；⑩护理安全防护等。

2.2～5年护士继续教育计划内容 ①血液净化新技术疗法；②患者管理；③生活指导；④护理新动向；⑤政策法规；⑥新标准、制度；⑦护理质量评估与控制；⑧护理科研方法。

3.高年资护士5年以上提高教育内容 ①血液净化新技术疗法；②血液净化新护

理方法学习研究；③提高学历及完善知识结构；④患者管理；⑤生活指导；⑥健康教育；⑦护理新动向；⑧新政策、标准、法规；⑨护理质量监督研究；⑩护理教育、安全教育，护理科研方法等。

4.护士专项培养　带教老师培养；护理管理骨干培养。

5.专业资格培训　应当根据卫生部和上级部门的要求轮流对护士进行专业证书培训，取得国家合法的认证资格。同时，为他们提供学习的教育机会和根据护士个体情况进行相应的教育，提高他们的护士素质和护理质量技术水平及患者应对能力。

二、护理科研

护士长应当是事业的领军者，带领团队走在专业领域的前沿，应用现代护理理论方法研究和探讨专业领域护理工作实践中的新情况、新问题。血液净化护理正在起步，有许多东西需要完善，有许多东西需要摸索，有许多东西需要学习，赶超世界先进水平还有很长一段路要走，一切发展离不开科研。科研工作的进步将引起护理事业的飞跃和发展，用伟大的革命先驱者孙中山先生的话来勉励，即“革命尚未成功，同志仍须努力”。

（一）护理科研的思考

1.血液净化护理基础理论的研究。

2.血液净化护理基础技术的研究。

3.血液透析患者心理护理的研究。

4.血液透析患者管理与生活指导的护理研究。

5.透析患者合并症预防的护理面的研究。

6.血液净化特殊护理技术的研究。

7.血液净化领域护理工作任务、范围、职责份额、法律责任的研究。

8.血液净化治疗中监护技术与危重症抢救技术的研究。

9.血液净化护理管理的研究。

10.血液净化护理教育的研究。

在不久的将来，血液净化治疗向社区发展时，还有血液净化护理与社区护理相结合的研究；家庭透析护理的研究；还会有血液净化护理与社会福利支持等相关研究。血液净化护理需要从低级阶段向高级阶段的发展，因此，护理人员需要不断地开阔眼界扩大知识面，不断地学习新的知识解决新问题，不断地提高工作能力、科研能力和思维能力，在理论与实践相结合的工作中总结出自己的建立在科学基础上的东西。护理人员要把这些经验总结提高，上升至理论，形成一整套科学方法，再推广并指导自己的工作实践，使血液净化护理工作不断向前发展。

（二）科研方法

护理科研由于经费、人力及领导意识等众多问题开展较少，与整个护理领域相比差得太远。如何在有限的人力、财力、物力情况下抓住科研任务，抓住领导意识非常关键，应注意如下的问题。

1.科研要有实用性　科研能够解决工作中的实际问题，研究后的科研成果可以促进护理理论与技术的发展；科研工作要有科学性，有严格的选择标准和效果评定标准；要有准确性，不主观臆断的推测和敷衍，而要有科学依据。

2.科研工作要坚持实事求是原则　准确无误的采集数据和观察分析，严格按制订的要求做，并且能够确保患者的安全。

3.采取适宜的研究方法

（1）进行回顾性调查或前瞻性调查。通过实地取材进行资料信息收集、整理、分析比较，有计划有目的地研究。

（2）进行临床护理治疗观察和实验。在规定了科研课题的目的、计划和要求情况下，对研究对象进行观察、记录和科学分析，寻找规律得出正确结论。

（3）根据科研项目对患者资料进行有目的的收集，将数据进行统计学处理。

护理科研也可以与临床医疗科研联合，从不同侧面进行实验研究。单凭护理实力进行实验研究，由于受经济实力及护理水平等条件限制开展较少。

4.遵循科研惯用程序　见图15-4。

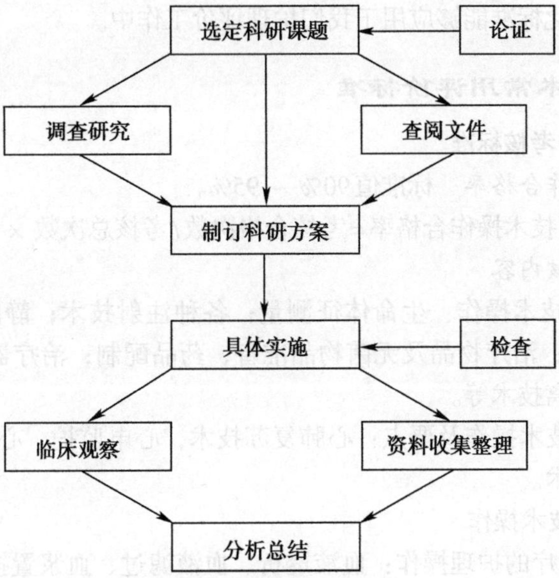

图15-4　科研运作程序

（三）护士长在护理科研中的管理

1.护士长应当参与选题，组织评估科研课题是否是血液净化护理工作中急需解决的理论或技术问题，分析评估项目的必要性与可行性。

2.评估或参与方案设计，对课题的任务、范围、方法进行评估，与参与人员充分进行讨论，如课题的先进性、可行性、人力物力、时间方法，以及掌握研究方向。

3.一般课题呈报后，都会进行同行评议，请领导把关和完善设计。应指导课题负责人按要求做好开题报告准备。

4.对科研计划的实施进行管理，检查组织实施的缜密性、合理性、时间性、真实性、科学性，协调和检查人力、物力、时间的落实情况。检查和把握科研方向。

5.监督和检查科研档案的保管方法与资料的完整性、真实性。

6.监督和检查科研资料的收集、整理、总结，组织专家对科研取得的成果进行分析鉴定，并做好科研成果的推广和临床应用工作。

第六节　血液净化治疗机构的护理工作评价方法

血液净化护理工作的评价方法，应该根据具体的工作目标、内容、工作方法、要求、工作意义等具体制订。并通过实施检查、考评观察是否达到要求，并制订整改措施，监督下属照章执行。要充分利用现代信息系统对基础资料进行收集，统计、比较、分析、筛选，对护理工作进行质和量的科学分析。

在管理工作中单凭感官对事物进行判断，往往掺杂主观因素，不可能对事物有客观的评价。形成的只是模糊的观念，没有科学依据做依托。作为领导者对事物的评价应当以客观标准来衡量，以保证事物的本来面目，客观公正公平地进行评价。用逻辑数学的方法对事物进行定量的描述，称为定量化标准。定量化是系统论分析方法的一个重要特征，定量化标准能够应用于我们护理评价工作中。

一、护理技术常用评价标准

（一）技术操作考核标准

1.护理技术操作合格率　标准值90% ~ 95%。

护理技术操作合格率=考核合格次数/考核总次数 ×100%

2.技术操作考核内容

（1）基础护理技术操作：生命体征测量；各种注射技术；静脉穿刺及输液技术；床单位的清洁更换；治疗物品及无菌物品准备、药品配制；治疗器械消毒方法；无菌操作技术；消毒隔离技术等。

（2）常用抢救技术操作及要点：心肺复苏技术，心电监护、心电除颤技术；吸氧、吸痰、抢救程序技术。

（3）专科护理技术操作

1）血液净化治疗的护理操作：血液透析、血液滤过、血浆置换、血液吸附等方法治疗前预充及准备操作；治疗接血、回血操作；治疗相关技术操作：机器运转中的患者输液、输血、注射药物、取血等护理技术操作。

2）特殊技术的正规操作：常用透析机、血液滤过机、血浆置换机、连续动静脉血液滤过机等的治疗前准备机器准备操作；程序设定；治疗后冲洗消毒操作。

3）特殊情况处理的应急操作：治疗中停电、停水处理；治疗中发生溶血处理、凝血处理、空气栓塞的紧急救治措施；应对透析治疗的失衡与发生过敏反应的处理措施。

（二）护理使用物品管理考核标准

1.急救物品保管完好率标准100%　急救物品完好率=急救物品完好数/急救物品总数 ×100%。

2.灭菌物品检查标准100%　灭菌物品灭菌合格率=灭菌抽查合格次数/抽查次数 ×100%。

3.评价考核内容　急救物品齐全、摆放合理；急救药品在保质期内；无菌物品标识清楚，标明灭菌日期、确保无过期物品。

二、护理质量常用评价标准

（一）护理质量考核标准

1.护理计划完成与合格率

（1）护理计划完成率100%：护理计划完成率=已开展人数/应开展人数 ×100%。

（2）护理计划合格率＞60%：护理计划合格率=计划合格分数/抽查总分数 ×100%。

2.护理质量考核内容

（1）患者护理路径；患者管理。

（2）治疗中对患者的观察护理。

（3）患者健康教育内容、方法；健康指导人次、指导效果（患者知晓率、行为改变率等）。

（4）对患者生活饮食指导的内容、方法。

（5）临床带教；护理查房。

（6）完成患者治疗次、治疗质量。

（7）血液净化专业理论考核：治疗原理；水处理与透析液配制；治疗适应证、禁忌证、合并症；患者常规用药与检验等。

（8）患者满意度。

（二）护理安全评价标准

1.差错事故发生率　①护理差错发生率标准（严重差错）≤0.5% ~ 1%，差错处理正确率＞98%；②事故发生标准：0。

护理差错发生率=护理差错件数/护理处置人数 ×100%

2.输液反应与透析反应发生率标准　严格控制。

输液反应发生率=输液反应次数/输液总次数 ×100%

透析反应发生率=透析反应发生次数/总透析次数 ×100%

3.安全因素评价内容

（1）治疗中差错事故发生。

（2）护理不良事件。

（3）制订整改措施。

（4）整改效果。

三、资料信息收集利用与护理文件书写、保管、使用考核标准

1.考核标准　标准值90% ~ 95%。

文件书写合格率=合格分数/抽查分数 ×100%

文件保管合格率=合格分数/抽查分数 ×100%

文件（资料）利用率=利用分数/抽查分数 ×100%

2.护理文件相关考核内容

（1）护理文件书写规范字迹清晰，内容完整，重点突出，确切扼要。

（2）使用医学用语。

（3）护士的签名清晰。

（4）信息资料收集、录入、保管及时和保存完整。

（5）信息利用率及护士对资料情况的掌握。

四、护士素质评价

1.护士外表　在工作中着装整洁、举止大方、文雅。

2.工作态度　积极工作，关心集体与同事团结协作，热情地为患者提供优质护理服务。

3.工作能力　完成工作量及带教工作，无差错，尽职尽责。

4.工作纪律　遵纪守法，恪尽职守，无迟到早退。

五、整体环境设施评价

1.环境：干净、整齐、安静、舒适，空气清新。

2.治疗区域：床单位清洁平整；治疗机器设备摆放整齐、运转正常、保养良好、无污垢；设备物品摆放合理、方便使用。

3.治疗室清洁、整齐；无菌物品与非无菌物品分开放置；清洁区、污染区、半污染区划分合理、标识清楚。

4.通道明亮无障碍；厕所清洁无臭味；水池无污垢。

5.医用垃圾分类处理、标识清楚。

六、管理工作评价

1.切合实际的工作管理目标、计划、方法、策略。

2.工作制度健全；各种操作规程合理无缺陷。

3.护理质控达标率。

4.运作良好的护理质量监督与反馈系统。

5.无医疗护理不良事件。

6.无患者投诉事件。

7.无安全隐患。

8.良好的治疗环境和工作环境。

9.团结协作、井井有条的工作氛围。

应用评价工具对于血液净化护理整体工作进行评价，尚欠全面。众所周知护理工作是独立学科，有许多的护理工作内涵，不是仅仅依靠几个公式简单的计算就能够完整的进行评价的，需要更加科学的分析和评价方法。评价目的是提高工作效率，提高护理质量，促进护理事业的发展。血液净化护理工作的评价要根据具体的工作任务、工作内容、工作目的，计划的实施及实施效果进行评价。并且在制订护理计划同时，制订护理工作评价方法及评价工具，在计划实施同时，同步进行评价。一个很好的护理管理者，应当能够驾驭护理管理工作和客观真实地进行护理评价。在护理计划实施前评估计划的必要性和可行性，护理计划实施过程中评价护理质量及干扰因素，护理计划实施后评价护理效果及其影响。只有应用客观科学的评价方法对血液净化护理工作进行客观评价，才能得到真实的评价结果。才能真正发挥评价的效能，达到总结提高和推动护理工作发展的目的。

参 考 文 献

朱晓燕,2002.医院护理人力资源培训需求调查.中华护理杂志,37(12):919-921.

左月燃,1997.护理管理学.北京:人民卫生出版社.

附录A 常用饮食量表

附表 A-1 谷物类

序号	种类	水分（g）	热量（kcal）	蛋白质（g）	脂肪（g）	糖（g）	钙（mg）	磷（mg）	钾（mg）	钠（mg）
1	稻米（糙）	13	353	8.3	2.5	74.2	14	285	172	1.7
2	稻米	13	349	7.8	1.3	76.6	9	203	110	3.5
3	小米	11.6	358	9	3.1	75.1	41	229	284	4.3
4	糯米	12.6	348	7.3	1	78.3	26	113	137	1.5
5	紫红糯米	13.8	343	8.3	1.7	75.1	13	183	219	4
6	富强粉	13	350	9.4	1.4	75	25	162	127	1.3
7	标准粉	12	354	9.9	1.8	74.6	38	268	195	1.8
8	玉米面	12.1	341	8.1	3.3	75.2	22	196	249	2.3
9	绿豆	9.5	335	23.8	3.5	58.8	80	360	1290	2.1
10	红小豆	12.6	309	20.2	0.6	63.4	74	305	860	2.2
11	黄豆	10.2	359	35	16	34.2	191	465	1503	2.2
12	挂面（标准粉）	10.9	349	12	0.7	73.7	10	142	174	3.8
13	方便面	3	446	11.6	17.5	60.5	32	109	120	2059
14	油饼	24.8	399	7.9	22.9	40.4	46	124	106	572
15	油条	21.8	386	6.9	17.6	51	6	77	227	585.2
16	面条	33	267	7.4	1.4	56.4	60	203	–	–
17	小米粥	89.3	46	1.4	0.7	8.4	10	32	19	4.1
18	煎饼	6.8	333	7.6	0.7	1.1	9	320	117	85.5
19	馒头（富强粉）	44	221	6.1	0.2	48.8	19	88	–	–
20	馒头（标准粉）	44	226	9.9	1.8	42.5	38	368	152	43.8
21	蛋糕（烤）	–	319	7.9	4.7	65	41	173	–	–

附表 A–2　蔬菜类

序号	种类	水分（g）	热量（kcal）	蛋白质（g）	脂肪（g）	糖（g）	钙（mg）	磷（mg）	钾（mg）	钠（mg）
1	小白菜	93.9	21	2.1	0.4	2.3	163	48	274	92
2	大白菜	94.6	17	1.5	0.1	3.2	50	31	–	57.5
3	雪里蕻	91	28	2.8	0.6	2.9	235	64	401	41.9
4	芹菜	94.2	14	0.8	0.1	3.9	48	50	154	73.8
5	油菜	92.9	23	1.8	0.5	3.8	108	39	210	55.8
6	生菜	95.7	15	1.4	0.4	2.1	70	31	100	80
7	香菜	90.5	31	1.8	0.4	6.2	101	49	272	48.5
8	菠菜	91.8	27	2.4	0.5	3.1	72	53	502	98.6
9	韭菜	91.8	26	2.4	0.4	4.6	42	38	247	8.1
10	茴香	91.2	24	2.5	0.4	4.2	154	23	149	186.3
11	茭白	92.1	25	1.5	0.1	4.6	4	43	284	27.3
12	藕	80.5	70	1.9	0.2	16.4	39	58	243	44.2
13	山药	84.8	56	1.9	0.2	12.4	16	34	213	18.6
14	芋头	78.6	79	2.2	0.2	18.1	36	55	378	33.1
15	红薯	73.4	99	1.1	0.2	24.7	23	39	130	28.5
16	荷兰豆	91.9	27	2.5	0.3	4.9	51	19	116	8.8
17	豇豆	90.8	29	2.7	0.2	5.8	42	50	145	4.6
18	南瓜	97.8	6	0.3	–	1.3	11	9	69	11
19	冬瓜	96.5	11	0.4	0.2	2.4	19	12	136	7.5
20	西蓝花	90.3	33	4.1	0.6	4.3	67	72	17	18.8
21	莴笋	95.5	14	1.0	0.1	2.8	23	48	212	36.5
22	黄瓜	96.9	11	0.6	0.2	1.6	19	29	234	14
23	西葫芦	94.9	18	0.8	0.2	3.8	15	17	92	5
24	菜花	92.6	24	1.9	0.2	3.6	18	39	161	33.9
25	大蒜（蒜头）	68.7	117	7.0	0.1	22.1	–	138	241	17.6
26	大葱	90.7	30	1.3	–	6.3	46	34	137	3.9
27	丝瓜	94.3	20	1.0	0.2	4.2	14	29	115	2.6
28	圆白菜	91.1	31	0.9	0.1	6.7	29	25	170	36.4

续表

序号	种类	水分（g）	热量（kcal）	蛋白质（g）	脂肪（g）	糖（g）	钙（mg）	磷（mg）	钾（mg）	钠（mg）
29	扁豆（白）	19.4	256	19	1.3	42.2	68	154	1070	1
30	黄豆芽	90.2	35	4.6	0.8	2.3	–	51	176	9.2
31	绿豆芽	92.7	26	1.9	0.1	4.4	17	33	69	5.9
32	扁豆	9.9	326	25.3	0.4	55.4	137	218	439	2.3
33	苦瓜	93.4	19	1	0.1	4.9	14	35	256	2.5
34	茄子	93.2	23	2.3	0.1	3.1	22	31	214	1.2
35	胡萝卜	89.2	37	1	0.2	8.8	32	27	190	71.4
36	白萝卜	93.4	21	0.9	0.1	5	36	26	173	61.8
37	心里美萝卜	93.5	21	0.8	0.2	4.9	68	24	116	85.4
38	番茄	95.9	15	0.8	0.3	2.2	8	24	191	5.2
39	土豆	79.9	77	2.3	0.1	16.6	11	64	502	2.2
40	柿子椒	93	22	1	0.2	5.4	14	20	142	3.3
41	蒜苗	88.9	37	2.1	0.4	8	29	44	226	5.1
42	葱头	89.2	39	1.1	0.2	9	24	39	147	4.4
43	香菇	91.7	19	2.2	0.3	5.2	2	53	20	1.4
44	平菇	92.5	20	1.9	0.3	4.6	5	86	258	3.8
45	木耳	15.5	205	12.1	1.5	65.6	247	292	757	48.5

附表 A–3　油脂、鱼、肉、蛋、豆、奶类

序号	种类	水分（g）	热量（kcal）	蛋白质（g）	脂肪（g）	糖（g）	钙（mg）	磷（mg）	钾（mg）	钠（mg）
1	植物油	–	900	–	100	–	–	–	–	–
2	猪肉（肥瘦）	29.3	580	9.5	50.8	0.9	6	101	330	57.5
3	猪肉（肥）	6	830	2.2	90.8	0.9	1	26	162	19
4	牛肉（肥瘦）	68.6	172	20.1	10.2	2.0	7	170	378	84.2
5	羊肉	58.7	307	11.1	28.8	0.6	6	146	249	80.6
6	大黄鱼	81.1	78	17.6	2.5	0.8	33	135	227	59
7	黑鱼	84	64	13	0.7	1.4	14	150	150	117

续表

序号	种类	水分（g）	热量（kcal）	蛋白质（g）	脂肪（g）	糖（g）	钙（mg）	磷（mg）	钾（mg）	钠（mg）
8	河螃蟹	71	139	14	5.9	7.4	129	145	259	–
9	带鱼	73.3	127	17.7	4.9	3.1	28	191	280	150.1
10	海带	12.8	258	8.2	0.1	56.2	1177	216	1503	–
11	大腊肠	54.9	267	12.9	20.1	8.6	24	66	159	1099.1
12	火腿（精制）	68.8	147	15.4	7.3	4.9	9	125	389	233.4
13	酱驴肉	61.4	160	33.7	2.8	0	2	93	183	312
14	酱牛肉	49.6	268	31.7	15.8	0	8	197	185	228.6
15	兔肉	80	77	18.4	0.4	0	35	215	340	82.5
16	猪肠	47.3	443	5.7	46.5	0.3	34	0	136	572.3
17	猪肝	70.8	117	12.2	1.3	14.2	12	365	211	71
18	牛乳（淡）	74	135	7.8	7.5	9	240	195	157	49
19	牛乳粉（全）	2	522	20.2	30.6	35.5	1030	883	–	–
20	牛乳	89.3	54	3	2.9	4.1	163	63	126	40.2
21	酸奶	86.2	69	2.4	3.3	7.4	115	90	155	43.6
22	奶酪	462	294	26.4	19	4.4	644	804	463	78.7
23	豆腐（南）	88.2	54	5.6	2.3	2.7	185	104	119	6.4
24	豆浆	95.8	21	2.5	1	1.4	19	32	43	1.2
25	豆汁（生）	97.4	10	0.9	0.1	1.3	8	21	47	6.5
26	腐乳（白）	68.3	133	10.9	8.2	3.9	61	74	84	2460
27	腐乳（酱豆腐）	63.8	147	14.2	8.5	3.4	68	153	48	2773
28	豆腐花	1.6	401	10	2.6	84.3	66	263	115	–
29	豆腐（北）	85	72	7.4	3.5	2.7	277	57	163	9
30	豆浆	96.4	14	1.8	0.7	1.1	10	30	48	3
31	鸡肉	71.2	111	21.2	2.5	0.7	11	190	340	12
32	鸡蛋	71	170	14.7	11.6	1.6	55	210	60	73
33	鸭蛋	70.3	180	12.6	13	3.1	62	226	135	106
34	松花蛋	68.4	171	14.2	10.7	4.5	63	165	152	542.7

附表 A–4 水（干）果类

序号	种类	水分（g）	热量（kcal）	蛋白质（g）	脂肪（g）	糖（g）	钙（mg）	磷（mg）	钾（mg）	钠（mg）
1	西瓜	94.1	22	1.2	–	4.2	6	10	124	2
2	柑橘	85.4	56	0.9	0.1	12.8	56	15	199	1.4
3	苹果	84.6	56	0.4	0.5	18	11	9	110	1.4
4	梨	85.8	44	0.4	0.2	13.3	9	14	92	2.1
5	柿子	80.6	71	0.4	0.1	18.5	9	23	151	0.8
6	李子	90	39	0.5	0.2	8.8	17	20	176	0.7
7	草莓	90.7	32	1	0.6	5.7	32	41	135	1
8	葡萄	87.9	40	0.4	0.6	8.2	4	7	124	2.4
9	荔枝（鲜）	84.8	61	0.7	0.6	13.3	6	34	193	0.6
10	香蕉	77.1	88	1.2	0.6	19.5	9	21	472	0.6
11	橙（雪橙）	89.7	38	0.7	0.3	8.2	–	23	172	1.1
12	红果	71.9	100	0.7	0.3	23.6	54	30	245	9.8
13	菠萝	89.3	42	0.4	0.3	9.3	18	28	147	0.6
14	核桃（干）	5	624	15.4	59.3	10.6	105	342	241	8.2
15	花生仁（生）	48.3	298	12.1	25.4	5.2	–	250	390	3.7
16	葵花子（生）	2	616	22.6	52.8	12.5	–	–	491	1322
17	榛子（炒）	2.3	594	30.5	50.3	4.9	815	423	686	153
18	西瓜子（炒）	4.2	573	32.3	44.8	10.1	–	727	696	193.2
19	松子（炒）	3.6	619	14.1	58.5	9	161	227	612	3
20	莲子（干）	10.4	329	19.5	1.7	58.9	104	638	851	–
21	栗子（鲜）	47.7	200	4.7	0.4	44.4	18	112	410	5.8

附录B 血液透析患者自我管理表

附表 B–1　血液透析患者自我管理表

项目	周一	周二	周三	周四	周五	周六	周日
血压 早 中 晚							
心率 早 晚							
体重 透析前 透析后							
饮入总量							
每日尿量							
便次							

附表 B–2　血液透析患者自我饮食记录表

项目	周一	周二	周三	周四	周五	周六	周日
早餐 主食 肉类 蛋类 奶类 蔬菜 水果							

续表

项目	周一	周二	周三	周四	周五	周六	周日
饮入量							
中餐 主食 肉类 蛋类 奶类 蔬菜 水果 饮入量							
晚餐 主食 肉类 蛋类 奶类 蔬菜 水果 饮入量							

附录C 血液透析患者健康宣教管理表

血液透析患者宣教管理表（仅供参考）

填表日期

1. 现在一般情况

姓名　　性别　　出生年月　　身份证号码　　医保号

诊断　　既往史　　病历号

工作单位　　职业　　家庭住址

家庭/工作电话　　/　　手机　　家属

教育程度 □高等　□中等　□小学　嗜好 □烟□□支/日 □酒 □□ml/d　其他

身高　cm　体重　kg　血压　/　mmHg　脉搏　次/分意识　生活 □自理 □非自理

血管通路　□中心静脉置管　□动静脉内瘘　□移植血管瘘　□A穿刺

2. 宣教前评估（是否了解）

血液透析的方法　□完全了解　□大部分了解 □不太了解 □完全不了解

尿毒症是怎么回事　□完全了解　□大部分了解 □不太了解 □完全不了解

血液通路怎么回事　□完全了解　□大部分了解 □不太了解 □完全不了解

体重控制是怎么回事　□完全了解　□大部分了解 □不太了解 □完全不了解

除水是怎么回事　□完全了解　□大部分了解 □不太了解 □完全不了解

对所服用的药物作用　□完全了解　□大部分了解 □不太了解 □完全不了解

对饮食指导　□完全了解　□大部分了解 □不太了解 □完全不了解

患者对透析有关知识的了解意愿　□强烈　□普通　□勉强　□无

3. 患者常用血液检验结果

项目	0次	1个月	3个月	6个月	正常值	月	月	月	月	月
Urea					2.78 ~ 7.85mmol/L					
CR					35 ~ 106μmol/L					
UA					150 ~ 420μmol/L					
Ca^{2+}					2.00 ~ 2.75mmol/L					
IP					0.81 ~ 1.78mmol/L					

续表

项目	0次	1个月	3个月	6个月	正常值	月	月	月	月	月
K^+					3.5 ~ 5.5mmol/L					
Na^+					135 ~ 145mmol/L					
Cl^-					90 ~ 110mmol/L					
i-PTH					16 ~ 62pg/ml					
血清铁蛋白					23.9 ~ 336.2ng/ml					
TP					60 ~ 80g/L					
ALB					35 ~ 55g/L					
HGB					110 ~ 160mmol/L					
HCT					40% ~ 50%					
GLU					3.61 ~ 6.11mmol/L					

4. 血液透析治疗

首次血液透析治疗　　年　月　日每周□3次□2次□1次□4次　□5次/2周

治疗时间　□4H　□4.5H　□3H　使用透析器型号　　　高通量□　低通量 □

项目	首次	1个月	3个月	6个月	月	月	月	月	月	评价
透析前血压（mmHg）										
透析后血压（mmHg）										
透析前脉搏（次/分）										
透析后脉搏（次/分）										
干体重（kg）										
平均体重增减（kg）										
平均除水量（ml）										
CTR（%）										
并发症										

对透析治疗的态度首次　□主动配合□无奈接受□厌烦拒绝□无所谓　□恐惧疑虑

3个月　□主动配合□无奈接受□厌烦拒绝□无所谓　□恐惧疑虑

6个月　□主动配合□无奈接受□厌烦拒绝□无所谓　□恐惧疑虑

5. 血管通路

（1）中心静脉置管日期　　1次　　2次　　3次　　□临时管道　　□长期管道

原因　1□2□3□流量不足　1□2□3□堵塞　1□2□3□感染　1□2□3□脱管

（2）动静脉内瘘成形术日期　　1次　　2次　　3次　□自体血管　□移植血管

原因　1□2□3□流量不足　1□2□3□堵塞　1□2□3□感染　1□2□3□动静脉瘤

对中心静脉置管的注意点　□前指导后□　□清楚知道　□大概知道　□全不知道

对动静脉内瘘的注意事项　□前指导后□　□清楚知道　□大概知道　□全不知道

对动静脉内瘘的观察方法　□前指导后□　□清楚知道　□大概知道　□全不知道

对动静脉内瘘的锻炼方法　□前指导后□　□清楚知道　□大概知道　□全不知道

对动静脉内瘘关注程度（每天看或触摸）□1次□2次　□随时　　□不做

6. 常规用药

项目		首次	1个月	3个月	6个月	月	月	月	月	月	备注
降压类	科素亚										
	拜新同										
	氨氮地平（络活喜）										
	硝苯地平缓释片										
	硝苯地平										
	波依定										
	卡托普利（开搏通）										
心血管类	美托洛尔										
	胺碘酮										
	硝酸甘油										
	异山梨酯										
生血素类	红细胞生成素（利血宝）										
	济脉欣										
	益比奥										
	生血素										
铁剂	口服铁										
	静脉铁										

续表

项目		首次	1个月	3个月	6个月	月	月	月	月	月	备注
维生素	复合维生素										
	叶酸										
	维生素 B_{12}										
降磷药	阿法骨化醇										
	维生素 D										
	碳酸钙										
	降钙素										
其他	雷卡										
	凯时										
	纤溶酶										

对治疗的依从性

指导前按医嘱规律服药　□是 □否　□常忘记　□自定时间　□自定药量　□拒绝

指导后按医嘱规律服药　□是 □否　□常忘记　□自定时间　□自定药量　□拒绝

7. 饮食指导

（1）指导量

总热量 kJ/（kg · d）	蛋白质 g/（kg · d）	盐 g/（kg · d）	钾 g/d	钙 mg/d	磷 mg/d	水分 ml/（kg · d）
146.44 ~ 167.36	1.0 ~ 1.2	0.15	1.5	600	700	15

（2）热量分配

总热量	糖类	脂肪	蛋白质
100%	55%	25%	20%

（3）对饮食指导的依从状况

项目	首次	1个月	3个月	6个月	月	月	月	月	月
热量									
糖类									
脂肪									
蛋白质									
水分									
盐									
钾									
磷									
钙									
评价									

（4）对饮食指导的意愿

初次　□主动接受　□被动依从　□想起依从　□厌烦拒绝

3个月　□主动接受　□被动依从　□想起依从　□厌烦拒绝

6个月　□主动接受　□被动依从　□想起依从　□厌烦拒绝

12个月　□主动接受　□被动依从　□想起依从　□厌烦拒绝

8.运动指导

运动状况评估与指导

散步　每日□1次　□2次　□随时　□不锻炼　指导项目□　时间h□.□

快步走　每日□1次　□2次　□随时　□不锻炼　指导项目□　时间h□.□

慢跑　每日□1次　□2次　□随时　□不锻炼　指导项目□　时间h□.□

骑车　每日□1次　□2次　□随时　□不锻炼　指导项目□　时间h□.□

游泳　每日□1次　□2次　□随时　□不锻炼　指导项目□　时间h□.□

体操　每日□1次　□2次　□随时　□不锻炼　指导项目□　时间h□.□

太极拳　每日□1次　□2次　□随时　□不锻炼　指导项目□　时间h□.□

球类运动每日□1次　□2次　□随时　□不锻炼　指导项目□　时间h□.□

爬山　每日□　每周□

逛公园　每日□　每周□

性生活　□有　□无

每次运动时/后自觉症状　□心慌　□气短　□胸闷　□胸痛　□头晕　□乏力

＞100次/分　＞120次/分　＞140次/分

其他症状：

认为运动　□有必要　□无所谓　□有心无力　□工作劳累不做　□家务无时间

患者喜欢的运动：

运动开始和停止日期：

停止运动的原因：

9. 教育项目的接受程度

（1）3个月内

项目	听课	理解度（好、不良、差）		
透析原理				
血液通路				
心理指导				

（2）6个月

饮食指导				
体重控制				
透析治疗的充分性				
治疗依从性				

（3）1年内

血压控制				
高血钾的危险				
糖尿病患者血糖控制				
老年人透析治疗注意点				
合并症预防				
社会心理的适应				
患者运动方法				
旅游注意事项				

10. 心理社会方面

健康感知/健康管理形态

□主动阅读相关书籍 □主动愿意了解相关知识 □无所谓 □拒绝

自我感知/自我概念形态

对自我（形象、能力、角色等）的看法：□积极 □否定 □紊乱

描述

对目前健康的认识：□焦虑 □恐惧 □被动 □绝望 □镇静 □乐观

描述

角色/关系形态

就业状态：工作性质：
紧张程度：
家庭情况：成员： 相互关系：□和谐 □紧张 □紊乱
经济条件：□良好 □中 □差 居住条件：□良好 □中 □差
家庭角色描述：
与他人交往：□正常 □较少 □回避
对应/应激耐受形态
对疾病反应：□否认 □适应 □依赖
适应能力：□独立解决问题 □需寻求帮助 □依赖别人解决问题
支持系统：照顾者：
支持力度：□胜任 □勉强 □困难
家庭应对：□忽视 □能满足 □过于关心
社会保障支持：医疗保险： 元/年 大病保险： 元/年 其他：
价值/信念形态
最重要的：
生存的意义：
宗教信仰：